U0274080

GUGUANJIE JIBING

骨关节疾病

主编 王金玉 刘月皓 陈 峰 张明伦
秦 军 周 景 杨树彬

黑龙江科学技术出版社

HEILONGJIANG SCIENCE AND TECHNOLOGY PRESS

图书在版编目(CIP)数据

骨关节疾病 / 王金玉等主编. -- 哈尔滨：黑龙江
科学技术出版社，2023.2
ISBN 978-7-5719-1798-2

Ⅰ．①骨… Ⅱ．①王… Ⅲ．①关节疾病－诊疗 Ⅳ．
①R684

中国国家版本馆CIP数据核字（2023）第029065号

骨关节疾病
GUGUANJIE JIBING

主　　编	王金玉　刘月皓　陈　峰　张明伦　秦　军　周　景　杨树彬	
责任编辑	陈兆红	
封面设计	宗　宁	
出　　版	黑龙江科学技术出版社	
	地址：哈尔滨市南岗区公安街70-2号　邮编：150007	
	电话：（0451）53642106　传真：（0451）53642143	
	网址：www.lkcbs.cn	
发　　行	全国新华书店	
印　　刷	黑龙江龙江传媒有限责任公司	
开　　本	787 mm×1092 mm　1/16	
印　　张	23.25	
字　　数	589千字	
版　　次	2023年2月第1版	
印　　次	2023年2月第1次印刷	
书　　号	ISBN 978-7-5719-1798-2	
定　　价	198.00元	

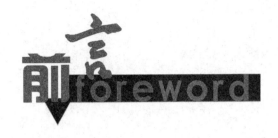

前言 foreword

  骨科学是一门实践性很强并且直接服务于患者的临床学科。近年来,随着医学科学技术的快速发展,骨科学相关的理论和技术取得了前所未有的发展,人们对临床骨科医师也提出了更高的要求。临床骨科医师只有不断学习,熟悉并掌握骨科学的新理论及技术,才能提高临床诊疗能力,更好地为患者服务。为了帮助骨科医师跟上骨科学日新月异发展的步伐,提升临床专业水平,我们在广泛参考国内外最新、最权威的文献资料基础上,结合了临床骨科医师丰富的诊治经验,精心编写了《骨关节疾病》一书。

  本书首先介绍了骨科学的基础知识,包括骨科常用检查方法和骨科常用急救技术;然后较为全面地阐述了上肢损伤、骨盆与髋臼损伤、下肢损伤、脊柱疾病等临床常见骨科疾病的病因、发病机制、临床表现、相关检查、诊断、鉴别诊断、治疗方法等内容。本书注重将最新的骨科学诊疗技术与临床实践相结合,资料翔实、内容新颖、结构合理,集科学性、专业性与实用性于一体,有利于使临床治疗更规范、更合理、更科学,对提高临床骨科医师的临床思维能力和诊疗水平大有裨益。本书是一本特色突出、系统而又全面的骨科学书籍,适合各级医院的临床骨科医师参考阅读,也可用于医学院校骨科专业学生的参考用书。

  由于时间紧迫,骨科内容日新月异,加之编者的编写能力有限、编写经验不足,书中难免存在疏漏和不足,恳请广大读者见谅。同时也欢迎各位读者在使用本书的过程中不断提出意见和建议,以期共同进步。

《骨关节疾病》编委会

2022 年 12 月

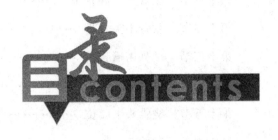

第一章

骨科常用检查方法

第一节 步态检查

步态是步行的行为特征。步行是人类生存的基础,是人类与其他动物区别的关键特征之一。正常步行并不需要思考,然而步行的控制十分复杂,包括中枢命令,身体平衡和协调控制,涉及足、踝、膝、髋、躯干、颈、肩、臂的肌肉和关节协同运动。任何环节的失调都可能影响步态,而某些异常也有可能被代偿或掩盖。临床步态分析旨在通过生物力学和运动学手段,揭示步态异常的关键环节和影响因素,从而协助康复评估和治疗,也有助于协助临床诊断、疗效评估、机制研究等。近20年来计算机技术的发展促进了步态数据处理和分析能力,极大地推动了步态分析的发展和临床应用。

一、正常步态

(一)基本概念

1.步行的基本功能

从某一地方安全、有效地移动到另一地方。

2.自然步态的要点

(1)合理的步长、步宽、步频。

(2)上身姿势稳定。

(3)最佳能量消耗。

3.自然步态的生物力学因素

(1)具备控制肢体前向运动的肌力或机械能。

(2)可以在足触地时有效地吸收机械能,以减小撞击,并控制身体的前向进程。

(3)支撑相有合理的肌力及髋膝踝角度(重力方向),以及充分的支撑面(足的位置)。

(4)摆动相有足够的推进力、充分的下肢地面廓清和合理的足触地姿势控制。

(二)步态周期

1.支撑相

支撑相指足接触地面和承受重力的时相(图 1-1),占步态周期的 60%,包括以下 3 期。

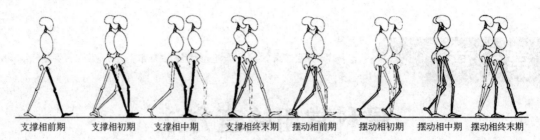

| 支撑相前期 | 支撑相初期 | 支撑相中期 | 支撑相终末期 | 摆动相前期 | 摆动相初期 | 摆动相中期 | 摆动相终末期 |

图1-1　正常步态周期

(1)早期:包括首次触地和承重反应,正常步速时为步态周期的10%～12%。首次触地是指足跟接触地面的瞬间,使下肢前向运动减速,落实足在支撑相的位置。首次触地的正常部位为足跟,参与的肌肉主要包括胫前肌、臀大肌、腘绳肌。首次触地异常是造成支撑相异常的最常见原因之一。承重反应指首次触地之后重心由足跟向全足转移的过程,骨盆运动在此期间趋向稳定,参与的肌肉包括股四头肌、臀中肌、腓肠肌。支撑足首次触地及承重反应期相当于对侧足的减重反应和足离地。由于此时双足均在地面,又称为双支撑相。双支撑相的时间与步行速度成反比。跑步时双支撑相消失,表现为双足腾空。首次触地时地面反作用力(GRF)一般相当于体重和加速度的综合,正常步速时为体重的120%～140%。步速越快,GRF越高。下肢承重能力降低时可以通过减慢步速,减少肢体足首次触地负荷。缓慢步态的GRF等于体重。

(2)中期:支撑足全部着地,对侧足处于摆动相,是唯一单足支撑全部重力的时相,正常步速时为步态周期的38%～40%。主要功能是保持膝关节稳定,控制胫骨前向惯性运动,为下肢向前推进做准备。参与的肌肉主要为腓肠肌和比目鱼肌。下肢承重力小于体重或身体不稳定时此期缩短,以将重心迅速转移到另一足,保持身体平衡。

(3)末期:指下肢主动加速蹬离的阶段,开始于足跟抬起,结束于足离地。此阶段身体重心向对侧下肢转移,又称为摆动前期。在缓慢步行时可以没有蹬离,而只是足趾离开地面,称为足趾离地。对侧足处于支撑相早期,属于双支撑相,为步态周期的10%～12%。踝关节保持跖屈,髋关节主动屈曲,参与的肌肉主要为腓肠肌和比目鱼肌(等长收缩)、股四头肌和髂腰肌(向心性收缩)。

2.摆动相

足在空中向前摆动的时相,占步态周期的40%,包括以下3期。

(1)早期:主要的动作为足廓清地面和屈髋带动屈膝,加速肢体前向摆动,占步态周期的13%～15%。参与的肌肉主要为胫前肌、髂腰肌、股四头肌。如果廓清地面障碍(如足下垂),或加速障碍(髂腰肌和股四头肌肌力不足),将影响下肢前向摆动,导致步态异常。

(2)中期:足廓清仍然是主要任务,占步态周期的10%。参与的肌肉主要为胫前肌,保持踝关节背伸。

(3)末期:主要任务是下肢前向运动减速,准备足着地的姿势,占步态周期的15%。参与的肌肉包括腘绳肌、臀大肌、胫前肌、股四头肌。步态周期和时相与步行速度关系密切,在分析时必须加以考虑。

(三)运动学和动力学特征

1.运动学特征

(1)人体重心:人体重心位于第2骶骨前缘,两髋关节中央。直线运动时该重心是身体上下和左右摆动度最小的部位。从运动学角度,身体重心摆动包括以下方面。①骨盆前后倾斜:摆动侧的髋关节前向速度高于支撑侧的髋关节,造成骨盆前倾。②骨盆左右倾斜:摆动侧骨盆平面低于支撑侧骨盆。③骨盆侧移:支撑相骨盆向支撑腿的方向侧移。④重力中心纵向摆动:重力中心在单足支撑相时最高,在双足支撑相时最低。上下摆动距离一般为 $8\sim10$ cm。⑤膝关节支撑相早期屈曲:支撑侧膝关节屈曲 $15°$。⑥体重转移:支撑侧早期在跖屈肌的作用下体重由足跟转移到全足。⑦膝关节支撑相晚期屈曲:支撑侧膝关节屈曲 $30°\sim40°$。

步行时降低身体重心摆动是降低能耗的关键。

(2)廓清机制:廓清指步行摆动相下肢适当离开地面,以保证肢体向前行进,包括摆动相早期-中期髋关节屈曲,摆动相早期膝关节屈曲($60°$左右),摆动相中-后期踝关节背屈。骨盆稳定性参与廓清机制。支撑相对廓清机制的影响因素包括支撑中期踝跖屈控制(防止胫骨过分前向行进),中期至末期膝关节伸展和末期足跟抬起(踝跖屈)。

2.动力学特征

步态的动力学特征与步行速度有关。临床步态分析一般采用舒适步行速度,即受试者最舒服和能量使用效率最高的步行方式。其动力学特征如下。

(1)垂直重力:垂直重力呈双峰型,即首次触地时身体 GRF 超过体重,表现为第 1 次高峰;在身体重心越过重力线时,体重向对侧下肢转移,至对侧下肢首次触地并进入承重期时 GRF 降低到最低点;然后由于蹬离的反作用力,GRF 增加,一般与承重期的应力相似;在足离地时压力降低到零,进入摆动相。在下肢承重能力降低时,可以通过减慢步行速度,以减轻关节承重,此时 GRF 的双高峰曲线消失,表现为与体重一致的单峰波形。

(2)剪力:垂直剪力在首次触地时向前,越过重心线时剪力向后,表现为前后反向的尖峰图形。左右(内外)剪力形态相似,但是幅度较小。

(3)力矩:力矩是机体外力与内力作用的综合,是动力学与运动学的结合,受肌肉力量、关节稳定度和运动方向的影响。在康复治疗机制研究方面有较大的价值。

二、步态分析方法

(一)临床分析

临床分析是步态评估的基础。步态实验室的检查结果最终都必须与临床分析结合。

1.临床分析的内容

(1)病史:回顾患者既往的手术、损伤、神经病变等病史对判断步态异常有重要参考价值。例如脊髓灰质炎(小儿麻痹)后遗症发病后 $10\sim15$ 年再度出现步态恶化,其原因既可以是小儿麻痹后综合征所造成的神经肌肉功能恶化,也可以是下肢骨关节退行性改变造成的疼痛性步态,脊柱退行性改变或腰椎间盘病变造成脊髓神经压迫也是常见原因。此外,老年性痴呆、下肢血管病变、帕金森综合征、糖尿病足病、痛风等同样可能是潜在的原因,心理功能障碍也可造成异常步态。假肢和矫形器的设计与制作决定了截肢或瘫痪患者的步态特征。

(2)体格检查:体检是研究步态的基础,侧重于神经反射(腱反射、病理反射)、肌力和肌张力、关节活动度、感觉(触觉、痛觉、本体感觉)、压痛、肿胀、皮肤状况(溃疡、颜色)等。

(3)步态观察:注意患者全身姿势,包括动态(步行)和静态(站立)姿势;步态概况,包括步行节律、稳定性、流畅性、对称性、身体重心偏移、手臂摆动、诸关节在步行周期的姿态与角度、患者神态与表情、辅助装置(支具、助行器)的作用等(表 1-1)。观察应该包括前面、侧面和后面,注意对称比较,注意疼痛对步态的影响。患者要充分暴露下肢,并可以显示躯干和上肢的基本活动。受试者一般采取自然步态,必要时可以使用助行器。在自然步态观察的基础上,可以要求患者加快步速,减少足接触面(踮足或足跟步行)或步宽(两足沿中线步行),以凸现异常;也可以通过增大接触面或给予支撑(足矫形垫或支具),以改善异常,从而协助评估。

表 1-1　步态临床观察要点

步态内容	观察要点		
步行周期	时相是否合理	左、右是否对称	行进是否稳定和流畅
步行节律	节奏是否匀称	速率是否合理	
疼痛	是否干扰步行	部位、性质与程度与步行障碍的关系	发作时间与步行障碍的关系
肩、臀	塌陷或抬高	前后退缩	肩活动度降低
躯干	前屈或侧屈	扭转	摆动过度或不足
骨盆	前、后倾斜	左、右抬高	旋转或扭转
膝关节	摆动相是否可屈曲活动	支撑相是否可伸直	关节是否稳定
踝关节	是否可合理背屈和跖屈	是否下垂、内翻或外翻	关节是否稳定
足	足着地部位是否为足跟	足离地部位是否为足趾	是否稳定
足接触面	足是否可以全部着地	两足之间距离是否合理	是否稳定

(4)诊断性治疗:诊断性神经阻滞(采用利多卡因等局部麻醉剂),有助于鉴别肢体畸形的原因和指导康复治疗。从肌肉动力学角度关节畸形可以分为动态畸形和静态畸形。动态畸形指肌肉痉挛或张力过高导致肌肉控制失平衡,使关节活动受限,诊断性治疗可明显改善功能。静态畸形指骨骼畸形以及关节或肌肉挛缩导致的关节活动受限,诊断性治疗无变化。

2.常见步态障碍的病因和病理基础

步态障碍主要表现为活动障碍、安全性降低和疼痛。异常步态的代偿导致步行能耗增加。障碍的主要原因为神经-肌肉因素和骨关节因素。

(1)骨关节因素:由于运动损伤、骨关节疾病、先天畸形、截肢、手术等造成的躯干、骨盆、髋、膝、踝、足静态畸形和双下肢长度不一致。疼痛和关节松弛等也对步态产生明显影响。

(2)神经-肌肉因素:中枢神经损伤,包括脑卒中、脑外伤、脊髓损伤和疾病、脑瘫、帕金森综合征等造成的痉挛步态、偏瘫步态、剪刀步态、共济失调步态、蹒跚步态等。原发性原因主要是中枢神经对肢体运动调节失控导致肌肉张力失衡和肌肉痉挛;继发性因素包括关节和肌腱挛缩畸形、代偿性步态改变等。外周神经损伤,包括神经丛损伤、神经干损伤、外周神经病变等导致的特定肌肉无力性步态,例如臀大肌步态、臀中肌步态、股四头肌步态等。原发因素为肌肉失神经支配,肌肉无力或瘫痪;继发因素包括肌肉萎缩、关节和肌腱挛缩畸形、代偿性步态改变;儿童患者可伴有继发性骨骼发育异常,导致步态异常。

3.临床观察的局限性

(1)时间局限:由于步行速度较快,临床肉眼很难同时观察到瞬间变化的情况,例如足在摆动相的旋转,足跟着地时的旋转倾斜、髋、膝、踝关节角度变化等。

(2)空间局限:由于人的视觉局限,因此难以对步行运动同时进行多维方向全面观察。

（3）记忆局限：人的记忆能力有限，难以对纵向变化进行客观和全面的对比分析。

（4）思维局限：步态的临床观察主要依赖个人的观察能力和经验，缺乏客观数据，难以进行定量评估，从而在一定程度上影响评估的客观性和准确性。

（二）运动学分析

1.定义

运动学是步行时肢体运动时间和空间变化规律的研究方法，主要包括步行整体时间与空间测定和肢体节段性运动方向测定。

2.时间/空间参数测定

（1）足印法：足印法是步态分析最早期和简易的方法之一。在足底涂上墨汁，在步行通道（一般为4～6 m）铺上白纸。受试者走过白纸，留下足迹，便可以测量距离。也可以在黑色通道上均匀撒上白色粉末，让患者赤足通过通道，留下足迹。步行同时用秒表记录时间。这种方式不需要复杂设备，但是十分耗时，所以实际临床应用很少。可以获得的参数包括：①步长，指一足着地至对侧足着地的平均距离。国内也称之为步幅（图1-2）。②步长时间指一足着地至对侧足着地的平均时间，相当于支撑相早期和中期。③步频，指平均步数（步/分）＝60（s）/步长平均时间（s）。由于步长时间两足不同，所以一般取其均值。有人按左右步长单独计算步频，以表示两侧步长的差异。④步幅，指一足着地至同一足再次着地的距离（图1-2）。国内也称之为跨步长。⑤步行周期，指平均步幅时间，相当于支撑相与摆动相之和。⑥步速，指步行的平均速度（m/s）＝步幅/步行周期。⑦步宽，也称为支撑基础，指两脚跟中心点或重力点之间的水平距离，也有采用两足内侧缘或外侧缘之间的最短水平距离。左、右足分别计算。⑧足偏角指足中心线与同侧步行直线之间的夹角。左右足分别计算。

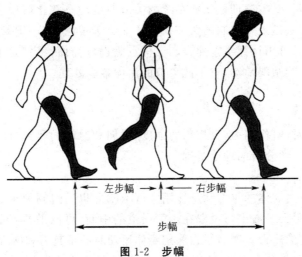

图1-2　步幅

（2）足开关：足开关是一种微型的电子开关，装置在类似于鞋垫形状的测定板内，分别放置于前脚掌（掌开关）和脚跟（跟开关）。电子开关由足跟触地首先触发跟开关，前脚掌触地时触发掌开关，脚跟离地时关闭跟开关，脚尖离地时关闭掌开关。通过有线或遥控方式将信息发送给主机测定。这种装置十分简单，有一定的临床价值。同时也是其他运动学和动力学研究必不可少的时间定位标志。除了可以迅速获得上述与时间相关的参数外，还可以获得下列参数：①第1双足支撑相跟开关触发至掌开关触发的时间。②单足支撑相跟开关与掌开关同时触发的时间。③第

2 双支撑相跟开关关闭和掌开关关闭之间的时间。④摆动相掌开关关闭至下次跟开关触发的时间。⑤各时相在步态周期的比例。

（3）电子步态垫：电子步态垫是足印法和足开关的结合，其长度为 3～4 m，有 10 000 个压感电阻均匀分布在垫下。受试者通过该垫时，足底的压力直接被监测，并转换为数字信号，通过计算机分析，可以立即求出上述所有参数，在临床上已经逐渐成为主导方式。电子步态可以制作为类似地毯式样，以携带到现场。

3.节段性运动测定

节段性运动测定是指对步行时特定关节或运动中心的多维动态分析，即步行时关节各方向活动角度的动态变化及其与步行时相之间的关系，从而可以剖析运动障碍的具体环节和部位，以及各环节之间的关系。进行节段性分析必须要能够分解受试者的动作，并同时从多维方向进行观察，因此必须使用必要的仪器。常用的方式有以下几种。

（1）同步摄像分析：最基本的方式是在 4～8 m 的步行通道的周围设置 2～4 台摄像机，同时记录受试者正面、侧面步行的图像，并采用同步慢放的方式，将受试者较快的动作分解为较慢的动作，在同一屏幕显示，从而使检查者可以获得两维图像，进行动作特征分析。

（2）三维数字化分析：通过 2～6 台检测仪（数字化检测仪或高速摄像机）连续获取受试者步行时关节标志物的信号，通过计算机转换为数字信号，分析受试者的三维运动特征。同一标志物被两台检测仪同时获取时，计算机即可进行三维图像重建和分析。其输出结果包括数字化重建的三维步态、各记录关节的屈/伸、内收/外展和内旋/外旋角度变化、速率和时相。

关节标志物分为主动和被动两种：①主动标志物，标志物主动发射红外线信号。②被动标志物，标志物反射检测仪发出红外线信号。关节标志物一般放置于需要观察的关节或重力中心。

（3）关节角度计分析：基本原理是闭链系统的关节角度动态变化可以反映运动特征，并可以重建运动模式。具体方法是采用特制的关节角度计固定于被测关节，记录关节活动时角度计的改变，转换为数字信号后可用计算机重建步态。优点是操作简便，特别是上肢检查十分方便；缺点是难以正确记录旋转和倾斜活动，对于髋关节的活动难以处理。

（三）动力学分析

1.定义

动力学分析是对步行时作用力、反作用力强度、方向和时间的研究方法。牛顿第三定律（作用力＝反作用力）是动力学分析的理论基础。

2.测定方法

（1）测力平台：步行时人体的重力和反作用力（GRF）可以通过测力平台记录，并分析力的强度、方向和时间。测力平台一般平行设置在步行通道的中间，可以平行或前后放置，关键是保证连续记录一个步行周期的压力。测力平台测定身体运动时的垂直力和剪力。垂直力是体重施加给测力平台的垂直应力，而剪力是肢体行进时产生的前后/左右方向的力。与运动学参数结合可以分析内力，即肌肉、肌腱、韧带和关节所产生的控制外力的动力，一般以力矩表示。

（2）足测力板：采用超薄测力垫直接插入受试者鞋内，测定站立或步行时足底受力分布及重心移动的静态或动态变化，协助设计合适的矫形鞋和步态分析。

（四）动态肌电图

1.定义

动态肌电图指在活动状态同步测定多块肌肉电活动，揭示肌肉活动与步态关系的肌肉电生理研究,是临床步态分析必不可少的环节。

2.生理基础

肌肉收缩是步行的基础因素,涉及肌肉收缩的时相和力量。肌肉活动具有步行速度及环境依赖性。参与步行控制的肌肉数量和质量均有很大的冗余或储备力,从而使关节运动与肌肉活动之间出现复杂的关联。步态异常既可以是原发性神经肌肉功能障碍的结果,也可能由于骨关节功能的障碍,导致继发性肌肉活动异常。因此,动态肌电图对于这些问题的鉴别起关键作用。

3.方法

(1)电极:对于表浅的肌肉一般采用表面电极。对于深部肌肉可以采用植入式线电极,其导线表面有绝缘物质覆盖,导线的两端裸露,一端与检测的肌肉接触,另一端与肌电图仪连接。

(2)部位:表面电极一般放置于接近肌腹,同时与相邻肌肉距离最远的部位(减少干扰)。

(3)肌肉:通常检测的下肢肌肉包括腓肠肌、比目鱼肌、胫前肌、屈趾长肌、屈𧿹长肌、屈趾短肌、屈𧿹短肌、腓骨长肌、腓骨短肌、伸趾长肌、伸𧿹长肌、伸趾短肌、腘绳肌、阔筋膜张肌、缝匠肌、股四头肌、内收肌、臀大肌、臀中肌、髂腰肌、竖躯干肌。

三、病理步态

(一)分类

1.支撑相障碍

下肢支撑相属于闭链运动,足、踝、膝、髋、骨,采用特制超薄的测力垫直接插入受试者鞋内,测定站立或步行时受试者足底受力分布及重心移动的静态或动态变化,从而有助于理解患者足的应力状态,协助设计合适的矫形鞋和步态分析。骨盆、躯干、上肢、颈、头均参与步行姿势。闭链系统的任何改变都将引起整个运动系统的改变,例如足踝病变可以引起头的姿势异常,同样头颈姿势的异常也可以导致整个步态的改变;相对而言,远端承重轴(踝关节)对整体姿态的影响最大。

(1)支撑面异常:足内翻、足外翻、单纯踝内翻和踝内翻伴足内翻、单纯踝外翻和踝外翻伴足外翻、足趾屈曲、𧿹趾背伸。

(2)肢体不稳:由于肌力障碍或关节畸形导致支撑相踝过分背伸、膝关节屈曲或过伸、膝内翻或外翻、髋关节内收或屈曲,致使肢体不稳。支撑面异常也是肢体不稳的重要诱因。

(3)躯干不稳:一般为髋、膝、踝关节异常导致的代偿性改变。

2.摆动相障碍

摆动相属于开链运动,各关节或肢体可以有相对孤立的姿势改变,但是往往引起对侧处于支撑相的下肢姿态发生代偿性改变;相对而言近端轴(髋关节)的影响最大。

(1)肢体廓清障碍:垂足、膝僵硬、髋关节屈曲受限、髋关节内收受限。

(2)肢体行进障碍:膝僵硬、髋关节屈曲受限或对侧髋关节后伸受限、髋关节内收。

(二)常见异常步态

异常步态可以孤立存在,也可以组合存在,构成复杂的临床现象。下述分类可以作为临床判断的参考。

1.足内翻

最常见的病理姿态,多见于上运动神经元病变患者,常合并足下垂和足趾卷曲。步行时足跟触地部位由正常的足后跟改变为足前外侧部,重力主要由足前外侧缘,特别是第5跖骨基底部承担,常有承重部位疼痛。足内翻通常在支撑相持续存在,导致踝关节不稳,进而影响全身平衡。支撑相早期和中期由于踝背伸障碍,导致胫骨前向移动受限,从而促使支撑相末期膝关节过伸,以代偿胫骨前移不足。由于膝关节过伸,足蹬离力降低,使关节做功显著下降。此外髋关节也可发生代偿性屈曲。足内翻常导致患肢摆动相地面廓清能力降低。步态障碍患者纠正足内翻往往是改善步态的第1要素。与足内翻畸形相关的肌肉包括胫前肌、胫后肌、趾长屈肌、腓肠肌、比目鱼肌、𧿨长伸肌和腓骨长肌。其中胫前肌、胫后肌、腓肠肌和比目鱼肌过分活跃较常见,𧿨长伸肌过度活动也有关联。如果难以鉴别胫前肌和胫后肌与足内翻的关系,可以采用胫神经利多卡因诊断性封闭。

2.足外翻

骨骼发育尚未成熟的儿童或年轻患者多见(例如脑瘫),表现为步行时足向外侧倾斜,支撑相足内侧触地,可有足趾屈曲畸形。可以导致舟骨部位胼胝生成和足内侧(第1跖骨)疼痛,明显影响支撑相负重。步行时身体重心主要落在踝前内侧。踝背屈往往受限,同样影响胫骨前向移动,增加外翻。严重畸形者可导致两腿长度不等,跟距关节疼痛和踝关节不稳。早期支撑相可有膝关节过伸,足蹬离缺乏力量,摆动相踝关节跖屈导致肢体廓清障碍(膝关节和髋关节可产生代偿性屈曲)。动态肌电图可见腓骨长肌、腓骨短肌、趾长屈肌、腓肠肌、比目鱼肌过度活跃或痉挛,胫前肌、胫后肌活动降低或肌力下降。中枢神经损伤患者有时难以鉴别腓骨长短肌的异常,可以做诊断性神经阻滞。

3.足下垂

足下垂指摆动相踝关节背伸不足,常与足内翻或外翻同时存在,可导致廓清障碍。代偿机制包括:摆动相增加同侧屈髋、屈膝,下肢划圈行进,躯干向对侧倾斜。常见的病因是胫前肌无活动或活动时相异常。单纯的足下垂主要见于脊髓损伤、儿麻和外周神经损伤。

4.足趾卷曲

支撑相足趾保持屈曲。常见于神经损伤、反射性交感神经营养障碍、长期制动和挛缩,常伴有足下垂和内翻。患者主诉穿鞋时足趾尖和跖趾关节背面疼痛,伴有胼胝生成。患者常缩短患肢步长和支撑时间,导致足推进相力量减少。相关的肌肉包括趾长屈肌、𧿨长伸肌和屈肌。踝关节背屈时使该畸形加重。动态肌电图常可见趾长屈肌、𧿨长屈肌活动时间明显延长,腓肠肌和比目鱼肌异常活跃,趾长伸肌活动减弱。

5.𧿨趾背伸

多见于中枢神经损伤患者。患者步行时(支撑相和摆动相)𧿨趾均背屈,常伴有足下垂和足内翻。患者主诉支撑相𧿨趾和足底第1跖趾关节处疼痛,在支撑相早期和中期负重困难,因此常缩短受累侧支撑相,使摆动相时间超过支撑相,从而影响支撑相末期或摆动前期的足蹬离力。动态肌电图可显示腓肠肌群过度活跃;摆动相𧿨长伸肌加强活动,以代偿足下垂,相应的趾长屈肌活动减弱;胫前肌和胫后肌则有可能减弱,但也可以活跃。动态肌电图检查对选择正确的治疗方向有关键的作用。该异常多见于双腿。

6.膝塌陷

小腿三头肌(比目鱼肌为主)无力时,胫骨在支撑相中期和后期前向行进过分,导致踝关节不稳或膝塌陷步态。患者出现膝关节过早屈曲,同时伴有对侧步长缩短,同侧足推进延迟,如果患者采用增加股四头肌收缩的方式避免膝关节过早屈曲,并稳定膝关节,将导致同侧膝关节在支撑相末期屈曲延迟,最终导致伸膝肌过用综合征。患者在不能维持膝关节稳定时,必须使用上肢支持膝关节,以进行代偿。有关的肌肉包括腓肠肌、比目鱼肌和股四头肌。股四头肌肌电活动可延长和过度活跃。

7.膝僵直

膝僵直指支撑相晚期和摆动初期的关节屈曲角度<40°(正常为60°),同时髋关节屈曲程度及时相均延迟。摆动相膝关节屈曲是由髋关节屈曲带动,髋关节屈曲减少将减少膝关节屈曲度,从而减少其摆动相力矩,结果导致拖足。患者往往在摆动相采用划圈步态、尽量抬髋或对侧下肢踮足(过早提踵)来代偿。动态肌电图通常显示股直肌、股中间肌、股内肌和股外肌过分活跃,髂腰肌活动降低,有时臀大肌和腘绳肌活动增加。如果同时存在足内翻,将加重膝僵直。膝僵直常见于上运动神经元病变患者,及踝关节跖屈或髋关节屈曲畸形患者。固定膝关节支具和假肢也导致同样的步态。

8.膝过伸

膝过伸很常见,但一般是代偿性改变,多见于支撑相早期。常见的诱因包括:一侧膝关节无力导致对侧代偿膝过伸;跖屈肌痉挛或挛缩导致膝过伸;膝塌陷步态时采用膝过伸代偿;支撑相伸膝肌痉挛;躯干前屈时重力线落在膝关节中心前方,促使膝关节后伸以保持平衡。

9.膝屈曲

膝屈曲较少见,一般为骨关节畸形或病变造成。患者在支撑相和摆动相都保持屈膝姿势。患者在支撑相时必须使用代偿机制以稳定膝关节。由于患者在摆动相末期不能伸膝,致使步长缩短。腘绳肌、股四头肌、腓肠肌、比目鱼肌的动态肌电图常显示腘绳肌内侧头比外侧头活跃,腓肠肌通常过分活跃,特别是在摆动相。动力学研究常可见伸膝受限伴髋关节屈曲增加。

10.髋过屈

髋过屈主要表现为支撑相髋关节屈曲,特别在支撑相中后期。如果畸形为单侧,对侧下肢呈现功能性过长,步长缩短,同时采用抬髋行进或躯干倾斜以代偿摆动相廓清。动态肌电图常见髂腰肌、股直肌、髋内收肌过度活跃,而伸髋肌和棘旁肌减弱。伸髋肌无力可导致躯干不稳,髋关节后伸困难;伸膝肌无力及踝关节跖屈畸形可导致伸髋肌过用综合征,导致伸髋肌无力;髋关节过屈时膝关节常发生继发性屈曲畸形,加重步态障碍。髋关节屈曲及其继发性畸形不仅影响步态,严重时还影响护理、大小便,甚至需坐轮椅。因此治疗可以用于不能步行的患者,以改善其生活和护理质量。

11.髋内收过分

髋关节内收过分表现为剪刀步态,最常见于脑瘫和脑外伤患者。患者在摆动相髋关节内收,与对侧下肢交叉,步宽或足支撑面缩小,致使平衡困难,同时影响摆动相地面廓清和肢体前向运动。此外还干扰生活活动,如穿衣、做卫生、如厕和性生活。相关的肌肉包括髋内收肌群、髋外展肌群、髂腰肌、耻骨肌、缝匠肌、内侧腘绳肌和臀大肌。内收肌痉挛或过度活动即内收和外展肌群不平衡是主要的原因。

12.髋屈曲不足

屈髋肌无力或伸髋肌痉挛/挛缩可造成髋关节屈曲不足,使肢体在摆动相不能有效地抬高,引起廓清障碍。患者可通过髋关节外旋,采用内收肌收缩来代偿。对侧鞋抬高可以适当代偿。

13.单纯肌无力步态

单纯的外周神经损伤可导致特殊肌肉障碍的步态,主要包括以下方面。

(1)臀大肌步态:臀大肌是主要的伸髋及脊柱稳定肌。在足触地时控制重力中心向前。肌力下降时其作用改由韧带支持及棘旁肌代偿,导致在支撑相早期臀部突然后退,中期腰部前凸,以保持重力线在髋关节之后。腘绳肌可以部分代偿臀大肌,但是在外周神经损伤时,腘绳肌与臀大肌的神经支配往往同时损害。

(2)臀中肌步态:患者在支撑相早期和中期骨盆向患侧下移超过 5°,髋关节向患侧凸,患者肩和腰出现代偿性侧凸,以增加骨盆稳定度。患侧下肢功能性相对过长,所以在摆动相膝关节和踝关节屈曲增加,以保证地面廓清。

(3)屈髋肌无力步态:屈髋肌是摆动相主要的加速肌,其肌力降低造成摆动相肢体行进缺乏动力,只有通过躯干在支撑相末期向后,摆动相早期突然向前摆动来进行代偿,患侧步长明显缩短。

(4)股四头肌无力步态:股四头肌是控制膝关节稳定的主要肌肉。在支撑相早期,股四头肌无力使膝关节必须处于过伸位,用臀大肌保持股骨近端位置,用比目鱼肌保持股骨远端位置,从而保持膝关节稳定。膝关节过伸导致躯干前屈,产生额外的膝关节后向力矩。长期处于此状态将极大地增加膝关节韧带和关节囊负荷,导致损伤和疼痛。

(5)踝背屈肌无力步态:在足触地后,由于踝关节不能控制跖屈,所以支撑相早期缩短,迅速进入支撑相中期。严重时患者在摆动相出现足下垂,导致下肢功能性过长,往往以过分屈髋屈膝代偿(上台阶步态),同时支撑相早期由全脚掌或前脚掌先接触地面。

(6)腓肠肌/比目鱼肌无力步态:表现为踝关节背屈控制障碍,支撑相末期延长和下肢推进力降低,导致非受累侧骨盆前向运动延迟,步长缩短,同时患侧膝关节屈曲力矩增加,导致膝关节屈曲和膝塌陷步态。

(张立军)

第二节　脊　柱　检　查

脊柱由 7 个颈椎、12 个胸椎、5 个腰椎、5 个骶椎、4 个尾椎构成。常见的脊柱疾病多发生于颈椎和腰椎。

一、视诊

脊柱居体轴的中央,并有颈、胸、腰段的生理弯曲。先观察脊柱的生理弧度是否正常,检查棘突连线是否在一条直线上。正常人第 7 颈椎棘突最突出。如有异常的前凸、后凸和侧凸则应记明其方向和部位。脊柱侧凸如继发于神经纤维瘤病,则皮肤上常可见到咖啡斑,为该病的诊断依据之一。腰骶部如有丛毛或膨出是脊椎裂的表现。常见的脊柱畸形有角状后凸(结核、肿瘤、骨折等)、圆弧状后凸(强直性脊柱炎、青年圆背等)、侧凸(特发性脊柱侧凸、先天性脊柱侧凸、椎间盘突出症等)。还应观察患者的姿势和步态。腰扭伤或腰椎结核的患者常以双手扶腰行走;腰椎间盘突出症的患者,行走时身体常向前侧方倾斜。

二、触诊

颈椎从枕骨结节向下,第 1 个触及的是第 2 颈椎棘突。颈前屈时第 7 颈椎棘突最明显,故又称隆椎。两肩胛下角连线,通过第 7 胸椎棘突,约平第 8 胸椎椎体。两髂嵴最高点连线通过第 4 腰椎棘突或第 4、5 腰椎椎体间隙,常依此确定胸腰椎位置。棘突上压痛常见于棘上韧带损伤、棘突骨折;棘间韧带压痛常见于棘间韧带损伤;腰背肌压痛常见于腰肌劳损;腰部肌肉痉挛常是腰椎结核、急性腰扭伤及腰椎滑脱等的保护性现象。

三、叩诊

脊柱疾病如结核、肿瘤、炎症,以手指(或握拳)、叩诊锤叩打局部时可出现深部疼痛,而压痛不明显或较轻。这可与浅部韧带损伤进行区别。

四、动诊和量诊

脊柱中立位是身体直立,目视前方。颈段活动范围:前屈后伸均 45°,侧屈 45°。腰段活动:前屈 45°,后伸 20°,侧屈 30°。腰椎间盘突出症患者,脊柱侧屈及前屈受限;脊椎结核或强直性脊柱炎的患者脊柱的各个方向活动均受限制,失去正常的运动曲线。腰椎管狭窄症的患者主观症状多而客观体征较少,脊柱后伸多受限。

五、特殊检查

(一)Eaton 试验

患者坐位,检查者一手将患者头部推向健侧,另一手握住患侧腕部向外下牵引。如出现患肢疼痛、麻木感为阳性。见于颈椎病(图 1-3)。

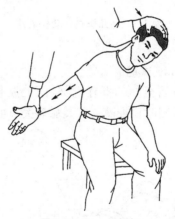

图 1-3　Eaton 试验

(二)Spurling 试验

患者端坐,头后仰并偏向患侧,检查者用手掌在其头顶加压,出现颈痛并向患侧手放射为阳性。颈椎病时,可出现此征(图 1-4)。

(三)幼儿脊柱活动检查法

患儿俯卧,检查者双手抓住患儿双踝上提。如有椎旁肌痉挛,则脊柱生理前凸消失,呈板样强直为阳性,常见于脊柱结核患儿(图 1-5)。

(四)拾物试验

在地上放一物品,嘱患儿去拾,如骶棘肌有痉挛,患儿拾物时只能屈曲两侧膝、髋关节而不能弯腰,多见于下胸椎及腰椎病变。

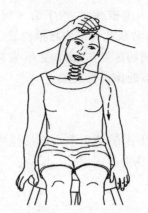

图 1-4　Spurling 试验

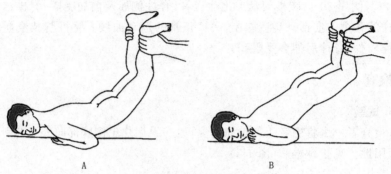

图 1-5　幼儿脊柱活动检查法

A.正常；B.阳性

(五)髋关节过伸试验(Yeoman 试验)

患者俯卧,一手将患侧膝关节屈至 90°,握住踝部,向上提起,使髋过伸,此时必扭动骶髂关节,如有疼痛即为阳性。此试验可同时检查髋关节及骶髂关节的病变(图 1-6)。

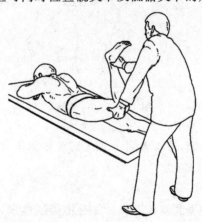

图 1-6　髂关节过伸试验(Yeoman 试验)

(六)骶髂关节扭转试验(Gaenslen 征)

患者仰卧,屈健侧髋、膝,让患者抱住;病侧大腿垂于床缘外。检查者一手压病侧膝,出现骶髂关节疼痛者为阳性,说明腰骶关节有病变(图 1-7)。

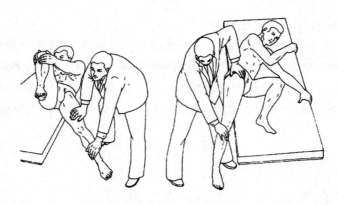

图 1-7　骶髂关节扭转试验(Gaenslen 征)

(七)腰骶关节过伸试验(Naoholos 征)

患者俯卧,检查者的前臂插在患者两大腿的前侧,另一手压住腰部,将患者大腿向上抬。若骶髂关节有病变,即出现疼痛(图 1-8)。

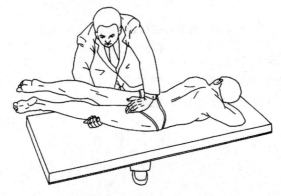

图 1-8　腰骶关节过伸试验(Naoholos 征)

(八)Addison 征

患者坐位,昂首转向患侧,深吸气后屏气,检查者手摸患侧桡动脉。动脉搏动减弱或消失,则为阳性,表示血管受挤压,常见于前斜角肌综合征等(图 1-9)。

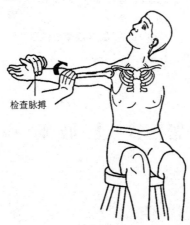

检查脉搏

图 1-9　Addison 征

(九)直腿抬高试验(Bragard 征)

患者仰卧,检查者一手托患者足跟,另一手保持膝关节伸直,缓慢抬高患肢,如在 60°范围之内即出现坐骨神经的放射痛,称为直腿抬高试验阳性。在直腿抬高试验阳性时,缓慢放低患肢高度,待放射痛消失后,再将踝关节被动背伸,如再度出现放射痛,则称为直腿抬高加强试验(Bragard 征)阳性(图 1-10)。因个体差异,直腿抬高时,疼痛出现的角度可能不同,应与健侧对比,更有意义。

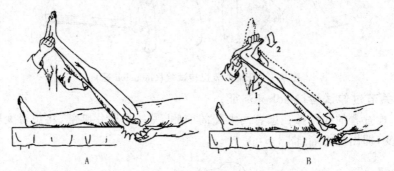

图 1-10　直腿抬高加强试验(Bragard 征)

(十)股神经牵拉试验

患者俯卧、屈膝,检查者将其小腿上提或尽力屈膝(图 1-11),出现大腿前侧放射性疼痛者为阳性。见于股神经受压,多为 $L_{3~4}$ 椎间盘突出症。

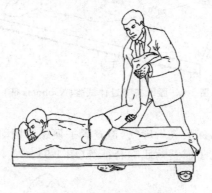

图 1-11　股神经牵拉试验

(陈焕峰)

第三节　上肢检查

一、肩部检查

肩关节也称盂肱关节,是全身最灵活的关节。它由肩胛骨的关节盂和肱骨头构成。由于肱骨头大而关节盂浅,因而其既灵活又缺乏稳定性,是肩关节易脱位的原因之一。肩部的运动很少是由肩关节单独进行的,常常是肩关节、肩锁关节、胸锁关节及肩胛骨-胸壁连接均参与的复合运动,因此检查肩部活动时须兼顾各方面。

(一)视诊

肩的正常外形呈圆弧形,两侧对称。三角肌萎缩或肩关节脱位后弧度变平,称为"方肩"。先天性高肩胛患者患侧明显高于健侧。斜方肌瘫痪表现为垂肩,肩胛骨内上角稍升高。前锯肌瘫痪向前平举上肢时表现为翼状肩胛。

(二)触诊

锁骨位置表浅,全长均可触到。喙突尖在锁骨下方肱骨头内侧,与肩峰和肱骨大结节形成肩等边三角称为肩三角。骨折、脱位时此三角有异常改变。

(三)动诊和量诊

检查肩关节活动范围时,须先将肩胛骨下角固定,以鉴别是盂肱关节的单独活动还是包括其他两个关节的广义的肩关节活动。肩关节的运动包括内收、外展、前屈、后伸、内旋和外旋。肩关节中立位为上臂下垂屈肘90°,前臂指向前。正常活动范围:外展80°~90°,内收20°~40°,前屈70°~90°,后伸40°,内旋45°~70°,外旋45°~60°。

肩外展超过90°时称为上举(160°~180°),须有肱骨和肩胛骨共同参与才能完成。如为肩周炎,仅外展、外旋明显受限;关节炎则各个方向运动均受限。

(四)特殊检查

1.Dugas 征

正常人将手搭在对侧肩上,肘部能贴近胸壁。肩关节前脱位时肘部内收受限,伤侧的手搭在对侧肩上,肘部则不能贴近胸壁,或肘部贴近胸部时,则手搭不到对侧肩,此为 Dugas 征阳性(图 1-12)。

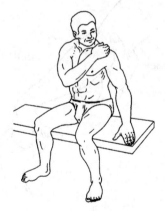

图 1-12 Dugas 征

2.疼痛弧

冈上肌腱有病损时,在肩外展 60°~120°范围内有疼痛,因为在此范围内肌腱与肩峰下面摩擦、撞击,此范围以外则无疼痛。常用于肩周炎的检查判定。

二、肘部检查

肘关节包括肱尺关节、肱桡关节、上尺桡关节 3 个关节。除具有屈伸活动功能外,还有前臂的旋转功能。

(一)视诊

正常肘关节完全伸直时,肱骨内、外上髁和尺骨鹰嘴在一直线上;肘关节完全屈曲时,这3个骨突构成一等腰三角形(称肘后三角)。肘关节脱位时,3点关系发生改变;肱骨髁上骨折时,此3点关系不变。前臂充分旋后时,上臂与前臂之间有10°～15°外翻角,又称提携角。该角度减小时称为肘内翻,增大时称为肘外翻。肘关节伸直时,鹰嘴的桡侧有一小凹陷,为肱桡关节的部位。桡骨头骨折或肘关节肿胀时此凹陷消失,并有压痛。桡骨头脱位在此部位可见到异常骨突,旋转前臂时可触到突出的桡骨头转动。肘关节积液或积血时,患者屈肘从后面观察,可见鹰嘴之上肱三头肌腱的两侧胀满。肿胀严重者,如化脓性或结核性关节炎时,肘关节呈梭形。

(二)触诊

肱骨干可在肱二头肌与肱三头肌之间触知。肱骨内、外上髁和尺骨鹰嘴位置表浅容易触知。肘部慢性劳损常见的部位在肱骨内、外上髁处。外上髁处为伸肌总腱的起点,肱骨外上髁炎时,局部明显压痛。

(三)动诊和量诊

肘关节屈伸运动通常以完全伸直为中立位0°。活动范围:屈曲135°～150°,伸0°,可有5°～10°过伸。肘关节的屈伸活动幅度取决于关节面的角度和周围软组织的制约。在肘关节完全伸直位时,因侧副韧带被拉紧,不可能有侧方运动,如果出现异常的侧方运动,则提示侧副韧带断裂或内、外上髁骨折。

(四)特殊检查

Mills征:患者肘部伸直,腕部屈曲,将前臂旋前时,肱骨外上髁处疼痛为阳性。常见于肱骨外上髁炎,或称网球肘(图1-13)。

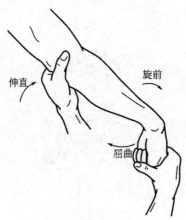

伸直　旋前　屈曲

图1-13　网球肘Mills征

三、腕部检查

腕关节是前臂与手之间的移行区,包括桡尺骨远端、腕骨掌骨基底、桡腕关节、腕中关节、腕掌关节及有关的软组织。前臂的肌腱及腱鞘均经过腕部。这些结构被坚实的深筋膜包被,与腕骨保持密切的联系,使腕部保持有力并容许广泛的运动以适应手的多种复杂功能。

(一)视诊

微屈腕时,腕前区有2～3条腕前皮肤横纹。用力屈腕时,由于肌腱收缩,掌侧有3条明显的纵行皮肤隆起,中央为掌长肌腱,桡侧为桡侧腕屈肌腱,尺侧为尺侧腕屈肌腱。桡侧腕屈肌腱的外侧是扪桡动脉的常用位置,皮下脂肪少的人可见桡动脉搏动。解剖学"鼻烟窝"是腕背侧的明显标志,它由拇长展肌和拇短伸肌腱、拇长伸肌腱围成,其底由舟骨、大多角骨、桡骨茎突和桡侧腕长、短伸肌组成。其深部是舟骨,舟骨骨折时该窝肿胀。腕关节结核和类风湿关节炎表现为全关节肿胀。腕背皮下半球形肿物多为腱鞘囊肿。月骨脱位后腕背或掌侧肿胀,握拳时可见第3掌骨头向近侧回缩(正常时较突出)。

(二)触诊

舟骨骨折时,"鼻烟窝"处有压痛。正常时桡骨茎突比尺骨茎突低 1 cm。当桡骨远端骨折时,这种关系有改变。腱鞘囊肿常发生于手腕背部,为圆形、质韧、囊性感明显的肿物。疑有舟骨或月骨病变时,让患者半握拳尺偏,叩击第3掌骨头时腕部近中线处疼痛。

(三)动诊和量诊

通常以第 3 掌骨与前臂纵轴成一直线为腕关节中立位 0°。正常活动范围:背屈 35°～60°,掌屈 50°～60°,桡偏 25°～30°,尺偏 30°～40°。腕关节的正常运动对手的活动有重要意义,因而其功能障碍有可能影响到手的功能,利用合掌法容易查出其轻微异常。

(四)特殊检查

1.Finkelstein 试验

患者拇指握于掌心,使腕关节被动尺偏,桡骨茎突处疼痛为阳性。为桡骨茎突狭窄性腱鞘炎的典型体征(图 1-14)。

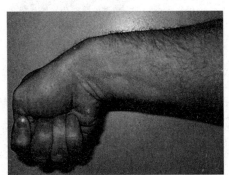

图 1-14　桡骨茎突狭窄性腱鞘炎(Finkelstein 试验)

2.腕关节尺侧挤压试验

腕关节中立位,使之被动向尺侧偏并挤压,下尺桡关节疼痛为阳性。多见于腕三角软骨损伤或尺骨茎突骨折。

四、手部检查

手是人类劳动的器官,它具有复杂而重要的功能,由 5 个掌骨和 14 个指骨组成。拇指具有对掌功能是人类区别于其他哺乳动物的重要特征。

(一)视诊

常见的畸形有并指、多指、巨指(多由脂肪瘤、淋巴瘤、血管瘤引起)等。钮孔畸形见于手指近侧指间关节背面中央腱束断裂;鹅颈畸形系因手内在肌挛缩或作用过强所致;爪形手是前臂肌群缺血性挛缩的结果;梭形指多为结核、内生软骨瘤或指间关节损伤。类风湿关节炎呈双侧多发性掌指、指间和腕关节肿大,晚期掌指关节尺偏。

（二）触诊

指骨、掌骨均可触到。手部瘢痕检查需配合动诊，观察是否与肌腱、神经粘连。

（三）动诊和量诊

手指各关节完全伸直为中立位 0°。活动范围掌指关节屈 60°～90°，伸 0°，过伸 20°；近侧指间关节屈 90°，伸 0°，远侧指间关节屈 60°～90°，伸 0°。手的休息位：是手休息时所处的自然静止的姿势，即腕关节背伸 10°～15°，示指至小指呈半握拳状，拇指部分外展，拇指尖接近示指远侧指间关节。手的功能位：腕背屈 20°～35°，拇指外展、对掌，其他手指略分开，掌指关节及近侧指间关节半屈曲，而远侧指间关节微屈曲，相当于握小球的体位。该体位使手能根据不同需要迅速做出不同的动作，发挥其功能，外伤后的功能位固定即以此为标准。

手指常发生屈肌腱鞘炎，屈伸患指可听到弹响，称为弹响指或扳机指（图 1-15）。

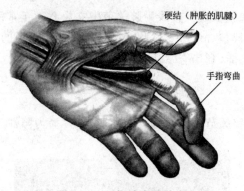

硬结（肿胀的肌腱）

手指弯曲

图 1-15　示指狭窄腱鞘炎

（王金玉）

第四节　下肢检查

一、骨盆和髋部检查

髋关节是人体最大、最稳定的关节之一，属典型的球窝关节。它由股骨头、髋臼和股骨颈形成关节，下方与股骨相连。其结构与人体直立所需的负重与行走功能相适应。髋关节远较肩关节稳定，没有强大暴力一般很少脱位。负重和行走是髋关节的主要功能，其中负重功能更重要，保持一个稳定的髋关节是各种矫形手术的原则。由于人类直立行走，髋关节是下肢最易受累的关节。

（一）视诊

应首先注意髋部疾病所致的病理步态，常须行走、站立和卧位结合检查。特殊的步态，骨科医师应明确其机制，这对诊断疾病十分重要。髋关节患慢性感染时，常呈屈曲内收畸形；髋关节后脱位时，常呈屈曲内收内旋畸形；股骨颈及转子间骨折时，伤肢呈外旋畸形。

（二）触诊

先天性髋关节脱位和股骨头缺血性坏死的患者，多有内收肌挛缩，可触及紧张的内收肌。骨折的患者有局部肿胀压痛;髋关节感染性疾病局部多有红肿、发热且有压痛。外伤性脱位的患者可有明显的局部不对称性突出。挤压分离试验对骨盆骨折的诊断具有重要意义。

(三)叩诊

髋部有骨折或炎症,握拳轻叩大转子或在下肢伸直位叩击足跟部时,可引起髋关节疼痛。

(四)动诊

髋关节中立位0°为髋膝伸直,髌骨向上。正常活动范围:屈130°～140°,伸0°,过伸可达15°;内收20°～30°,外展30°～45°;内旋40°～50°,外旋30°～40°。除检查活动范围外,还应注意在双腿并拢时能否下蹲,有无弹响。臀肌挛缩症的患者,双膝并拢不能下蹲,活动髋关节时,挛缩的纤维带从大转子部滑过,会出现弹响,常称为弹响髋。

(五)量诊

发生股骨颈骨折、髋脱位、髋关节结核或化脓性关节炎股骨头破坏时,大转子向上移位。测定方法如下(图1-16)。

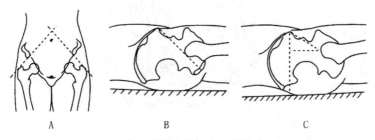

图1-16　股骨大转子上移测量方法
A.Shoemaker 线;B.Nelaton 线;C.Bryant 三角

(1)Shoemaker 线:正常时,大转子尖与髂前上棘的连线延伸,在脐上与腹中线相交;大转子上移后,该延长线与腹中线相交在脐下。

(2)Nelaton 线:患者侧卧并半屈髋,在髂前上棘和坐骨结节之间画线。正常时此线通过大转子尖。

(3)Bryant 三角:患者仰卧,从髂前上棘垂直向下和向大转子尖各画一线,再从大转子尖向近侧画一水平线,该三线构成一三角形。大转子上移时底边比健侧缩短。

(六)特殊检查

1.滚动试验

患者仰卧位,检查者将一手掌放患者大腿上轻轻使其反复滚动。急性关节炎时可引起疼痛或滚动受限。

2.“4”字试验(Patrick 征)

患者仰卧位,健肢伸直,患侧髋与膝屈曲,大腿外展、外旋将小腿置于健侧大腿上,形成一个“4”字,一手固定骨盆,另一手下压患肢,出现疼痛为阳性。见于骶髂关节及髋关节内有病变或内收肌有痉挛的患者。

3.Thomas 征

患者仰卧位,充分屈曲健侧髋膝,并使腰部贴于床面,若患肢自动抬高离开床面或迫使患肢与床面接触则腰部前凸时,称 Thomas 征阳性。见于髋部病变和腰肌挛缩。

4.骨盆挤压分离试验

患者仰卧位,从双侧髂前上棘处对向挤压或向后外分离骨盆,引起骨盆疼痛为阳性。见于骨盆骨折。须注意检查时手法要轻柔以免加重骨折端出血。

5.Trendelenburg 试验

患者背向检查者,健肢屈髋、屈膝上提,用患肢站立,如健侧骨盆及臀褶下降为阳性。多见于臀中、小肌麻痹,髋关节脱位及陈旧性股骨颈骨折等(图 1-17)。

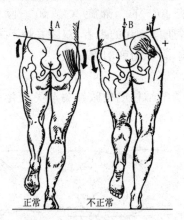

图 1-17　Trendelenburg 征

6.Allis 征

患者仰卧位,屈髋、屈膝,两足平行放于床面,足跟对齐,观察双膝的高度,如一侧膝比另一侧高时,即为阳性。见于髋关节脱位、股骨或胫骨短缩。

7.望远镜试验

患者仰卧位,下肢伸直;检查者一手握住患侧小腿,沿身体纵轴上下推拉,另一手触摸同侧大转子。如出现活塞样滑动感为阳性,多见于儿童先天性髋关节脱位。

二、膝部检查

膝关节是人体最复杂的关节,解剖学上被列为屈戍关节。主要功能为屈伸活动,膝部内外侧韧带、关节囊、半月板和周围的软组织保持其稳定。

(一)视诊

检查时患者首先呈立正姿势站立。正常时,两膝和两踝应能同时并拢互相接触,若两踝能并拢而两膝不能互相接触则为膝内翻,又称"O"型腿。若两膝并拢而两踝不能接触则为膝外翻,又称"X"型腿。膝内、外翻是指远侧肢体的指向。在伸膝位,髌韧带两侧稍凹陷。有关节积液或滑膜增厚时,凹陷消失。比较两侧股四头肌有无萎缩,早期萎缩可见内侧头稍平坦,用软尺测量更为准确。

(二)触诊

触诊的顺序为先检查前侧,如股四头肌、髌骨、髌腱和胫骨结节之间的关系等,然后再俯卧位检查膝后侧,在屈曲位检查腘窝、外侧的股二头肌、内侧的半腱肌半膜肌有无压痛或挛缩。

髌骨前方出现囊性肿物,多为髌前滑囊炎。膝前外侧有囊性肿物,多为半月板囊肿(图 1-18);膝后部的肿物,多为腘窝囊肿。考虑膝关节积血或积液,可行浮髌试验。膝关节表面软组织较少,压痛点的位置往往就是病灶的位置,所以,检查压痛点对定位诊断有很大的帮助。髌骨下缘的平面正是关节间隙,关节间隙的压痛点可以考虑是半月板的损伤处或有骨赘之处。

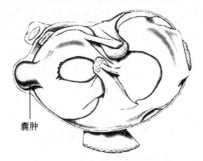

图 1-18　半月板囊肿示意

内侧副韧带的压痛点往往不在关节间隙,而在股骨内髁结节处;外侧副韧带的压痛点在腓骨小头上方。髌骨上方的压痛点代表髌上囊的病灶。另外,膝关节的疼痛,要注意检查髋关节,因为髋关节疾病可刺激闭孔神经,引起膝关节牵涉痛。如果膝关节持续性疼痛、进行性加重,可考虑股骨下端和胫骨上端肿瘤的可能性。

(三)动诊和量诊

膝伸直为中立位 $0°$。正常活动范围:屈 $120°\sim150°$,伸 $0°$,过伸 $5°\sim10°$。膝关节伸直时产生疼痛的原因是由于肌肉和韧带紧张,导致关节面的压力加大所致。可考虑为关节面负重部位的病变。如果最大屈曲时有胀痛,可推测是由于股四头肌的紧张,髌上滑囊内的压力增高和肿胀的滑膜被挤压而引起,这是关节内有积液的表现。总之,一般情况下伸直痛是关节面的病变,屈曲痛是膝关节水肿或滑膜炎的表现。

当膝关节处于向外翻的压力下,并做膝关节屈曲动作时,若产生外侧疼痛,则说明股骨外髁和外侧半月板有病变。反之,内翻同时有屈曲疼痛者,病变在股骨内髁或内侧半月板。

(四)特殊检查

1.侧方应力试验

患者仰卧位,将膝关节置于完全伸直位,分别做膝关节的被动外翻和内翻检查,与健侧对比。若超出正常外翻或内翻范围,则为阳性。说明有内侧或外侧副韧带损伤(图 1-19)。

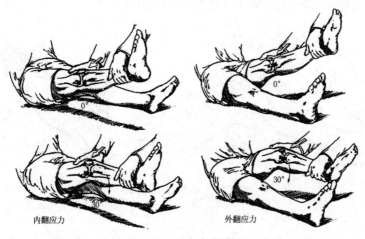

内翻应力　　　　　外翻应力

图 1-19　侧方应力试验

2.抽屉试验

患者仰卧屈膝90°,检查者轻坐在患侧足背上(固定),双手握住小腿上段,向后推,再向前拉。前交叉韧带断裂时,可向前拉0.5 cm以上;后交叉韧带断裂者可向后推0.5 cm以上。将膝置于屈曲20°~30°进行Lachman试验(图1-20),则可增加本试验的阳性率,有利于判断前交叉韧带的前内束或后外束损伤(图1-21)。

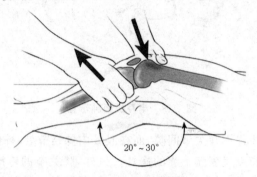

图1-20　Lachman试验

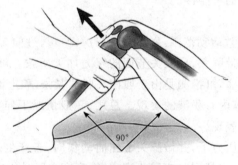

图1-21　抽屉试验

3.McMurray试验

患者仰卧位,检查者一手按住患膝,另一手握住踝部,将膝完全屈曲,足踝抵住臀部,然后将小腿极度外展外旋,或内收内旋,在保持这种应力的情况下,逐渐伸直。在伸直过程中,若能听到或感到响声,或出现疼痛为阳性,说明半月板有病变(图1-22)。

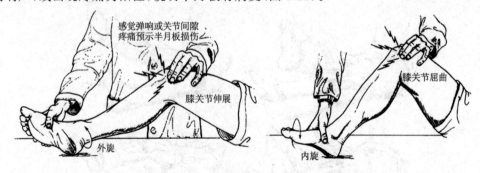

感觉弹响或关节间隙疼痛预示半月板损伤

膝关节伸展

外旋

膝关节屈曲

内旋

图1-22　McMurray试验

4.浮髌试验

患者仰卧位,伸膝,放松股四头肌;检查者的一手放在髌骨近侧,将髌上囊的液体挤向关节腔,同时另一手示指、中指急速下压。若感到髌骨碰击股骨髁部时,为浮髌试验阳性。一般中等量积液时(50 mL),浮髌试验才呈阳性(图1-23)。

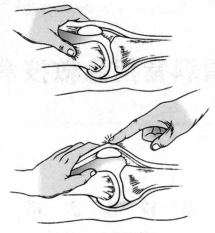

图1-23　浮髌试验

三、踝和足部检查

踝关节属于屈戌关节,其主要功能是负重,运动功能主要限于屈伸,可有部分内外翻运动。与其他负重关节相比,踝关节活动范围小,但更为稳定。其周围多为韧带附着,有数条较强壮肌腱。由于其承担较大负重功能,故扭伤发病率较高。足由骨和关节形成内纵弓、外纵弓及前部的横弓,是维持身体平衡的重要结构。足弓还具有吸收震荡,负重,完成行走、跑跳动作等功能。

(一)视诊

观察双足大小和外形是否正常一致。足先天性、后天性畸形很多,常见的有马蹄内翻足、高弓足、平足、跗外翻等。检查足弓、足的负重点及足的宽度时,脚印具有重要意义。外伤时踝及足均有明显肿胀。

(二)触诊

主要注意疼痛的部位、性质,肿物的大小、质地。注意检查足背动脉,以了解足和下肢的血循环状态。一般可在足背第1、2跖骨之间触及其搏动。足背的软组织较薄,根据压痛点的位置,可估计疼痛位于某一骨骼、关节、肌腱和韧带。然后再根据主动和被动运动所引起的疼痛,就可以推测病变的部位。例如跟痛症多在足跟跟骨前下方偏内侧,相当于跖腱膜附着于跟骨结节部。踝内翻时踝疼痛,而外翻时没有疼痛,压痛点在外踝,则推断病变在外踝的韧带上。

(三)动诊和量诊

踝关节中立位为小腿与足外缘垂直,正常活动范围:背伸20°～30°,跖屈40°～50°。足内、外翻活动主要在胫距关节;内收、外展在距跟和距间关节,范围很小。跖趾关节的中立位为足与地面平行。正常活动范围:背伸30°～40°,跖屈30°～40°。

(四)特殊检查

Thompson试验或腓肠肌挤压试验:正常情况下,挤压腓肠肌肌腹将使跟腱张力增加,使足发生跖屈运动。急性跟腱断裂时,此跖屈运动消失,称为Thompson试验或腓肠肌挤压试验阳性。

(周　景)

第二章

骨科常用急救技术

第一节 止 血 术

出血一般分为内出血与外出血两大类。前者是指血液自血管内流出至体内组织间隙或体腔;后者指血液流向体外。临床上止血有多种方式,现场止血术则是针对外出血而利用简易物品、器械和手法技巧等,给予紧急处置的基本技术。其重要之处在于尽快达到止血目的以保障生命体征稳定。

一、出血部位判断

(一)头面部

头面部因其血供丰富,因此较小的伤口亦会引起大量出血,并且往往是外观表象比实际病况要严重得多。

(二)颈部

颈部伤口导致的出血,视其伤口具体位置及深度不同而各异。但因颈部有血管、神经和气管等通过,因此,在选择止血方法上应慎重。

(三)胸腹部

胸腹部伤口出血一般不多,但所有胸腹伤口均应高度警惕有无内腔脏器损伤出血。因此,胸腹部伤口常是外观表象比实际病况要轻很多。

(四)四肢

四肢伤口出血视其损伤类型不同而表现各异。但因其解剖结构特点,出血表现比较直接,处理亦相对容易。

二、出血性质判断

(一)动脉出血

血液为鲜红色,可见随心跳节律呈搏动性喷射而出,出血速度快,出血量大,应立即处理。

(二)静脉出血

血液为暗红色,呈持续性涌出,出血速度不快,但出血量较多,也应及时处理。

（三）毛细血管出血

血色较红，呈匀速渗血，出血速度缓慢，出血量少，是现场最常见的出血，通常不危及生命。

三、对生命体征影响的判断

血液总量占人体重量的8％。当失血量为10％～15％时，人体通过自身调节功能可以代偿；当失血量为15％～30％时，人体会因为失代偿而出现休克症状；当失血量＞30％时，则会危及生命。正确判断失血对人体的影响程度，及时采取治疗措施，将会极大提高大出血抢救成功率。

四、创伤出血急救原则

积极有效地控制出血，保存有效的血容量，防止休克，挽救生命。

（1）救援人员双手必须彻底洗干净。

（2）将出血部位抬高，尤其是四肢出血。

（3）伤口血液凝块不要轻易除去。

（4）彻底洗净伤口，除去异物，覆盖伤口，包扎固定，防感染。

（5）预防休克。

（6）对于内出血伤员不可多动，以免更多的血管破裂。应该用冷敷，至于严重的内出血伤员应在行急救措施后尽快送往医院救治。

五、常用止血方法

（一）指压法

指压法是用手指、手掌或拳头压迫伤口近心端动脉经过骨骼表面部位，阻断血液流通，达到临时止血的目的。适用于中等或较大动脉出血，以及较大范围静脉和毛细血管出血。指压法止血属于应急措施，因动脉有侧支循环，故效果有限。应及时根据现场情况改用其他止血方法。实施指压法止血，应正确掌握四肢等处的血管行径和体表标志。

1.头顶部出血

压迫同侧耳屏前方颧弓根部搏动点（颞浅动脉），将动脉压向颞骨（图2-1）。

2.颜面部出血

压迫同侧下颌骨下缘、咬肌前缘搏动点（面动脉），将动脉压向下颌骨（图2-1）。

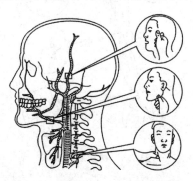

图2-1　头颈部出血常用指压部位

3.头颈部出血

用拇指或其他四指压迫同侧气管外侧与胸锁乳突肌前缘中点之间强搏动点(颈总动脉),用力压向第 5 颈椎横突处。压迫颈总动脉止血应慎重,绝对禁止同时压迫双侧颈总动脉,以免引起脑缺氧(图 2-1)。

4.头后部出血

压迫同侧耳后乳突下稍后方搏动点(枕动脉),将动脉压向乳突(图 2-2)。

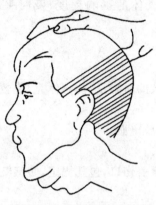

图 2-2　枕动脉指压法

5.肩部、腋部出血

压迫同侧锁骨上窝中部搏动点(锁骨下动脉),将动脉压向第 1 肋骨(图 2-3)。

6.上臂出血

外展上肢 90°,在腋窝中点用拇指将腋动脉压向肱骨头(图 2-3)。

7.前臂出血

压迫肱二头肌内侧沟中部搏动点(肱动脉),用四指指腹将动脉压向肱骨干(图 2-3)。

8.手部出血

压迫手腕横纹稍上处内、外侧搏动点(尺动脉、桡动脉),将动脉分别压向尺骨和桡骨(图 2-3)。

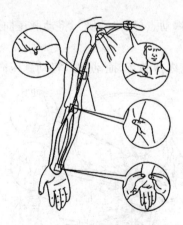

图 2-3　枕动脉指压法

9.大腿出血

压迫腹股沟中点稍下部强搏动点(股动脉),可用拳头或双手拇指交叠用力将动脉压向耻骨上支(图 2-4)。

10.小腿出血

在腘窝中部压迫腘动脉(图 2-4)。

11.足部出血

压迫足背中部近脚腕处搏动点(胫前动脉)和足跟内侧与内踝之间搏动点(胫后动脉)(图 2-4)。

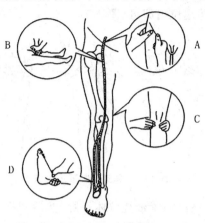

图 2-4　下肢出血常用指压部位

(二)加压包扎法

体表及四肢伤出血,大多可用加压包扎和抬高肢体来达到暂时止血的目的。用急救敷料压迫创口加压包扎即可止血,若效果不满意,可再加敷料用绷带或叠成带状的三角巾加压包扎。包扎时敷料要垫厚、压力要适当、包扎范围要大,同时抬高患肢以避免因静脉回流受阻而增加出血。此方法适用于小动脉和小静脉出血。

(三)填塞止血法

将无菌敷料填入伤口内压紧,外加敷料加压包扎。此方法应用范围较局限,仅在腋窝、肩部、大腿根部出血,用指压法或加压包扎法难以止血时使用,且在清创取出填塞物时有再次大出血的可能,应尽快行手术彻底止血。

(四)屈曲肢体加垫止血法

多用于肘或膝关节以下的出血,在无骨关节损伤时可使用。在肘窝或腘窝部放置一绷带卷,然后强屈关节,并用绷带、三角巾扎紧。此法伤员痛苦较大,有可能压迫到神经、血管,且不便于搬动伤员,不宜首选,对疑有骨折或关节损伤的伤员,不可使用。

(五)止血带止血法

适用于四肢较大动脉出血,用加压包扎或其他方法不能有效止血而有生命危险时,可采用此方法。专用的止血带有橡皮止血带、卡式止血带、充气止血带等,以充气止血带的效果较好。在紧急情况下,也可用绷带、三角巾、布条等代替。使用时,要先在止血带下放好衬垫物。常用集中止血带止血法。

1.分类

(1)勒紧止血法:先在伤口上部用绷带或带状布料或三角巾折叠成带状,勒紧伤肢并扎两道,第一道作为衬垫,第二道压在第一道上,适当勒紧止血。

(2)绞紧止血法:将叠成带状的三角巾,平整地绕伤肢一圈,两端向前拉紧打活结,并在一头留出一小套,以小木棒、笔杆、筷子等做绞棒,插在带圈内,提起绞棒绞紧,再将木棒一头插入活结小套内,并拉紧小套固定。

(3)橡皮止血带止血法:在肢体伤口的近心端,用棉垫、纱布或衣服、毛巾等物作为衬垫后再上止血带。以左手拇指、示指、中指持止血带头端,将长的尾端绕肢体一圈后压住头端,再绕肢体一圈,然后用左手示指、中指夹住尾端后将尾端从止血带下拉过,由另一缘牵出,使之成为一个活结。如需放松止血带,只需将尾端拉出即可(图2-5)。

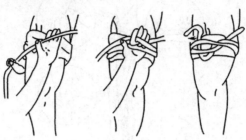

图2-5 橡皮止血带止血法

(4)卡式止血带止血法:将涤纶松紧带绕肢体一圈,然后把插入式自动锁卡插进活动锁紧开关内,一只手按住活动锁紧开关,另一只手紧拉涤纶松紧带,直到不出血为止。放松时用手向后扳放松板,解开时按压开关即可。

(5)充气止血带止血法:充气止血带是根据血压计原理设计,有压力表指示压力大小,压力均匀,效果较好。将袖带绑在伤口近心端,充气后起到止血的作用。

2.注意事项

止血带是止血的应急措施,而且是危险措施,过紧会压迫损害神经或软组织,过松起不到止血作用,反而增加出血,过久(超过5小时)会引起肌肉坏死、厌氧感染,甚至危及生命。只有在必要时,如对加压包扎后不能控制的大、中动脉伤出血,才可暂时使用止血带。使用止血带时应注意以下几点。

(1)部位要准确:应扎在伤口近心端,尽量靠近伤口。

(2)压力要适当:止血带的标准压力,上肢为33.3～40.0 kPa(250～300 mmHg),下肢为40.0～66.7 kPa(300～500 mmHg),无压力表时以刚好使远端动脉搏动消失为度。

(3)衬垫要垫平:止血带不能直接扎在皮肤上,应先用棉垫、三角巾、毛巾或衣服等平整地垫好,避免止血带勒紧皮肤。

(4)时间要缩短:为避免肢体长时间缺血发生坏死,使用止血带时间不能超过5小时(冬天时间可适当延长),因为止血带远端缺血、缺氧,有大量组胺类毒素产生,突然松紧止血带,毒素吸收,可发生“止血带休克”或急性肾衰竭。若使用止血带已超过5小时,而肢体确有挽救希望,应先做深筋膜切开术引流,同时观察肌肉血液循环。时间过长且远端肢体已有坏死征象,则应立即行截肢术。

(5)标记要明显:使用止血带的伤员要在手腕或胸前衣服上扎个红色或白色布条作明显标记,注明使用止血带时间,以便后续救援人员继续处理。

(6)定时要放松:使用中应每隔1小时放松一次,放松时为控制出血可用手压迫出血点上部血管,然后适当放松止血带,每次松开2～3分钟,再在稍高的平面扎上止血带,不可在同一平面反复缚扎,并严防止血带松脱。放松止血带时不可过急、过快,防止机体突然血流增加,影响血液重新分布,引起血压下降。

(7)在没有止血带的情况下,可选用较宽而有弹性的替代品,止血带越窄,越容易造成神经和软组织损伤。严禁用绳索、电线或铁丝作止血带使用。

（周 景）

第二节 包 扎 术

包扎是急危重症现场处理的重要措施之一。创伤伤口不但会出血,而且又是细菌侵入人体的门户,如果伤口被细菌污染,就可能引起化脓或并发败血症、气性坏疽、破伤风等,严重影响和损害健康,甚至危及生命。因此,及时正确的包扎,可以达到压迫止血、减少感染、保护伤口、减少疼痛,以及固定敷料等目的。因此,包扎是创伤急救技术必备的重要技术之一。

一、包扎常用材料

常用的包扎材料:三角巾、绷带、纱布、四头带等,但如果事故现场没有足够的包扎材料或材料不足,可利用伤员或急救者的毛巾、围巾、衣裤等布质品。

二、常用包扎方法

(一)三角巾包扎

使用三角巾,注意边要固定,角要抓紧,中心伸展,敷料贴实。在应用时可按需要折叠成不同的形状,运用于不同部位进行包扎。常见部位的各种三角巾包扎法如下。

1.头面部伤包扎

(1)头顶部包扎法:三角巾底边反折,正中放于伤员前额,顶角经头顶垂于枕后,然后将两底角经耳上向后扎紧,压住顶角,在枕部交叉再经耳上绕到前额打结固定。最后将顶角向上反折嵌入底边内(图2-6)。

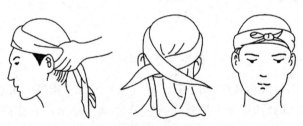

图2-6 三角巾头顶部包扎法

(2)风帽式包扎法:在顶角、底边中点各打一结,将顶角结放在额前,底边结置于枕部,然后将两底边拉紧向外反折后,绕向前面将下颌部包住,最后绕到颈后在枕部打结(图2-7)。

(3)面具式包扎法:三角巾顶角打结套在颌下,罩住面部及头部,将底边两端拉紧至枕后交叉,再绕到前额打结。在眼、鼻和口部各剪一小口(图2-8)。

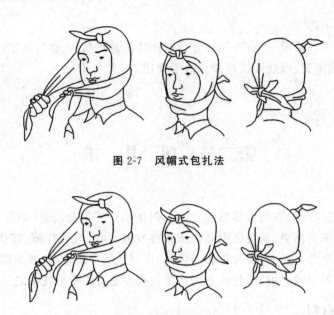

图 2-7　风帽式包扎法

图 2-8　面具式包扎法

（4）额部包扎法：将三角巾折成 3～4 指宽的带状巾，先在伤口上垫敷料，将带状巾中段放在敷料处，然后环绕头部打结。打结位置以不影响睡眠和不压住伤口为宜。

（5）下颌部包扎法：多作为下颌骨骨折的临时固定。三角巾折成 3～4 指宽的带状巾，于 1/3 处放于下颌处，长端经耳前向上拉到头顶部到对侧耳前与短的一端交叉，然后两端均环绕头部后至对侧耳前打结（图 2-9）。

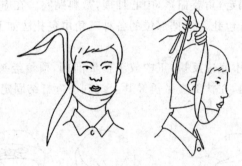

图 2-9　下颌部包扎法

（6）眼部包扎法。①单眼包扎法（图 2-10）：将三角巾叠成 4 指宽的带状巾，斜放在眼部，将下侧较长的一端经枕后绕到额前压住上侧较短的一端后，再环绕头部到健侧颞部，与翻下的另一端打结；②双眼包扎法：将 4 指宽的带状巾中央部先盖在一侧伤眼，下端从耳下绕枕后，经对侧耳上至眉间上方压住上端继续绕头部到对侧耳前，将上端反折斜向下，盖住另一伤眼，再绕耳下与另一端在对侧耳上打结。

2.胸（背）部伤包扎

（1）胸部三角巾包扎法：将三角巾顶角越过伤侧肩部，垂在背部，使三角巾底边中央正位于伤部下侧，将底边两端围绕躯干在背后打结，再用顶角上的小带将顶角与底边连接在一起（图 2-11）。

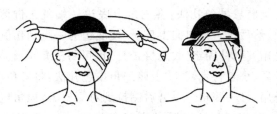

图 2-10 单眼包扎法

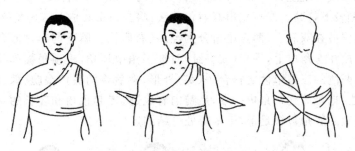

图 2-11 胸部三角巾包扎法

(2)胸部燕尾巾包扎法:将三角巾折成鱼尾状,并在底部反折一道边,横放于胸部,两角向上,分放于两肩上并拉至颈后打结,再用顶角带子绕至对侧腋下打结(图 2-12)。

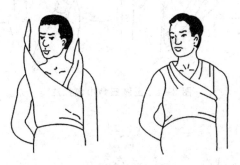

图 2-12 胸部燕尾巾包扎法

(3)腹部及臀部伤包扎。①一般包扎法:将三角巾顶角放在腹股沟下方,取一底角绕大腿一周与顶角打结,然后将另一底角围绕腰部与底边打结。用此法也可包扎臀部创伤。②双侧臀部包扎法:多用两块三角巾连接成蝴蝶巾式包扎,将打结部放在腰骶部,底边各一端在腹部打结后,另一端则由大腿后方绕向前,与其底边打结(图 2-13)。

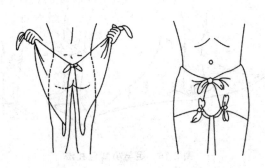

图 2-13 双臀蝴蝶巾包扎法

31

（4）四肢伤包扎。①上肢悬吊包扎法：将三角巾底边一端置于健侧肩部，屈曲伤侧肘80°左右，将前臂放在三角巾上，然后将三角巾向上反折，使底边另一端到伤侧肩部，在背后与另一端打结，再将三角巾顶角折平用安全针固定（大悬臂带）。也可将三角巾叠成带巾，将伤肢屈肘80°用带巾悬吊，两端打结于颈后（小悬臂带）。②上肢三角巾包扎法：将三角巾一底角打结后套在伤侧手上，结的余头留长些备用，另一底角沿手臂后侧拉到对侧肩上，顶角包裹伤肢适当固定，前臂屈到胸前，拉紧两底角打结（图2-14）。③燕尾巾单肩包扎法：将三角巾折成燕尾巾，把夹角朝上放在伤侧肩上，燕尾底边包绕上臂上部打结，两角（向后的一角大于向前的角并压住前角）分别经胸部和背部拉向对侧腋下打结。④燕尾巾双肩包扎法：将三角巾叠成两燕尾角等大的燕尾巾，夹角朝上对准颈部，燕尾披在双肩上，两燕尾角分别经左、右肩拉到腋下与燕尾底角打结。⑤手（足）包扎法：将手（足）放在三角巾上，手指（或脚趾）对准三角巾顶角，将顶角提起反折覆盖全手（足）背部，折叠手（足）两侧的三角巾使之符合手（足）外形，然后将两底角绕腕（踝）部打结（图2-15）。⑥足与小腿包扎法：把足放在三角巾一端，足趾向着底边，提起顶角和较长的一底角包绕肢体后于膝下打结，再用短的底角包绕足部，于足踝处打结固定（图2-16）。

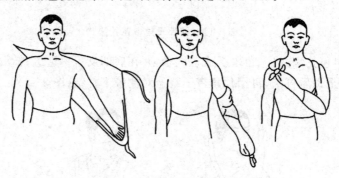

图 2-14　上肢三角巾包扎法

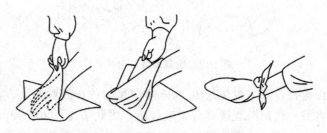

图 2-15　手（足）三角巾包扎法

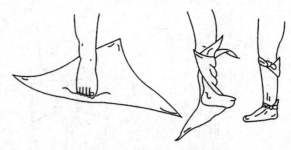

图 2-16　足与小腿包扎法

(二)绷带包扎

绷带包扎是包扎技术的基础。它可随肢体部位不同变换包扎方法,用于制动、固定敷料和夹板、加压止血、促进组织液吸收或防止组织液流失、支撑下肢以促进静脉回流。但绷带用于下肢及腹部伤包扎时,反复缠绕会增加伤员痛苦且费时费力,其效果也不如三角巾。若包扎较松,敷料易于滑脱;胸腹部包扎过紧,会影响伤员呼吸。

常用绷带有棉布、纱布和弹力绷带及石膏绷带等多种类型,宽窄和长度有多种规格。缠绕绷带时,应用左手拿绷带头端并将其展平,右手握住绷带卷,由肢体远端向近心端包扎,用力均匀,不可一圈松一圈紧。为防止绷带在肢体活动时逐渐松动滑脱,开始包扎时先环绕两圈,并将绷带头折回一角在绕第二圈时将其压住,包扎完毕后应再在同一平面环绕2~3圈,然后将绷带末端剪开或撕开成两股打结,或用胶布固定。绷带包扎基本方法及适用范围如下。

1.环形包扎法

将绷带做环形缠绕,适用于各种包扎起始和结束以及粗细相等部位如额、颈、腕及腰部伤的固定。

2.蛇形包扎法

先将绷带以环形法缠绕数圈,然后以绷带宽度为间隔,斜行上缠,各周互不遮盖。适用于夹板固定,或需由一处迅速延伸至另一处时,或做简单固定时。

3.螺旋形包扎法

先环形缠绕数圈,然后稍微倾斜螺旋向上缠绕,每周遮盖上一周1/3~1/2。适用于直径大小基本相同部位,如上臂、手指、躯干、大腿等。

4.螺旋反折包扎法

每圈缠绕时均将绷带向下反折,并遮盖上一周1/3~1/2,反折部位应位于相同部位,使之成一直线。适用于直径大小不等的部位,如前臂、小腿等。注意,不可在伤口上或骨隆突处反折。

5."8"字形包扎法

在伤处上下,将绷带自下而上,再自上而下,重复做"8"字形旋转缠绕,每周遮盖上一周1/3~1/2。适用于直径不一致的部位或屈曲关节部位,如肩、髋、膝等。

6.回返式包扎法

先将绷带以环形法缠绕数圈,由助手在后部将绷带固定,反折后绷带由后部经肢体顶端或截肢残端向前,也可由助手在前部将绷带固定,再反折向后,如此反复包扎,每一来回均覆盖前一次1/3~1/2,直到包住整个伤处顶端,最后将绷带再环绕数圈把反折处压住固定。此法多用于包扎没有顶端的部位,如指端、头部或截肢残端。

三、包扎的注意事项

(1)包扎伤口前,先充分暴露伤口,判断出血性质,简单清创并覆盖灭菌敷料或干净纱布,然后选取适当包扎方法,尽量避免伤口接触污物,不准用水冲洗伤口(化学伤除外),不准随意在伤口或伤口内敷撒任何药粉,不准轻易取出伤口内异物,不准把脱出体腔的内脏送回,以免加重感染。

(2)四肢开放性骨折,外露部分不要强行回纳,而应原位加敷料覆盖后包扎,并做临时固定。

(3)包扎要牢靠,松紧适宜,否则会影响局部血液循环或容易使敷料脱落、移动。

(4)包扎时伤员位置要保持舒适,皮肤皱褶处与骨隆突处要用棉垫或纱布作衬垫,需要抬高肢体时,应给予适当的扶托物,包扎的肢体必须保持功能位置。

(5)包扎方向为自下而上、由左向右、从近心端向远心端,以帮助静脉血液回流。包扎四肢时,应将指(趾)端外露,以便观察血液循环。

(6)绷带固定时结应打在肢体外侧面,严禁在伤口上、骨隆突处或易于受压部位打结。

(7)解除绷带时,先解开固定结或取下胶布,然后以两手互相传递松解。紧急时或绷带已被伤口分泌物浸透干涸时,可用剪刀剪开。

(8)操作时小心谨慎,包扎动作要轻柔,以免加重疼痛或导致伤口出血及污染。

(周 景)

第三节 固 定 术

固定是针对骨折的急救措施,可以防止骨折部位移动,减轻伤员痛苦,同时能有效地防止因骨折断端移动进而损伤血管、神经等组织造成的严重并发症。实施骨折固定先要注意伤员全身状况,如心脏停搏要先复苏处理;如有休克要先抗休克或同时处理休克;如有大出血要先止血包扎,然后固定。急救固定的目的不是让骨折复位,而是防止骨折断端移动,所以刺出伤口的骨折端不应该送回。固定时动作要轻巧,固定要牢靠,松紧要适度,皮肤与夹板之间要垫适量软物,尤其是夹板两端骨隆突处和空隙部位更要注意,以防局部受压引起缺血坏死。

一、临床常用固定材料

临床常用固定材料主要有木质夹板、钢丝夹板、充气夹板、负压气垫及塑料夹板。但在紧急情况下,有些材料不足或缺失,可直接用伤员健侧肢体或躯干进行临时固定。固定还需另备纱布、绷带、三角巾或毛巾、衣服等。

二、固定方法

(一)锁骨骨折固定

用敷料或毛巾分别垫于两腋前上方,将两条指宽的带状三角巾分别环绕两个肩关节,然后在肩部打结;再分别将三角巾底角拉紧,在两肩过度后张的情况下,在背部将底角拉紧打结。

(二)肱骨骨折固定

用两条三角巾和一块夹板将伤肢固定,然后用一块燕尾式三角巾中间悬吊前臂,使两底角向上绕颈部后打结,最后用一条带状三角巾分别经胸背于健侧腋下打结。

(三)肘关节骨折固定

当肘关节弯曲时,用两带状三角巾和一块夹板把关节固定。当肘关节伸直时,可用一卷绷带和一块三角巾把肘关节固定。

(四)桡骨、尺骨骨折固定

用一块合适的夹板置于伤肢下面,用两块带状三角巾或绷带把伤肢和夹板固定,再用一块燕尾三角巾悬吊伤肢,最后再用一条带状三角巾两底边分别绕胸背于健侧腋下打结固定(图 2-17)。

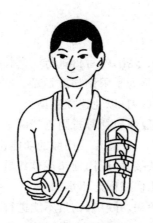

图 2-17　桡骨、尺骨骨折固定

(五)股骨骨折固定

用一块长夹板(长度为伤员腋下至足跟)放在伤肢侧,另用一块短夹板(长度为会阴至足跟)放在伤肢内侧,至少用 4 条带状三角巾,分别在腋下、腰部、大腿根部及膝部环绕伤肢包扎固定,注意在关节突出部位要放软垫。若无夹板时,可以用带状三角巾或绷带把伤肢固定在健侧肢体上,并注意保持其功能位(图 2-18)。

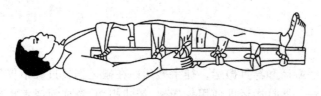

图 2-18　股骨骨折固定

(六)胫、腓骨骨折固定

与股骨骨折固定相似,只是要求夹板长度稍超过膝关节(图 2-19)。

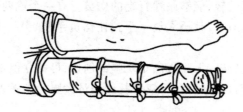

图 2-19　胫、腓骨骨折固定

(七)脊柱骨折固定

1.颈椎骨折固定

伤员仰卧,在头枕部垫一薄枕,使头部成正中位,头部不要前屈或后仰,再在头两侧各垫软枕,最后用绷带通过伤员额部固定头部,限制头部晃动。

2.胸腰椎骨折固定

使伤员平直仰卧在硬质木板或其他板上,在伤处垫一薄软枕,使脊柱稍向上突,然后用绷带将伤员固定,使伤员不能左右转动或立即使伤员俯卧于硬板上,必要时可用绷带固定伤员,胸部与腹部需要垫上软枕,以减轻局部组织受压程度。

三、固定术的注意事项

(1)如有伤口和出血,应先止血、包扎,然后再进行固定骨折部位。

(2)紧急情况下进行骨折固定,是为了限制伤肢活动。在处理开放性骨折时,刺出的骨折断端在未经清创时不能直接还纳入伤口内,以免造成感染。

(3)夹板固定时,其长度范围一般应包括骨折附近的两个关节,松紧要适度,既要牢靠又不能过紧,以免影响固定处血液循环。并应注意保持伤肢的功能位。

(4)固定时夹板不可直接与皮肤接触,应用棉垫或软织物进行衬垫,尤其是在骨隆突处及悬空部位所垫棉垫应加厚,以免组织压伤或固定不牢靠。

(5)固定后尽量避免不必要的搬动,并叮嘱伤员不能进行各种活动。

(6)如果应用抗休克裤进行外固定,放气前应做好抗休克治疗。

(周　景)

第四节　搬运术和转运术

一、搬运术

伤员搬运分为徒手搬运和器具搬运。徒手搬运即在搬运伤员过程中仅凭人力和技巧而不使用任何器械的搬运方法。器具搬运即使用软担架、铲式担架、脊柱板或灾害现场的床单、被褥、木板等转移工具搬运患者的方法。

(一)常用搬运方法

1.徒手搬运法

(1)扶持法:适用于病情较轻、能够站立行走的伤员。有一个或两个救援人员拖住伤员腋下,也可将伤员手臂搭在施救者肩上,救援人员一手拉住伤员手腕,另一手扶伤员腰部,然后与伤员一起缓慢移步。

(2)背驮法:适用于体重较轻、无呼吸困难及胸部创伤、可站立但不能自行行走的伤员。施救者蹲下,然后将伤员上肢拉向自己胸前,用双臂托住伤员大腿。急救人员站直后上身略向前倾斜行走(图 2-20)。

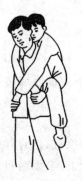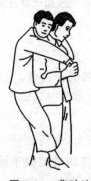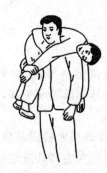

图 2-20　背驮法

36

(3)抱持法:多适用于单个施救者的情况下且患者体重较轻,如儿童或老年人。将伤员双臂搭在自己肩上,然后一手抱住伤员背部,另一手托起腿部。

(4)侧身匍匐搬运法:根据伤员不同的受伤部位,采用不同的匍匐法。搬运时,使伤员伤部向上,将伤员腰部置于搬运者大腿上,并使伤员的躯干紧靠在搬运者胸前,使伤员头部和上肢不与地面接触。

(5)双人搭椅法:一般用于意识清醒并能配合的伤员。两名救援人员,一人以左膝,一人以右膝跪地,各用一手伸入伤员大腿后下方呈十字交叉紧握,另一只手彼此交叉支持伤员背部。此法要求救援人员的手必须握紧,移动步子时必须协调一致(图2-21)。

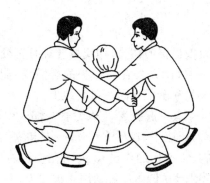

图 2-21 双人搭椅法

(6)拉车式搬运法:适用于没有骨折的伤员。两名救援人员一名站在伤员的头部,以两手从伤员腋下将其头背抱在自己怀内,另一救援人员背朝伤员,跨在伤员两腿之间,抬起伤员的腿部,双臂夹住伤员两膝关节。然后两人同方向步调一致前行(图2-22)。

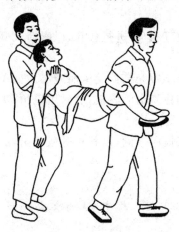

图 2-22 拉车式搬运法

(7)平抬或平抱搬运法:此法一般用于没有脊柱损伤者。两人在同侧将伤员抱起,或者一前一后、一左一右将伤员平抬起进行搬运。

2.器具搬运法

(1)担架搬运:一般适用于病情较重或搬运路途较远的伤员。搬运时一般由至少3名救援人员将伤员移上担架。保持伤员足部向前、头部向后,以方便途中对伤员进行监护。伤员被抬上担架后,必须扣好安全带,以防翻落或跌落。向高处搬抬时,担架应前低后高,使伤员保持水平状态;向低处搬抬时则相反。搬运过程中,担架员要保持步调一致,平稳前进。

(2)床单或被褥搬运:因传单被褥较软容易造成肢体弯曲,故此法适用于无脊柱损伤、胸部创伤、四肢骨折以及呼吸困难的伤员。取一条结实床单或被单,平铺于地面上,将伤员轻轻地移到被单上,并保持脚在前、头在后,上楼时则相反。急救人员面对面紧抓被单两角,缓慢移动,搬运同时需有人托腰。

(3)椅子搬运:选用牢固的靠背椅,伤员采取坐位,并用宽带或床单等将其固定在椅背上。两名施救者一人抓住椅背,一人握住椅角,然后以 45°沿着椅背方向倾斜,急救者尽量保持步调一致缓慢前移。

(二)特殊伤员搬运术

1.脊柱及脊髓损伤伤员搬运

发生严重损伤,怀疑颈椎、腰椎损伤的伤员,均应按脊柱骨折处理。脊柱损伤后,不要随意翻身、扭曲,因其可增加受伤脊柱弯曲,使失去脊柱保护的脊髓受到挤压和牵拉产生继发性损伤。因此,搬运此类伤员时应保持头、颈和躯干在同一条直线上。

对于颈椎伤的伤员,要有 3~4 人一起搬运,1 人专管头部牵引固定,保持头部与躯干成一直线,其余 3 人蹲在伤员同一侧,2 人托躯干,1 人托下肢,一齐起立,将伤员放在硬质担架上,伤员头部两侧用沙袋固定住。对于胸、腰椎伤的伤员,3 人同在伤员右侧,1 人托住背部,1 人托住腰臀部,1 人抱持住伤员双下肢,同时起立将伤员放到硬质担架上,并在腰部垫一软枕,以保持脊柱生理弯曲。

2.颅脑损伤伤员搬运

颅脑损伤者通常有脑组织暴露和呼吸道不通畅。因此,搬运时应使伤员取半仰卧位或侧卧位,使呼吸道保持通畅,并保护好暴露的脑组织。

3.胸部损伤伤员搬运

胸部损伤者常伴有开放性血气胸,需进行包扎,以座椅式搬运为宜,伤员取坐位或半卧位。

4.腹部损伤伤员搬运

伤员取仰卧位,下肢屈曲,防止腹腔脏器受压而脱出。如果已有脏器脱出,严禁回纳,以免加重污染。应用大小合适的器皿扣住脱出的内脏,然后用三角巾包扎固定,并注意腹部保温。

5.昏迷伤员搬运

伤员取平卧位,垫高背部,头偏向一侧,以利于呼吸道分泌物引流同时避免呕吐物误吸。搬运时用普通担架即可。

6.呼吸困难伤员搬运

伤员取坐位或半坐卧位,不能背驮。用床单或被褥搬运时,应注意不能使其躯干屈曲。如有条件,最好使用折叠担架搬运。

7.身体有刺入物的伤员

刺入物不能强行拔出,应包扎好伤口并妥善固定好刺入物,才能搬运。搬运途中避免震动、挤压、碰撞,以防止刺入物脱出或继续深入。刺入物外露部分较长时,应有专人负责保护刺入物。

(三)搬运时的注意事项

伤员搬运关键是避免二次损害。在现场进行急救时应在安全、及时、有效的前提下搬运伤员。

(1)伤员未进行现场急救处理或搬运用品未准备妥当时,切忌匆忙搬运伤员,以免延误抢救时机或引起滚落、摔伤等意外。

（2）根据灾害现场情况选择适当搬运方法，避免由于搬运不及时造成再次伤害发生。

（3）搬运过程中应严密监测伤员的病情变化。

（4）搬运过程中，救援人员动作要轻巧、敏捷、步调一致，避免震动，以减少伤员痛苦。

二、转运术

危重伤员经现场急救后，迅速运送到医院或急救中心，以便接受更完善的诊治。应根据患者病情及现场情况合理选择转运工具，以免因转运不当给伤员增添痛苦，甚至造成终身残疾乃至丧失生命。

（一）常用转运工具及特点

救护车、卫生列车、卫生轮船及快艇是我国使用较广泛的运输工具，随着科技发展，社会的进步，空中运输也逐渐参与到急救救援中。一般应根据不同的病情，结合运输工具特点与实际情况选用合适转运工具。

1.汽车转运特点

（1）快速、机动、受气候条件影响较小。

（2）救护车装有各种急救器材和设备，便于抢救。

（3）汽车在不平的山路、土路上行驶，颠簸较严重，难以在行驶中进行抢救。

（4）部分伤员易发生晕车，可能会导致病情加重。

2.轮船、汽艇转运特点

（1）轮船容量大，一次可运送大量伤病员。

（2）轮船运送平稳，但遇风浪颠簸厉害，极易引起晕船。

（3）轮船运送速度慢，通道较狭窄，给伤病员搬运带来很大困难。

（4）汽艇运送速度快，一般用于洪涝灾害时的运输工具。

3.飞机转运特点

（1）速度快、效率高、平稳舒适，且不受道路、地形的影响，可作为重病伤员迅速转运到急救中心或专科医院的转运工具。

（2）随着飞行高度上升，空气中的氧含量减少，氧分压下降，一般每升高 1000 米，PaO_2 下降 2.4～2.7 kPa（18～20 mmHg），含氧量低，会对肺部病变、肺功能不全等伤员不利。

（3）飞机上升及下降时，气压升降变化，会使开放性气胸伤员纵隔摆动，加重呼吸困难；腹部手术伤员则可引起或加重腹部胀气、疼痛，伤口缝合裂开。湿度低、气压低会对气管切开伤员不利。

（4）飞机噪声、振动、颠簸亦可以引起伤员晕机、烦躁、恶心、呕吐等。

（二）转运途中监护

转运伤员过程中，救护人员要充分利用急救设备对伤员实施生命支持与监护。

1.加强监护并做好记录

转运途中护理人员应加强责任心，勤问勤查，监护伤员，注意观察伤员面色、表情、呼吸的变化、呕吐物、分泌物及引流液颜色、伤员伤口敷料浸染程度等情况，发现异常情况及时处理，必要时进行心电监护。通常可采用"一看、二摸、三听"的方法。

（1）一看：观察伤员脸色、表情、姿势、呼吸深浅均匀程度，有无烦躁不安，如伤员面色苍白、表情淡漠、出冷汗,可能是因缺血缺氧所致;若面色潮红、惊厥,可能有高热、伤口感染存在。随时观察瞳孔大小,是否双侧等大等圆,对光反应是否灵敏。

(2)二摸:救援人员要用手触摸伤员皮肤温度、湿度,脉搏频率和强弱,如休克前期伤员皮肤湿冷、脉搏细弱。另外,包扎伤口的绷带纱布松紧程度,腹部肌肉有无紧张及压痛、反跳痛,有无腹水及尿潴留等均靠医护人员细心用手触摸。

(3)三听:听伤员有无呻吟、声音嘶哑、哮喘、咳嗽、气短,肺部有无干湿啰音、喘鸣、心律不齐、肠蠕动异常等不正常的声音,如伤员由原来的呻吟不止逐渐变成安静时,要高度警惕病情可能恶化。

2.保持伤员适当体位

在不影响急救处理的情况下,协助伤员保持舒适安全的体位。一般伤员取平卧位,头偏向一侧。尤其在处理大批伤员时,这种体位具有最大的安全性,对有恶心呕吐的伤员,可有效防止仰卧时呕吐物吸入气管引起咳嗽或阻塞气道造成窒息,对于颅脑损伤、昏迷伤员,可防止舌根后坠或分泌物阻塞咽喉与气道。胸肺部损伤、急性左心衰竭伤员常有呼吸困难,取半卧位可缓解症状。长骨骨折伤员应将伤肢放置在合适位置,背部及两侧用棉垫或被褥垫好,固定牢固,防止行进中的颠簸、摩擦、撞击而引起疼痛及再次损伤血管、神经,并注意观察肢体远端血供情况。下肢损伤或手术伤员应适当抬高下肢15°～20°,以减少伤口清创缝合后出血、水肿造成的胀痛不适。

3.保持气道通畅,继续给氧或机械通气

在转运途中,应保持气道通畅,应用鼻导管或面罩吸氧。自主呼吸极其微弱者,可应用面罩加压给氧,或使用机械通气。同时要注意发现并清除口腔分泌物,防止误吸。

4.保持各种管道通畅

伤员因病情需要有输液管、气管插管、胃肠减压管、导尿管及胸腔、腹腔引流管等。各种导管必须按要求加以保护,尤其当伤员烦躁、车辆晃动时,管道极易脱出、移位、扭曲、阻塞。为确保管道通畅应做到以下几点。

(1)加强固定,在搬运前用胶布、缝合线、绷带、纱布等固定。

(2)各种引流管要留有一定的长度,以方便伤员站立和左右翻身。

(3)定时抽吸,以防止引流物形成凝块阻塞。

(4)保持管道清洁,加强无菌操作。

5.正确实施救护技术

根据病情急救需要,配合医师实施抢救,如心肺复苏术、体外除颤术、气管插管术、静脉穿刺术以及导尿术等。

(周　景)

第三章

上肢损伤

第一节 锁骨骨折

锁骨骨折是临床常见的骨折之一,占全身骨折的 6% 左右,各种年龄均可发生,但青壮年及儿童多见。发病部位以中1/3处最多见。

一、病因、病机

(一)间接暴力

间接暴力是引起锁骨骨折最常见的暴力,如跌倒时,手掌、肘部或肩部触地,传导暴力冲击锁骨发生骨折,多为横断形或斜形骨折。骨折内侧因胸锁乳突肌的牵拉作用向后上移位,外侧因上肢的重力作用和胸大肌的牵拉作用向前下方移位图(图 3-1)。

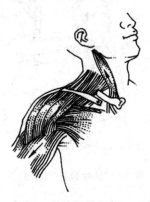

图 3-1　锁骨骨折移位

(二)直接暴力

暴力从前方或上方作用于锁骨,可发生锁骨的横断或粉碎性骨折,幼儿多为横断或青枝骨折。骨折移位严重时可伤及锁骨下方的臂丛神经,锁骨下动、静脉。

二、临床表现

锁骨全长均位于皮下,骨折后局部有肿胀和压痛,触诊可摸到移位的骨折端,可闻及骨擦音和触到异常活动,患肩下沉,并向前、内倾斜。患者常用健侧手掌托起患肢肘部,以减轻因上肢的重量牵引所引起的疼痛;同时头部向患侧偏斜,使胸锁乳突肌松弛而减轻疼痛。患肢活动功能障碍。幼儿因不能自述疼痛部位,畸形可不甚明显。但若不愿活动上肢,且于穿衣伸手入袖或上提患肢有啼哭等症状时,应仔细检查是否有锁骨骨折。锁骨骨折刺破皮肤或损伤臂丛神经及锁骨下血管者也较为常见,且多为青枝骨折。

三、诊断与鉴别诊断

锁骨骨折的患者通过外伤史,临床的症状、体征及 X 线检查诊断并不困难。锁骨外侧1/3骨折需与肩锁关节脱位相鉴别。骨折患者一般疼痛、肿胀更加明显,有骨折的特有症状、骨擦音和异常活动等。X 线片可以明确诊断。

四、治疗

(一)儿童青枝骨折及成人无明显移位的骨折
可用三角巾或颈腕吊带悬吊 2～3 周即可痊愈。

(二)锁骨有移位骨折复位法
骨折端局部血肿内麻醉。患者坐在橙子上,两手叉腰挺胸。首先进行牵引。

(1)一助手立于患者背后,用两手反握两肩前下腋侧,两侧向外后上扳提,同时用一个膝部顶住患者背部胸椎棘突,使骨折远侧端在挺胸的作用及助手两手向后上扳提的作用下,使两骨折端被牵引拉开,两骨折端的轴线在一个直线上,多数可自行复位(图 3-2)。

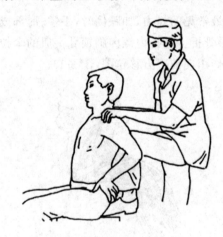

图 3-2　锁骨骨折手法复位

(2)上述的牵引方法,向后上扳提的作用力较大,而向外的牵引力则较弱,常因远侧骨折端向外的牵引力不够,影响手法复位。因此,另一助手一手推顶伤侧胸壁,另一手向外牵拉伤肢上臂,协助第一助手缓缓将远侧骨折牵开,再行手法复位。

(3)手法复位,在助手牵引的情况下,术者立于患者面前,用两拇指及示指摸清并捏住两骨折端向前牵拉,即可使骨折复位。或用两拇指摸清两骨折端,并以一拇指及示指捏住近侧骨折端向前下侧牵拉,同时另一手拇指及示指捏住远侧骨折端向后上方推顶,也可使骨折端复位(图 3-3)。手法复位后,将向外的牵引力稍放松一些,使对位的两骨折端互相嵌紧,然后进行外固定。

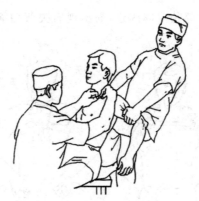

图 3-3 锁骨骨折手法复位

(三)外固定方法

1."8"字形绷带固定

将棉垫或纸压垫放置于两骨折端的两侧,并用胶布固定;两侧腋窝放置棉垫,用绷带行"8"字形缠绕固定,绷带经患侧肩部腋下,绕过肩前上方,横过背部至对侧腋下,再绕过对侧肩前上方,经背部至患侧腋下,包绕 8~12 层,缠绕绷带时应使绷带的两侧腋部松紧合适,以免引起血管或神经受压(图 3-4)。

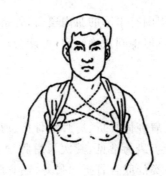

图 3-4 锁骨骨折"8"字绷带固定法

2.双圈固定

用绷带缠绕棉花制作好大小合适的绷带圈两只,于手法复位前套于两侧腋部,待骨折复位后,用棉垫或纸垫将两骨折端上下方垫压合适,并用胶布固定。从患者背侧拉紧此两布圈,在其上下各用一布带扎牢,维持两肩向外、向上后伸;另用一布带将两绷带圈于胸前侧扎牢,以免双圈滑脱(图 3-5)。

用以上两种固定方法固定后,如出现手及前臂麻木感或桡动脉搏动摸不清,表示固定过紧,有压迫血管或神经的情况,应立即给予固定适当放松,直至症状完全解除为止。

(四)手术治疗

手法治疗难获满意疗效者或多发性骨折等情况,可行手术治疗。

五、预防与调护

骨折整复固定后,平时应挺胸抬头,睡觉时应平卧位,肩胛骨间稍垫高,保持双肩后仰,有利于骨折复位。固定初期可作腕、肘关节的屈伸活动。中、后期逐渐作肩关节功能练习,尤其是肩关节的外展和内,外旋运动。肩部长时间固定,易出现肩关节功能受限,所以早期功能锻炼十分必要。

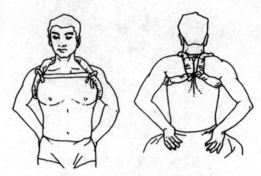

图 3-5　锁骨骨折双圈固定法

（刘月皓）

第二节　肩胛骨骨折

肩胛骨位于两侧胸廓后上方,周围有丰厚的肌肉覆盖,骨折较为少见。肩胛骨对上肢的稳定和功能起着重要的作用,骨折后如不能得到正确治疗,可能会对上肢功能造成严重影响。

一、骨折分类

（一）按部位分类

肩胛骨骨折按解剖部位可分为肩胛体骨折、肩胛冈骨折、肩胛颈骨折、肩胛盂骨折、喙突骨折和肩峰骨折等。肩胛体和肩胛冈骨折最为常见,其次为肩胛颈骨折,然后是肩胛盂骨折、肩峰骨折、喙突骨折,不少骨折属于上述各类的联合骨折。另外,还有肌肉和韧带附着点的撕脱骨折、疲劳或应力骨折。

1.肩胛盂关节内骨折

此类骨折可进一步分为 6 型。

（1）Ⅰ型盂缘骨折:通常合并肩关节脱位。

（2）Ⅱ型骨折:是经肩胛盂窝的横形或斜形骨折,可有肩胛盂下方的三角形游离骨块。

（3）Ⅲ型骨折:累及肩胛盂的上1/3,骨折线延伸至肩胛骨的中上部并累及喙突,经常合并肩锁关节脱位或骨折。

（4）Ⅳ型骨折:骨折线延伸至肩胛骨内侧。

（5）Ⅴ型骨折:是Ⅱ型和Ⅳ型的联合类型。

（6）Ⅵ型骨折:是肩胛盂的严重粉碎性骨折。

2.喙突骨折

根据骨折线与喙锁韧带的位置关系,可进一步分成两型。

（1）Ⅰ型骨折:位于韧带附着点后方,有不稳定倾向。

（2）Ⅱ型骨折:位于韧带前方,稳定。

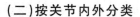

(二)按关节内外分类

根据骨折是否累及肩盂关节面,肩胛骨骨折可分为关节内骨折和关节外骨折。关节外骨折根据稳定性,又可进一步分为稳定的关节外骨折和不稳定的关节外骨折两种。

1.关节内骨折

此类骨折为涉及肩胛盂关节面的骨折,常合并肱骨头脱位或半脱位。肩胛盂骨折中只有10%有明显的骨折移位。

2.稳定的关节外骨折

此类骨折包括肩胛体骨折、肩胛冈骨折和一些肩胛骨骨突部位的骨折。单独的肩胛颈骨折,一般较稳定,也属稳定的关节外骨折。

3.不稳定的关节外骨折

此类骨折主要指合并锁骨中段移位骨折的肩胛颈骨折,即"漂浮肩"损伤,该损伤常由严重暴力引起,此种骨折造成整个肩胛带不稳定。由于上臂的重力作用,它有向尾侧旋转的趋势。常合并同侧肋骨骨折,也可损伤神经血管束,包括臂丛神经。

二、临床表现及诊断

肩胛骨骨折根据外伤史、症状、体征及 X 线检查,可明确诊断。

(一)病史

1.体部骨折

常为直接暴力引起,受伤局部常有明显肿胀,皮肤常有擦伤或挫伤,压痛也很明显,由于血肿的刺激可引起肩袖肌肉的痉挛,使肩部运动障碍,表现为假性肩袖损伤的体征。但当血肿吸收后,肌肉痉挛消除,肩部主动外展功能即恢复。喙突骨折或肩胛体骨折时,当深吸气时,由于胸小肌和前锯肌带动骨折部位活动可使疼痛加剧。

2.肩胛盂和肩胛颈骨折

多由间接暴力引起,即跌倒时肩部外侧着地,或手掌撑地,暴力经肱骨传导冲击肩胛盂或颈造成骨折。多无明显畸形,易于漏诊。但肩部及腋窝部肿胀、压痛,活动肩关节时疼痛加重,骨折严重移位者可有肩部塌陷,肩峰相对隆起呈方肩畸形,犹如肩关节脱位的外形,但伤肢无外展、内收、弹性固定情况。

3.肩峰骨折

肩峰突出于肩部,多为自上而下的直接暴力打击,或由肱骨突然强烈的杠杆作用引起,多为横断面或短斜面骨折。肩峰远端骨折,骨折块较小,移位不大;肩峰基底部骨折,远侧骨折块受上肢重量的作用及三角肌的牵拉,向前下方移位,影响肩关节的外展活动。

(二)X 线检查

多发损伤患者或怀疑有肩胛骨骨折时,应常规拍摄肩胛骨 X 线片,常用的有肩胛骨正位、侧位、腋窝位和穿胸位 X 线片。注意肩胛骨在普通胸部正位片上显示不清,因为肩胛骨与胸廓冠状面相互重叠。此外,还可根据需要加拍一些特殊体位平片,如向头侧倾斜 45°的前后位平片可显示喙突骨折。CT 检查能帮助辨认和确定关节内骨折的程度和移位,以及肱骨头的移位程度。因为胸部合并损伤的发生率高,胸片应作为基本检查方法的一部分。

(三)合并损伤

诊断骨折的同时,应注意检查肋骨、脊柱以及胸部脏器的损伤。肩胛骨周围有肌肉和胸壁保护,所以只有高能量创伤才会引起骨折。由于肩胛骨骨折多由高能量直接外力引起,因此合并损伤发生率达35%～98%。合并损伤常很严重,甚至危及生命。然而,在初诊时却常常漏诊。最常见的合并损伤是同侧肋骨骨折并发血气胸,其次是锁骨骨折、颅脑闭合性损伤、头面部损伤、臂丛损伤。肩胛骨合并第1肋骨骨折时,因可伤及肺和神经血管,故特别严重。

三、治疗

绝大多数肩胛骨骨折可采用非手术方法治疗,只有少数患者需行手术治疗。由于肩胛骨周围肌肉覆盖多,血液循环丰富,骨折愈合快,骨折不愈合很少见。

(一)肩胛体和肩胛冈骨折

肩胛体和肩胛冈骨折一般采用非手术治疗,可用三角巾或吊带悬吊制动患肢,早期局部辅以冷敷,以减轻出血及肿胀。伤后1周内,争取早日开始肩关节钟摆样功能锻炼,以防止关节粘连。随着骨折愈合,疼痛减轻,应逐步锻炼关节的活动范围和肌肉力量。

(二)肩峰骨折

如肩峰骨折移位不大,或位于肩锁关节以外,用三角巾或吊带悬吊患肢,避免作三角肌的抗阻力功能训练。如骨折块移位明显,或移位到肩峰下间隙,影响肩关节运动功能,则应早期手术切开复位内固定。手术取常规肩部切口,内固定可采用克氏针张力带钢丝,骨块较大时也可选用拉力螺钉内固定。如合并深层肩袖损伤,应同时行相应治疗。

(三)喙突骨折

对不稳定的Ⅰ型骨折应行手术治疗。对单纯喙突骨折可以保守治疗,因为喙突是否解剖复位对骨折愈合及局部功能没有影响。但如合并有肩锁分离、严重的骨折移位、臂丛受压、肩胛上神经麻痹等情况,则需考虑手术复位,松质骨螺钉固定治疗。

(四)肩胛颈骨折

对无移位或轻度移位的肩胛颈骨折,可采用非手术方法治疗。用三角巾制动患肢2～3周,4周后开始肩关节功能锻炼。

肩胛颈骨折在冠状面和横截面成角超过40°或移位超过1 cm时,需要手术治疗。根据骨折片的大小和骨折的类型,内固定物是在单纯的拉力螺钉和支撑接骨板之间选择。使用后入路,单个螺钉可从后方拧入盂下结节。骨折片很大时,应在后方使用1/3管状接骨板支撑固定,使带有关节面的骨片紧贴于肩胛骨近端的外缘。接骨板与直径为3.5 mm的皮质骨拉力螺钉的结合使用,增加了固定的稳定程度。合并同侧锁骨骨折的肩胛颈骨折,即"漂浮肩"损伤,由于肩胛骨很不稳定,移位明显,应采用手术治疗。通常先复位固定锁骨,锁骨骨折复位固定后,肩胛颈骨折常常也可得到大致的复位,如肩胛骨稳定就不需切开内固定肩胛颈骨折;如锁骨复位固定后肩胛颈骨折仍不能有效复位,或仍不稳定,就需进一步手术治疗肩胛颈骨折。

(五)肩胛盂骨折

肩胛盂骨折只占肩胛骨骨折的10%,而其中有明显骨折移位者占肩盂骨折的10%。对大多数轻度移位的骨折可用三角巾或吊带保护,早期开始肩关节活动范围的练习。一般制动6周,去除吊带后,继续进行关节活动范围及逐步开始肌肉力量的锻炼。

1.Ⅰ型盂缘骨折

如骨折块面积占肩盂面积的25%(前方)或33%(后方),或移位＞10 mm将会影响肱骨头的稳定并引起半脱位现象,应考虑手术切开解剖复位和内固定。目的在于重建骨性稳定,以防止慢性肩关节不稳。以松质骨螺钉或以皮质骨螺钉采用骨块间加压固定(图 3-6)。如肩盂骨块粉碎，则应切除骨碎片，取髂骨植骨固定于缺损处。小片的撕脱骨折，一般是肱骨头脱位时由关节囊、唇撕脱所致。前脱位时发生在盂前缘，后脱位时见于盂后缘。肱骨头复位后，采用三角巾或吊带保护3～4周。

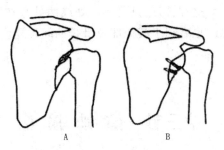

图 3-6　盂缘骨折松质骨螺钉内固定
A.盂缘骨折;B.松质骨螺钉内固定

2.Ⅱ型骨折

如果出现台阶移位 5 mm 时，或骨块向下移位伴有肱骨头向下半脱位，应行手术复位固定。可采用后方入路，复位盂下缘骨折块，以拉力螺钉向肩胛颈上方固定。也可采用易调整外形的重建钢板，置于颈的后方或肩胛体的外缘固定。

3.Ⅲ～Ⅴ型骨折的手术指征

骨折块较大合并肱骨头半脱位，采用肩后方入路，复位盂下缘骨折块，以拉力螺钉向肩胛颈上方固定。也可采用易调整外形的重建钢板，置于肩胛颈的后方或肩胛体的外缘固定；关节面台阶≥5 mm，上方骨块向侧方移位或合并喙突、喙锁韧带、锁骨、肩锁关节、肩峰等所谓肩上部悬吊复合体(SSSC)损伤时，可采用后上方入路复位骨折块，采用拉力螺钉，将上方骨折块固定于肩胛颈下方主骨上。手术目的是防止肩关节的创伤性骨关节炎、慢性肩关节不稳定和骨不愈合。

4.Ⅵ型骨折

较少见，也缺乏大宗病例或对照研究结果指导治疗。由于盂窝严重粉碎，不论骨块移位与否或有无肱骨头半脱位的表现，一般都不行切开复位。可采用三角巾悬吊制动，或用外展支架制动，也可采用尺骨鹰嘴牵引，早期活动锻炼肩关节。如果肩上方悬吊复合体有严重损伤，可行手术复位、固定，如此可间接改善盂窝关节面的解剖关系。

5.肩胛盂骨折关节镜手术

修复骨性 Bankart 骨折，先经标准的后方入路施行诊断性关节镜。通常情况下，关节视野最初会被骨折血肿所阻挡。使用关节镜刨刀清除骨折血肿，最终可观察到骨块。尽可能低地定位前方入路，使得经该入路到达下方肩胛盂具有最大可能性。然后建立前上外侧入路(ASL)，该入路不仅是重要的观察入路，也是重要的操作入路。重要的是在所有 3 个关节内入路中都使用关节镜套管，可在各个入路之间便捷地转换关节镜和器械，以获得理想的视野和操作通道。然后确认所有的伴随病变。在发现 Bankart 骨折之后，便必须将其游离。精前方入路或前上外侧入口放入 15°关节镜下剥离器，将骨折块完全抬起并游离。在骨折块完全游离后，应去除所有的软组织使之新鲜花，以求取得最大的骨性愈合。在取得充分游离后，用抓钳进行暂时性复位。然后用螺丝固定骨折块，随后评估固定的牢固性和复位情况。

(六)上肩部悬吊复合体损伤

上肩部悬吊复合体(SSSC)是在锁骨中段和肩胛体的外侧缘间组成的一个骨和软组织环,由肩盂、喙突、喙锁韧带、锁骨远端、肩锁关节和肩峰组成。SSSC 的单处损伤,不会影响其完整性,骨折移位较小,只需保守治疗;两处损伤则会影响其完整性,可能会引起一处或两处明显移位,对骨折愈合不利,影响其功能。对这种骨折,只要有一处或两处存在不能接受的移位,就应行切开复位内固定。即使只固定一处,也有利于其他部位骨折的间接复位和稳定。

(刘月皓)

第三节　肩　袖　损　伤

一、功能解剖

肩关节外侧有两层肌肉,外侧层为三角肌,内侧层为冈上肌、冈下肌、肩胛下肌及小圆肌。其肌肉和腱性部分在肱骨头的前、上、后方形成袖套样组织,附着于肱骨大结节和解剖颈的边缘,称为肩袖。

肩袖可使肱骨头与肩胛盂紧密接触,使肩关节在运动或静息状态下均能对抗三角肌的收缩,防止肱骨头被拉向肩峰,以三角肌的拮抗作用保持肩关节的稳定。不仅如此,肩袖还以杠杆的轴心作用协助肩关节进行外展和旋转。其中冈上肌能使上臂外展及轻度外旋,冈下肌和小圆肌在肩下垂时能使上臂外旋,肩胛下肌在肩下垂时能使上臂内旋,所以有人将肩袖又称为"旋转袖"。

冈上肌、肩胛下肌的肌腱伸出在喙肩弓的下方,当肩关节在内收、外展、上举、前屈及后伸等大范围运动时(如吊环、蛙泳、体操等),冈上肌与肩胛下肌在喙肩弓下被反复夹挤、频繁碰撞而造成损伤。在解剖上,冈上肌、冈下肌腱止点末端 1.5 cm 长度内是无血管的"危险区",有人认为这是肌腱近侧滋养血管与来自骨膜的微细血管的吻合交接处,此处血供应减弱,是肌腱退行变性和撕裂的好发部位。

二、发病原因

肩袖损伤的发病原因学说较多,主要有以下各点。

(一)撞击学说

肩撞击综合征首先由 Neer(1972)提出,他在解剖 100 例肩关节中发现 11 例的肩盂边缘有骨刺出现和肩峰前突下骨赘增生,这是肩袖与肱骨头多次反复撞击的结果。冈上肌腱从喙肩弓下方穿出向外下方附着于肱骨大结节,肩关节前屈时很容易被肩峰前突所撞击(图 3-7)。

(二)退变学说

肩袖疾病的病因是多方面的,肩袖肌腱维持肱骨头的稳定,其力臂较短,又在肱骨的顶端即突出部分,容易发生肌腱退行变。其病理表现往往是细胞变性坏死,钙盐沉积,纤维蛋白玻璃样变性,肌纤维部分断裂,肩袖止点出现潮线复制及不规则。退变后的肌腱在运动中稍加用力即行断裂,一般在 40 岁以上者易发生。

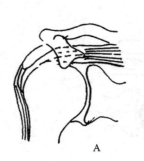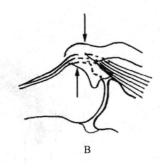

图 3-7　肩袖撞击损伤示意

A.肩自然下垂；B.肩外展撞击

（三）创伤学说

由于创伤导致肌腱损伤已不容置疑。例如肩关节脱位无其他合并伤，复位后肩关节仍不能外展，其根源很可能就是肩袖损伤。肱骨头大结节撕脱骨折大多伴有不同程度的肩袖损伤。运动损伤在肩袖损伤中占有一定的比例。暴力作用于肩袖造成急性损伤的方式较多，主要有以下几种。

（1）肩部被直接撞伤，造成冈上肌腱损伤。

（2）上臂突然过度内收，冈上肌被极度牵拉而撕裂。

（3）上臂接受纵轴牵拉暴力而使肩袖损伤。

（4）暴力从腋下向上冲击，冈上肌受到顶撞对冲而损伤。

三、损伤机制

体操运动员在单杠、吊环、高低杠上运动时进行"转肩""压十字"动作，标枪投掷运动员上臂上举做反弓爆发力时，因反复外展、急剧转肩，肩袖受到摩擦、劳损、牵拉，造成肌腱纤维反复磨损变性，呈慢性炎症样改变，同时可发生肩峰下滑囊炎症改变和退行性改变。这种情况也可见于游泳时的肩部旋转、举重时的抓举、篮球的转手及排球的扣球动作等。追问病史大多有一次损伤史可以追溯，但也有部分运动员何时损伤难以清晰回忆。

肩袖损伤的病理牵涉到肌腱、关节软骨、滑囊及肩峰。在正常情况下，冈上肌、冈下肌对抗三角肌的收缩力，拉紧肱骨头使其在一定的范围内活动。一旦冈上肌、冈下肌损伤（急性或慢性），三角肌丧失拮抗力量，收缩时肩峰下组织与肩峰撞击，关节盂和肱骨头因机械力量受到破坏，出现关节退行变。肩袖肌腱损伤后发生玻璃样变性或断裂，断端之间充斥瘢痕并发生挛缩。肩袖损伤时因局部渗血、出血及积液，加上机械性压迫和劳损，终于产生肩峰下滑囊炎。滑囊壁玻璃样变性，滑膜浅层出现纤维素，导致组织增生和粘连。由于反复劳损和机械力的重复叩击，肩峰骨膜增厚，刺激成骨细胞产生骨唇，造成肩关节活动受限或疼痛（图3-8）。

四、症状及诊断

（一）慢性损伤

此型较为多见。肩痛不明显，当上臂外展至某一特定部位时突然疼痛而停止活动。平时能全程参加训练，但成绩进步不快，有肩部不舒适的感觉。

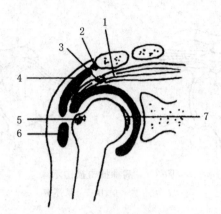

图 3-8　肩袖损伤病理变化

1.肩袖钙化;2.肩峰骨赘;3.肩袖断裂(冈上肌);4.肩峰下滑囊炎;
5.肱骨大结节骨质硬化;6.三角肌下滑囊炎;7.肱骨头软骨退变

(二)亚急性损伤

此型最多见。系反复慢性挫伤积累而形成。检查肩外展试验:伤者伸肘旋后位,做肩部外展运动至 80°～110°时出现肩部疼痛,外展动作突然中止或卡住,这可能是肩袖与喙肩韧带或肩峰摩擦挤压造成。一些病例训练前做好准备活动后外展时无疼痛。多数病例按压肩外侧肱骨大结节部位有压痛,肩关节外展和上臂抗阻内外旋有疼痛。如已迁延时日,未经正规治疗可出现三角肌萎缩现象。

(三)急性损伤

此型少见。大多为一次急性损伤所致。肩部疼痛、活动受限均较显著。检查臂下落试验:将患肩被动外展 90°位去除扶持,患肢不能维持外展,伤臂迅速下落,说明肩袖明显损伤。

五、治疗

(一)非手术治疗

(1)由急性炎症或急性损伤所形成的肩部剧烈疼痛,应暂停训练。可将上臂外展 30°位支架外固定,卧床休息 3 天后可适当活动。

(2)慢性或亚急性损伤,可用 1％普鲁卡因溶液 10～20 mL 加入泼尼松龙 1 mL 局部封闭,疗效非常理想。

(3)物理治疗:人工太阳灯,紫外线(4～5 生物剂量)及直流电碘离子透入对肩袖损伤的康复有明显的辅助作用。

(4)运动训练适当改变,慢性挫伤可继续一般训练,对于引起疼痛的外展动作可适当减少或避免,要加强三角肌力量训练。

(二)手术治疗

肩袖肌腱断裂如面积较大,断端分离较多,残端缺血或经非手术治疗 4～6 周后症状未见改善,可选择手术治疗。术中可将断端褥式缝合,如不能对合,取阔筋膜修补缝合。也可在肱骨大结节上钻孔缝合肩袖,术后以外展支架将患肢固定于外展、前屈及外旋位,6 周后拆除外固定积极进行功能锻炼活动。

六、预防

(1)在进行大范围转肩运动训练前应循序渐进并加强肩关节各组肌肉力量训练,如三角肌肌力加强训练等。

(2)每次训练前应严格认真做好准备活动,以适应运动,减少损伤。

(刘月皓)

第四节　复发性肩关节脱位

一、病因

复发性脱位的发生主要取决于初次脱位时的损伤程度。初次脱位的创伤程度、发生年龄、是否顺利复位、复位后的固定等因素均与日后的复发相关;一般来讲,初次脱位的创伤越大、年龄越小、复位困难、复位后的固定不足均易导致复发性脱位的发生。肩关节脱位复发的病理方面有以下几种原因。

(1)盂唇从关节盂腔的前缘上剥离,肩盂前方或前下方的盂唇一旦剥离,非手术治疗下愈合困难,易导致盂肱关节前方不稳。

(2)肩关节囊过度松弛,盂肱中韧带松弛或断裂,肩关节囊的前壁松弛及膨胀不易修复。随脱位次数增加,其松弛程度加重。

(3)肩关节前脱位时,肱骨头撞向关节盂缘,可导致肱骨头的后外侧面因撞击导致骨缺损。该部位的凹陷性骨缺损,使肱骨头外旋到达一定角度,加上后伸动作即可促使肱骨头的缺损部位自肩盂的边缘向前滑出,导致再次脱位。

二、分型

肩关节脱位可依据以下几方面来进行分型和决定治疗:不稳的方向、程度和病程,引起不稳的原发创伤,患者的年龄、心理状态及伴随疾病情况。

(一)肩关节脱位的分型

1.按方向分型

分为前脱位、后脱位及上、下脱位。约97％的复发性脱位为前脱位,约3％为后脱位,上、下脱位极为罕见。

2.按程度分型

分为半脱位或全脱位。

3.按病程分型

分为急性、亚急性、慢性或复发性。如果肱骨头脱位超过6周,被称为慢性脱位。

4.按与脱位有关的创伤分型

分为创伤性脱位,即由一次单独的创伤即可造成的脱位;微创伤性脱位(获得性的),即肢体运动时反复的创伤造成了关节囊盂唇复合体的塑性变形。

5.随意性脱位

随意性脱位即一些患有后方不稳定的患者能通过选择性地收缩肌肉,使其肩关节随意地脱位。对这些患者应以心理治疗为主。另对患有原发性神经肌肉疾病或综合征而伴发的复发性脱位,应首先进行药物治疗。

(二)患者的年龄

患者的年龄对于预后极为重要。依年龄常分为 20 岁以下、20～40 岁和 40 岁以上。

三、诊断

复发性肩关节脱位,有经常脱位的病史,当上臂外展、外旋和后伸时,即可发生脱位。但肩关节复发性半脱位的患者,症状不典型,有的患者诉说有肩关节滑进与滑出的感觉,有的无任何不适,常被漏诊。检查时应双侧对比,进行双肩关节的全面检查。观察肩部是否有萎缩,有无压痛,压痛部位和程度。检查双肩的主动与被动活动范围,评价三角肌、肩袖与肩胛骨稳定肌肉的肌力。此外,还有一些特殊检查可帮助判断肩关节的稳定性。

(一)肱骨头推移试验

上臂 0°外展位,检查者一手固定肩胛骨,另一只手握住肱骨头施加压力,观察肱骨头在关节盂中前后移位的程度。

(二)陷窝试验

分别在上臂 0°和 45°外展位,牵拉患侧上肢远端,观察肱骨头与肩峰间的陷窝,测量肱骨头与肩峰间距离,并分为三级,<1 cm 为 1＋,1～2 cm 为 2＋,>2 cm 为 3＋,0°外展位时,半脱位更多地提示旋转间隙的松弛;而 45°外展位时,半脱位则提示下盂肱韧带复合体的松弛。

(三)负荷和位移实验

患者仰卧位,在肩胛骨平面,将肢体在各个角度外展、外旋。检查患者的右肩时,检查者的左手握住肱骨近端,右手轻握住肘部。用左手在肱骨近端向前方施压,观测移位程度及脱位点。移位程度被分为0～3级。1级,移位超过对侧正常肢体;2级,肱骨头滑至关节盂缘的上方,但可自行复位;3级,脱位。检查左肩时相反。

(四)前方恐惧试验

将肩关节外展 90°,屈肘 90°,肩部在向前的压力下,轻度外旋上肢。此时患肩关节前侧不稳定的患者一般可产生一种恐惧感。

(五)复位试验

用于检查击球运动员的不稳定,患者仰卧位,肩关节外展 90°并外旋,检查者在肱骨的后部向前方施压,如果患者出现疼痛或脱位的恐惧感,对肱骨施以向后的压力,使肱骨头复位于关节内,疼痛或恐惧感消失,解除向后的压力,疼痛或恐惧感又出现,提示前不稳定。

(六)其他

存在后方不稳定时,要判断患者是否能将肩关节随意脱位。如果患者有掌指关节过伸超过90°、肘膝关节过伸、双肩关节松弛、拇指能被动触及前臂等表现提示存在韧带普遍松弛。

通过病史及体格检查一般能诊断肩关节不稳,常规 X 线检查可进一步支持诊断。X 线检查包括肩关节的前后位与腋窝侧位平片。如仍不能得出结论,必要时可行 MRI 扫描或 CT 关节造影。

四、治疗

(一)复发性肩关节前脱位的治疗

虽然已有 100 多种手术及更多的改良方法来治疗创伤性复发性肩关节前方不稳定,但却没有一种最好的方法。要获取满意效果需依据不同的病理特点选择手术方法。复发性肩关节前脱位的手术方法可分为下列几类:①修复关节囊前壁,加强肩关节前方稳定性的手术,常用的有 Bankart 手术和 Putti-Platt 手术。②肌肉止点移位,加强肩关节前壁的手术,常用的有 Magnuson 手术。③骨移植术:使用移植骨块修复肩盂的缺损,同时肌肉韧带的"悬吊作用"可有效地防止脱位复发,常用的是 Latarjet 术和 Bristow 术。

1.Bankart 手术

盂唇与关节囊在关节盂缘分离或关节囊较薄时,有行 Bankart 手术的指征。该手术的优点是可矫正盂唇缺损并将关节囊重叠加固;主要缺点是手术操作较困难。

(1)患者体位:患者取仰卧位,患肩垫高,头端摇高 20°,整个肩部消毒并铺单。

(2)切口及显露:从喙突部至腋皱襞作一直切口,于胸大肌、三角肌间沟进入,将头静脉及三角肌牵向外侧,显露喙突及附着其上的肱二头肌短头、喙肱肌与胸小肌联合腱,向内侧牵开联合腱。如果显露困难,可行喙突截骨,先自喙突的尖部沿其纵轴钻一骨孔,以利于喙突重新固定。

(3)手术方法:骨刀截断喙突,将喙突尖与附着的联合腱一起向内下方牵开,注意勿损伤肌皮神经。外旋肩关节,显露整个肩胛下肌肌腱,如发现有裂口,在肱骨头上方修补该裂口,如果打算把肩胛下肌肌腱从关节囊上游离下来,则应在切断肩胛下肌肌腱后,切开关节囊前修补该裂口。如果打算水平切开肩胛下肌及其肌腱,则应在切开肩胛下肌前修补该裂口。切开肩胛下肌的方法有:①二头肌间沟的外侧约 1 cm 处,锐性垂直分离肩胛下肌腱。②仅切开肩胛下肌肌腱的上3/4,下 1/4 保留于原位以保护腋神经及其下方的血管。③沿肩胛下肌肌纤维方向分开。外旋肩关节打开关节囊,如关节囊松弛或多余,那么在关节囊修补过程中,应收紧松弛部分。外旋肩关节,垂直切开关节囊,如发现有 Bankart 损伤,则通过盂缘的 3 个骨孔将关节囊重新固定于关节盂缘,打孔前,用刮匙刮净肩胛颈边缘及前关节盂缘。促进关节囊附着并与骨组织愈合。骨孔距关节盂缘 4～5 mm。然后将关节囊的外侧部与关节盂缝合。检查肩关节的活动,外旋应能达到30°。缝合前关节囊的所有剩余开口,将肩胛下肌肌腱缝回原位,如截断喙突,则要用 1 枚螺纹钉重新固定。

(4)术后处理:吊带固定肩关节,以防止外旋。第 3 天解除吊带,进行肩关节摆动锻炼。3 周后,开始肌肉等长收缩锻炼。3 个月后,进行抗阻力锻炼。6 个月时应恢复肩关节的全部功能。

2.Putti-Platt 手术

该方法的优点是不论肱骨头外上方是否缺损,不论盂唇是否脱落,均可防止肱骨头再脱位;缺点是术后肩关节外旋受限。

(1)手术方法:大部分与 Bankart 手术相似,主要不同在于重叠缝合关节囊和肩胛下肌肌瓣。用褥式缝合法将关节囊的外侧瓣缝在肩胛骨颈部软组织上,内旋上臂,并下压上臂近端,然后收紧结扎缝线。将关节囊的内侧瓣重叠缝于外侧瓣的浅层,然后将肩胛下肌向外侧移位,缝于肱骨头大结节处的肩袖肌腱上或肱二头肌沟处。缝合后肩胛下肌的张力应以肩关节仅能外旋 35°～45°为宜。这样就形成一个抵御再脱位的结实的屏障。但当前关节囊组织结构较差或如果后肱骨头缺损较大需行手术以限制外旋时,这种重叠手术的作用极小。

（2）术后处理：同 Bankart 手术。

3.Magnuson-Stack 手术

由 Magnuson 与 Stack 设计，该方法将肩胛下肌的止点由小结节移至大结节，由于这种手术的成功率较高，且简单可行，因而目前非常流行。其缺点是不能矫正盂唇及关节囊的缺损，且术后外旋受限。外旋恢复正常的患者会出现复发。

（1）手术方法：手术入路同 Bankart 手术，显露肩胛下肌后，外旋上臂，沿肩胛下肌的上、下缘做一切口，游离肩胛下肌至小结节的附着部。在肱骨小结节处将肩胛下肌凿开，附着一薄骨片，但不要损伤肱二头肌腱沟，将肩胛下肌向内侧掀起，显露肩关节囊。内旋上臂，显露肱骨大结节，在大结节部位选择新的附着点，其标准是以能限制肩关节 50% 的外旋。选定新附着点后，在新的附着点骨皮质上凿楔形骨槽，骨槽外侧壁钻 3～4 个小孔，将肩胛下肌腱连同附着的骨片用粗丝线缝在骨槽内。将肩胛下肌上、下缘与邻近组织间断缝合，逐层缝合关闭切口。

（2）术后处理：同 Bankart 手术。

4.Bristow 手术

手术指征为关节盂缘骨折、慢性破损或前关节囊肌肉等支持组织结构不良。喙突转位的位置是否正确是手术成败的关键。喙突转位后必须贴近关节盂前缘，而不是超越。手术的关键在于：①喙突转位点在关节盂中线以下，距关节盂内侧缘 5 mm 以内。②固定螺钉应不穿透关节面，并过关节盂后方皮质骨。③喙突与肩胛骨之间产生骨性融合。

该手术的主要缺点是：①术后产生内旋挛缩。②不能矫正盂唇或关节囊的病理状况。③可能损伤肌皮神经。④肩胛下肌相对短缩，降低了内旋力量。⑤破坏了肩关节原有的解剖结构，损伤喙肩弓。

（1）手术方法：取肩关节前切口，于胸大肌、三角肌间沟进入，显露喙突及其上附着的联合腱。切断喙突，将喙突尖及与其附着的腹股沟镰与喙肩韧带移向远端，注意保护肌皮神经。然后，找到肩胛下肌的上下界限，顺其肌纤维方向，约在该肌的中下 1/3，由外向内劈开肩胛下肌，显露前关节囊。同法劈开前关节囊。探查关节内的病理变化。如果关节囊及盂唇从关节盂前缘剥离，用缝线将其缝合于新的骨床上。骨膜下剥离，显露肩胛颈前部。转位点位于关节盂中线以下，距关节盂内侧缘5 mm。在这一位置，钻一个直径 3.2 mm 的骨孔，穿过肩胛颈的后部皮质，测深，在喙突尖钻一个同样直径的孔。去除肩胛颈的所有软组织并使其表面粗糙。间断缝合关节囊，将转位的喙突尖及其附着的肌肉穿过肩胛下肌的水平裂隙固定于肩胛颈，用 1 枚适当长度的松质骨螺钉将喙突尖固定于肩胛颈。检查肌皮神经不被牵拉，间断缝合肩胛下肌纵裂，逐层缝合切口。

（2）术后处理：肩关节制动 1 周，然后悬吊制动 3～4 周，并进行肩关节摆动锻炼。6 周后，不负重增加活动范围。3～4 个月时进行非接触性运动。6 个月后进行接触性运动。定期摄片，以观察转位的喙突或螺纹钉位置的变化。螺钉松动，应及时去除。可能仅有50%～70%的患者产生骨愈合，其余患者可产生牢固的纤维连接。

5.关节镜下 Latarjet 术

最近数年，在成功切开 Latarjet 手术以及关节镜技术和器械改进的基础上，国际上开始尝试将高难度的切开 Latarjet 手术在关节镜下完成，既保留了切开手术稳定性好的优点，又采用了微创技术。关节镜 Latarjet 拥有许多优势，包括在肩胛盂前颈部提供了清楚的视野，可以准确地放置骨块和螺钉；可同时治疗伴随病理损伤；降低了肩关节术后粘连和僵硬的风险等。2010 年，

Lafosse 报道全关节镜下 Latarjet 手术是一个可行但高难度的技术,需要很长的学习曲线以及一定程度的专业知识和技能。Latarjet 手术区附近有臂丛神经和腋血管,是一个有潜在危险的手术,需要对肩胛下肌、喙突和臂丛神经解剖的完全掌握。这一技术的开展使肩关节复发性前脱位的治疗全面微创化。

(二)复发性肩关节后脱位的治疗

1.保守治疗

肩关节后方不稳定的初期应采用非手术治疗。治疗包括以下内容。

(1)教育指导患者避免特殊的、可引起后方半脱位的随意动作。

(2)进行外旋肌与三角肌后部的肌力锻炼,锻炼恢复肩关节正常的活动范围。经过至少4~6 个月恰当的康复治疗后仍不能好转,并且疼痛与不稳定影响日常生活和工作,在排除了习惯性脱位且患者的情绪稳定后,则应手术治疗。

2.手术治疗

多年来已有多种类型的手术用于矫正肩关节后方不稳定,包括后关节囊肌腱紧缩术、关节囊后壁修复术,如反 Bankart 与反 Putti-Platt 手术,肌肉转位术,骨阻挡术以及关节盂截骨术。

(1)后关节囊肌腱紧缩术:后关节囊肌腱紧缩术基本上是一种改良的反 Putti-Platt 手术,由 Hawkins 和 Janda 提出。可用于肩关节反复遭受向后的创伤或有一定程度内旋丧失的运动员或体力劳动者。

手术方法:患者取侧卧位,患肢消毒铺单,应使其可被自由搬动。从肩峰后外侧角的内侧2 cm 处开始做纵向切口,延伸至腋后部。顺肌纤维方向钝性剥离分开下方的三角肌,显露冈下肌与小圆肌。将上肢置于旋转中立位,平行关节线,垂直切开冈下肌肌腱与关节囊,注意保护小圆肌或腋神经。切开关节囊后,缝定位线,将肱骨头半脱位,检查关节,外旋上肢,将关节囊外侧缘缝合于正常的后关节盂盂唇上。如果盂唇已被剥离,在关节盂上钻孔固定关节囊的边缘。将关节囊内侧部与冈下肌向外侧缝合于关节囊外侧缘的表面。上肢应能内旋约 20°。缝合三角肌筋膜,常规缝合切口。

术后处理:上肢用支具或肩"人"字石膏制动于外展 20°并外旋 20°位。非创伤性脱位的患者,制动6 周。创伤性脱位的患者,制动 4 周。然后除去支具,开始康复训练,先被动锻炼,后主动锻炼,一般经6 个月的积极锻炼,患者才能重新参加体育运动或重体力工作。

(2)关节盂截骨术。①手术方法:患者取侧卧位。切口同后关节囊肌腱紧缩术,显露三角肌肌纤维。在肩峰后角内侧 2.5 cm 处,顺三角肌肌纤维方向向远端将三角肌劈开 10 cm,向内、外侧牵开三角肌,显露下方的冈下肌与小圆肌。然后,将小圆肌向下翻至关节囊水平。切断冈下肌肌腱并将其翻向内外侧,注意勿损伤肩胛上神经。垂直切开关节囊显露关节。于关节盂缘截骨,截骨部位不要超过关节盂面内侧0.6 cm,以免损伤肩胛上神经。骨刀边推进,边撬开截骨部,使后关节盂产生向外侧的塑性变形。截骨不应穿出前方,恰好止于肩胛骨的前侧皮质部,以形成完整的前侧皮质、骨膜软组织链,使移植骨不用内固定即能固定于截骨处。然后从肩峰取约 8 mm×30 mm 的移植骨,用骨刀撬开植骨处,插入移植骨。维持上肢于旋转中立位。将内侧关节囊向外并向上牵拉缝在外侧关节囊的下面。将外侧关节囊向内并加上牵拉缝在内侧关节囊上。然后在上肢旋转中立位修复冈下肌肌腱。②术后处理:术后石膏或支具维持上肢于外展 10°～15°并旋转中立位。6～8 周拆除石膏,循序渐进开始康复锻炼。

（刘月皓）

55

第五节　肩锁关节脱位

一、病因

肩锁关节脱位通常由暴力自上而下作用于肩峰所致。坠落物直接砸在肩顶部后,锁骨下移,由于第1肋骨阻止了锁骨的进一步下移,如果锁骨未骨折,则肩锁、喙锁韧带断裂,同时可伴有三角肌和斜方肌锁骨附着点的撕裂,肩峰、锁骨和喙突的骨折,肩锁纤维软骨盘的断裂和肩锁关节的关节软骨骨折。锁骨的移位程度取决于肩锁和喙锁韧带、肩锁关节囊以及斜方肌和三角肌的损伤程度。

二、分型

Urist 根据关节面解剖形态和排列方向,把肩锁关节分为 3 种形态(图 3-9):①Ⅰ型,冠状面关节间隙的排列方向自外上向内下,即锁骨端关节面斜形覆盖肩峰端关节面;②Ⅱ型,关节间隙呈垂直型排列,两个关节面相互平行;③Ⅲ型,关节间隙由内上向外下,即肩峰端关节面斜形覆盖锁骨端关节面。Ⅲ型的结构居于稳定型,Ⅰ型属于不稳定型。在水平面上,肩锁关节的轴线方向由前外指向后内。

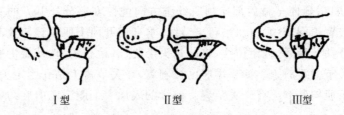

Ⅰ型　　　　Ⅱ型　　　　Ⅲ型

图 3-9　肩锁关节 3 种形态

三、分类

Rockwood 等将肩锁关节脱位分为Ⅰ～Ⅵ型(图 3-10)。

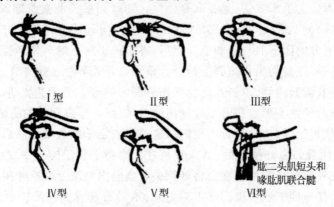

Ⅰ型　　　　Ⅱ型　　　　Ⅲ型

肱二头肌短头和
喙肱肌联合腱

Ⅳ型　　　　Ⅴ型　　　　Ⅵ型

图 3-10　肩锁关节损伤分 6 型

（一）Ⅰ型

Ⅰ型指肩锁关节的挫伤,并无韧带断裂和关节脱位,肩锁关节稳定,疼痛轻微,早期X线片阴性,后期可见锁骨远端骨膜的钙化。

（二）Ⅱ型

由更大的外力引起,肩锁韧带和关节囊破裂,但喙锁韧带完好,肩锁关节不稳定,尤其是在前后平面上不稳定。X线片上可看到锁骨外侧端高于肩峰,但高出的程度小于锁骨的厚度,肩锁关节出现明显的疼痛和触痛,但必须拍摄应力下的X线片来确定关节不稳定的程度。

（三）Ⅲ型

损伤肩锁韧带和喙锁韧带以及锁骨远端三角肌附着点的撕裂。锁骨远端高于肩峰至少一个锁骨厚度的高度。

（四）Ⅳ型

损伤的结构与Ⅲ型损伤相同,但锁骨远端向后移位进入或穿过斜方肌。

（五）Ⅴ型

损伤三角肌与斜方肌在锁骨远端上的附着部均从锁骨上分离,肩锁关节的移位程度为100％～300％,同时在锁骨和肩峰之间出现明显的分离。

（六）Ⅵ型

损伤较少见,由过度外展使肩锁韧带和喙锁韧带撕裂所致,锁骨远端移位至喙突下、肱二头肌和喙肱肌联合腱后。

四、临床表现及诊断

查体有局部疼痛、肿胀及肩锁关节不稳定伴锁骨远端移位,X线片可以帮助评价损伤的程度。患者直立,摄双侧肩锁关节的前后位平片,然后进行两侧比较。必要时可在患者腕部悬挂4.5～6.8 kg的重物,可以观察到肩锁关节的不稳定,重物最好系在患者腕部,避免让患者用手握,以使上肢肌肉能够完全放松。

五、治疗

（一）非手术治疗

Ⅰ型损伤通常采用吊带制动,配合局部冰敷、止痛药物治疗。Ⅱ型损伤的治疗方法与Ⅰ型相似,如果锁骨远端移位的距离不超过锁骨厚度的1/2,可应用绑扎、夹板或吊带制动2～3周,但必须在6周以后才能恢复举重物或参加体育运动。

（二）手术治疗

对于Ⅲ、Ⅳ、Ⅴ、Ⅵ型损伤应行手术治疗,手术方法有许多种,可以分为5个主要类型:①肩锁关节复位和固定。②肩锁关节复位、喙锁韧带修复和喙锁关节固定。③前两种类型的联合应用。④锁骨远端切除。⑤肌肉转移。常用的手术方法如下所述。

1.喙锁韧带缝合、肩锁关节克氏针内固定术（改良 Phemister 法）

通过肩部前内侧的 Thompson 和 Henry 入路,显露肩锁关节、锁骨外侧端及喙突。探查肩锁关节,去除关节盘或其他妨碍复位的结构,然后褥式缝合肩锁韧带,暂不要打结,接着逆行穿出克氏针,整复脱位的肩锁关节后顺行穿入,使其进入锁骨2.5～4 cm。通过前后位和侧位（腋部）X线片检查克氏针的位置和复位的情况。如二者均满意,于肩峰外侧边缘将克氏针折弯90°并剪断,保留0.6 cm的钩状末端以防止其向内侧移位,旋转克氏针,将末端埋于肩峰下软组织内,修复肩锁关节囊和韧带,并将预先缝合喙锁韧带的线收紧打结,修复斜方肌和三角肌止点的损伤。术后处理用肩胸悬吊绷带保护,术后2周去除绷带并拆线,开始主动活动,8周在局麻下拔除克氏针。克氏针的折断和移位是常见的并发症。

2.喙锁关节的缝线固定术

做一个弧形切口显露肩锁关节、锁骨的远端和喙突,显露肩锁关节,彻底清除关节盘或其他碎屑,褥式缝合断裂的喙锁韧带,暂不打结。用直径约为0.7 cm的钻头在喙突上方的锁骨上前后位钻两个孔,在喙突基底的下方穿过1根不吸收缝线,并向上穿过锁骨的两个孔,复位肩锁关节,打紧缝线,这样缝线就可不绕住整个锁骨,以避免缝线割断锁骨。如果仍有前后向不稳定,可按Phemister法用1枚克氏针固定肩锁关节,最后收紧打结喙锁韧带的缝线,修复肩锁关节囊,缝合撕裂的三角肌和斜方肌。术后处理同改良Phemister法。

3.喙锁关节螺钉内固定及喙锁韧带缝合术(改良Bosworth法)

通过前内侧弧形切口显露肩锁关节和锁骨末端,向远外侧牵开三角肌以暴露喙突尖和喙锁韧带(图3-11)。同Phemister法一样,检查肩锁关节,去除关节盘或其他妨碍复位的结构,缝合喙锁韧带,暂不要打结,用直径为4.8 mm的钻头在锁骨上垂直钻一个孔,此孔在锁骨复位后应同喙突基底在同一直线上。复位锁骨,用另外一个直径为3.6 mm的钻头通过先前在锁骨上钻好的孔在喙突上再钻一个孔,选择一个合适长度的Bosworth螺钉穿过两孔,拧紧螺钉使锁骨上表面与肩峰上表面平齐,收紧打结喙锁韧带缝线,修复撕裂的斜方肌和三角肌止点。术后用悬吊带制动,1周后去除悬吊,开始轻微的主动功能锻炼,2周拆线,术后6～8周取出螺钉,10周内避免超过90°的外展运动和举重物。

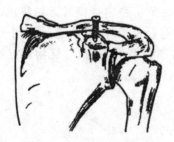

图3-11 改良Bosworth法

4.锁骨远端切除术

通过前方弧形切口显露肩锁关节、锁骨外侧端及喙突,沿锁骨长轴切开关节囊和肩锁上韧带,骨膜下剥离显露锁骨,然后修复关节囊和韧带,用咬骨剪或摆动锯在骨膜下自下外方斜向内上方截除1 cm长的锁骨外侧端,挫平上缘残端。褥式缝合损伤的喙锁韧带,暂不打结,交叉穿入2枚克氏针,将锁骨外侧端维持在正常位置。术后悬吊制动1周,进行轻微的主动环绕运动,2周拆线,增加活动量,4周内避免抬举重物,8周内避免体育活动。

5.喙肩韧带移位加强肩锁关节术

通过前内侧弧形切口显露肩锁关节、锁骨外侧端及喙突,切断喙肩韧带在喙突前外侧缘的起点,向下推压锁骨外侧段,复位肩锁关节,用克氏针1～2枚,贯穿固定肩锁关节,将喙肩韧带向前上翻转,固定缝合于锁骨外侧端前方,修复肩锁韧带和喙锁韧带。术后处理同Stewart法。

6.喙肩韧带移位重建喙锁韧带术

同 Neviaser 法显露肩锁关节、锁骨外侧端及喙突,切断喙肩韧带在肩峰前内侧缘的起点(图 3-12)。在锁骨外侧端相当于喙突尖的上方行锁骨切骨术,切骨线由内下向外上倾斜,切除锁骨外侧端约 2 cm。在切骨端近侧 1 cm 处,于锁骨前壁钻两个骨孔,以细钢丝或粗丝线在喙肩韧带的肩峰端作褥式缝合,两线端分别经髓腔,从锁骨的骨孔引出。下压锁骨,恢复正常喙锁间距,抽紧缝线,结扎固定,使喙肩韧带移入锁骨断端的髓腔内。

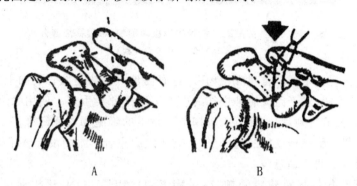

A　　　　　　　　B

图 3-12　Weaver 法喙肩韧带移位重建喙锁韧带术
A.切除锁骨外侧端,切断喙肩韧带;B.喙肩韧带移入锁骨断端的髓腔内

术后用 Velpeau 绷带固定患肩 4 周,之后改用三角巾悬吊 4 周,术后 8 周去除悬吊,进行康复训练。

7.Dewar 手术

显露肩峰、肩锁关节及锁骨外侧端,自肩峰和锁骨外侧端前方切断三角肌附着点,行骨膜下剥离,显露肩锁关节。切除破碎的肩锁关节囊,软骨盘,显露锁骨外侧端并切除 1.0 cm。切开喙突上方的锁骨前方骨膜,将锁骨前面 1.5～2.0 cm 的皮质骨制成粗糙面,于骨粗糙面中央由前向后钻孔备用。切开胸肌筋膜,显露喙突及其下方的肱二头肌短头、喙肱肌和胸小肌。在肱二头肌短头、喙肱肌和胸小肌之间作由下而上的逆行分离,至喙突前、中 1/3 交界处,环形切开骨膜,在喙突角部由前向后钻备用。以骨刀在喙突前、中 1/3 处截骨,使喙突骨块连同肱二头肌短头腱和喙肱肌一起向下翻转,以 1 枚适当长度的加压螺钉贯穿固定喙突骨块于锁骨前方原钻孔部位。将三角肌前部重新缝合。

术后三角巾悬吊患臂 3 周,3 周后练习上举及外展活动,6～8 周后即可负重功能训练。

8.锁骨钩钢板内固定、喙锁韧带缝合术

近年采用锁骨钩钢板内固定,喙锁、肩锁韧带缝合治疗肩锁关节脱位(图 3-13)取得满意疗效。该方法固定牢靠,并可早期行肩关节功能锻炼,又无克氏针内固定断裂后游走的危险。

9.关节镜下微创治疗肩锁关节脱位

随着关节镜技术的发展,微创理念不断的推广,传统的切开复位手术已经逐渐地被小切口微创手术和关节镜手术所取代,关节镜下手术治疗肩锁关节脱位被越来越多的临床医师和患者所接受,并取得了较好的疗效。

(1)关节镜下螺钉固定肩锁关节:采用这种手术方法的优点是,关节镜下直视喙突下面的结构,有助于选择合适长度的空心钉,并将空心钉置于合适的位置。螺钉固定可以防止锁骨脱位,并防止肩锁关节复位不良。还有助于检查肩关节和肩峰下间隙的损伤。

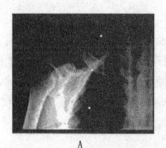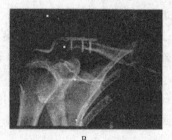

图 3-13　肩锁关节脱位锁骨钩钢板内固定、喙锁韧带缝合术

A.术前 X 线片；B.术后 X 线片

（2）关节镜下喙肩韧带转位重建喙锁韧带：喙肩韧带可以防止肱骨头向上方移位，以及保持前后向的稳定性。因此，对于巨大肩袖损伤的患者不适于此类手术。使用喙肩韧带转位重建喙锁韧带不仅使肩锁关节得到重建，而且喙肩韧带为新生的细胞和胶原纤维提供了支撑结构。此外，这种术式还保留了胸肩峰动脉的肩峰支，有利于组织愈合。术中没有破坏肩锁关节周围的稳定结构，患者术后可早期活动患肢。

（3）关节镜下纽扣钢板重建喙锁韧带：采用 ENDOBUTTON（纽扣钢板）重建喙锁韧带，无须再次手术拆除内固定钢板，带袢纽扣钢板生物力学强度大，能够满足生物力学需求，术后对肩关节外展和上举活动影响小，有利于早期功能锻炼，可减少肩锁关节炎和肩关节粘连的发生。

（刘月皓）

第六节　肱骨近端骨折

一、解剖特点

肱骨近端包括肱骨头、小结节、大结节以及外科颈。肱骨头关节面呈半圆形，朝向上、内、后方。在肱骨头关节面边缘与大小结节上方连线之间为解剖颈，骨折少见，但骨折后对肱骨头血运破坏明显，极易发生坏死；大、小结节下方的外科颈，相当于圆形的骨干与两结节交接处，此处骨皮质突然变薄，骨折好发于此处。大结节位于肱骨近端外上后方，为冈上肌、冈下肌和小圆肌提供止点，向下移行为大结节嵴，有胸大肌附着。小结节居前，相当于肱骨头的中心，有肩胛下肌附着，向下移行为小结节嵴，有背阔肌及大圆肌附着。结节间沟内有肱二头肌长头腱经过。

二、损伤机制

肱骨近端骨折多为间接暴力所致。对于老年患者，与骨质疏松有一定关系，轻或中度暴力即可造成骨折。常见于在站立位摔伤，即患肢外展时身体向患侧摔倒，患肢远端着地，暴力向上传导，导致肱骨近端骨折。对于年轻患者，其受伤暴力较大，多为直接暴力。

大结节骨折时，在冈上肌、冈下肌和小圆肌的牵拉下向后上方移位；小结节骨折时，在肩胛下肌的牵拉下向内侧移位。外科颈骨折时三角肌牵拉使骨折端短缩移位,胸大肌使远折端向内侧移位。

三、骨折分类

(一)骨折分类法的发展

肱骨近端骨折的分类不但能充分区别和体现肱骨近端骨折的特点,并能对临床治疗有指导意义。1986年,Koher根据骨折线的位置进行了骨折的解剖分类,分为解剖颈、结节部和外科颈,但没有考虑骨折的移位,对临床治疗的意义不大。Watson-Jones根据受伤机制将肱骨近端骨折分为内收型和外展型,有向前成角的肱骨近端骨折,肩内旋时表现为外展型,而肩外旋时表现为内收型损伤。所以临床诊断有时会引起混乱。1934年,Codman描述了肱骨近端的4个解剖部分,即以骺线为基础,将肱骨近端分为肱骨头、大结节、小结节和干骺端四个部分。1970年Neer发展Codman理念,基于肱骨近端的四个解剖部分,将骨折分为一、二、三、四部分骨折。4个解剖部分之间,如骨折块分离超过1cm或两骨折块成角大于45°,均称为移位骨折。如果两部分之间发生移位,即称为两部分骨折;三个部分之间或四个部分之间发生骨折移位,分别称为三部分或四部分骨折(图3-14)。任何达不到此标准的骨折,即使粉碎性骨折也被称为一部分骨折。Neer分类法对临床骨折有指导意义,所以至今广为使用。肱骨近端骨折除Neer分类法外,AO分类法在临床应用也较多。

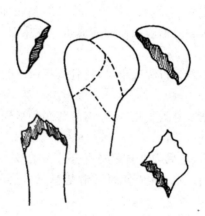

图3-14 肱骨近端四个解剖结构

(二)Neer分类

Neer(1970)在Codman的四部分骨块分类基础上提出的Neer分类(图3-15)包括因不同创伤机制引起的骨折的解剖位置、移位程度、不同骨折类型的肱骨血运的影响及因为不同肌肉的牵拉而造成的骨折的移位方向,对临床治疗方法的选择提供可靠的参考。

Neer分类法骨折移位的标准为:相邻骨折块彼此移位大于1cm或成角大于45°。

1.一部分骨折(包括无移位和轻度移位骨折)

轻度移位骨折是指未达到骨折分类标准的骨折,无移位和轻度移位骨折占肱骨近端骨折的85%左右,又常见于60岁以上老年人。骨折块因有软组织相连,骨折稳定,常采用非手术治疗,前臂三角巾悬吊或石膏托悬吊治疗即可。

2.二部分骨折

二部分骨折指肱骨近端四部分中,某一部分移位,临床常见外科颈骨折和大结节撕脱骨折,为二部分骨折。小结节撕脱或单纯解剖颈骨折少见。

(1)大结节骨折：多种暴力可引起大结节骨折，如肩猛烈外展、直接暴力和肩关节脱位等。骨折后，主要由于冈上肌的牵拉可出现大结节向上、向后移位，骨折后往往合并肩袖肌腱或肩袖间隙的纵形撕裂。大结节撕脱骨折可以被认为是特殊类型的肩袖撕裂。

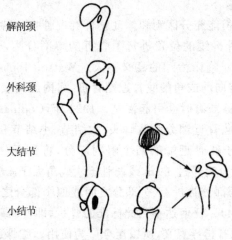

解剖颈

外科颈

大结节

小结节

图 3-15　肱骨近端骨折 Neer 分型

(2)外科颈骨折：发生于肱骨干骺端、大结节与小结节基底部。多见，占肩部骨折的 11%，外科颈骨折由于远端胸大肌和近端肩袖牵拉而向前成角。临床根据移位情况而分为内收型和外展型骨折。

(3)解剖颈骨折：单纯解剖颈骨折临床少见，此种骨折由于肱骨头血运破坏，造成骨折愈合困难、肱骨头坏死率高的特点。

(4)小结节骨折：单纯小结节骨折少见，多数与外科颈骨折同时发生。

3.三部分骨折

三个主要结构骨折和移位，常见为外科颈骨折合并大结节骨折并移位，肱骨头可因肩胛下肌的牵引而有内旋移位。CT 扫描及三维成像时可清楚显示。三部分骨折时，肱骨头仍保留较好的血运供给，故主张切开复位内固定。

4.四部分骨折

四个解剖部位均有骨折和移位，是肱骨近端骨折中最严重的一种，约占肱骨近端骨折的 3%，软组织损伤严重，肱骨头的解剖颈骨折使肱骨头血供系统破坏，肱骨头坏死率高。若行内固定手术，应尽可能保留附着的软组织结构。四部分骨折因内固定手术后并发症多，功能恢复缓慢，对 60 岁以上老年人，人工肱骨头置换是手术适应证。

5.骨折脱位

在严重暴力时，肱骨近端骨折可合并肱骨头的脱位，脱位方向依暴力性质和方向而定，可出现前后上下甚至胸腔内的脱位，临床二部分骨折合并脱位常见，如大结节骨折并脱位。

6.肱骨头劈裂骨折

严重暴力时，除引起肱骨近端骨折、移位和肱骨头脱位外，还可造成肱骨头骨折或肩盂关节面的塌陷。肱骨头关节面塌陷骨折如达到或超过关节面的 40%，应考虑人工肱骨头置换；肱骨头劈裂伴肩盂关节面塌陷时，应考虑盂肱关节置换术。

(三)AO 分类法

A 型骨折是关节外的一处骨折。肱骨头血循环正常,因此不会发生头缺血坏死。B 型骨折是更为严重的关节外骨折。骨折发生在两处,波及肱骨上端的三个部分。一部分骨折线可延及到关节内。肱骨头血循环部分受到影响,有一定的肱骨头缺血坏死发生率。B_2 型骨折是干骺端骨折无嵌插,骨折不稳定,难以复位,常需手术复位内固定。C 型骨折是关节内骨折,波及肱骨解剖颈,肱骨头血液供应常受损伤,易造成肱骨头缺血坏死。

AO 分类较复杂,临床使用显得烦琐,但分类法包括了骨折的位置和移位的方向,还注重了骨折块的形态结构,同时各亚型间有相互比较和参照,对临床治疗更有指导意义。而 Neer 分类法容易操作,但同一类型骨折中缺少进一步的分类。对同一骨折不同的影像照片,不同医师的诊断会有不同的结果。

四、临床表现及诊断

肩部的直接暴力和肱骨的传导暴力均可造成肱骨近端骨折,骨折患者肩部疼痛明显,主、被动活动均受限,肩部肿胀、压痛、活动上肢时有骨擦感。患肢紧贴胸壁,需用健手托住肘部,且怕别人接触伤部。诊断时还需注意有无病理性骨折的存在。肱骨近端骨折可能合并肩关节脱位,此时局部症状很明显,肩部损伤后,由于关节内积血和积液,压力增高,可能会造成盂肱关节半脱位,待消肿后半脱位能自行恢复。单纯肱骨近端骨折合并神经、血管损伤的机会较少,如合并肩关节脱位,在检查时应注意有无合并神经血管损伤。

骨折的确诊和准确分型依赖于影像学检查,而影像学检查的质量直接影响对骨折的判断。虽然投照中骨折患者伤肢摆放位置上不方便,会增加痛苦,但应尽可能帮助患者将伤肢摆放在标准体位上。肱骨近端骨折检查通常采用创伤系列投照方法。包括肩胛骨标准前后位,肩胛骨标准侧位及腋位等体位。通过三种体位投照,可以从不同角度显示骨折移位情况。

肩胛骨平面与胸廓的冠状面之间有一夹角,通常肩胛骨向前倾斜 35°～40°,因此盂肱关节面既不在冠状面,也不在矢状面上。通常的肩关节正位片实际是盂肱关节的轻度斜位片,肱骨头与肩盂有一定的重叠,不利于对骨折线的观察,拍摄肩胛骨标准正位片,需把患侧肩胛骨平面贴向胶片盒,对侧肩向前旋转 40°,X 线球管垂直于胶片(图 3-16)。正位片上颈干角平均为 143°,是垂直于解剖颈的轴线与平行肱骨干纵轴轴线的交角,此角随肱骨外旋而减少,随内旋而增大,可有 30°的变化范围。肩胛骨侧位片也称肩胛骨切线位或 Y 形位片。所拍得的照片影像类似英文大写字母 Y(图 3-17)。其垂直一竖是肩胛体的切线位投影,上方两个分叉分别为喙突和肩峰的投影,三者相交处为肩盂所在,影像片上如果肱骨头没有与肩盂重叠,需考虑肩关节脱位的可能性。腋位 X 线片上能确定盂肱关节的前后脱位,为确定肱骨近端骨折的前后移位及成角畸形,提供诊断依据(图 3-18)。

对新鲜创伤患者,由于疼痛往往难于获得满意的各种照相,此时 CT 扫描及三维重建具有很大的帮助,通过 CT 扫描可以了解肱骨近端各骨性结构的形态,骨块移位及旋转的大小及游离移位骨块的直径。CT 扫描三维重建更能提供肱骨近端骨折的立体形态,为诊断提供可靠的依据。MRI 对急性损伤后骨折及软组织损伤程度的判断帮助不大。

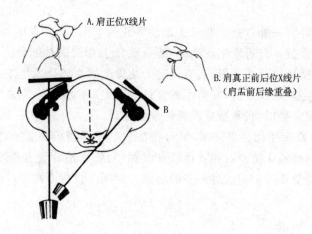

图 3-16　肩真正前后位 X 线片拍摄法及其投影

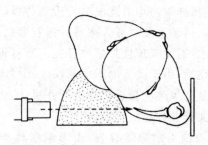

图 3-17　肩真正侧位 X 线片拍摄法

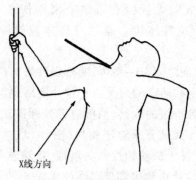

X线方向

图 3-18　标准腋位投照

五、治疗

肱骨近端骨折的治疗效果直接影响肩关节的功能,治疗原则是争取骨折早期解剖复位,保留肱骨头血运,合理可靠的骨折固定,早期功能锻炼,减少关节僵硬和肱骨头坏死的发生。肩关节是全身活动最大的关节,关节一定程度的僵硬或畸形愈合,由于代偿的功能,一般不会造成明显的关节功能障碍。治疗骨折方法的选择需综合考虑骨折类型、骨质量条件、患者的年龄、功能要求和自身的医疗条件。肱骨近端骨折中有 80%～85% 为轻度移位骨折,Neer 分型中为一部分骨折,常采取保守治疗;二部分骨折中,部分外科颈骨折可以保守治疗,大结节骨折明显移位者尽可能行手术复位,以免骨折愈合后,引起肩峰下撞击和影响肩袖功能。而三、四部分骨折中只要情况允许,应尽可能行手术治疗。肩关节脱位的患者,无论有无骨折,有学者主张行关节镜内清理,

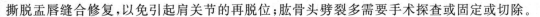

撕脱盂唇缝合修复,以免引起肩关节的再脱位;肱骨头劈裂多需要手术探查或固定或切除。

(一)一部分骨折

肱骨近端虽有骨折线,但骨折块的移位和成角均不明显。骨折的软组织合页均有保留,肱骨头的血运也保持良好。骨折相对比较稳定,一般不需再闭合复位或切开复位,尽可能采取非手术治疗。通过制动维持骨折稳定,减少局部疼痛和骨折再移位的可能,早期功能锻炼,一般可以取得较为满意的治疗效果。

常用颈腕吊带或三角巾悬吊,可把患肢固定于胸前,肘关节90°屈曲位,腋窝垫一棉垫,保护皮肤,如上肢未与胸壁固定,患者仰卧休息时避免肘部支撑。固定3周左右即可开始做上臂摆动和小角度的上举锻炼,定期照X线片观察是否有继发性的移位,4周后可以练习爬墙,3个月后可以部分持重。

(二)二部分骨折

1.外科颈骨折

原则上首选闭合复位,克氏针固定或用外固定治疗。闭合复位需在麻醉下进行。全麻效果好,肌间沟麻醉不完全。肌肉松弛有利于操作,复位操作手法应轻柔,复位前认真阅片和分析暴力机制,根据受伤机制及骨折移位方向,按一定的手法程度复位,切忌粗暴盲目地反复复位。这样不但难以成功,反而增加损伤,复位时尽可能以X线透视辅助。骨折断端间成角大于45°时,不论有无嵌插均应矫正,外科颈骨折侧位片上多有向前成角畸形,正位有内收畸形。整复时,先行牵引以松开断端间的嵌插,然后前屈和轻度外展骨干,以矫正成角畸形,整复时牵引力不要过大,避免骨折端间的嵌插完全解脱,以免影响骨折间的稳定。复位后三角巾悬吊固定或石膏托固定。

骨折端间完全移位的骨折,近骨折块因大、小结节完整,旋转肌力平衡,因此肱骨头没有旋转移位。远骨折端因胸大肌的牵拉向前,故有内侧移位,整复时上臂向远侧牵引,当骨折近端达到同一水平时,轻度内收上臂以中和胸大肌牵拉的力量,同时逐渐屈曲上臂,以使骨折复位,正位片呈轻度外展关系。整复时助手需在腋部行反牵引,并以手指固定近骨折块,同时帮助推挤骨折远端配合术者进行复位,复位后适当活动肩关节,可以感觉到骨折的稳定性,如果稳定,可用三角巾悬吊或石膏固定。如果骨折复位后不稳定,可行经皮克氏针固定。克氏针固定一般需3根克氏针。自三角肌点处向肱骨头打入两枚克氏针,再从大结节向内下干骺端打入第3枚克氏针。克氏针需在透视下打入,注意不要损伤内侧的旋肱血管。旋转上臂观察克氏针位置满意、固定牢固,再处理克氏针尾端,可以埋于皮下,也可留在皮外,三角巾悬吊,早期锻炼,6周左右拔除克氏针。

如骨折端有软组织嵌入,影响骨折的复位,二头肌长头腱卡于骨折块之间是常见的原因。此时需采取切开复位内固定治疗。手术操作应减少软组织的剥离,可以依据具体情况选择松质骨螺钉、克氏针、细线缝合固定或以钢板螺钉固定。

总之,外科颈骨折时,不管移位及粉碎程度如何,断端间血运比较丰富,只要复位比较满意,内、外固定适当,骨折基本能按时愈合。

2.大结节骨折

移位大于1 cm的结节骨折,由于肩袖的牵拉,骨块常向上方移位,此时会产生肩峰下撞击和卡压,影响肩关节上举活动,且肩袖肌肉松弛、肌力减弱,往往需切开复位内固定。

肩关节前脱位合并大结节撕脱骨折。一般先行复位肱骨头,然后观察大结节的复位情况,如无明显移位可用三角巾悬吊,如有移位>1 cm,则手术切开内固定为宜。现有学者主张肱骨头脱位时,应当修复损伤的盂唇和关节囊,以免关节脱位复发。

3.解剖颈骨折

单纯解剖颈骨折少见。由于骨折时肱骨头血运遭到破坏,因此肱骨头易发生缺血性坏死,对于年轻患者,如有肱骨头移位建议早期行切开复位内固定。术中操作应力求减少软组织的剥离,减少进一步损伤肱骨头的血运。尤其是头的边缘如有干骺端骨质相连或软组织连接时,肱骨头有可能由后内侧动脉得到部分供血而免于坏死,内固定方式可用简单的克氏针张力带固定,也可用螺钉或可吸收钉固定。

4.小结节骨折

单独小结节骨折极少见,常合并肩关节后脱位。骨块较小不影响肩关节内旋时,可行悬吊保守治疗。如骨块较大,且有明显移位时,会影响肩关节的内旋,则应切开复位螺丝钉内固定术。

(三)三部分骨折

三部分骨折中常见类型是外科颈骨折合并大结节骨折,由于损伤严重,骨折块数量较多,手法复位常难以成功,原则上需手术切开复位;三部分同时骨折时由于肱骨头血运常受到破坏,肱骨头坏死有一定的发生率,有报告为3%～25%不等。手术治疗的目的是将移位骨折复位,重新建立血供系统,尽量减少软组织剥离,可用钢丝克氏针张力带固定,临床也常用解剖型钢板螺钉内固定,这样可以早期功能锻炼。对有骨质疏松的老年患者,临床使用 AO 的 LCP 系统锁定型钢板取得了较好的效果,对骨缺损患者可以同时植骨,但对骨质疏松非常严重,估计内固定可能失败的患者,可一期行人工肱骨头置换术。

(四)四部分骨折

四部分骨折常发生于老年人,骨质疏松患者。比三部分骨折有更高的肱骨头坏死发生率,有的报告高达13%～34%,目前一般均行人工肱骨头置换术。对有些患者,由于各种原因,不能行人工肱骨头置换术,也可切开复位,克氏针张力带内固定术,基本能保证骨折愈合,但关节功能较差,肩关节评分不高。但这些患者,对无痛的肩关节也很满足。但年轻患者,四部分骨折,一般主张切开复位内固定术。

人工肱骨头置换术首先由 Neer 在 1953 年报告,在此之前,肱骨近端的严重粉碎性骨折只能采用肱骨头切除术或肩关节融合术治疗。人工关节的应用为肱骨近端骨折的治疗提供了更多的选择,对某些特殊骨折患者有着内固定无法达到的效果。1973 年 Neer 重新设计出新型人工肱骨头(NeerⅡ)型,经过几十年的应用和改进,目前人工肱骨头置换术治疗肱骨近端骨折已达到83%以上的优良效果。

(五)骨折合并脱位

1.二部分骨折合并脱位

此类以大结节骨折最常见,此时应先急诊复位,复位后大结节骨折往往达到同时复位,如大结节仍有明显移位,则应切开复位内固定。

肱骨头脱位合并解剖颈骨折时,此时肱骨头血管破坏严重,宜考虑行人工肱骨头置换术。肱骨头脱位合并外科颈骨折时,可先试行闭合复位脱位的肱骨头,然后再行外科颈骨折复位。如闭合复位不能成功,则需手术切开复位,同时复位和固定骨折的外科颈。

2.三部分骨折脱位

一般均需切开复位肱骨头及移位的骨折,选择克氏针、钢板螺钉均可,尽可能减少软组织的剥离。

3.四部分骨折脱位

由于肱骨头解剖颈骨折失去血循环,应首先考虑人工肱骨置换术。手术复位肱骨头时,应常规探查关节囊及盂唇,应缝合修补因脱位引起的盂唇撕裂,可用锚钉或直接用丝线缝合,防止肱骨头再次脱位。

(1)肱骨头压缩骨折:肱骨头压缩骨折一般是关节脱位的合并损伤,肱骨头压缩面积小于20%的新鲜损伤,可进行保守治疗;后脱位常发生较大面积的骨折,如肱骨头压缩面积达20%~45%时,可造成肩关节不稳定,引起复发性肩关节脱位,需将肩胛下肌及小结节移位于骨缺损处,以螺钉固定;压缩面积大于40%时,需行人工肱骨头置换术。

(2)肱骨头劈裂骨折或粉碎性骨折:临床不多见,此种骨折因肱骨头关节面破坏,血运破坏严重,加之关节面内固定困难,所以一般需行人工肱骨头置换术。年轻患者尽可能行切开复位内固定,尽可能保留肱骨头。

(刘月皓)

第七节　肱骨干骨折

一、解剖特点

自胸大肌附着处上缘至肱骨髁上为肱骨骨干。近端肱骨干横断面呈圆周形,远端在前后径上呈狭窄状。内、外侧肌间隔将上臂分成前间隔和后间隔。前间隔包括肱二头肌、喙肱肌和肱肌。肱动、静脉及正中神经、肌皮神经及尺神经沿肱二头肌内侧走行。后间隔包含肱三头肌和桡神经。桡神经穿过肱三头肌在后方骨干中段走行于桡神经沟内,在臂中下1/3处穿过外侧肌间隔至臂前侧,骨折移位时易受到损伤。

二、损伤机制

(一)直接暴力

直接暴力是造成肱骨干骨折的常见原因,如打击伤、机械挤压伤、火器伤等,可呈横断骨折、粉碎性骨折或开放骨折。

(二)间接暴力

如摔倒时手或肘部着地,由于身体多伴有旋转或因附着肌肉的不对称收缩,发生斜形或螺旋形骨折。

(三)旋转暴力

以军事或体育训练的投掷骨折,以及掰手腕所引起的骨折最为典型,多发生于肱骨干的中下1/3处,主要由于肌肉突然收缩,引起肱骨轴向受力,导致螺旋形骨折。

由于肱骨干上的肌肉作用,骨折后常呈典型的畸形。当骨折线在胸大肌止点近端时,由于肩袖的作用,骨折近端呈外展和内旋畸形,远端由于胸大肌的作用向内侧移位;当骨折线位于胸大肌以远、三角肌止点以近时,骨折远端由于三角肌的牵拉向外侧移位,近端则由于胸大肌、背阔肌及大圆肌的牵拉作用向内侧移位；当骨折线位于三角肌止点以远时，骨折近端外展、屈曲，远端则向近端移位。

三、骨折的分类

同其他骨折的分类一样，肱骨干骨折可依据不同的分类因素构成多种分类方式。根据骨折是否与外环境相通，可分为开放和闭合骨折；因骨折部位不同，可分为三角肌止点以上及三角肌止点以下骨折；由于骨折程度不同，可分为完全骨折和不完全骨折；根据骨折线的方向和特性又可分为纵、横、斜、螺旋、多段和粉碎性骨折；根据骨的内在因素是否存在异常而分为正常和病理骨折等。

四、肱骨干骨折的临床症状和体征

同其他骨折一样，肱骨干骨折后可出现疼痛、肿胀、局部压疼、畸形、反常活动及骨擦音等，骨科医师不应为证实骨折的存在而刻意检查骨擦音，以免增加伤者的痛苦和桡神经损伤。对于不完全或无移位的骨折，单凭临床体检很难判断，所以对可疑骨折的患者必须拍X线片。拍片范围包括肱骨的两端、肩关节和肘关节。对于高度怀疑有骨折的患者，即使在急诊拍片时未能发现骨折也不要轻易下无骨折的结论，可用石膏托暂时固定两周后再拍片复查，若有不全的裂纹骨折此时因骨折线的吸收而显现出来。若骨折合并桡神经损伤，可出现垂腕、手部掌指关节不能伸直、拇指不能伸展和手背虎口区感觉减退或消失。肱骨干骨折的患者应当常规检查患肢远端血运的情况，包括对比两侧桡动脉搏动、甲床充盈、皮肤温度等，必要时可行血管造影，以确定有无肱动脉损伤。

五、治疗方法

近几十年来，骨折固定技术有了极大的提高，治疗手段远比过去丰富，在具体实施何种治疗方案时必须考虑如下因素：骨折的类型和水平、骨折的移位程度，患者的年龄、全身健康情况、与医师的配合能力、合并伤的情况，患者的职业及对治疗的要求等，此外经治医师还应考虑本身所具备的客观设备条件，掌握各种操作技术的水平、经验等。经过全面分析比较后再确定一最佳治疗方案。根本原则是：有利于骨折尽早愈合，有利于患肢的功能恢复，尽可能减少并发症。

(一)闭合治疗

近几十年来的骨科著作中，均强调绝大多数的肱骨干骨折可经非手术治疗而痊愈，国外的文献报道中其成功的比例甚至可高达94%以上。但在临床实际工作中能否达到如此高的比例仍值得商榷。此外，现代的就医人群已对骨科医师提出了更高的要求，即不仅要获得良好的最终治疗结果，而且希望治疗过程中尽量减少痛苦，在骨折愈合期间有相对高的生活质量，甚至仍能够从事一些工作。那种令患者在石膏加外展架上苦撑苦熬数个月，夜间无法平卧的传统治疗方式很难为多数患者所接受。依现代的治疗观点，闭合治疗的适应证应结合患者的具体情况认真审视后而定。

1.适应证

可供参考的适应证如下。

(1)移位不明显的简单骨折(AO分类：A_1、A_2、A_3)。

(2)有移位的中、下1/3骨折(AO分类：A_1、A_2、A_3 或 B_1、B_2)经手法整复可以达到功能复位标准的。

2.闭合治疗的复位标准

肱骨属非负重骨,轻度的畸形愈合可由肩胛骨代偿,其复位标准在四肢长骨中最低,其功能复位的标准为:2 cm 以内的短缩、1/3 以内的侧方移位、20°以内的向前、30°以内的外翻成角以及15°以内的旋转畸形。

3.常用的闭合治疗方法

(1)悬垂石膏:应用悬垂石膏法治疗肱骨干骨折已有半个多世纪的历史,目前在国内外仍有相当多的骨科医师在继续沿用。此法比较适合于有移位并伴有短缩的骨折或者斜形、螺旋形的骨折。悬垂石膏应具有适当的重量,避免过重或过轻,其上缘至少应超过骨折断端2.5 cm 以上,下缘可达腕部,屈肘90°,前臂中立位,在腕部有三个固定调整环。在石膏固定期间,前臂需始终维持下垂,以便提供一向下的牵引力。患者夜间不宜平卧,而采取坐睡或半卧位(这是使用悬垂石膏的不便之处)。吊带需可靠地固定在腕部石膏固定环上,向内成角畸形可通过将吊带移至掌侧调整,反之向外成角则通过背侧的固定环调整。后成角和前成角,可利用吊带的长短来调整,后成角时加长吊带,而前成角则缩短吊带。使用悬垂石膏治疗应经常复查拍 X 线片,开始时为1～2周,以后可改为2～3周或更长的间隔时间。石膏固定期间应注意功能锻炼,如握拳、肩关节活动等,减少石膏固定引起的不良反应。对某些患者,如肥胖或女性,可在内侧加一衬垫,以免由于过多的皮下组织或乳房造成的成角畸形。当骨折的短缩已经克服、骨折已达到纤维性连接时,可更换为 U 形石膏。

悬垂石膏曾成功地治愈过许多患者,但也不乏骨折不愈合或延迟愈合的例子。故治疗期间应注意密切观察,若固定超过 3 个月仍无骨折愈合迹象,已出现失用性骨质疏松时,应考虑改用其他方法,如切开复位内固定加自体植骨,不要一味地坚持下去,以避免最后因严重的失用性骨质疏松导致连内固定的条件都不具备,丧失有利的治疗时机,对中老年患者更应注意这点。

(2)U 形或 O 形石膏:多用于稳定的中下 1/3 骨折复位后,或应用其他方法治疗肱骨干骨折后的继续固定手段。所谓 U 形即石膏绷带由腋窝处开始,向下绕过肘部,再向上至三头肌以上。若石膏绷带再延长一些,使两端在肩部重叠则成为 O 形石膏。U 形石膏有利于肩、腕和手部的关节功能锻炼(图 3-19),而 O 形石膏的固定稳定性更好一些。

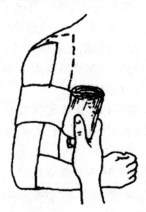

图 3-19　U 形石膏

(3)小夹板固定:对内外成角不大者,可采用二点直接加压方法(利用纸垫);对侧方移位较多,成角显著者,常可用三点纸垫挤压原理,以使骨折达到复位。不同水平的骨折需用不同类型的小夹板,如上1/3骨折用超肩关节小夹板,中1/3骨折用单纯上臂小夹板,而下1/3骨折需用超肘关节小夹板固定。其中尤以中1/3骨折的固定效果最为理想(图3-20)。

利用小夹板治疗肱骨干骨折时,经治医师需密切随诊,观察病情的变化,根据肢体肿胀的程度随时调整夹板的松紧度,避免因固定不当而引起并发症,同时鼓励患者在固定期间积极锻炼患肢功能。

(4)其他治疗方法:采用肩人字石膏、外展架加牵引或鹰嘴骨牵引等治疗肱骨干骨,但多数情况下已经较少使用。

(二)手术治疗

如果能够正确掌握手术指征并配合以高质量手术操作,绝大多数的肱骨干骨折可以正常愈合。同时可以减少因长期石膏或小夹板等外固定带来的邻近关节僵硬、肌肉萎缩和失用性骨质疏松等不利影响,甚至可在在固定期间从事某些非负重性工作,治疗期的生活质量相对较高。不利的方面是:所花费用较多,需二次手术取出内固定物,手术本身具有一定的风险等。

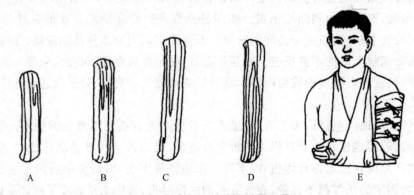

图 3-20 小夹板固定治疗肱骨干骨折
A.内侧小夹板;B.前侧小夹板;C.后侧小夹板;D.外侧小夹板;E.小夹板固定后的外形

1.手术治疗的适应证

(1)绝对适应证:①保守治疗无法达到或维持功能复位的。②合并其他部位损伤,如同侧前臂骨折、肘关节骨折、肩关节骨折,伤肢需早期活动的。③多段骨折或粉碎性骨折(AO 分型：B_3、C_1、C_2、C_3)。④骨折不愈合。⑤合并有肱动脉、桡神经损伤需行探查手术的。⑥合并有其他系统特殊疾病而无法坚持保守治疗的,如严重的帕金森病。⑦经过 2～3 个月保守治疗已出现骨折延迟愈合现象,开始有失用性骨质疏松的(如继续坚持保守治疗,严重的失用性骨质疏松可导致失去切开复位内固定治疗的机会)。⑧病理性骨折。

(2)相对适应证:①从事某些职业对肢体外形有特殊要求,不接受功能复位而需要解剖复位的。②因工作或学习需要,不能坚持较长时间的石膏、夹板或支具牵引固定的。

2.手术治疗的方法

(1)拉力螺丝钉固定:单纯的拉力螺钉固定只能够用于长螺旋形骨折,而且术后常需要外固定保护一段时间,优点是骨折段软组织剥离较少,骨折断端的血运影响小,正确使用可缩短骨折愈合时间。

(2)接骨钢板固定:尽管带锁髓内钉的使用趋于增多,但现阶段接骨钢板仍在较广的范围内继续应用,缘于其操作简单,易于掌握,无须 C 形臂 X 线透视机等较高档辅助设备。钢板应有足够长度,螺钉孔数目不得少于 6 孔,最好选用较宽的 4.5 mm 动力加压钢板(DCP 或 LC-DCP),远近骨折段至少各由 3 枚螺钉固定,以获得足够的固定强度。对于短斜形骨折尽量使用 1 枚跨越骨折线的拉力螺钉,而粉碎性骨折最好同时植入自体松质骨(图 3-21)。AO 推荐的手术入路是后侧切口(Henry,1966),将钢板置于肱骨干的后侧,而且在骨折愈合后不再取出。但国内多数骨科医师愿意采用上臂前外侧入路,将钢板放置在骨干的前外侧,在骨折愈合后取出内固定物也相对比较容易。

(3)带锁髓内针固定:随着带锁髓内针的普及应用,以往的 Rush 针或 V 形针、矩形针已较少使用。使用带锁髓内针的优点是:软组织剥离少,术后可以适当负重,用于粉碎性骨折时其优点更为突出。由于是带锁髓内针,其尾端部分基本与肱骨大结节在同一平面,对肩关节功能影响不大(近期可能有一定影响)。使用时刻采用顺行或逆行穿针方法,与股骨或胫骨不同的是,其近端锁钉一般不穿过对侧皮质(避免损伤腋神经),而远端锁钉最好采用前后方向(避免损伤桡神经)(图 3-22)。

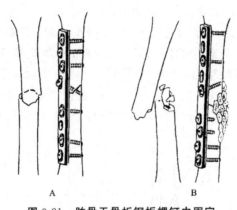

图 3-21　肱骨干骨折钢板螺钉内固定
A.横形骨折的固定方法;B.如为粉碎性骨折应Ⅰ期自体松质骨植骨

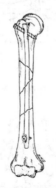

图 3-22　髓内针治疗肱骨干骨折(顺行穿针)

(4)外固定架固定:从严格意义上讲,外固定架固定是一种介于内固定和传统外固定之间的一种固定方式,其有创、有固定针进入组织内穿过两侧皮质,必要时可切开直视下复位。优点是:创伤小,固定相对可靠,愈合周期比较短,不需二次手术取出内固定物,对邻近关节干扰小。缺点是:针道可能发生感染,尽管其固定物已经比其他外固定方式轻便了许多,但仍有不便,用于中上 1/3 骨折时可能影响肩关节活动。肱骨干骨折多用单边固定方式,有多种比较成熟的外固定架可供选择,治疗成功的关键在于熟悉和正确使用,而不在于外固定架本身。

(5)Ender针固定:采用多根可屈件的髓内针——Ender针固定,现国内少数医院的医师仍在应用。利用不同方向插针和三点固定原理,可较好地控制骨折端的旋转,成角。操作比较简单,既可顺行也可逆行打入。术前需要准备比较齐全的规格、型号,包括不同长度和直径的Ender针。切忌强行打入,否则可造成骨质劈裂和髓内针穿出髓腔。

(刘月皓)

第八节　肱骨髁上骨折

肱骨髁上骨折又名臑骨下端骨折,系指肱骨远端内外髁上方的骨折,以儿童(5～8岁)最常见。据统计约占儿童全身骨折的26.7%,肘部损伤的72%。

与肱骨干相比较,髁上部处于骨疏松与骨致密交界处,后有鹰嘴窝,前有冠状窝,两窝间仅有一层极薄的骨片,承受载荷的能力较差,因此,不如肱骨干坚固,是易于发生骨折的解剖学基础。肱骨内、外两髁稍前屈,并与肱骨干纵轴形成向前30°～50°的前倾角,骨折移位可使此角发生改变(图3-23)。肱骨滑车关节面略低于肱骨小头关节面,前臂伸直、完全旋后时,上臂与前臂纵轴呈10°～15°外翻的携带角,骨折移位可使携带角改变而成肘内翻或肘外翻畸形(图3-24)。

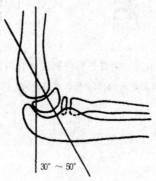

图 3-23　肱骨下端的前倾角

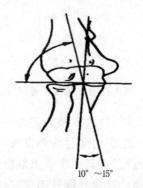

图 3-24　肱骨下端的携带角

肱动、静脉和正中神经从上臂的下段内侧逐渐转向肘窝部前侧,由肱二头肌腱膜下通过而进入前臂。桡神经通过肘窝前外方并分成深、浅两支进入前臂,深支与肱骨外髁部较接近。尺神经紧贴肱骨内上髁后方的尺神经沟进入前臂。肱骨髁上部为接近骨松质的部位,血液供应较丰富,骨折多能按期愈合(图 3-25)。

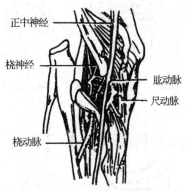

图 3-25 肘窝部的神经和血管

一、病因病机

肱骨髁上骨折多由于间接暴力所致。根据受伤机制不同,肱骨髁上骨折可分为伸直型和屈曲型两种。

(一)伸直型

此型约占 95%,受伤机制为跌倒时手部着地,同时肘关节过伸及前臂旋前,地面的反作用力经前臂传导至肱骨下端,致肱骨髁上部骨折。骨折线方向由后上方至前下方斜行经过。骨折的近侧端向前移位,远侧端向后移位(图 3-26),并可表现为尺偏移位,或桡偏移位,或旋转移位。尺偏移位为骨折远段向后、内方向移位。暴力作用除造成伸直型骨折外,还同时使两骨折端的内侧产生一定的压缩,或形成碎骨片,骨折近段的内侧有骨膜剥离。此类骨折内移和内翻的倾斜性大,易发生肘内翻畸形(图 3-27)。桡偏移位为骨折远端向后、外侧方移位,患肢除受上述暴力作用而致伸直型骨折外,还造成两骨折断端的外侧部分产生一定程度的压缩,骨折近段端的外侧骨膜剥离(图 3-28)。伸直型肱骨髁上骨折移位严重者,骨折近侧端常损伤肱前肌并对正中神经和肱动脉造成压迫和损伤。

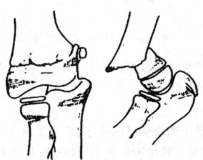

图 3-26 肱骨髁上骨折伸直型

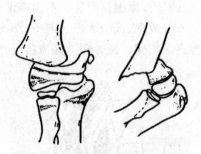

图 3-27　肱骨髁上伸直尺偏型骨折

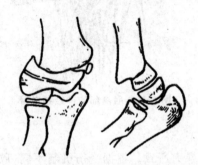

图 3-28　肱骨髁上伸直桡偏型骨折

（二）屈曲型

此型约占 5%，受伤机制系跌倒时肘关节处于屈曲位，肘后着地，外力自下向上，尺骨鹰嘴由后向前撞击肱骨髁部，使之髁上部骨折。骨折线自前上方斜向后下方，骨折远侧段向前移位，近侧段向后移位（图 3-29）。骨折远端还同时向内侧或外侧移位而形成尺偏型骨折或桡偏型骨折。

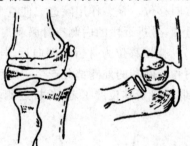

图 3-29　肱骨髁上屈曲型骨折

若上述暴力较小，可发生青枝骨折或移位不大的裂纹骨折，或呈轻度伸直型、屈曲型骨折。

二、诊断

伤后肘部弥漫性肿胀，肱骨干骺端明显压痛，或有异常活动，患肢抬举与肘关节活动因痛受限。偶见肘前皮肤有局限性紫斑。尺偏型骨折或桡偏型骨折可造成肘内翻或肘外翻畸形。骨折移位大时可使神经血管挫伤或受压，伸直型骨折容易挫伤桡神经与正中神经，屈曲型骨折易损伤尺神经。

损伤严重患者延误治疗或处理不当可出现前臂缺血症状，表现为肢痛难忍、桡动脉搏动消失、皮肤苍白、感觉异常和肌肉无力或瘫痪，即所谓"5P"征。手指伸直引起剧烈疼痛为前臂屈肌缺血早期症状,很有参考价值,但若神经缺血同时存在则此征可为阴性。急性前臂屈肌缺血常因患肢严重创伤出血,或外固定包扎过紧使筋膜间室压力升高而致组织微循环障碍所致,又称筋膜间室综合征。

肱骨髁上骨折一般通过临床检查多能作出初步诊断,肘部正侧位 X 线检查有利于了解骨折类型和移位情况。裂纹骨折有时需照斜位片才能看清楚骨折线,如果两骨折端不等宽或有侧方移位而两侧错位的距离不等,则说明骨折远端有旋转移位。

有移位的肱骨髁上骨折,特别是低位伸直型肱骨髁上骨折,骨折远端向后上方移位,肘后突起,前臂相对变短,畸形类似肘关节后脱位,二者需鉴别(表 3-1)。

表 3-1　伸直型肱骨髁上骨折与肘关节后脱位的鉴别

鉴别要点	伸直型肱骨髁上骨折	肘关节后脱位
肿胀	严重	较轻
肘后三角	关系正常	关系紊乱
弹性固定	无	有
触诊	肘窝可触及不平的近折端	可触及光滑的肱骨下端
瘀斑及水疱	有	无
疼痛	严重	轻

三、治疗

肱骨髁上骨折的复位要求较高,必须获得正确的复位。儿童的塑形能力虽然较强,但肱骨髁上骨折的侧方移位和旋转移位不能完全依靠塑形来纠正,故侧方移位和旋转移位必须矫正。若骨折远端旋前或旋后,应首先矫正旋转移位。尺偏型骨折容易后遗肘内翻畸形,多由尺偏移位或尺侧骨皮质遭受挤压而产生塌陷嵌插,或内旋移位未获矫正所致。因此,复位时应特别注意矫正尺偏移位,尺侧倾斜嵌插,以及内旋移位,矫正尺偏移位时甚至宁可有轻度桡偏,不可有尺偏,同时使远折端呈外旋位,以防止发生肘内翻。不同类型的骨折可按下列方法进行治疗。

(一)整复固定方法

1.手法整复夹板固定

无移位的青枝骨折、裂纹骨折或有轻度前后成角移位而无侧方移位的骨折,不必整复,可选用超肘关节夹板固定 2~3 周即可;对新鲜有移位骨折,应力争在肿胀发生之前,一般伤后 4~6 小时进行早期的手法整复和小夹板外固定;对严重肿胀,皮肤出现张力性水疱或溃烂者,一般不主张手法整复,宜给予临时固定,卧床休息,抬高患肢,待肿胀消退后,争取在 1 周内进行手法整复;对有血管、神经损伤或有缺血性肌挛缩早期症状者,在严密观察下,可行手法整复,整复后用一块后托板作临时固定,待血运好转后,再改用小夹板固定或采用牵引治疗。

(1)整复方法:患者仰卧,前臂置于中立位。采用局部麻醉或臂丛神经阻滞麻醉。两助手分别握住上臂和前臂在肘关节伸直位(伸直型)或屈曲位(屈曲型)沿着上肢的纵轴方向进行拔伸,即可矫正重叠短缩移位及成角移位。

若骨折远端旋前(或旋后),应首先矫正旋转移位,助手在拔伸下使前臂旋后(或旋前)。然后术者一手握骨折近段,另一手握骨折远段,相对横向挤压,矫正侧方移位。

最后再矫正骨折远端前、后移位。如为伸直型骨折,术者以两拇指在患肢肘后顶住骨折远段的后方,用力向前推按。其余两手第2~5指放于骨折近端的前方,并向后方按压,与此同时,助手将患肢肘关节屈曲至90°即可复位;如为屈曲型骨折,术者以两拇指在肘前方顶住骨折远段前方向后按压,两手第2~5指置于骨折近端的后方,并向前方端提,同时助手将患肢肘关节伸展到60°左右即可复位。

尺偏型骨折复位后,术者一手固定骨折部,另一手握住前臂,略伸直肘关节,并将前臂向桡侧伸展,使骨折端桡侧骨皮质嵌插并稍有桡倾,以防肘内翻发生。桡偏型骨折轻度桡偏可不予整复,以免发生肘内翻。两型骨折复位后,均应用合骨法,即在患肢远端纵轴叩击、加压,使两骨折断端嵌插,以稳定骨折端。髁上骨折有重叠、短缩移位时,复位手法以拔伸法和两点按正法为主,不宜用折顶法,以防尖锐的骨折端刺伤血管神经。

(2)固定方法:肱骨髁上骨折采用超肘夹板固定。夹板长度应上达三角肌水平,内、外侧夹板下超肘关节,前侧夹板下至肘横纹,后侧夹板至鹰嘴下。夹板固定前应根据骨折类型放置固定垫。伸直型骨折,在骨折近端前侧放一平垫,骨折远端后侧放一梯形垫。兼有尺偏型的把一塔形垫放在外髁上方,另一梯形垫放在内髁部(图3-30)。兼有桡偏型的把一塔形垫放在内髁上方,另一梯形垫放在外髁部。屈曲型骨折,在骨折近端的后方放一个梯形垫,因骨折远端的前方有肱动、静脉和正中神经经过,故只能在小夹板的末端加厚一层棉花以代替前方的平垫(图3-31),内外侧固定垫的放置方法与伸直型骨折相同。

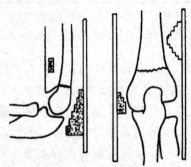

图3-30　肱骨髁上伸直型骨折固定垫安放示意

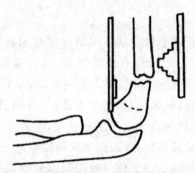

图3-31　肱骨髁上屈曲型骨折前后加垫法

放置固定垫后,依次放好四块夹板,由助手扶持,术者扎缚固定。伸直型骨折应固定肘关节于屈曲90°~110°位3~4周。屈曲型骨折应固定肘关节于屈曲40°~60°位2周,而后再换夹板将肘关节改屈肘90°位固定1~2周。

2.骨牵引复位固定

(1)适应证:对新鲜的有严重移位的骨折,因肿胀严重、疼痛剧烈或合并有血管、神经损伤,不宜立即进行手法整复者;或经临时固定,抬高患肢等治疗后,局部情况仍不宜施行手法复位者;或低位不稳定的肱骨髁上骨折,经手法复位失败者。

(2)方法:行患肢尺骨鹰嘴持续牵引(图3-32)。2～3天时肿胀可大部分消退,做X线检查,若骨折复位即可行小夹板外固定或上肢石膏外展架固定(图3-33)。

3.闭合穿针内固定

(1)适应证:尺偏型或桡偏型不稳定性骨折。若合并血管神经损伤,或肿胀严重、有前臂高压症者则不宜使用。

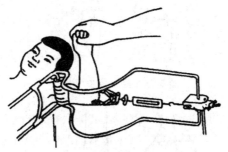

图 3-32　上肢尺骨鹰嘴牵引固定

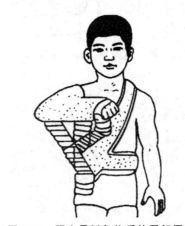

图 3-33　髁上骨折复位后外展架固定

(2)方法:手术操作在带影像X线监视下进行,常规无菌操作。仰卧患肢外展位,臂丛神经阻滞麻醉或全麻,两助手对抗牵引、纠正重叠畸形,术者根据错位情况,先纠正旋转、侧方移位,再纠正前后移位,而后给予穿针内固定。常用的穿针固定方法有4种。①经内、外髁交叉固定:用直径2 mm左右的克氏针于外髁的外后下经皮刺入抵住骨皮质,取1枚同样的克氏针从内髁的最高点(不可后滑伤及尺神经)向外上呈45°左右进针,与第1枚针交叉固定(图3-34)。②经外髁交叉固定:第1枚针进针及固定方法同上,第2枚针进针点选在距第1枚针周围0.5～1 cm处,进针后与第1枚针交叉穿出近折端内侧骨皮质(图3-35)。③经髁间、外髁交叉固定:第1枚针从鹰嘴外缘或正对鹰嘴由下向上经髁间及远、近折段而进入近折端髓腔,维持大体对位;第2枚针从肱骨外髁向内上,经折端与第1枚针交叉固定(图3-36)。④经髁间、内髁交叉固定:髁间之针同上,另取1枚针从内髁的最高点向外上呈45°左右进针,交叉固定(图3-37)。

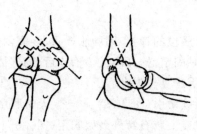

图 3-34　经内、外髁交叉固定

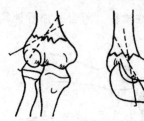

图 3-35　经外髁交叉固定

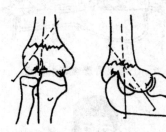

图 3-36　经髁间、外髁交叉固定

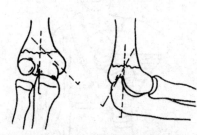

图 3-37　经髁间、内髁交叉固定

　　固定满意后，将针尾弯曲埋于皮下，针孔用无菌敷料包扎。外用小夹板辅助固定，屈肘悬吊前臂。术后注意观察患肢血液循环情况，3 周后拔钢针。对复位后较稳定者，可选择经内、外髁交叉固定。对严重桡偏型骨折，可选用经外髁交叉固定，或经髁间、外髁交叉固定。对严重尺偏移位者，可选用经髁间、内髁交叉固定。

　　4.切开复位内固定

　　(1)适应证:经手法复位失败者,可施行切开复位内固定。

　　(2)手术方法:臂丛麻醉,手术取外侧切口,暴露骨折端,将其复位,应用克氏针从内外侧髁进针贯穿骨折远端和近端,交叉固定,针尾埋于皮下,上肢石膏功能位固定,3~4 周拆除石膏,拔钢针后进行功能锻炼。

　　(二)药物治疗

　　骨折初期肿胀、疼痛较甚,治宜活血祛瘀、消肿止痛,可内服和营止痛汤加减。肿胀严重,血

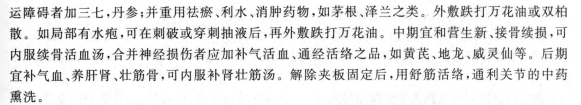

运障碍者加三七,丹参;并重用祛瘀、利水、消肿药物,如茅根、泽兰之类。外敷跌打万花油或双柏散。如局部有水疱,可在刺破或穿刺抽液后,再外敷跌打万花油。中期宜和营生新、接骨续损,可内服续骨活血汤,合并神经损伤者应加补气活血、通经活络之品,如黄芪、地龙、威灵仙等。后期宜补气血、养肝肾、壮筋骨,可内服补肾壮筋汤。解除夹板固定后,用舒筋活络,通利关节的中药熏洗。

(三)功能康复

肱骨髁上骨折一经整复与小夹板固定后,即可进行功能锻炼。早期多做握拳、腕关节屈伸活动,在7~10天内不做肘关节的屈伸活动。中期(2周后)除做早期锻炼外,可加做肘关节的屈伸活动和前臂的旋转活动;如为上臂超肘小夹板固定,可截除前、后侧夹板的肘关节以下部分,便于练功。但须注意,屈曲型骨折肘关节不能做过度屈曲活动,伸直型骨折不能做肘关节过度伸展活动,以防止骨折端承受不利的剪力,影响骨折愈合。后期骨折临床愈合后,解除外固定,并积极主动锻炼肘关节屈伸活动,严禁暴力被动活动,以免发生损伤性骨化,影响肘关节活动功能。

四、并发症的处理

(一)肘内翻

肘内翻是常见的并发症,肘内翻发生的原因有如下几种:①骨折时损伤了肘部骨骺,生长不平衡,认为是外上髁和肱骨小头骨骺受到刺激所致,外髁生长速度增加而产生畸形;在生长发育过程中,无移位的骨折亦会导致携带角改变;②尺偏移位致两骨折端的内侧被挤压塌陷或形成碎骨片而缺损,虽经整复固定,而尺偏移位倾向存在,从而导致迟发性尺偏移位;③骨折远端沿上臂纵轴内旋,导致骨折远端骑跨于骨折近端,再加骨折远端的肢体重力,肌肉牵拉和患肢悬吊于胸前时的内旋影响,使骨折的远端产生内倾内旋运动而导致肘内翻的发生;④正位 X 线片示骨折线由内上斜向外下,复位时常易将骨折远段推向尺侧,导致尺偏移位。

肘内翻畸形以尺偏移位者发生率高,多发生在骨折后 3 个月内,可采取下列预防措施:①力争一次复位成功,注意保持两骨折端内外侧骨皮质的完整;②闭合复位后肢体应固定于有利骨折稳定位置,伸直尺偏型骨折应固定在前臂充分旋后和锐角屈肘位;③通过手法过度复位使内侧骨膜断裂,消除不利复位因素;④不稳定骨折或肢肿严重不容许锐角屈肘固定者,骨折复位后应经皮穿针固定,否则牵引治疗;⑤切开复位务必恢复骨折正常对线,携带角宁可过大,莫取不足,内固定要稳固可靠。

轻度肘内翻无须处理,肘内翻>15°畸形明显者可行髁上截骨矫正。通常用闭合式楔形截骨方法,从外侧切除一楔形骨块。

手术取外侧入路,在肱三头肌外缘切开骨膜,向前后适当剥离显露干骺端,按设计截骨。保留内侧楔尖皮质及皮质下薄层骨松质并修理使具有适度可塑性,缓缓闭合截骨间隙使远近截骨面对合,检查携带角是否符合要求,肘有无过伸或屈曲畸形,然后用两枚克氏针固定,闭合切口前拍正侧位片观察。术后长臂前后石膏托固定,卧床休息1~2周,然后下地活动,以免石膏下滑使携带角减小。

(二)Volkmanns 缺血挛缩

该病为髁上骨折最严重的并发症,可原发于骨折或并发血管损伤病例,发病常与处理不当有关。出血和组织肿胀可使筋膜间室压力升高,外固定包扎过紧和屈肘角度太大使间室容积减小或无法扩张是诱发本病至关因素,由于间室内压过高直接阻断组织微循环,或刺激压力感受器引起反射性血管痉挛而出现肌肉神经缺血症状,故又称间室综合征。

前臂屈肌缺血症状多在伤后或骨折复位固定后 24～48 小时内出现,此期间宜住院密切观察,尤其骨折严重移位病例。门诊患者应常规交代注意事项,预 6～12 小时内返诊复查血运。

间室综合征出现是肌肉缺血挛缩的先兆,主要表现肢痛难忍,皮温低,前臂掌侧间室严重压痛和高张力感,继而手指感觉减退,屈肌力量减弱,脉搏可存在。一旦出现以上症状应紧急处理:去除所有外固定,伸直肘关节,观察 30～60 分钟无好转。使用带灯芯导管测量间室压力,临界压力为 4.0 kPa(30 mmHg),压力高于此值或高于健侧应考虑手术减压。无条件测压者亦可根据临床症状作出减压决定,同时探查血管,为争取时间术前不必常规造影,有必要时可在术中进行。

单纯脉搏消失而肢体无缺血症状者,可能已有充足的侧支循环代偿,无须手术处理,只需密切观察。大多数患者脉搏可逐渐恢复。

(三)神经损伤

肱骨髁上骨折并发神经损伤比较常见,发生率 5%～19%。大多数损伤为神经传导功能障碍或轴索中断,数日或数月内可自然恢复,神经断裂很少见。移位严重的骨折闭合复位有误伤神经血管危险,或使原有神经损伤加重,恢复时间延长和因瘢痕增生而致失去自然恢复机会。因此,许多学者对合并神经损伤的肱骨髁上骨折主张切开复位治疗。

神经损伤的早期处理主要为支持疗法,被动活动关节并保持功能位置。伤后 2～3 个月后临床与肌电图检查皆无恢复迹象应考虑手术探查松解。

(刘月皓)

第九节　肱骨髁间骨折

肱骨髁间骨折为关节内骨折,又称肱骨髁上"T"形或"Y"形骨折,临床较少见,多发生于青壮年,仅占全身骨折的 0.48%。

肱骨髁间部位前有冠状窝,后有鹰嘴窝,下端的肱骨滑车内外两端较粗,中段较细,呈横置的线轴形。肱骨小头与肱骨滑车之间亦有一纵沟,该处是肱骨下端的薄弱环节,遭受暴力,可产生纵形劈裂。与肱骨滑车相对的尺骨半月切迹关节面呈角尖向上的"△"形,中间有一纵形嵴,内外侧缘亦较锐利,形似刃口朝上的石斧。跌倒时肘部着地,暴力作用于肘部使尺骨半月切迹对肱骨下端有楔入的作用力,再加上与肱骨小头相接对的桡骨小头向上的冲击分力等,都是造成肱骨髁间骨折的因素。

一、病因病机

肱骨髁间骨折的病因与肱骨髁上骨折病因基本相同,也为间接暴力所致。

(一)伸直型

由高处掉下或跌倒时,肘关节伸直位或半屈曲位,以手按地,外力沿前臂向上传导,至肱骨下端,先致肱骨髁上骨折。外力继续作用,使尺骨的半月切迹和桡骨头向上冲击。同时由上向下的身体重力,使骨折的近折端向下冲击,上下的挤切力致肱骨的内外髁间纵形劈裂,形成肱骨髁间骨折。由于挤切力较重,故劈裂的内外髁常呈分离旋转移位,且向后移位。此型骨折较多见(图 3-38)。

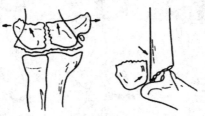

图 3-38　伸直型肱骨髁间骨折

(二)屈曲型

跌倒时,肘关节屈曲,肘后着地,或打击碰撞肘部,暴力作用于尺骨鹰嘴,力量经尺骨半月切迹和桡骨头向上向前撞击,形成肱骨髁上骨折。同时将肱骨两髁纵形劈开,致远折端向前移位(图 3-39)。

肱骨髁间骨折除了按受伤机制和骨折移位而分为伸直型与屈曲型外,也可按骨折线形态分为"T"形、"Y"形、"V"形。或按骨折移位程度分为:①Ⅰ型,骨折无移位或轻微移位,关节面平整;②Ⅱ型,骨折有移位,但无两髁旋转及分离,关节面基本平整;③Ⅲ型,骨折内外髁均有旋转移位,关节面不平;④Ⅳ型,肱骨髁部碎成 3 块以上,关节面严重破坏(图 3-40、图 3-41)。

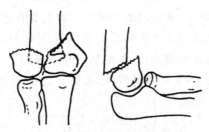

图 3-39　屈曲型肱骨髁间骨折

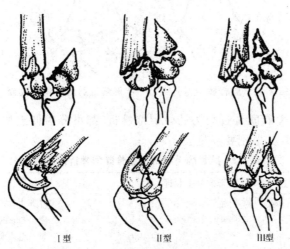

Ⅰ型　　　　Ⅱ型　　　　Ⅲ型

图 3-40　伸直内翻型骨折的分类

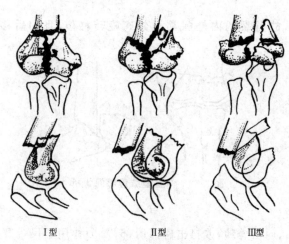

Ⅰ型　　　　　　　　Ⅱ型　　　　　　　　Ⅲ型

图 3-41　屈曲内翻型骨折的分类

肱骨髁间骨折属严重的关节内骨折,骨折移位严重时,骨折端可穿破皮肤而形成开放性骨折。如同肱骨髁上骨折一样,骨折端亦可损伤肱动、静脉及正中神经和尺、桡神经。骨折后期则易发生创伤性关节炎。

二、诊断

伤后肘部剧烈疼痛并迅速肿胀,常出现肘部畸形。皮肤有青紫瘀斑,压痛明显。因疼痛不能主、被动活动肘关节。触诊可扪及明显骨擦音及异常活动,并可摸到突起的骨折端。有倒"八"字旋转分离移位者,触诊内外髁间距离较健侧宽,肘后三角关系紊乱(图 3-42)。合并有血管、神经损伤者,有桡动脉搏动减弱或丧失,手部温度降低,皮肤颜色苍白,感觉和运动功能丧失。

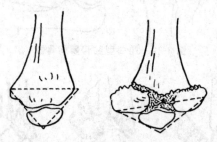

图 3-42　肱骨髁间骨折倒"八"字形移位肘后三角有改变

肱骨髁上骨折与肱骨髁间骨折均为肱骨髁部骨折,都可分为伸直型和屈曲型,都有关节肿胀、疼痛、畸形、功能障碍,其鉴别要点见表 3-2。

表 3-2　肱骨髁上骨折与肱骨髁间骨折的鉴别

鉴别要点	肱骨髁上骨折	肱骨髁间骨折
发病年龄	多发于儿童	好发于成人
发病率	多见,占全身骨折的 7.48%	少见,占全身骨折的 0.48%
骨折类型	大部分属关节外骨折,少数为关节内骨折	属关节内骨折
肘后三角	关系正常	关系改变
合并症	易合并血管神经损伤	血管神经损伤少见
后遗症	肘内翻高达 60%	肘关节功能障碍多

三、治疗

(一)整复固定方法

1.手法整复夹板固定

无移位裂纹骨折或仅有轻度前后成角移位的骨折,可不复位,如同肱骨髁上骨折一样,行超肘夹板外固定。有移位骨折可行手法复位。

(1)整复方法:①局部麻醉或臂丛神经阻滞麻醉后,患者仰卧,肩外展 70°~80°,屈肘 50°(屈曲型)或 90°(伸直型),前臂中立位。一助手双手握患肢上臂做固定,另一助手两手握住患肢前臂,保持上述肘关节屈曲位置,再沿上臂纵轴方向进行拔伸。②先整复两髁的倒"八"字形旋转分离移位。术者面对患者,以两手的拇、示、中指分别捏住内、外髁部,向中心挤按。在挤按的同时,还须做轻微的摇晃手法,使齿状突起的骨折端相互嵌合,直至两髁宽度和髁部外形与健侧相同为止。术者亦可采用两手掌相对挤按内、外髁部,使纵行骨折线嵌合。③整复尺偏或桡偏移位。术者一手握住内、外髁部,另一手握住骨折近端,如为尺偏移位,术者将骨折远端髁部向外推转,将骨折近端向内推按。如为桡偏移位,轻者可不整复,较重者术者可将骨折远段向内推转,近段向外推按。若骨折无尺偏或桡偏移位,此步可以省去。④整复前后移位。如为伸直型骨折,助手加大牵引力,使缩短、重叠移位改善后,术者将髁部向前方端提,将骨折近段向后推按。如为屈曲型者,术者将骨折远段的髁部向后方推按,骨折近段向前端提。复位成功后,术者双手握住骨折端做固定,由助手进行夹板固定。

(2)固定方法:肱骨髁间骨折也采用超肘夹板固定,固定垫的安放及固定包扎方法,均参照肱骨髁上骨折。但肱骨髁间骨折有较重的倒"八"字旋转分离移位者,在内、外髁部各加一空心垫。内、外侧夹板下端应延长到内、外髁下 3~5 cm,缚扎完毕后在超出肘的夹板延长部位再用胶布条横形粘贴一圈,以加强两夹板的远端固定力(图 3-43)。

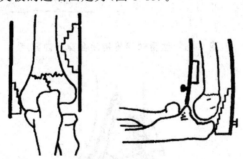

图 3-43 肱骨髁间骨折夹板固定加垫法

伸直型骨折应固定肘关节于屈曲 90°位 4~6 周。屈曲型骨折应固定肘关节于半伸直位 3 周,而后改为屈肘 90°位继续固定 2~3 周。

2.骨牵引复位固定

对骨折端有明显重叠、分离和旋转移位,或粉碎性骨折、关节面不整齐,经手法整复而不成功者,均可采取尺骨鹰嘴牵引治疗。

患者取仰卧位,上臂外展与躯干成 70°~80°,前臂中立位,肘关节屈曲 90°。尺骨鹰嘴部的牵引负重 2~3 kg。牵引 2~3 天后,骨折端的重叠移位一般都能得到纠正,应拍 X 线片检查,对未能自行复位者,应及时行手法整复,术后用小夹板超肘固定。骨牵引治疗肱骨髁间骨折,要求在

1周内达到满意的对位,即骨折端的重叠移位消失,两髁间无分离及前后方移位,关节面平整。

3.闭合穿针内固定

在X线透视和无菌操作下进行。麻醉后在保持患肢牵引下从肘内外侧各穿入一钢针,经皮进入内上髁和外上髁,撬拨整复旋转移位,再用手法整复髁间部分离和髁上部移位。最后将两钢针分别穿入对侧骨片行内固定,完成操作后,常用小夹板固定5~6周。

亦有学者在上述穿针的基础上,由内、外髁分别向近端穿针固定(图3-44),或采用经皮闭式穿针的方法使其成为"串珠"状,从外髁向内髁穿针,针的远端回缩皮下抵住内髁皮质,在内外加压的情况下形成沿轴线的合力,有稳定骨折的作用,且因克氏针是在关节以上贯穿于两髁之间,可在不去钢针的情况下练习患肘的屈伸活动,符合动静结合的原则。穿针时应注意克氏针必须在两侧骨片的中点,与肱骨干保持垂直,由滑车的上缘通过,不可进入关节间隙,以免造成关节面损伤及妨碍术后的功能练习,同时要防止神经和血管的损伤。

4.切开复位内固定

臂丛神经阻滞麻醉下,患者仰卧位,常规消毒铺巾。取肘后侧正中切口。首先找到内髁处的尺神经,并用橡皮条牵开加以保护。为清楚显露,可采用将肱三头肌肌腱舌形切开或截断鹰嘴的暴露法。骨折暴露后清除血肿,辨认肱骨下端骨折块移位方向及骨折线、关节面,然后将其复位。

Ⅰ度骨折时,将内髁和外髁分别用钢板螺丝钉与骨折近端固定(图3-45)。在两髁之间可不用固定而仍能得到很稳定的效果。术后不用外固定,1周后开始肘关节的屈伸活动。

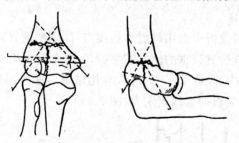

图3-44 肱骨髁间骨折闭合穿针内固定

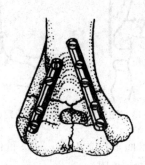

图3-45 Ⅰ度骨折的固定方式

Ⅱ度骨折时,因内侧三角形骨折片复位后有完整的骨膜维持其稳定,故先将内外髁用一枚骨松质螺丝钉做横穿固定,再将外髁与骨折近端与钢板固定(图3-46),术后无须外固定。

Ⅲ度骨折时,可在Ⅱ度骨折固定的基础上,将内侧三角形骨块复位后,再用一枚螺丝钉将其固定(图3-47)。若碎块较多,大的折块复位固定后,小折块尽量用克氏针固定。术后的处理原则是早期活动关节,如在术中发现内固定不甚牢固,可适当推迟关节活动时间。

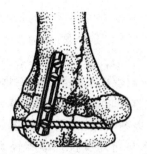

图 3-46　Ⅱ度骨折的固定方式

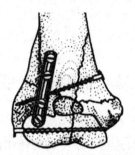

图 3-47　Ⅲ度骨折的固定方式

　　近年来,在内固定方法上,"Y"形钢板固定(图 3-48)和克氏针加钢丝张力带固定(图 3-49)均有较好的疗效。为使患者能在术后尽早地开始功能锻炼,最好采用肘内、外侧方切口,而不取后入路。Ⅳ度骨折关节面粉碎严重者,内固定难以牢固,术后应使用短期外固定。对高龄患者,可不做手术,三角巾悬吊,早期活动关节也可获得不错的结果。患肢悬吊在胸前和及早进行肘关节的屈伸活动,利用尺骨鹰嘴的模造作用而能形成一定范围的活动度,最终能满足一般的日常生活需要。

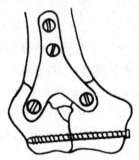

图 3-48　Y 形钢板加拉力螺钉固定

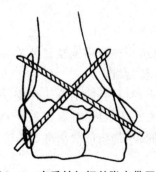

图 3-49　克氏针加钢丝张力带固定

（二）药物治疗

同肱骨髁上骨折。

（三）功能康复

本骨折无论采取什么方法治疗，都应强调早期进行合理的功能锻炼。一般要求复位后即开始做伸腕握拳活动，1周后在无痛的情况下做肘关节屈伸活动。最初活动的幅度不宜过大，但要持之以恒。以后活动的次数和时间逐渐增加，2～3周后肘关节一般应有40°～50°的活动范围。如患者的自主活动能力较差，医护人员可用揉按理顺等轻柔的手法按摩肘关节，帮助肘关节屈伸。但要强调在无痛情况下进行，不能操之过急，以免造成骨化性肌炎或影响骨折的愈合。

（刘月皓）

第十节　肱骨内上髁骨折

肱骨内上髁骨折多发生在少年和儿童。发生的高峰年龄在11～12岁。这个年龄组，肱骨内上髁系属骨骺，尚未与肱骨下端融合，故易于撕脱，也通称肱骨内上髁骨骺撕脱骨折。成人内上髁骨化中心与肱骨远端发生融合，因此单纯的肱骨内上髁骨折比较少见。屈腕肌群和内侧副韧带附着于内上髁，因此由于软组织的牵拉原因，肱骨内上髁骨折骨块常常移位。急性骨折常常是由于内上髁直接暴力或肘急性外翻伸直牵拉力所致。慢性损伤常为反复肘外翻所致，包括反复俯卧撑和投掷运动。尺神经走行在肱骨内上髁后方的尺神经沟内。发生肱骨内上髁骨时可使尺神经受到牵拉、挫伤等，甚至连同骨折块一起嵌入肘关节间隙内，导致尺神经损伤。

一、损伤机制

常为平地跌倒或投掷运动致伤。当肘关节伸直位摔倒时手部撑地，上肢处于外展位，外翻应力使肘关节外翻，同时前臂屈肌群猛然收缩牵拉，引起肱骨内上髁骨折。在儿童，内上髁是一个闭合比较晚的骨骺，在未闭合以前骺线本身就是潜在的力学弱点。跌倒时前臂屈肌腱的猛烈收缩牵拉或肘部受外翻应力作用而引起肱骨内上髁骨骺分离。内上髁骨块或骨骺可被牵拉向下向前，并旋转移位。若肘关节内侧间隙暂时被拉开，或发生肘关节后外侧脱位，撕脱的内上髁（骨骺）可被夹在关节内。

二、分型与诊断

（一）分型

根据肱骨内上髁（骨骺）撕脱骨折块移位程度及肘关节变化，可分为4型（图3-50）。

Ⅰ型：仅有骨折或骨骺分离，移位甚微。

Ⅱ型：撕脱的内上髁骨块向下有移位，并向前旋转移位，可达关节水平。

Ⅲ型：撕脱的内上髁骨折块嵌夹在关节内，并有肘关节半脱位。

Ⅳ型：肘关节后脱位或后外侧脱位，撕脱的骨块夹在关节内。

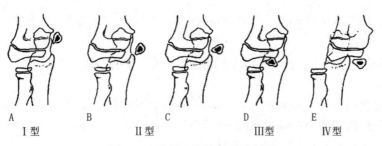

A	B	C	D	E
Ⅰ型	Ⅱ型		Ⅲ型	Ⅳ型

图 3-50　肱骨内上髁骨折的分型

(二)诊断

1.临床表现

儿童比成年人多见。受伤后肘部疼痛,特别是肘内侧局部肿胀、压痛。肘内侧和内上髁周围软组织肿胀,正常内上髁的轮廓消失。肘关节活动受限,前臂旋前、屈腕、屈指无力。临床检查肘关节后方的等腰三角形关系不存在。合并肘关节脱位者,肘关节外形明显改变,功能障碍也更为明显,常合并有尺神经损伤症状。

2.影像学表现

5～7岁以上的儿童肱骨内上髁骨骺已经骨化,肱骨内上髁骨骺分离X线表现为点状骨骺与肱骨远端分离较远,可并有向下移位,局部软组织肿胀。

3.鉴别诊断

肱骨内上髁骨骺,在6～10岁时出现,18岁左右闭合,但有时可能有不闭合者,应注意与骨折鉴别。

三、治疗

肱骨内上髁骨折非手术治疗后,即使是纤维愈合而非骨性愈合,同样可能获得一个无痛的肘关节。闭合性骨折者,如果骨折明显不稳定,或者有骨片嵌在关节内,应手术探查关节,对骨折进行复位内固定;如果怀疑尺神经卡压,应予手术探查,并对骨折进行复位内固定;如果骨折移位超过5mm,透视下复位不稳定难以维持,建议手术治疗,切开复位内固定。

(一)非手术治疗

1.适应证

Ⅰ型无移位的肱骨内上髁骨折,无须复位操作,仅用上肢石膏固定即可,为期3～5周。拆除石膏后进行功能锻炼。有移位骨折Ⅱ～Ⅳ型,均宜首选手法复位。

2.操作方法

局麻或全麻下施行手法复位。将肘关节置于屈曲90°～100°,前臂旋前,使前臂屈肌放松。术者用拇指推开血肿,将骨折块自下向上方推按,使其复位。但复位的骨折对位极不稳定,很容易发生再移位。因此,在上肢石膏固定时,注意定型前在内上髁部用鱼际加压塑形。4～5周后拆除外固定,进行功能锻炼。

合并肘关节脱位者,在肘关节复位过程中,移位的内上髁骨折片常可随之复位。如果肘关节已获复位,而内上髁尚未复位,也可再施手法复位。

肱骨内上髁嵌夹于关节内的复位。助手将伤肢前臂外展并使之外翻,使肘关节内侧张开,然后将前臂旋后并背屈腕部和手指,使屈肌迅速拉紧,再将肘关节伸展。借助肘内侧张开,屈肌牵拉的力量,将肱骨内上髁拖出关节间隙之外,再按上述操作方法将肱骨内上髁整复,加上肢石膏、将伤肢固定于功能位。

(二)手术治疗

1.适应证

(1)骨折明显移位(>5 mm),骨折块夹在关节内或旋转移位,估计手法复位很难成功。

(2)经闭合复位失败者,宜手术治疗。

(3)合并尺神经损伤,应予手术复位及神经探查。

(4)开放性骨折。

2.手术操作

臂丛麻醉下取肘内侧标准切口,切开皮肤及皮下组织即可暴露骨折断端,清除血肿。如骨折块较大,尺神经沟可被累及,应显露并游离尺神经,用橡皮片将尺神经向外侧牵开。确认骨折片及近端骨折面,屈肘90°,前臂旋前位,放松屈肌对骨折片的牵拉,复位骨折片用巾钳临时固定。

儿童的肱骨内上髁骨骺骨折可采用粗丝线缝合,在骨折片的前侧和外侧贯穿缝合骨膜、肌腱附着部及部分松质骨,能够保持其稳定。如骨折片较大,用丝线固定不稳,宜用2～3枚克氏针交叉固定,令其尾端露于皮外,缝合伤口。术后用上肢石膏功能位固定4～6周(图3-51),拆除石膏并拔除克氏针。对于成年人骨折片较大的可用松质骨螺丝钉固定。对于成年人骨折片较小,不易行内固定者,为避免日后尺神经的刺激和压迫,可以切除,并将屈肌腱止点附着部缝合于近侧骨折端处。术后用石膏托固定4～5周。

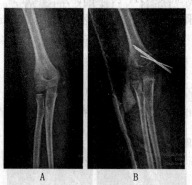

图 3-51　肱骨内上髁骨折Ⅱ型 3 枚克氏针内固定术后石膏固定

A.术前;B.术后

陈旧性肱骨内上髁撕脱骨折,只要无尺神经症状及肘关节功能障碍者,不必处理。骨折片明显移位,骨折片黏附关节囊前影响肘关节伸展或伴有尺神经症状者,可施行开放复位尺神经游离松解,必要时进行尺神经前置手术。陈旧性内上髁骨折片若复位困难时,也可以切除之。合并尺神经损伤应予以检查,如较严重可同时做尺神经前置手术。

四、并发症

(一)肘内翻

肘内翻是本病最常见的并发症,有时伴有肘关节脱位,注意尺神经有无损伤。肘内翻是远折端内侧骨皮质压缩塌陷,复位或维持复位不佳和重力性内侧移位尺侧所致,与骨骺生长速度无关,远折端旋转移位导致肘内翻,是由于旋转支点多在较宽厚的外侧髁,内侧髁失去支撑,再加上

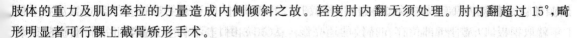

肢体的重力及肌肉牵拉的力量造成内侧倾斜之故。轻度肘内翻无须处理。肘内翻超过15°,畸形明显者可行髁上截骨矫形手术。

(二)骨不连

若骨不连患者没有任何症状,可不作处理。若出现疼痛、肘部活动受限,可进行手术瘢痕切除植骨内固定。

(三)尺神经麻痹

有尺神经麻痹的患者经手术松解或前置后,症状几乎都能得到改善。

(刘月皓)

第十一节 肱骨外上髁骨折

肱骨外上髁骨折是常见的儿童肘部骨折之一,是外髁骨骺分离,并且是关节内骨折。骨折块大部分由软骨组成,患者年龄越小,则软骨越多。在X线片显示仅为肱骨外髁的骨骺化骨中心与干骺端骨折片,而软骨不显影。实际上骨折块相当大,几乎等于肱骨下端骨骺的一半,故在临床上对骨折块的大小要给予充分的估计。对这种骨折处理不当,常发生骨不连、肘外翻畸形、迟发性尺神经损伤及上下尺桡关节不稳等,造成肘关节功能障碍。

一、损伤机制

肱骨外上髁骨折多由间接暴力所致,跌倒时手部先着地,前臂多处于旋前,肘关节稍屈曲位,大部分外力沿桡骨传至桡骨头,再撞击肱骨外髁而发生骨折。当多合并肘外翻应力,伸肌牵拉等因素造成骨折时,骨折线由外髁上部斜向下内达滑车桡侧部。骨块常包括桡侧干骺端骨片,肱骨小头骨骺,骨折块也常因在损伤时尺骨冠状突撞击滑车,致使骨折块包含有滑车的外侧部。由于肘关节致伤的瞬间所处的位置不同,骨折线由内下向外上、后延伸,骨折块可包括肱骨外上髁骨骺、肱骨小头骨骺、滑车外侧部及属于肱骨小头之上的一部分干骺端。

二、损伤类型

肱骨外上髁骨折多由间接复合外力造成,可因外力方向、前臂旋转及内收牵拉而产生不同的类型。根据骨折后骨折块移位情况,分为4型。

Ⅰ型:骨折无移位。从桡骨传来的暴力冲击肱骨小头,造成肱骨外上髁骨折,由于暴力较小,骨折未移位,骨膜未撕裂。X线正位片可见肱骨外髁部干骺端有骨折线,而骨折无移位,侧位片无异常或见无移位裂缝骨折。

Ⅱ型:骨折块向侧方、前方或后方移位,但无旋转。骨折端间隙增大轻度移位者,骨膜部分撕裂;重度移位者,完全撕裂,复位后骨块不稳定,在固定中可发生再移位。X线正位片可见肱骨外上髁骨折块向桡侧移位,侧位片骨折块向前、后侧移位或无移位。

Ⅲ型:骨折块向侧方、前方或后方移位,并且有旋转。由于局部深筋膜、骨膜完全断裂,加之前臂伸肌的牵拉,骨折块纵轴向外旋转移位可达90°～180°;在横轴上也可发生向前或向后的不同程度的旋转。肱尺关节无变化。X线正位片可见肱骨外上髁骨折块向桡侧移位,侧位片骨折块向前、后侧移位的同时两骨折面大小不等。

Ⅳ型：肱骨外髁骨骺骨折块可侧方移位、旋转移位，同时肘关节可向桡侧、尺侧及后方脱位。关节囊及侧副韧带撕裂，肘部软组织损伤严重。X线正位片可见肱骨外上髁骨折块翻转移位，同时伴有向桡侧的移位，侧位片骨折块翻转移位的同时伴有向前、后侧移位，如两骨折面大小不等，则考虑伴有旋转移位。

三、临床表现

肱骨外上髁骨折后，肘关节肿胀，以外侧为明显，并逐渐扩散，可以扩散至整个关节。骨折脱位型之肿胀最为严重。肘外侧出现瘀斑，逐渐扩散可达腕部。伤后2～3天皮肤出现水疱。肘部疼痛，肘关节呈半屈状。肘外侧明显压痛，甚至可发生肱骨下端周围压痛。移位型骨折，可能触到骨擦音及活动骨块。可发生肘外翻畸形，肘部增宽，肘后三点关系改变，肘关节活动丧失。被动活动时疼痛加重，旋转功能一般不受限。

X线片显示肱骨小头的骨折线多超过骨化中心的1/2，或不通过肱骨小头骨化中心，而通过肱骨小头与滑车间沟。通常在干骺端处有一骨折线，骨折块可向外侧移位。骨折脱位型者，正位片显示骨折块连同尺桡骨可向桡侧或尺侧移位，侧位片上可向后侧移位，偶可见向前移位者。

四、诊断与鉴别诊断

外伤史，伤后肘部疼痛，肿胀，肘呈半屈曲位。肘外侧局限性或广泛压痛，有骨擦感，成人X线可清楚显示骨折线及骨折块，对移位的判断也比较容易。儿童期肘部的骨化中心出现和闭合时间差别很大，在X线表现仅是外髁骨化中心移位，诊断时必须加以注意。

因儿童骨骺骨化不全，特别是2岁以下的幼儿，应注意与肱骨下端全骺分离及肱骨小头骨骺分离相鉴别：肱骨下端全骺分离，表现为肘关节普遍肿胀，及周围性压痛，外形类似肱骨髁上骨折或肘关节后脱位，但肘后三角关系正常；只有伴脱位的肱骨外上髁骨折其三角关系方失常。

五、治疗

肱骨外上髁骨折属于肘关节内骨折。骨折后发生创伤性关节炎多在15～20年的远期出现。所以无论采用何种方法治疗，应该要达到解剖复位或近似解剖复位，否则最终必将发生肘关节畸形和创伤性关节炎而导致关节功能障碍。

(一)手法复位

1.Ⅰ型骨折(无移位骨折型)

无移位的肱骨外上髁骨折，应用上肢石膏托固定，伤肢肘关节屈曲90°，前臂略旋后位，固定4周后拆除石膏，进行肘关节伸屈运动和前臂旋转活动功能锻炼。

2.Ⅱ型骨折(侧方移位骨折型)

应首选闭合复位。通常采用局麻或臂丛麻醉，肘伸直，内翻位使外侧间隙加大，前臂旋后、腕部伸直位，使伸肌群放松，用拇指推移骨折块。如果骨折块向外后方移位，拇指将骨块向前内侧推移使之复位。X线检查证实已复位者，可用长臂后石膏托或夹板固定4～6周，固定时间依据复位后稳定情况，取伸肘或屈肘位及前臂旋后位。

3.Ⅲ型骨折(旋转移位骨折型)

采用闭合复位。要结合X线片摸清骨折块的方位，使肘关节处于内翻、前臂旋后位。术者一手拇指扣压肱骨外上髁骨折块,其他4指拖住肘关节尺侧,另一手握住伤肢腕部,屈肘90°,使伤肘内翻,增大外侧间隙,用手指矫正旋转移位的骨折块,推入关节内,再向肘关节间隙按压,使骨折块的骨折面对合近侧骨折面,再将肘关节外翻促使骨折块复位。固定方法及时间,同侧方移位型。若复位确已成功,则可扪及肱骨外髁骨嵴平整,拇指压住骨折块进行活动时,肘关节屈伸活动良好,且无响声。

4.Ⅳ型骨折(骨折脱位型)

肘关节脱位合并肱骨外上髁骨折时,因牵引会使骨折块翻转,故禁止牵引。术者一手拇指扣压肱骨外上髁骨折块,其他4指拖住肘关节尺侧,术者另一手握伤肢腕部,先将肘关节外翻,用力推压肱骨外上髁骨折块及桡骨小头,同时挤压肱骨下端尺侧,肘关节脱位即可复位,骨折块也通常随之复位,使骨折转为Ⅰ型骨折或Ⅱ型骨折。如果手法粗暴,复位时用力不当,骨骺骨折块可能发生旋转,变为Ⅲ型骨折,此时按Ⅲ型骨折复位。复位后,上肢用石膏固定,在石膏定型之前,于肱骨外髁部加压塑性,以增强骨折复位的稳定度。

(二)手术治疗

肱骨外上髁骨折是一种关节内而且又累及骨骺的骨折。为恢复骨关节形态功能,减少骨关节的生长及活动障碍,其最适宜的处理方法应该是手术切开使其完全解剖复位,然后稳定内固定。内固定主要有克氏针固定、松质骨螺钉固定及粗丝线缝合固定等。

1.适应证

适应证包括:①Ⅲ型骨折严重移位或旋转移位;②局部明显肿胀,影响手法复位或手法复位失败者;③某些陈旧性移位骨折。

2.手术操作

臂丛或全身麻醉,取肘外侧切口,切开皮肤和皮下组织,即能暴露骨折部,清除关节内血肿,辨明骨折块翻转移位的方向和移位的程度,然后拨动外髁骨折块,并使其复位,必须注意肱骨近侧骨折面,有半个滑车,骨折块尾端要和滑车对位。复位后,用电钻在肱骨下端桡侧缘于骨折外侧各钻一骨孔,贯穿10号丝线,收缩结扎丝线时,要保持骨折块对位稳定。结扎稳定后,轻轻活动肘关节,了解其稳定性。如果不满意,可在该缝合部的前、后各加强固定一针。逐层缝合切口,肘关节屈曲90°,前臂中立位石膏固定。4周后拆除石膏,行肘关节屈曲运动、前臂旋转功能锻炼。

本法与螺丝钉或克氏针内固定比较,具有下列优点:①操作简单,容易掌握;②术中对骨骺很少加重损伤;③术中不需要剥离软组织,可保留骨骺的部分血液供应;④能较稳定维持复位的位置,并对抗伸肌拉力。克氏针固定无此作用,会移位;⑤此种方法,可避免再次手术拔取金属内固定。

另一种内固定采用克氏针,将骨折块复位后交叉穿入2枚克氏针,将骨折块固定,克氏针尾端露于皮外,术后石膏固定3周,3周后拔除克氏针,石膏继续固定2~3周。也可在外上髁下横穿松质骨螺丝钉固定,术后用石膏托固定4周,除去石膏,开始活动肘关节。

陈旧性肱骨外上髁骨折,移位不严重,预计不造成肘部形态和功能障碍者,一般不主张手术治疗。在3个月以内,骨折有明显移位、不愈合者,采用切开复位内固定治疗。

六、并发症

(一)骨不连合并肘外翻畸形

其原因是损伤使关节软骨翻转,无法和骨折面愈合,肱骨远端桡侧骨骺软骨板损伤,导致早期闭合,致使肱骨远端发育不均衡造成肘外翻。外翻明显者,可行截骨矫正。

(二)迟发性尺神经炎或麻痹

由于肘外翻畸形的牵拉,或尺骨鹰嘴对尺神经的撞击,均可导致尺神经炎,发现后应及早行尺神经前置手术,以免发生麻痹。

(三)肱骨下端鱼尾样改变

绝大多数病例骨折愈合后,X线片上显示肱骨下端呈"鱼尾"状畸形。原因是滑车骨折块部分软骨损伤后的营养发生障碍,导致缺血性坏死。这种 X 线畸形改变并不影响关节功能,故临床意义不大。

(刘月皓)

第十二节 肱骨小头骨折

Hahn 在 1853 年第一次提出,Kocher 自 1896 年起对此骨折倾注了许多精力进行研究,又称之为 Kocher 骨折。肱骨小头骨折是一种不太常见的肘部损伤,各种年龄组均可发生。单纯肱骨小头骨折以成年人多见,合并部分外髁的肱骨小头骨折多发生在儿童。本骨折是关节内骨折,常因有些骨折较轻,骨折片较小且隐蔽而容易漏诊或误诊,从而导致延误治疗。

一、骨折分类

Kocher 和 Lorenz 将肱骨小头骨折分为两类。

(一)Ⅰ型

完全骨折又称 Hahn-Steinthal 型,骨折发生在肱骨小头基底部,骨折线位于冠状面,包含一个较大块骨质的小头,亦可累及相邻的滑车桡侧部。

(二)Ⅱ型

部分骨折又称 Kocher-Lorenz 型,主要累及关节软骨,几乎不包含骨组织。

Wilson(1933)又提出了第Ⅲ型,即关节面向近侧移位,且嵌入骨组织,也有人将其称为肱骨小头关节软骨挫伤,是致伤外力不足以导致发生完全或部分骨折,早期行普通 X 线检查多不能明确诊断。

二、临床表现与诊断

常由桡骨头传导的应力所致,故有时可合并桡骨头骨折。最为常见的致伤方式是跌倒后手掌撑地,外力沿桡骨传导至肘部;或跌倒时处于完全屈肘位,外力经鹰嘴冠状突传导撞击肱骨小头所致。急诊患者除了肘关节积血肿胀、活动受限以外,局部症状不突出,多于拍照 X 线片时发现,前臂旋转不受限制是其特点。临床上应注意将肱骨小头骨折与外髁骨折进行鉴别。外髁的一部分即关节内部分是肱骨小头骨折,不包括外上髁和干骺端;而外髁骨折除包括肱骨小头外,还包括非关节面部分,常累及外上髁。

其典型 X 线表现如下:侧位片常常可以看到肱骨下端前面,相当于滑车平面有一薄片骨块影,因骨折块包含有较大的关节软骨,故实际的骨折片要比 X 线片所显示的影像大得多。值得

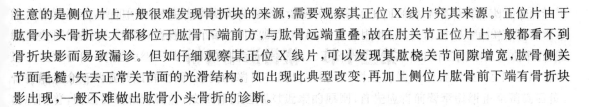

注意的是侧位片上一般很难发现骨折块的来源,需要观察其正位 X 线片究其来源。正位片由于肱骨小头骨折块大都移位于肱骨下端前方,与肱骨远端重叠,故在肘关节正位片上一般都看不到骨折块影而易致漏诊。但如仔细观察其正位 X 线片,可以发现其肱桡关节间隙增宽,肱骨侧关节面毛糙,失去正常关节面的光滑结构。如出现此典型改变,再加上侧位片肱骨前下端有骨折块影出现,一般不难做出肱骨小头骨折的诊断。

三、治疗

争议颇多,包括非手术方法(进行或不进行闭合复位)、骨块切除及假体置换。不论是采取闭合或切开复位,都应争取获得解剖复位,因为即使轻度移位亦可影响关节活动。若不考虑骨折类型,要想获得良好疗效,术后康复至关重要。

(一)非手术治疗

对无移位骨折可行石膏后托固定 3 周。对成人移位骨折,并不建议闭合复位;儿童和青少年移位骨折,可首选闭合复位,可望获得快速而完全的骨愈合。

如有可能,可对 I 型骨折试行闭合复位,伸肘位对前臂进行牵引,直接对骨折处进行施压以获得复位。对肘部施加内翻应力,可使外侧开口加大,有利于骨折复位。一旦复位满意,应保持屈肘,由桡骨头的挤压作用来维持骨折块的复位。尽管有人强调应在最大屈肘位固定以维持复位,但应注意对严重肿胀者应减少屈肘,以防出现缺血性挛缩。前臂旋前有助于桡骨头对骨折块的稳定作用。完全复位后,应将肘部制动 3～4 周。

(二)手术治疗

手术难度较大,因为即使获得了解剖复位,也做到了术后早期活动,仍可能发生部分或完全性的肘关节僵硬。

因骨折块位于关节囊内,并且常旋转 90°,充分的手术显露很有必要。可采取后外侧入路,在肘肌前方进入关节,注意保护桡神经深支。此切口稍偏前方,优点是术中可以避开后方的肱尺韧带,减少发生后外侧旋转不稳定的危险,且不易损伤桡神经深支。若术中或原始损伤累及了后外侧韧带复合体,应在术中行一期修补,并可将其与骨骼进行锚式固定,术后将前臂置于旋后位短期制动,以维护这种修补术的效果。

术中固定可采用松质骨螺钉、克氏针及可吸收螺丝钉固定骨折块,其中以松质骨螺钉的固定效果最好,螺丝钉可自后方向前旋入固定。手术目的是恢复关节面解剖,并给予稳定固定,以允许术后早期活动。若骨折块不甚粉碎,复位满意后用松质骨螺钉固定稳定可靠,术后则不必进行制动,可立即进行屈伸功能锻炼,临床疗效较为满意。对粉碎严重的骨折,普通螺钉或克氏针固定常很难达到理想效果,则可采用外固定架固定。若骨折块太小或严重粉碎,则可考虑行碎骨块切除。对移位骨折,Smith 认为骨折块切除的疗效优于进行闭合或切开复位,并建议早期行切除术,而不是伤后 4～5 天血肿和渗出开始机化时手术。术后只用夹板或石膏制动 2～3 天即可开始进行关节活动。骨折块切除术后发生桡骨向近端移位和下尺桡关节的异常并不多见。如果确实因骨折块太小,无法进行复位及固定,遗留在关节内又将成为游离体,进行早期切除有助于功能恢复;但对完全骨折,尤其是骨折累及滑车桡侧时,早期进行骨折块的切除显然不合适,将造成关节活动受限和外翻不稳定。

Jakobsson 建议用金属假肢来重建肱骨远端关节面,以避免发生肱骨小头骨折块的无菌性坏死和维持肘关节稳定性,但此种治疗没有得到普遍开展。

对陈旧性骨折伴明显移位而影响肘关节功能时，无论受伤时间长短，都应将骨折块切除。通过手术包括软组织松解、理疗和功能锻炼，肘关节功能将得到明显改善。反之，如行切开复位内固定，即使达到解剖复位，效果也不理想。

（刘月皓）

第十三节　尺骨鹰嘴骨折

尺骨近端后方位于皮下的突起称为鹰嘴，其与前方的尺骨冠状突构成半月切迹，此切迹恰与肱骨滑车形成关节。这个关节提供了肘关节屈伸运动，其内在结构增加了肘关节的稳定性。除少数尺骨鹰嘴撕脱骨折外，大多数病例是波及半月切迹的关节内骨折。

一、损伤机制

尺骨鹰嘴位于皮下，容易受到损伤。造成骨折的损伤可为间接暴力。当跌倒，手掌着地时，肘关节呈半屈状。肱三头肌猛烈收缩，即可造成尺骨鹰嘴撕脱骨折；或在肘部着地时，肱骨下端直接撞击尺骨半月切迹关节面，加上肱三头肌向相反方向牵拉，导致鹰嘴骨折，甚者可造成肘关节前脱位。直接暴力打击，可能导致尺骨鹰嘴粉碎性骨折。只要在骨折发生的瞬间，肌肉收缩力量不是很强烈，骨折移位就不会很明显。

二、骨折分类

鹰嘴骨折属关节内骨折，可由直接暴力或间接暴力引起，可分为以下 3 型。

Ⅰ型骨折：影响关节面的近侧 1/3。

Ⅱ型骨折：影响关节面的中 1/3。

Ⅲ型骨折：影响关节面的远侧 1/3。

此外，Ⅲ型骨折可伴有桡骨近端向前移位。

三、临床表现及诊断

鹰嘴骨折属于关节内骨折，常发生关节内出血和渗出，导致肿胀和疼痛。压痛比较局限，骨折端可触及凹陷，并伴有疼痛。肘关节呈半屈状，伸屈功能障碍。不能抗重力伸肘是可以引出的最重要体征，表明肱三头肌的伸肘功能丧失，伸肌装置的连续性中断，此体征的出现与否对确定治疗方案非常重要。有时合并尺神经损伤。

X 线片可以显示骨折，骨折类型和移位程度。应尽可能拍摄一个真正的侧位片，以准确掌握骨折的特点。正位 X 线片也很重要，它可呈现骨折线在矢状面上的走向。

四、治疗

在治疗尺骨鹰嘴骨折时，须强调 3 个问题：①要求准确复位，恢复光滑的关节面。如错位愈合，关节面变得高低不平，则会引起活动受限、延迟康复和并发创伤性关节炎；但若能早期开始活动，骨痂可能在生长中塑形，成为光滑的关节面，则不一定会发生创伤性关节炎；②固定应有足够的强度,以容许在 X 线片上尚未证明有完全愈合之前,就能主动开始功能锻炼;③鹰嘴突是肱三头肌的止点,治疗的另一目的是恢复正常的伸肘功能。

(一)手法复位

1.无移位骨折

骨折不完全,无须复位,确诊后即用屈肘 45°～90°长臂石膏托固定,2～3 周后拆除石膏。

2.轻度移位骨折

在无麻醉下将肘关节置于 130°～140°位,使肱三头肌放松。术者握紧伤肢的上臂,一手用鱼际抵于鹰嘴尖部,用力推按,使骨折对合复位。复位后肘部伸 130°,石膏托固定 3 周后拆除开始功能锻炼。

(二)手术治疗

骨折移位明显,经手法复位失败或不宜手法复位者均应采用手术切开复位内固定治疗。移位鹰嘴骨折的治疗目的是:①维持肘关节的伸肘力量;②避免关节面不平;③恢复肘关节的稳定性;④防止肘关节僵硬。

1.克氏针张力带钢丝固定

此法适用于冠状突近端的非粉碎性鹰嘴骨折,尤其适用于撕脱骨折和横形骨折。张力带钢丝固定的手术方法:切口起于鹰嘴近端 2.5 cm,与鹰嘴外缘平行,紧贴尺骨骨干的外侧缘向远端延长 7.5 cm。显露尺骨鹰嘴骨折两断端,整复骨折块。此时关节面应做到对合平整不留台阶,以免远期发生创伤性关节炎。在尺骨远侧骨块距骨折线 2.5～3 cm 处,从一侧向另一侧钻孔,通过肱三头肌腱膜预置 18 号不锈钢钢丝一段并绕过鹰嘴顶端。再由尺骨鹰嘴近端向骨折远端平行打入 2 mm 克氏针 2 枚,与关节面平行,针尾在骨表面留有约 0.5 cm。远端可穿透尺骨掌侧皮质少许,针尾折弯。再将预置之钢丝绕过 2 个针尾,助手用复位钳维持骨折复位,术者将钢丝在尺骨鹰嘴表面环形绑扎,并收紧钢丝,剪去多余钢丝残端。透视检查,并被动活动肘关节不受影响,缝合切口。传统的"8"字张力带固定法将 2 枚克氏针打入尺骨骨髓腔内,这样随着时间的延长克氏针容易松动,露于骨折近端的针尾易刺激局部滑膜形成滑囊炎,甚至进一步退出,刺破皮肤造成局部感染。因此推荐将克氏针穿透尺骨掌侧皮质少许,这样可将克氏针牢固固定于两侧皮质,不易松动。克氏针张力带钢丝固定术后可不用外固定,术后 7～10 天即可开始轻度主动和辅助被动活动。

2.髓内固定

此法适用于鹰嘴粉碎性骨折及远端骨块和桡骨头向前脱位者,牢固的固定可防止脱位复发。尺骨鹰嘴粉碎性骨折者必须避免鹰嘴的弓形关节面减少。此外,若合并尺骨干骨折也可使用髓内钉固定两骨折。需要指出的是,若使用髓内螺钉固定尺骨鹰嘴骨折,所应用的螺钉必须有足够的长度以获得对尺骨远端髓腔的牢固把持,而且只使用 1 枚长螺钉可能阻止不了肱三头肌牵拉所致的鹰嘴骨折分离。宜选用两枚螺钉垂直于骨折线平行打入,或联合使用 8 字形张力带钢丝联合固定。

髓内钉可不切开骨折部,采取闭合法插入或采用切开显露骨折部法插入(伸直肘关节,切口从鹰嘴突的近侧 2 cm 处开始,沿桡侧缘向远侧延伸 5～6 cm)。如用闭合法,只需在鹰嘴尖端作一 0.3～0.5 cm 的小切口,用一根直径与尺骨髓腔相符的细斯氏钉,从鹰嘴突尖端钻入,方向对准髓腔。待钉尖到达骨折处,暂停钻入,利用骨外的钉尾,控制骨折片,进行闭合复位。X 线透视确认复位和钉的位置,如复位和钉的方向准确,继续将钉钻入,直至仅有 2～3 cm 长的钉尾露在骨外为止,缝合切口。如屈肘后,骨折片有分离趋势,则需切开显露骨折部,加用"8"字形钢丝固定。若鹰嘴骨折伴有尺骨干骨折,髓内钉采用逆行法钉入,钉入时由助手保持已复位的鹰嘴位置。

3.钢板内固定

粉碎性骨折伴有骨缺损时,使用张力带固定加压可能造成尺骨鹰嘴短缩,可应用1/3管型钢板、重建钢板或3.5 mm LCP达到坚强固定。切口从鹰嘴突的近侧2 cm处开始,沿其桡侧缘向远侧延伸7~8 cm,切开骨膜,显露骨折部。将骨折准确复位,用巾钳维持复位。将钢板充分塑形以适合尺骨鹰嘴的形状,先用2枚螺钉将钢板固定于近端尺骨鹰嘴上,再应用牵开器对骨折进行加压,完成固定后,再用拉力螺钉固定骨折。术后石膏托外固定肘关节于屈曲90°、前臂中立位2~3周。去除外固定后,行肘关节功能活动练习。

4.尺骨鹰嘴切除术

切口以鹰嘴为中心纵行切开,长约10 cm。为了保护尺神经,可先从尺神经沟中将其游离,用橡皮条牵开。在肱三头肌腱膜和鹰嘴后侧筋膜上作一"U"字形切口,使腱膜瓣的远侧端位于骨折的远侧约0.5 cm处。将U形腱膜瓣向远侧翻转,用巾钳钳住骨折片,用刀切除之。修齐骨折远折片的断面。使肘伸直,将腱膜瓣缝回原处,先缝两侧,然后重叠缝合腱膜瓣的远端及骨膜与深筋膜。通常屈肘90°位时,腱膜的张力不致很大。将尺神经移至肘关节前面。此手术过程需注意:①切除鹰嘴的范围不能超过冠状突的水平,并须保留半月切迹的远侧垂直;②由于切除鹰嘴后容易损伤尺神经,因此须将其移至肘前。

五、预后及并发症

鹰嘴主要由松质骨组成,鹰嘴骨折经过良好的复位及坚强的固定后,骨折断端间获得了紧密的接触,愈合较快,预后良好。但对于关节面损伤超过60%或术后关节面仍有移位超过2 mm者预后较差。术后,患者的主要不适是肘部活动受限,特别是伸肘受限。

(刘月皓)

第十四节　尺骨冠突骨折

尺骨冠状突骨折多是由于肘关节屈曲位着地时,尺骨冠状突与肱骨滑车撞击所致。尺骨冠状突骨折系关节内骨折,单纯尺骨冠状突骨折比较少见,临床上常可合并有肘关节后脱位、桡骨小头粉碎性骨折、尺骨鹰嘴粉碎性骨折、肱骨内髁骨折及其他损伤,极易漏诊或误诊,常需CT检查协助诊断。

一、尺骨冠状突的解剖

尺骨冠状突是位于尺骨近端前面的骨性突起,属于尺骨半月形滑车凹关节面的一部分,尺骨冠状突参与和肱骨滑车构成屈戌关节。冠状突在结构上可分为3个部分:①向前方的突起形成冠状突尖,其基底外侧面形成桡骨头切迹,参与上尺桡关节的组成。②向前内侧的突起形成前内侧面。③非关节面部分也有一小隆起,称为高耸结节为肘内侧副韧带前束的止点。在屈肘30°～120°范围内,内侧副韧带复合体前束的前部是肘关节最主要稳定结构,可对抗外翻,维持肘内侧的稳定。尺骨冠状突对抗肱二头肌、肱肌及肱三头肌牵拉尺骨向肘后移位的作用,是维持肘关节稳定的主要结构,根据 Heim 提出的肘关节稳定环的四柱理论,冠突是前柱及内侧柱的重要组成部分,因此恢复冠状突的解剖结构及恢复重建肘内侧副韧带连续性,是治疗的理论基础。

二、骨折分型

尺骨冠状突骨折的分型主要有 2 种。

(一)Regan-Morrey 分型

根据侧位 X 线片上冠状突骨折块的高度将其分为 3 型：Ⅰ型,骨折累及冠状突尖;Ⅱ型,骨折累及的冠状突高度为 50% 以下;Ⅲ型,骨折累及冠状突基底,超过冠状突高度的 50%。

(二)O'Driscoll 分型

根据冠状突骨折的部位、大小和损伤机制提出了 O'Driscoll 分型,见表 3-3。

表 3-3 冠状突骨折的 O'Driscoll 分型

分型	骨折部位	亚型	特征
Ⅰ型	冠状突尖部	1	骨折高度≤2 mm(即片状骨折)
		2	骨折高度>2 mm
Ⅱ型	冠状突前内侧面	1	前内侧缘骨折
		2	前内侧缘+冠状突尖部骨折
		3	前内侧缘+高耸结节(±冠状突尖部)骨折
Ⅲ型	冠状突基底	1	冠状突体部和基底部骨折
		2	经鹰嘴骨折脱位时的冠状突基底部骨折

三、诊断

(一)临床表现

在肘部扭伤或摔倒时患肢着地后出现肘关节脱位、桡骨头骨折或肘关节疼痛性活动受限,均需考虑冠状突骨折的可能性。临床表现为肘部肿痛,伸屈活动受限,骨折引起的肘部肿痛多局限于肘前方,压痛点多位于肘横线中点。除了常规的 X 线摄片外,需注意进行血管神经状况的评估。

(二)辅助检查

绝大多数尺骨冠状突骨折可通过肘关节正侧位 X 线片发现。正位 X 线片上肱尺关节内侧关节间隙可发现软骨下骨出现"双线征"。冠状突前内侧面骨折时,内翻应力下 X 线片上可出现"楔形征","楔形征"或肘关节内侧间隙变窄提示尺骨相对滑车发生了后内侧旋转半脱位。CT 扫描能清楚地显示骨折部位、骨块大小及移位情况。必要时可行 MRI 检查,减少冠突骨折漏诊的发生,MRI 还可以帮助评估侧副韧带及关节囊的损伤情况。

四、治疗

若诊断或治疗不当,可导致肘关节脱位的并发症,如习惯性肘关节脱位、肘关节僵硬、屈伸功

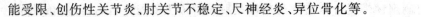

能受限、创伤性关节炎、肘关节不稳定、尺神经炎、异位骨化等。

(一)非手术治疗

对于手术指征的把握,目前比较公认的观点是 Morrey 提出的,Ⅰ型骨折无论是否合并肘关节脱位可行非手术治疗,早期活动可达到满意的疗效;Ⅱ型稳定型骨折也可采取非手术治疗。但需要注意的是:当合并桡骨头骨折、肘关节后脱位时,冠状突骨折则属于严重损伤,即所谓的"恐怖三联征",必须行手术治疗。非手术治疗可采取手法复位石膏托固定屈肘 90°、前臂旋后位,4~6 周。

(二)手术治疗

肘关节恐怖三联征,即冠状突骨折合并桡骨头骨折及肘关节后脱位需手术治疗;对所有Ⅲ型骨折也建议手术治疗;冠状突前内侧面骨折是关节内骨折,其形态和大小影响肱尺关节的稳定性,孤立的前内冠状突骨折如存在关节面不连续和肘关节脱位倾向,也需要手术治疗。手术入路的选择与尺骨冠状突骨折合并的肘关节损伤的类型有关。①外侧入路:主要适用于合并有桡骨头骨折的冠状突骨折。于桡侧腕伸肌长、短头之间分离,由于伸肌总腱多合并有损伤,因此一般无须太多剥离即可显露肱桡关节。如果伸肌总腱没有损伤,需将其劈开。注意保护进入旋后肌的骨间背神经,避免造成神经损伤。②后侧入路:主要适用于尺骨冠状突骨折合并尺骨鹰嘴骨折。常规肘后正中切口,可直接暴露尺骨鹰嘴。注意游离并保护尺神经,由于尺骨鹰嘴已经骨折,当清除关节腔内积血后,屈曲肘关节即可通过尺骨鹰嘴骨折骨折线暴露尺骨冠状突。③内侧入路:适用于单纯尺骨冠状突骨折,于尺侧屈腕肌二头起点之间分离,即可显露骨折端。需要注意保护尺神经。小的冠状突骨折块最好采用缝线固定,其目的是保留前方关节囊的止点和肘关节前方的骨性支撑。当冠状突骨折块较大且患者骨量较好时可采用螺钉固定。通常需要 2 枚螺钉以达到足够的固定强度。冠状突前内侧面骨折和大块冠状突基底部骨折,也可采用钢板内固定,预弯的冠状突钢板、小的 T 形钢板或者重建钢板都可以应用。对于陈旧性和粉碎程度严重的冠状突骨折,很难进行骨折内固定手术,此时为保持肘关节稳定性,常需行结构性植骨重建冠状突。

需要注意的是,对于尺骨冠状突骨折,韧带结构及软组织的修复十分重要。Ring 等的研究表明,冠状突尖为关节内结构,冠状突骨折后骨块通常与前方关节囊相连。且认为Ⅰ型骨折的机制为剪切而非撕脱。故对于此型的处理需修补前关节囊。对于Ⅱ型、Ⅲ型骨折前方关节囊的修复降低了后方不稳及外翻不稳的风险。

术后屈肘 90°石膏托外固定,1 周后拆除石膏外固定进行功能锻炼。若骨折内固定不够坚强,可适当延长石膏外固定时间,术后 6 周行抗阻力功能锻炼。

五、并发症

肘关节僵硬、异位骨化、尺神经卡压、创伤性骨关节炎和肘关节不稳定是手术后常见的并发症。

(张明伦)

第十五节　桡骨头半脱位

桡骨头半脱位也叫牵拉肘,是发生在小儿外伤中最为常见的损伤之一。常见发病年龄为1～4岁,其中2～3岁最为多见。也可偶见于学龄前儿童,甚至小学生。

一、病因病机

常由于大人牵着患儿走路,上台阶时在跌倒瞬间猛然拉住患儿手致伤;或从床上拉起患儿,拉胳膊伸袖穿衣;或抓住患儿双手转圈玩耍等原因,患儿肘关节处于伸直,前臂旋前位突然受到牵拉而致。

目前有关本病的发病机制仍未得到明确的统一认识,过去认为小儿桡骨头发育不完全,桡骨头的周径比桡骨颈部的周径小,环状韧带松弛,不能牢固保持桡骨头的位置,当受到牵拉时,桡骨头自环状韧带下滑脱,致使环状韧带嵌在肱桡关节间。但近年来有些学者通过尸检发现婴幼儿桡骨头的周径反而比桡骨颈的周径大,而且桡骨头也并非圆形而是椭圆形,矢状面直径比冠状面大,当伸肘、前臂旋前位牵拉肘关节时,环状韧带远侧缘附着在桡骨颈骨膜处发生横断撕裂,此时桡骨头直径短的部分转到前后位,所以桡骨头便自环状韧带的撕裂处脱出,致使环状韧带嵌在肱桡关节间(图3-52)。因环状韧带滑脱不超过桡骨头的一半,故一般很容易复位。总之,有关本病的发病机制尚需进一步探讨和研究。

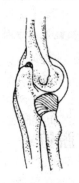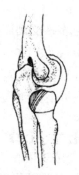

A.环状韧带正常解剖关系

B.肘受到牵拉后,环状韧带远端附着处撕裂,桡骨头部分脱出,环状韧带剥离部滑进肱桡关系

图 3-52　牵拉肘的创伤解剖

二、临床表现与诊断

患儿受牵拉伤后,疼痛哭闹,拒绝使用患肢,前臂常处于旋前,肘关节半屈曲位。上肢不敢上举,肘不敢屈曲。桡骨头部位可有压痛,但无明显红肿。肘关节屈伸稍受限,但前臂旋后明显受限。X线片表现正常。结合有牵拉外伤史而不是跌打摔伤即可考虑为本病。有时在临床检查及拍片过程中,不知不觉已经复位。

三、治疗

(一)非手术治疗

1.复位

以右侧为例，术者右手握住患儿前臂及腕部，左手拇指放于桡骨头外侧，先轻轻牵引，然后将前臂旋后屈肘，当桡骨头复位时可感觉到弹响，此时疼确立即消除，患儿即刻停止哭闹，并能屈肘上举，开始使用患肢拿东西。若不能复位，术者左手握住患儿肘部，拇指放于桡骨头内侧，先轻轻牵引，然后右手将前臂旋前，同时左手拇指向外侧推压桡骨头即可复位。有时桡骨头脱位时间长，复位后需经过一段时间之后症状才能消除。

2.固定

复位后无须特殊外固定，简单用三角巾悬吊患肢于屈肘功能位1周即可。另外应嘱咐家长避免再牵拉伤患肢。若反复多次发生脱位时，复位后患肢应适当用石膏托制动2周左右。

3.练功方法

固定期间无须特殊练功，去除固定后应避免再次牵拉伤患肢。

4.药物治疗

无须药物治疗。

(二)手术治疗

无特殊情况，闭合手法复位均能获得成功而不需行手术治疗。但对年龄较大的患儿用手法复位失败，需行手术切开复位并修复环状韧带。

四、合并症

本病复位后，除未予制动而且多次受到牵拉易导致习惯性桡骨头半脱位外，一般无其他合并症发生。

（张明伦）

第十六节　肘关节脱位

肘关节脱位是肘部最常见的损伤，在全身各大关节脱位中占1/2左右，居第1位，多发生于青少年，儿童和老年人少见，多为间接暴力所致。按脱位的方向，可分为前脱位、后脱位两种，后脱位最为常见，前脱位甚少见。

一、创伤机制

肘关节由肱桡关节、肱尺关节和上尺桡关节所组成。这3个关节共包在一个关节囊内，有一个共同的关节腔。肘关节从整体上来说，以肱尺部为主，与肱桡部、上尺桡部协调运动，使肘关节作屈伸动作。构成肘关节的肱骨下端呈内外宽厚，前后扁薄状，其两侧的纤维层则增厚而形成桡侧副韧带和尺侧副韧带，关节囊的前后壁薄弱而松弛。由于尺骨冠状突较鹰嘴突低，所以对抗尺骨向后移位的能力较对抗前移位的能力差，常易导致肘关节向后脱位。

　　肘关节脱位主要由间接暴力所造成,由于暴力的传导和杠杆的作用而产生不同的脱位形式。患者跌倒时,肘关节伸直前臂旋后位手掌触地,外力沿尺骨纵轴上传,使肘关节过度后伸,以致鹰嘴尖端急骤撞击肱骨下端的鹰嘴窝,在肱尺关节处形成杠杆作用,使止于喙突上的肱前肌及肘关节囊的前壁被撕裂,肱骨下端前移位,尺骨喙突和桡骨头同时滑向肘后方形成肘关节后脱位。由于环状韧带和骨间膜将尺桡骨比较牢靠地夹缚在一起,所以脱位时尺桡骨多同时向背侧移位。由于暴力作用不同,尺骨鹰嘴和桡骨头除向后移位外,有时还可以向桡侧或尺侧移位,形成肘关节侧方移位。向桡侧移位又可称为肘外侧脱位,向尺侧移位称为肘关节内侧脱位。

　　若屈肘位跌倒,肘尖触地,暴力由后向前,可将尺骨鹰嘴推移至肱骨的前方,成为肘关节前脱位,多并发鹰嘴骨折,偶尔可出现肘关节分离脱位,因肱骨下端脱位后插入尺桡骨中间,使尺桡骨分离。脱位时肘窝部和肱三头肌腱被剥离,骨膜、韧带、关节囊被撕裂,以致在肘窝形成血肿,该血肿容易发生骨化,成为整复的最大障碍,或影响复位后肘关节的活动功能。另外,肘关节脱位可合并肱骨内上髁骨折,有的还夹入关节内而影响复位,若忽视将会造成不良的后果。移位严重的肘关节脱位,可能损伤血管与神经,应予以注意。

二、诊断

(一)肘关节后脱位

　　肘关节肿胀、疼痛、压痛。肘关节呈靴样畸形,尺骨鹰嘴向后突出,肘后关系失常,鹰嘴上方凹陷或有空虚感。肘窝可能触及扁圆形光滑的肱骨下端,肘关节后外侧可触及脱出的桡骨小头。肘关节呈屈曲位弹性固定,肘关节功能障碍。

　　X线正位见尺桡骨近端与肱骨远端相重叠,侧位见尺桡骨近端脱出于肱骨远端后侧,有时可见喙突骨折。

(二)肘关节前脱位

　　肘关节肿胀,疼痛,肘后部空虚,肘后三点关系失常,前臂较健侧变长,肘前可触及尺骨鹰嘴,前臂有不同程度的旋前或旋后。

　　X线侧位可见尺骨鹰嘴突出于肘前方,或合并尺骨鹰嘴骨折,尺桡骨上段向肘前方移位。

(三)肘关节侧方脱位

　　肘关节内侧或外侧副韧带、关节囊和软组织损伤严重,肘部内外径增宽。内侧脱位时肱骨外髁明显突出,尺骨鹰嘴和桡骨小头向内侧移位;外侧脱位时,前臂呈旋前位,肱骨内髁明显突出,尺骨鹰嘴位于外髁外方,桡骨头突出。肘部呈严重的内翻或外翻畸形。X线可见外侧脱位尺骨半月切迹与外髁相接触,桡骨头移向肱骨头外侧,桡骨纵轴移向前方,前臂处于旋前位。内侧脱位时,尺骨鹰嘴、桡骨小头位于肱骨内髁内侧。

三、治疗

　　新鲜肘关节脱位一般采用手法复位,固定3周后去除外固定做功能锻炼。合并血管神经损伤者早期应密切观察,必要时行手术探查。对于陈旧性肘关节脱位,经手法整复失败者,可采用切开复位术。

(一)手法复位外固定

1.新鲜肘关节脱位

(1)肘关节后脱位:助手用双手握患肢上臂,术者用一手握住患肢腕部,另一手握持肘关节,在对抗牵引的同时,握持肘关节前方的拇指,扣住肱骨下端,向后上方用力推按,置于肘后鹰嘴部位的其余手指,向前下方用力端托,在持续加大牵引力量后,当听到或触诊到关节复位弹响感觉时,使肘关节逐渐屈曲90°~135°,复位即告成功。肘关节恢复无阻力的被动屈伸活动,其后用三角巾悬吊前臂或长臂石膏托在功能位制动2~3周。

(2)肘关节前脱位:应遵循从哪个方向脱出,还从哪个方向复回的原则。如鹰嘴是从内向前脱位,复位时由前向内复位。术者一手握住肘部,另一手握住腕部,稍加牵引,保持患肢前臂旋内同时在前臂上段向后加压,听到复位的响声,即为复位。再将肘关节被动活动2~3次,无障碍时,将肘关节屈曲135°用小夹板或石膏固定3周。合并有鹰嘴骨折的肘关节脱位,复位时前臂不需牵引,只需将尺桡骨上段向后加压,即可复位。复位后不做肘关节屈伸活动试验,以免导致骨折再移位,将肘关节保持伸直位或过伸位,此时尺骨鹰嘴近端向远端挤压,放上加压垫,用小夹板或石膏托固定4周。

(3)肘关节侧方脱位:术者双手握住肘关节,以双手拇指和其他手指使肱骨下端和尺桡骨近端向对方向移动即可使其复位。伸肘位固定3周后进行功能锻炼。

2.陈旧性肘关节脱位

复位前,应先拍X线片排除骨折、骨化性肌炎,明确脱位类型、程度、方向及骨质疏松等情况。行尺骨鹰嘴骨牵引,重量6~8 kg,时间约1周。肘部、上臂行推拿按摩,并中药熏洗,使粘连、挛缩得到松解。在臂丛麻醉下,解除骨牵引,进行上臂、肘部按摩活动,慢慢行肘关节屈伸摇摆、内外旋转活动,范围由小到大,力量由轻到重,然后在助手上下分别牵引下,重复以上按摩舒筋手法,这样互相交替,直到肘关节周围的纤维粘连和瘢痕组织以及肱二、三头肌得到充分松解,伸展延长,方可进行整复。患者取坐位或卧位,上臂和腕部分别由两名助手握持,作缓慢强力对抗牵引,术者两手拇指顶压尺骨鹰嘴突,余手指环握肱骨下端,肘关节稍过伸,当尺骨鹰嘴和桡骨头牵引至肱骨滑车和外髁下时,缓缓屈曲肘关节,若能屈肘90°以上,即为复位成功。此时鹰嘴后突畸形消失,肘后三角关系正常,肘关节外形恢复。复位成功后,将肘关节在90°~135°范围内反复屈伸3~5次,以便解除软组织卡压于关节间隙中,再按摩上臂、前臂肌肉,旋转前臂及屈伸腕、掌、指关节,以理顺筋骨,行气活血。然后将肘关节屈曲90°位以上,用石膏托或绷带固定2周,去除固定后,改用三角巾悬吊1周。

(二)切开复位外固定

对于陈旧性肘关节脱位手法复位不成功者及骨化性肌炎明显者,可采用切开复位及关节切除术,术后肘关节功能改善比较满意。手术一般取肘正中切口,分离出尺神经加以保护,将肱三头肌肌腱作舌状切开并翻向远端,行骨膜下剥离松解肱骨下端,清除关节内瘢痕组织,进行复位。如不稳定可用克氏针将鹰嘴与肱骨髁固定,放置引流条,固定3周后进行肘关节功能锻炼。若脱位时间较长,关节软骨已变性剥脱,已不能行切开复位术。取肘后方切口,将肱骨远端由内外上髁水平切除或保留两上髁而将其间的滑车和外髁的内侧部切除,呈鱼尾状,适当修正尺骨鹰嘴使其形状与肱骨下端相对应并切除桡骨头。彻底止血,将肘关节屈曲90°~100°位,于内外髁上缘打入2枚克氏针,术后石膏托固定,2周后拔除克氏针,4周后进行功能锻炼。

(三)药物治疗

早期多为瘀血阻络,治以活血祛瘀、消肿止痛。中期为气血留滞,治以行气活血,舒筋通络。后期为肝肾不足,治以补益肝肾,壮骨强筋。外敷用活血散或消瘀散等,每隔1~3天换药一次,肿胀消退后改用外洗药方,至功能恢复。

(张明伦)

第十七节　尺桡骨双骨折

尺桡骨双骨折占全部骨折的 10%~14%，在前臂骨折中居第 2 位，仅次于桡骨远端骨折。

一、损伤机制

最常见的致伤原因为运动损伤和前臂遭受直接打击，这些类型的骨折多见于年轻患者。老年人前臂骨干骨折多因摔倒撑地所致。尺桡骨双骨折可由直接暴力、间接暴力、扭转暴力引起，有时导致骨折的暴力因素复杂，难以分析其确切的暴力因素。

(一)直接暴力

多数是被击伤，或机器绞伤，软组织损伤比较重，骨折线常在同一平面，而且多数是横断或粉碎性(图 3-53A)。

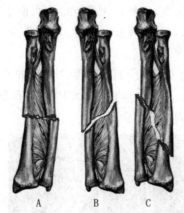

图 3-53　尺桡骨双骨折损伤机制示意
A.直接暴力；B.间接暴力；C.扭转暴力

(二)间接暴力

跌倒时，手掌着地，地面冲力由下而上，使桡骨干中部或上部发生骨折，残余的暴力，通过骨间膜传到尺骨，使尺骨下端发生骨折。因此，骨折线不在同一平面上，桡骨骨折线较高，且多数是横断或锯齿状；尺骨骨折线较低，短斜面型；骨折移位较多，但软组织损伤比较轻(图 3-53B)。

(三)扭转暴力

跌倒时，手掌着地，躯干过分向一侧倾斜，使前臂过度旋前或旋后扭转，造成尺、桡骨螺旋形骨折。尺、桡骨骨折线方向一致，多数是由内上方斜向外下方，但骨折线的平面不同，尺骨干骨折线在上，桡骨干骨折线在下(图 3-53C)。

二、分型

一般采用 AO 分型，尺桡骨双骨折对应于该分型的 22-A3、22-B3 和 22-C1.2、C1.3、C2.2、C2.3、C3.2、C3.3 型。

三、诊断

(一)外伤史
较明确。

(二)临床表现
主要表现为急性疼痛,局部肿胀、压痛明显,可有骨擦音及异常活动,前臂可有短缩、成角和旋转畸形,前臂活动受限。闭合性骨折合并血管神经损伤罕见,但临床上也要注意检查,不要漏诊。

(三)影像学检查
通常需要包括前臂全长的正侧位 X 线片确诊,X 线片要包括肘腕两个关节。注意有无合并下尺桡关节或桡骨头脱位等情况。

四、治疗

儿童的尺桡骨骨干骨折很少需要手术治疗。

对成人有移位的尺桡骨骨干骨折,虽然用闭合复位有可能取得成功,但一般认为切开复位和内固定是最好的治疗方法。而且,对前臂骨折的治疗,不应作为一般骨干骨折来处理,而应像对待关节内骨折一样来加以处理治疗。

目前治疗成人前臂双骨干骨折的"金标准"为 AO 所推崇的切开复位钢板螺钉内固定(图 3-54)。钢板通常选用 3.5 mm 动力加压钢板(DCP)或是有限接触加压钢板(LC-DCP),重建钢板和部分管型钢板强度不足以固定这类骨折。

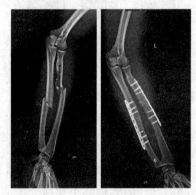

图 3-54　尺桡骨双骨折切开复位钢板内固定,术前(左)和术后(右)X 线片

有些学者建议使用髓内钉固定。因为髓内钉固定切口小、不破坏骨膜、内固定取出后再骨折的风险很小,内植物相关并发症也很少。但早年髓内钉如克氏/斯氏针或 Rush 棒,由于缺乏轴向和旋转稳定性,髓内固定后骨不愈合的发生率很高。近年来随着交锁髓内钉的出现,髓内钉固定重新又受人关注,并且取得了一定的临床效果。

五、并发症

(一)前臂骨干骨不愈合
多个大样本临床试验报道,前臂骨折经过有效固定后,骨不愈合的发生率低于 5%。骨不连的危险因素包括严重粉碎性骨折,开放骨折,以及医源性因素(如术中软组织剥离过大);单纯尺骨干或桡骨干骨折容易发生骨不连(图3-55)。

骨不连多需再次手术治疗。肥大性骨不连的骨端血运通常没有问题,不需要植骨,治疗的中心是增加固定的稳定性。萎缩性骨不连的骨端血供不足成骨能力下降,通常在重建稳定性的同时需要植骨,合并骨缺损者尤甚,主张首选自体骨移植。缺损长度超过6 cm的甚至需要进行吻合血管的游离骨移植来修复缺损。

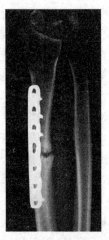

图3-55 单纯桡骨干骨折钢板固定后骨不连接

(二)畸形愈合

前臂骨干骨折畸形愈合包括旋转畸形、成角畸形,或者两者兼而有之。其结果是,骨间膜张力增加,旋转时尺桡骨发生撞击,使前臂旋前-旋后功能受限甚至丧失;远侧尺桡关节不稳以及疼痛;影响外观。

畸形愈合影响功能者需要截骨矫正,闭合楔形截骨或斜形截骨均可,取决于畸形的方式和部位。

(三)前臂急性骨筋膜间室综合征

遇前臂高能量损伤,尤其是年轻患者,需高度警惕骨筋膜室综合征的发生。诊断主要靠体检,重要的症状和体征包括与影像学不符的严重疼痛、手指严重的被动牵拉痛,以及手部感觉减退和异常。早期症状可能不明显,应密切观察,多作检查,以便早期确诊,及时采取治疗措施。

筋膜切开减压术是骨筋膜室综合征唯一的防治手段,应在肌肉缺血性改变尚可逆转之前即予实施(图3-56)。

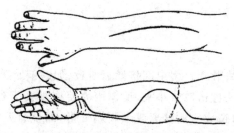

图3-56 前臂深筋膜切开减压的经典的手术切口示意

(四)再骨折

钢板取出后前臂骨干有发生再骨折的风险。再骨折可发生在原来骨折的部位或螺钉钉道部位。危险因素包括原有高能量损伤、挤压伤或开放性损伤、使用过粗的螺钉、复位不佳、术后不到1年就取钢板，以及骨折部位存在持续的透亮线。为预防再骨折的发生，建议不常规取出前臂钢板，只有钢板位于皮下出现症状才考虑取出；即使需要，钢板最好等到术后2年之后再取，因为取的时间越晚，再骨折的机会越少；钢板取出后，须用石膏托保护前臂6周，告诫患者6个月之内别用力挤压和扭转前臂，因为发生再骨折的危险犹存。

(五)尺桡骨骨性连接

前臂双骨折，尤其是骨折位置处于同一水平或位于前臂近侧1/3者，无论保守还是手术治疗都可能发生尺桡骨骨性连接。手术切除尺桡骨骨性连接部是唯一有效的治疗方法。术前CT检查确定骨性连接的位置和范围，术中切除骨块后要彻底止血，在骨间膜植入脂肪垫，术后镇痛鼓励患者早期功能锻炼，预防性使用吲哚美辛，采取综合措施防止术后再发生骨性连接。

(六)感染

感染一旦发生，建议实施充分的病灶清除和创面灌洗，辅以合适的抗感染治疗（基于细菌药敏结果）。是否取出内植物存有争议，一般认为，只要骨折块血供良好，固定确切无松动迹象，不建议常规取出钢板。因为内植物有助于创面护理、维持力线、促进骨愈合和允许患者早期功能康复。

(七)血管神经损伤

前臂血供丰富，单一桡动脉或尺动脉损伤不会造成肢体血液灌注障碍。只有在严重挤压伤合并多发血管损伤，前臂离断的情况下才需要修复血管。修复血管应该在骨折得以稳定后（钢板或外固定支架）才能进行。

前臂骨折可引起正中神经、尺神经和桡神经损伤，累及桡神经深支，即前臂骨间背神经者居多，尤其在Monteggia骨折-脱位。损伤多为神经挫伤，可望自然恢复，不主张早期进行神经探查。

（张明伦）

第十八节　桡骨头颈部骨折

桡骨头颈部骨折是临床常见的骨折类型之一，约占全身骨折的0.8％，属于关节内骨折。由于其解剖结构复杂，比一般骨折难以处理，治疗结果关系到肘关节的稳定性和前臂的功能，因此正确的临床治疗尤显重要。

一、病因、病机

桡骨头颈部骨折多见于青壮年。多由间接暴力所致，如跌倒时手掌着地，暴力沿桡骨向上传达，引起肘过度外翻，使桡骨头撞击肱骨小头，反作用力使桡骨头受到挤压而发生骨折。儿童由于桡骨近端薄弱，暴力作用可造成头骺分离或干骺端骨折，即桡骨颈骨折。如暴力继续作用，肘关节进一步外翻，则造成肘关节内侧副韧带支持结构的损伤——内侧副韧带损伤或肱骨内上髁撕脱骨折；而伸肘位时尺骨鹰嘴紧嵌于鹰嘴窝内可造成尺骨鹰嘴骨折；桡骨结节对尺骨的顶压可导致尺骨上段骨折；由于外翻暴力的影响，桡神经与桡骨头关系又极为密切，故容易受到挤压或牵拉而致伤；本病伤后还常合并肱骨内上髁、尺骨鹰嘴骨折及桡神经正中神经、尺神经损伤。

二、临床表现

桡骨头处有明显疼痛感、压痛及前臂旋转痛。桡骨头处局限性肿胀，并可伴有皮下淤血。肘关节屈伸、前臂旋转活动明显障碍。还可伴有桡神经损伤。

依据影像学所见，一般分为以下四型。

（一）无移位型

无移位型指桡骨颈部的裂缝及青枝骨折，此型稳定，一般无须复位。多见于儿童。

（二）嵌顿型

嵌顿型多系桡骨颈骨折时远侧断端嵌入其中，此型亦较稳定。

（三）歪戴帽型

歪戴帽型即桡骨颈骨折后，桡骨头部骨折块偏斜向一侧，犹如头戴法兰西帽姿势。

（四）粉碎型

粉碎型指桡骨、颈及（或）头部骨折呈 3 块以上碎裂者。

三、诊断与鉴别诊断

患者有明显的外伤史，局部疼痛、肿胀，前臂屈伸功能障碍，前臂旋转功能受限，以旋后运动受限明显。如合并伴有肘关节脱位，肘部明显畸形，肘窝部饱满，前臂外观变短，尺骨鹰嘴后突，肘后部空虚和凹陷，出现肘后三角关系破坏的表现。一般 X 线检查，可以确诊。

四、治疗

对于无移位或轻度移位骨折采用非手术保守治疗为主，移位明显者用切开复位内固定术。

（一）无移位及嵌入型

仅在肘关节用上肢石膏托或石膏功能位固定 3～4 周。

（二）轻度移位者

施以手法复位，在局麻下，在助手的持续的牵引条件下，由术者一手拇指置于桡骨头处，另一手持住患者腕部在略施牵引情况下快速向内、外两个方向旋转运动数次，一般多可复位。

（三）移位明显者

先复位不佳者，可行桡骨头切开复位，必要时同时行内固定术。在桡骨头严重粉碎性骨折，无法重建修复桡骨头时，可行桡骨头切除术，也可在切除后内置人工桡骨头。14 岁以下儿童不宜做桡骨头切除术。

五、预防与调护

复位成功后即可进行简单的手指及腕关节的屈伸活动，2～3 周后，可以开始肘关节屈伸功能训练。合理的功能锻炼有助于功能最大限度恢复，采取循序渐进的原则，早期以被动活动为主，晚期则改为主动活动为主，并根据骨痂生长情况，给予适当的负荷锻炼，促进功能康复。

（张明伦）

第十九节　桡骨干骨折

桡骨干单骨折比较少见,患者多为青、少年。桡骨的主要功能是参与前臂的旋转活动和支持前臂。桡骨干上 1/3 骨质较坚固,具有丰厚的肌肉包裹,不易发生骨折,中、下 1/3 段肌肉逐渐变为肌腱,容易受直接暴力打击而骨折。在桡骨中、下 1/3 交界处,为桡骨生理弯曲最大之处,是应力上的弱点,故骨折多发生于此处。

一、病因病理

直接暴力和间接暴力均可造成桡骨干骨折,但多由间接暴力所致。直接暴力多为重物打击于前臂桡侧所造成,以横断或粉碎性骨折较常见。间接暴力多为跌倒时手掌撑地,因暴力向上冲击,作用于桡骨干所致,以横断或短斜形骨折较常见。桡骨干骨折,因有尺骨支持,骨折端重叠移位不多,而主要是肌肉造成的旋转移位。在幼儿多为不全或青枝骨折。成人桡骨干上 1/3 骨折时,附着于桡骨结节的肱二头肌及附着于桡骨上 1/3 的旋后肌,拉骨折近段向后旋转移位;而附着于桡骨中部及下部的旋前圆肌和旋前方肌,拉骨折远段向前旋转移位。桡骨干中 1/3 或中下 1/3 骨折时,骨折位于旋前圆肌终止点以下,因肱二头肌与旋后肌的旋后倾向,被旋前圆肌的旋前力量相抵消,骨折近段就处于中立位,而骨折远段被附着于桡骨下端的旋前方肌的影响而向前旋转移位。

二、临床表现与诊断

骨折后局部疼痛、肿胀、压痛和纵向叩击痛。完全性骨折时,可有骨擦音,较表浅的骨段骨折,可触及骨折端。不完全性骨折症状较轻,尚有部分旋转功能。前臂 X 线正侧位片可明确骨折部位和移位情况,拍摄 X 线片时,应包括上、下尺桡关节,注意检查是否有尺桡关节脱位。

三、治疗

无移位的骨折,先将肘关节屈曲至 90°,矫正成角畸形,再将前臂置于中立位,用前臂夹板或长臂管型石膏固定 4～6 周。对有移位的骨折应以手法整复夹板固定为主。

(一)手法复位夹板固定法

1.手法复位

患者平卧,麻醉下,患肩外展,屈肘 90°。一助手握住肘上部,另一助手握住腕部。两助手作对抗牵引,骨折在中或下 1/3 时,前臂置中立位,在上 1/3 置稍旋后位,牵引 3～5 分钟,待骨折重叠移位矫正后,进行夹挤分骨。在牵引分骨下,术者一手固定近侧断端,另一手的拇指及示、中、环三指,捏住向尺侧倾斜移位远侧断端,并向桡侧提拉,矫正向尺侧移位。若有掌背侧移位可用折顶提按法,加大骨折断端的成角。术者一手将向掌侧移位的骨折端向背侧提拉,另一手拇指将向背侧移位的骨折端向掌侧按捺,一般都可复位成功。

手法整复要领:桡骨骨折后可出现重叠、成角、旋转、侧方移位等 4 种畸形,其中断端的短缩、成角和侧方移位是在暴力作用时发生,而旋转移位则是在骨折以后发生的。由于前臂的主要功能是旋转活动,故如何纠正旋转移位就成为整个治疗的关键。由于有尺骨的支撑,桡骨骨折的短缩重叠移位甚少,但常有桡骨骨折端之间的旋转畸形存在。因此,在整复时,只有恰当地处理好这个主要移位,才能为纠正其他移位创造条件。如上 1/3 骨折,为旋前圆肌止点以上的骨折,则骨折端是介于两旋转肌群之间,近侧断端只有旋后肌附着,则近折端处于旋后位,远折端只有旋前肌附着,则远折端相对旋前,按照骨折远端对近端的原则,首先应将前臂牵引纠正至稍旋后位,以纠正远折端的旋前移位。如桡骨中、下 1/3 骨折,近折端有旋后肌与旋前肌附着,其拮抗作用的结果使近折段仍处于中立位,远折端则受旋前方肌的作用而相对旋前,故应首先纠正远折端的旋前移位至中立位。对于桡骨中、下 1/3 骨折整复侧方移位较容易,而桡骨上 1/3 骨折因局部肌肉丰满则较难整复,但如果能以前臂创伤解剖为基础,使用推挤旋转复位亦较易成功。即整复时将肘关节屈曲纵行牵引,前臂由中立位渐至旋后位,术者两手分别握远近骨折端,将旋后而向桡背侧移位的骨折近端向尺掌侧推挤,同时将旋前而向尺掌侧移位的骨折远端向桡背侧推,使骨折断端相互接触,握远端的助手在牵引下小幅度向后旋转并作轻微的摇晃,使骨折完全对位。

2.固定方法

骨折复位后,用前臂夹板固定,尺侧夹板和桡侧夹板等长,不超过腕关节。在维持牵引下,先放置掌、背侧分骨垫各一个,再放置其他压垫。桡骨上 1/3 骨折须在骨折近端的桡侧再放一个小压垫,以防向桡侧移位。然后放置掌、背侧夹板,用手捏住,再放桡、尺侧夹板。桡骨中 1/3 骨折及下 1/3 骨折,桡侧夹板下端超腕关节,将腕部固定于尺偏位,借紧张的腕桡侧副韧带限制骨折远端向尺侧偏移。两骨折端如有向掌、背侧移位,可用两点加压法放置压垫。夹板用 4 条布带缚扎固定,患肢屈肘 90°。桡骨上 1/3 骨折者,前臂固定于稍旋后位;中、下 1/3 骨折者,应将前臂固定于中立位。用三角带悬吊前臂于胸前,一般固定4~6 周。

固定要领:无论是手法复位或夹板固定,均应注意恢复和保持桡骨旋转弓的形态,复和保持骨间隙的正常宽度。桡骨旋前弓、旋后弓的减少或消失,骨间隙的变窄,不仅影响前臂旋转力量,也将影响前臂的旋转范围。为了保持桡骨旋转弓的形态和骨间隙的正常宽度,在选择前臂夹板固定时,掌背侧夹板应有足够的宽度,使扎带的约束力主要作用于掌背侧夹板上,尺桡侧夹板宜窄,尺侧夹板下端不宜超过腕关节,强调腕关节应固定于尺偏位以抵消拇长肌及伸拇短肌对骨折端的挤压。

3.医疗练功

初期应鼓励患者作握拳锻炼,待肿胀基本消退后,开始做肩、肘关节活动,如小云手等,但应避免作前臂旋转活动。解除固定后,可作前臂旋转锻炼。

4.药物治疗

按骨折三期辨证用药。

(二)切开复位内固定

不稳定骨折和骨折断端间嵌有软组织手法整复困难者,应行切开复位,以钢板螺丝钉固定,必要时同时植以松质骨干于骨折周围。手术途径在桡骨中下段以采用前臂前外侧切口为宜,经桡侧腕伸肌、肱桡肌与指浅屈肌之间进入,此部位桡骨掌面较平坦,宜将钢板置入掌面。桡骨上 1/3 则宜选用背侧切口,经伸指总肌与桡侧腕短伸肌之间进入,钢板置于背侧。术后仍以长臂石膏固定较稳妥。

（张明伦）

第二十节 桡骨远端骨折

桡骨远端骨折是指距桡骨远端关节面 3 cm 以内的骨折,这个部分是松质骨和密质骨交界处,是解剖薄弱的区,较易发生骨折,桡骨远端骨折常见,约占全身骨折总数的 1/6。骨折无人种差异,双峰分布:5～14 岁关节内骨折,60～69 岁关节外骨折,老年男性：女性＝1：4。

尺桡骨远端三柱理论认为桡侧柱为桡骨远端外侧半,包括舟骨窝和桡骨茎突,对于桡侧的腕骨具有支撑作用,一些稳定腕关节的韧带也起自于此。中柱为桡骨远端的内侧半,包括关节面的月状窝(与月骨相关节)和乙状切迹(与尺骨远端相关节)。通常情况下负荷,来自月骨的负荷经由月骨窝传递到桡骨。尺侧柱包括尺骨远端、三角纤维软骨和下尺桡关节,承载来自尺侧腕骨以及下尺桡关节的负荷,具有稳定作用。

一、致伤机制

多为间接暴力引起。跌倒时,手部着地,暴力向上传导,发生桡骨远端骨折。多发于中、老年人,与骨质量下降因素有关。而年龄大于 60 岁的老年人常合并骨质疏松,因此桡骨远端骨折多继发于摔伤等低能量损伤,年轻患者则多继发于交通事故、运动损伤等高能量损伤。

二、临床表现

(1)外伤史明确。

(2)患者伤后出现腕关节疼痛、活动受限。骨折移位明显时,桡骨远端骨折可出现典型的"餐叉手""枪刺手"畸形。

(3)检查腕部肿胀,有明显压痛,腕关节活动明显受限,皮下可出现瘀斑,尺桡骨茎突关系异常,则提示桡骨远端骨折。如果腕部有骨擦音、异常活动,不要反复尝试诱发骨擦音,以免引起神经和血管损伤。

(4)腕部神经、血管肌腱损伤发生率不高,但需充分重视。骨折向掌侧移位可能导致正中神经、桡动脉等损伤。骨折向背侧移位可能导致伸肌腱卡压。

(5)注意患者的全身情况及其他合并伤。

三、检查

(一)X 线表现

评估桡骨远端损伤的首选检查。多数骨折、脱位、力线不良、静态不稳定等,都很容易从标准的 X 线检查鉴别。标准的前后位及侧位 X 线可测量出桡骨远端的掌倾角、尺偏角和桡骨高度等重要参数。

(二)CT 平扫及三维成像

可以明确骨折块的移位方向、角度,明确关节面的塌陷程度,发现隐蔽的腕骨骨折,特别是普通 X 线难以诊断的涉及舟骨窝、月骨窝的桡骨远端骨折,对于桡骨远端骨折的诊断起着重要作用,可以提高诊断的准确率。而且 CT 检查对于桡骨远端三柱理论的应用,尤其是传统 X 线检查

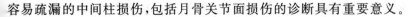

容易疏漏的中间柱损伤,包括月骨关节面损伤的诊断具有重要意义。

（三）MRI

MRI 在桡骨远端骨折的应用中也不可替代。MRI 检查是评估桡腕骨间韧带撕裂、三角纤维软骨(TFCC)损伤、软骨损伤以及肌腱损伤的最准确评估手段。此外,MRI 还对于腕关节创伤性或非创伤性疼痛、炎症性疾病、腕骨骨折、缺血性坏死等伤病的诊断均起至关重要的作用。

四、骨折诊断与分类

（一）Melone 分类法（按冲模损伤机制）

1984 年 Melone 认为与 Neer 的肱骨近端骨折分型相似,根据桡骨远端的骨干、桡骨茎突、背侧中部关节面及掌侧中部关节面这四个部分的损伤情况,将桡骨远端骨折分为 5 型:这一分型较好体现了桡骨远端关节面的月骨窝完整状态。

Ⅰ型:关节内骨折,无移位或轻度粉碎性,复位后稳定。

Ⅱ型:内侧复合部呈整体明显移位,伴干骺端粉碎和不稳定(冲模骨折)。

ⅡA型:可复位。

ⅡB型:不可复位(中央嵌入骨折)。

Ⅲ型:同Ⅱ型,伴有桡骨干蝶形骨折。

Ⅳ型:关节面呈横向劈裂伴旋转,常见严重软组织及神经损伤。

Ⅴ型:爆裂骨折,常延伸至桡骨干。

（二）Cooney 分类法

Cooney 按 Gartland 和 Werley 分类法结合骨折发生于关节外或关节内、稳定或不稳定,将桡骨远端骨折分为 4 型。

Ⅰ型:关节外骨折,无移位。

Ⅱ型:关节外骨折,移位;ⅡA:可整复,稳定;ⅡB:可整复,不稳定;ⅡC:不能整复。

Ⅲ型:关节内骨折,无移位。

Ⅳ型:关节内骨折,移位;ⅣA:可整复,稳定;ⅣB:可整复,不稳定;ⅣC:不能整复;ⅣD:复杂性骨折。

（三）Frykman 分类法

1937 年 Frykman 根据桡骨远端骨折是关节内还是关节外、是否伴有尺骨茎突骨折将其分为 8 型。

Ⅰ型:关节外骨折。

Ⅱ型:关节外骨折伴尺骨茎突骨折。

Ⅲ型:桡腕关节受累。

Ⅳ型:桡腕关节受累伴尺骨茎突骨折。

Ⅴ型:下尺桡关节受累。

Ⅵ型:下尺桡关节受累伴尺骨茎突骨折。

Ⅶ型:下尺桡、桡腕关节受累。

Ⅷ型:下尺桡、桡腕关节受累伴尺骨茎突骨折。

（四）Frykman 分类

将桡腕关节和桡尺关节各自受累情况结合起来分类,其型数越高,骨折越复杂,功能恢复越困难。由于该分型缺乏显示骨折移位程度或方向、背侧粉碎程度及桡骨短缩,对预后并无帮助。

Fernandez(1993)分类法(按损伤机制)Fernandez 提出基于力学特点的分类系统,以利于发现潜在的韧带损伤。

Ⅰ型:屈曲损伤,张应力引起干骺端屈曲型骨折(Colles 和 Smith 骨折),伴掌倾角丢失和桡骨短缩(DRUJ 损伤)。

Ⅱ型:剪切损伤,引起下尺桡关节面骨折(Barton 骨折、桡骨茎突骨折)。

Ⅲ型:压缩损伤,关节面压缩,不伴有明显的碎裂,包括有明显骨间韧带损伤的可能性。

Ⅳ型:撕脱损伤,由韧带附着引起的骨折(桡骨和尺骨茎突骨折)。

Ⅴ型:高能量所致Ⅰ～Ⅳ型骨折伴明显软组织复合伤。

(五)人名分类法

以人名命名的骨折目前仍在使用,但不能包含桡骨远端的各种骨折类型,且易引起混淆。

Colles 骨折:是最常见的骨折,桡骨远端、距关节面 2.5 cm 以内的骨折,伴远侧骨折断端向背侧移位和向掌倾成角。1814 年由 Abraham Colles 详细描述,因此以他的名字命名为 Colles 骨折。骨折常涉及桡腕关节和下尺桡关节,常合并尺骨茎突骨折。

Smith 骨折:1847 年 Smith 首先详细描述了与 Colles 骨折不同特点的桡骨下端屈曲型骨折,又称为 Smith 骨折,也称反 Colles 骨折。

Barton 骨折桡骨远端关节面骨折,常伴有脱位或半脱位,1938 年由 Barton 首先描述,又称为 Barton 骨折。

Barton 骨折与 Colles 骨折、Smith 骨折的不同点在于脱位是最多见的。也有学者将 Barton 骨折归入 Colles 骨折,将反 Barton 骨折归入 Smith 骨折中的 Thomas Ⅲ型。

(六)AO 分类、分型

桡骨远端骨折共分 A、B、C 三大类,每类有 3 个组,每组又分 3 个亚组。

关节外骨折 A 型,包括 A1 型:孤立的尺骨远端骨折;A2 型:桡骨远端骨折,无粉碎、无嵌插;A3 型:桡骨远端骨折,粉碎、嵌插。

简单关节内骨折 B 型,包括 B1 型:桡骨远端矢状面骨折;B2 型:桡骨远端背侧缘骨折;B3 型:桡骨远端掌侧缘骨折。

复杂关节内骨折 C 型,包括 C1 型:关节内简单骨折(2 块),无干骺端粉碎;C2 型:关节内简单骨折(2 块),合并干骺端粉碎;C3 型:粉碎的关节内骨折。

五、并发症

桡骨远端骨折可累及位于腕关节周围的正中神经、尺神经和桡神经感觉支,引起相应的症状,有时会引起反射性交感神经营养不良(Sudeck 骨萎缩)。部分患者可出现肌腱的原始或继发损伤,其中以伸拇长肌腱发生率最高。老年患者长时间外固定后可出现肩手综合征。晚期各种原因造成复位不良或复位后再移位未能纠正,常导致腕关节创伤性关节炎。

不稳定的桡骨远端骨折还常出现畸形愈合,如果影响腕关节活动并导致疼痛,则需要手术治疗。手术方法包括桡骨远端截骨楔形植骨矫形术、尺骨小头切除术、尺骨短缩术等。

六、治疗

(一)非手术治疗

手法复位外固定为主要的治疗方法。桡骨远端屈曲型骨折复位手法与伸直型骨折相反。由于复位后维持复位位置较困难,因此宜在前臂旋后位用长臂石膏屈肘 90°固定 5~6 周。复位后若极不稳定,外固定不能维持复位者,则需行切开复位接骨板或钢针内固定。

(二)手术治疗

对于复杂骨折类型且对功能要求较高的患者建议手术治疗。关节镜辅助复位+外固定或内固定,切开复位内固定术。手术治疗的目的是恢复下尺桡关节的正常解剖关系,恢复桡骨下端关节面的完整性。

(三)手术适应证

严重粉碎性骨折,移位明显,桡骨远端关节面破坏;不稳定骨折:手法复位失败,或复位成功,外固定不能维持复位以及嵌插骨折,导致尺、桡骨远端关节面显著不平衡者。

(四)内固定手术方式的选择

钉板系统内固定术,于桡骨掌侧置入单接骨板或掌背两侧置入双板或三板(附加桡骨茎突的单独板钉固定)固定骨折,尤其对于 C3.2 型复杂的粉碎性骨折,单板虽然能固定干骺端的骨折,但缺少对关节骨块的有效把持,骨块易发生向板对侧的移位,掌背侧联合固定,通过对板加强了对关节骨块的固定。

有限切开、克氏针联合外固定支架固定术的指征:①开放的桡骨远端骨折。②极度粉碎,内固定无法达到稳定固定的骨折。③临时固定。

七、康复治疗

无论手法复位或切开复位,术后均应早期进行手指屈伸活动。保守治疗者外固定后,每 1~2 周需复查 X 线片了解骨折是否再发生移位。如果未再移位,则继续石膏外固定;如果出现移位,则需要再次手法复位或进行手术复位。4~6 周后可去除外固定后再复查 X 线片,逐渐开始腕关节活动。手术内固定稳妥者术后可不必再行外固定,早期进行腕关节的主动屈伸活动训练。骨折愈合后,桡骨远端因骨痂生长,或由于骨折对位不良,使桡骨背侧面变得不平滑,拇长伸肌腱在不平滑的骨面反复摩擦,导致慢性损伤,可发生自发性肌腱断裂,需作肌腱转移术修复。若骨折短缩畸形未能纠正,使尺骨长度相对增加,尺、桡下端关节面不平衡,常是后期腕关节疼痛及旋转障碍的原因,可作尺骨短缩术。

八、预后

功能评定四个 90°(旋前、旋后、伸腕、屈腕各达 90°)。一般病例预后较好,少数损伤较重且治疗不当而引起骨骺早期闭合者,数年后可出现尺骨长、桡骨短,手腕桡偏的曼德隆样畸形。此种畸形给患者带来不便和痛苦,可行尺骨茎突切除术矫正。

（张明伦）

第二十一节 下尺桡关节脱位

下尺桡关节脱位又称尺骨头脱位。下尺桡关节是由桡骨下端尺侧和尺骨小头,在桡尺背侧韧带、掌侧韧带和三角纤维软骨连接和维持下组成。下尺桡关节是前臂的旋转枢纽,也是腕关节尺侧负荷的传导枢纽。由于下尺桡关节主要靠关节盘和桡尺掌、背侧韧带维持稳定,没有像桡尺近侧关节一样有环状韧带环抱桡骨颈,因此在解剖结构上较不稳定。下尺桡关节与腕关节隔开而不相通。下尺桡关节与上尺桡关节联动,是车轴关节,在正常活动时,尺骨不动,仅是桡骨的尺骨切迹围绕尺骨小头并以其为轴心,做150°左右弧形旋转,其主要功能是使前臂作旋前和旋后运动。

下尺桡关节脱位临床比较多见,患者多为青壮年。

一、病因病理与分类

下尺桡关节脱位可由直接或间接暴力引起,多为间接暴力所致。腕背部尺侧直接遭受暴力时,可造成尺骨头掌侧脱位,如转动螺丝刀、扣排球及旋转机器摇把等动作时,患肢前臂遭到过度旋转的直接暴力;或跌倒时腕部在背伸位,遭到间接暴力,即旋转剪切力,或分离外力作用,均可导致三角纤维软骨撕裂,或与桡尺掌、背侧韧带同时破裂,发生尺骨小头脱位。按脱位方向分类,有尺骨远端向背侧向尺侧移位、尺骨头向掌侧脱位、尺骨头向背侧脱位、下尺桡关节分离等4种类型,一般为3个方向的移位同时存在。孤立性下尺桡关节半脱位或脱位在临床上比较少见。最常见的脱位为桡骨远端骨折或者桡骨短缩的长轴脱位以及在此基础上并发的尺骨远端的背侧脱位。此外,强制桡骨内旋、外旋或长期劳损,可发生下尺桡关节分离或脱位。

二、临床表现与诊断

腕部有外伤史,常有下尺桡关节处疼痛、轻度肿胀,通常无明显畸形。旋前或旋后时腕部疼痛加剧,握力下降,腕关节运动时会产生弹响。患手不能端提重物,自觉无力,握力亦减弱,伸腕、尺偏旋后活动受限。尺骨头向背侧脱位时,尺骨头较正常时更为隆起,向掌侧按压时,弹性感较健侧明显;尺骨头向掌侧脱位时,尺骨头在背侧的隆起消失,甚至有凹窝出现。下尺桡关节分离时,两侧对比,患侧较健侧增宽。摄腕关节正、侧位X线片,可明确有否下尺桡关节分离,X线正位片可见下尺桡关节间隙增大(>2.5 mm)(图3-57),侧位片可见桡、尺骨相对位置的变化,即尺骨头向掌侧或背侧突出,必要时应与健侧比较。也可做CT、MRI或腕关节造影及关节镜检查,以进一步明确诊断。若疑诊为三角纤维软骨破裂者,可作腕关节碘剂造影,若X线照片显示碘剂流入下尺桡关节间隙者,为三角纤维软骨破裂(图3-58)。

三、治疗

下尺桡关节脱位临床并不少见,常因认识不足发生诊疗失误,导致腕功能的障碍和疼痛。其治疗主要以恢复腕关节功能为主。单纯脱位一般考虑保守治疗,如合并桡骨远端骨折或尺骨茎突骨折则不可强求手法复位。

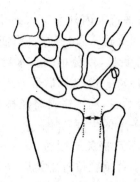

图 3-57 X 线正位显示下尺桡关节分离

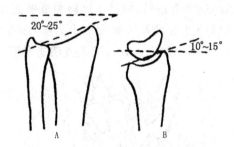

图 3-58 三角纤维软骨损伤造影

A.三角纤维软骨尖破裂;B.三角纤维软骨基底部破裂

(一)手法复位夹板外固定

1.中立位手法复位夹板外固定

以背侧脱位为例。患者坐于凳上或床边,平伸前臂,掌心向下,助手二人,一人双手握其上臂,一人握其腕,行相对拔伸牵引。术者用力将尺骨向桡骨和掌侧推挤按压,并让远端助手屈曲肘关节,手搭其肩,使其复位。复位后持宽 3 cm、厚 1~1.5 cm、长可环绕腕部多半圈的纸压垫或硬纸板,用水蘸湿(不能浸透),置放在腕背侧尺侧下尺桡关节处,再用桡骨下端骨折夹板固定,前臂中立位绷带或三角巾悬挂胸前,手心紧握柱状托板圆柱,不得内倾外翻,减少腕关节旋转,固定 3~4 周。亦可用石膏外固定于旋前位 4~6 周。

2.前臂完全旋后位夹板固定治疗下尺桡关节背侧脱位

将患者前臂极度旋后,同时向掌侧按压尺骨小头即可复位。

固定方法:维持复位位置,放置合骨垫,前臂 4 块夹板超腕关节旋后位固定,屈肘 90°悬吊前臂。夹板的远端均要有向外的弧度,其大小必须适合正常的腕关节解剖,一般为桡侧板 35°,尺侧板 15°,掌侧板 15°,背侧板 30°。角度过小会压伤皮肤且达不到治疗效果。在固定期间可做屈伸运动,严禁前臂旋前。

旋后位固定的优点和原理:前臂旋后位,三角软骨盘掌侧和桡尺掌侧韧带紧张,向掌侧拉紧尺骨小头,同时旋前方肌浅头对尺骨小头有压迫,起到支撑和维持作用。上述综合因素不仅阻止尺骨小头向背侧移位,同时有利于桡尺背侧韧带和三角软骨盘背侧缘修复,也减少了下尺桡关节潜在的不稳定因素的存在。

(二)钳夹固定治疗急性下尺桡关节脱位

此法认为以往的夹板、石膏多不能有持续加压作用,保持复位后的位置困难。采用 X 线下整复固定,行常规消毒后,术者维持对位的下尺桡关节,一助手直视下用预先准备好的消毒钳夹从桡骨茎突上1.0 cm处与桡骨冠状面平行经内外侧穿入夹住尺、桡骨。钳尖直接穿过皮肤达骨质，用力加压，同时徐徐上下摇晃，使钳夹进入骨皮质，将钳柄锁死，以防滑脱。对于儿童患者，可在桡骨茎突上2.0 cm处进钳，避开骨骺板，以免损伤。术后掌背侧用夹板固定，前臂悬吊在胸前。定期复查，调整钳夹。固定后可活动手指，2周后可适当活动腕关节，4~6周去除固定。

此法的实质是使下尺桡关节对合紧密，利用钳夹将尺桡骨下端内外侧牢固固定，使韧带、关节囊和骨间膜充分修复，恢复下尺桡关节的生理功能。

（三）经皮穿刺钢针内固定治疗下尺桡关节脱位

手术方法：臂丛麻醉下手法复位。背侧脱位置于旋后位牵引下向掌侧推压脱位之尺骨头，成功后固定于旋后位。掌侧脱位于旋前位牵引下向背侧推压脱位尺骨头，成功后固定于旋前位。取克氏针，以桡骨茎突处为进针点，垂直进针，通过下尺桡关节平面及下尺桡骨远端骨骺中心，以免损伤血管、神经和肌腱，针尖以刚透过尺骨尺侧骨皮质为度（图 3-59）。将针尾剪短折弯埋于皮下。术后硬纸板外固定，4~5周后去除克氏针行腕关节功能锻炼。

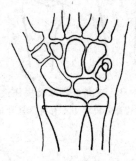

图 3-59　经皮穿刺钢针内固定

此法疗效可靠，术中注意维持原位，选好进针点及掌握好进针方向，以减少损伤，注意进针深度以针尖刚透过尺骨尺侧骨皮质为度。术后不可早去针。去针后应积极锻炼，以利功能恢复，减少脱位复发率。

（四）手术治疗

对于复位失败、下尺桡关节陈旧性损伤造成习惯性脱位及晚期下尺桡关节脱位者，均需手术治疗。

1.旋前方肌紧缩术治疗下尺桡关节背侧脱位

手术方法：自尺骨茎突向近端做一长约 6 cm 的纵向切口，切开显露深筋膜，把尺侧腕屈肌腱，指浅、深屈肌腱牵向桡侧，即可显露旋前方肌。沿旋前方肌尺骨附着处的边缘，切开骨膜，行骨膜下剥离，把旋前方肌骨膜瓣轻轻掀起，注意保护血管神经分支。前臂旋前位，按压尺骨小头，使下尺桡关节复位，此时将前臂固定在中立位，直视下经尺桡骨远端固定一克氏针，一端针尾留在皮外，便于拔除。把旋前方肌骨膜瓣从尺骨前缘移到背侧，与尺骨背侧骨膜缝合，后依次关闭切口。前臂中立位石膏固定 4 周。此法要领是依靠旋前方肌的动力修复，来维持下尺桡关节的稳定。用新的受力方式，使腕部恢复了新的力量平衡。旋前方肌有血管神经支配，复位后不会引起肌缺血挛缩或失常神经而降低疗效。

2.用掌长肌腱修补下尺桡关节脱位

手术方法：从腕背侧入路，避开浅静脉主干，逐层分离，显露尺桡骨远端 2~3.5 cm 手持式电钻在距尺骨远端 1 cm 处钻孔，方向尽可能前后垂直，出孔稍偏桡侧。试行复位后，在同一平面的桡骨中线处钻孔,前后垂直,出口稍偏尺侧,冲洗伤口,取同侧掌长肌腱,串通尺桡两孔,在桡侧交叉,充分复位后拉紧肌腱,7号线缝合,两头拉直缝合在附近韧带上,关闭切口(图3-60)。前臂充分旋后位石膏固定。术后3天开始手指锻炼,3周后拆除石膏开始屈腕锻炼,随后行旋转功能锻炼。

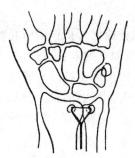

图 3-60 掌长肌腱修补下尺桡关节脱位

传统切除尺骨小头的方法基本可恢复前臂旋转及腕部功能,但外观畸形,患肢承重、稳定性明显偏差,而随着尺骨头的消失,前臂部分单支架旋转,腕关节结构破坏,会产生"内空"感。掌长肌腱修复下尺桡关节脱位,不但保存完整的解剖结构,且肌腱力量大,穿入骨内而相连,对腕部稳定性和手部承重有着重要的作用。术中应注意保护表浅静脉,注意无菌技术、止血、术后抗感染等环节,以利尽早恢复局部血运,保证掌长肌腱存活。

(五)单边外固定架治疗合并下尺桡关节脱位的桡骨远端粉碎性骨折

手术方法:采用 Bastiani 单平面半针固定架(小号)。臂丛麻醉下,患肢外展置于边台,消毒铺巾。远端两针固定于第3掌骨背侧,近端固定于桡骨中下段背侧距桡腕关节10 cm处。锐性小口切开皮肤后,钝性分离至骨面,钻头钻孔后,拧入支架钉过对侧皮质。注意支架钉应避开中指伸肌腱,且穿过掌侧皮质1个螺纹即可。上外固定架后,于牵引下X线透视,下尺桡关节解剖结构基本恢复,拧紧加压杆螺母。或用加压杆在X线动态观察下反向撑开,恢复下尺桡关节解剖结构,使桡骨和尺骨关节面水平。调节万向节,固定腕关节于背伸20°、尺偏10°的功能位,手法复位桡骨远端,固定6周后拆除外固定架。

本疗法优势:应用外固定架撑开关节间隙,解除对桡骨茎突的压迫;牵拉骨块恢复正常解剖关系,并可直接固定于功能位,便于护理;术后可随时调整;由于固定范围小,患者握拳充分,消肿快,局部血液循环恢复快,有利于骨折愈合,且不影响一般日常生活和工作。

(六)中药治疗

中药在下尺桡关节脱位治疗中,对于消肿止痛、活血化瘀和通利关节有重要的作用。可按不同病程中所出现的病症进行辨证用药。

四、合并症

下尺桡关节脱位在腕部损伤中比较常见,它可单独发生,或并发桡骨头骨折、桡骨远端骨折、前臂尺桡骨双骨折和肘关节脱位等。所以治疗较为复杂,可遗留持续腕痛、腕关节畸形、手和前臂运动受限和桡尺关节不稳。主要由于长期以来对这种损伤认识不足,在诊断和治疗上存在一些问题所导致。随着诊断和治疗水平的提高,其后遗症亦将逐渐减少。

（张明伦）

第二十二节 腕骨脱位

腕骨脱位或骨折脱位是继发于腕骨或韧带损伤后引起的。摔倒手撑地是腕骨脱位的常见损伤方式,在跌倒时腕部损伤的机制依靠如下因素:①伤力的大小和特征。②撞击手的位置。③腕骨和韧带的相对强度。患者常有较为典型的手过伸位或过屈位外伤史,表现为腕部疼痛,活动严重受限。在X线片上有3个特征应在正位片上检查:腕弓、关节间的对称性和单个腕骨的形状,尤其是舟骨和月骨。

一、月骨周围脱位

月骨周围脱位是月骨周围的腕骨相对于桡骨远端的背向或掌向移位,与月骨及桡骨远端的正常关节丧失,而月骨与桡骨的解剖关系正常。月骨周围脱位多为背侧脱位,而且常合并有腕骨或尺、桡骨远端的骨折,如舟骨骨折、头状骨骨折和桡骨茎突骨折。并发舟骨骨折的月骨周围脱位通常称经舟骨月骨周围骨折-脱位,以此来表明损伤的程度与单纯的月骨周围脱位有所不同。如果骨折发生于其他骨骼,名称可依此类推,如经头状骨月骨周围骨折-脱位、经三角骨月骨周围骨折-脱位、经桡骨茎突月骨周围骨折-脱位等。如果为多发骨折,诊断时可将受累骨骼的名称序次列出,如同时并发舟骨和头状骨骨折的月骨周围脱位可称之为经舟骨、头状骨月骨周围骨折-脱位。与月骨周围脱位并发的骨折,其近端与月骨、桡骨远端的解剖关系保持不变,而远端则向背侧或掌侧脱位。

(一)损伤机制

月骨周围背侧脱位为月骨周围进行性不稳定Ⅲ期表现,系舟月分离后背伸、尺偏暴力向关节尺侧延伸的结果。暴力使桡舟头韧带、头月骨间韧带、头三角韧带、月三角韧带和月三角骨间韧带逐一断裂或导致头状骨、钩骨和三角骨骨折,头状骨、钩骨和三角骨与月骨分离并与舟骨一起向背侧脱位。头状骨背侧脱位,除了与维持其稳定的桡舟头韧带断裂及其本身的骨折有联系外,也可继发于桡骨茎突骨折(桡舟头韧带附着于此)。头状骨骨折多为腕关节过度背伸时桡骨远端背侧缘与之撞击的结果。

经舟骨月骨周围骨折-脱位虽然也为月骨周围进行性不稳定Ⅲ期表现,但损伤机制与上述略有不同,它发生于舟骨骨折之后,为背伸、桡偏暴力作用的延续,骨折近侧段与月骨、桡骨远端的解剖关系不变,而远侧段则与其他腕骨一起向背侧脱位。月骨周围掌侧脱位少见,多为作用于手背侧的掌屈暴力所致。

(二)临床表现与诊断

(1)腕关节有明确的背伸外伤史。关节疼痛、肿胀及压痛的范围较单独骨折广泛,晚期可局限一较小区域。运动幅度及握力明显下降。

(2)X线正位片可见腕骨弧线中断,头状骨与月骨、桡骨与舟骨影像重叠域加大,腕中关节间隙消失,舟月间关节隙变宽,脱位复位后尤为明显,月骨周围的腕骨及桡、尺骨远端可有骨折线存在。侧位片可见舟骨掌屈、纵轴与桡骨纵轴近乎垂直、近极位于桡骨远端背侧缘或掌侧缘,月骨与桡骨远端解剖关系正常、桡月关节间隙无明显的不对称;其余腕骨向背侧或掌侧脱位,其中

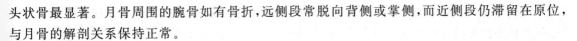

头状骨最显著。月骨周围的腕骨如有骨折,远侧段常脱向背侧或掌侧,而近侧段仍滞留在原位,与月骨的解剖关系保持正常。

(三)治疗

首先要矫正脱位及恢复桡骨远端、月骨与周围腕骨间的正常解剖关系;然后矫正骨折移位、舟月骨或月三角骨分离。脱位矫正后,舟月骨分离或月三角骨分离可依然存在并可能变得更加明显,需加以整复,彻底消除妨碍关节功能恢复的不利因素。

1.月骨周围背侧脱位

(1)闭合复位外固定:闭合复位在关节明显肿胀之前容易获得成功。

(2)闭合复位经皮穿针固定:由于外固定不能彻底消除舟月骨分离及骨折移位复发的可能性,因此,在闭合复位成功后可先经皮穿针固定舟头骨、舟月骨以及远、近侧骨折段,然后再用石膏托作外固定,以阻止分离及移位的复发。6~8周后拔针进行功能锻炼。

(3)切开复位克氏针内固定:适用于复位失败者或陈旧性的脱位、移位折和舟月骨分离。月骨周围脱位,通常采用背侧S形或纵向弧形切口,如复位困难或修复韧带还需作掌侧切口。在牵引下矫正脱位、舟月骨分离、DISI和骨折移位,然后穿针于舟月骨、舟头骨及月三角骨作固定,修复切开和撕裂的背侧关节囊及韧带。术后,用长臂石膏托将腕关节固定于屈曲位或中立位,2周后拆线,6~8周后拔针开始功能锻炼。经桡骨茎突月骨周围骨折-脱位,多采用横行或S形切口。茎突骨折多为粉碎性骨折,但无须特殊处理。如骨折块较大并有移位,可在复位后作克氏针内固定。经舟骨月骨周围骨折-脱位,脱位与骨折移位并存者可用背侧入路,如脱位已矫正、仅存骨折移位,可采用掌侧入路。植骨与否,可根据掌侧骨质缺损程度以及损伤时限而定。术后固定同闭合复位。就陈旧性脱位/骨折-脱位的切开复位而言,复位前彻底清除关节腔内肉芽组织、松解背侧关节囊及瘢痕组织,复位后仔细地修复背侧关节囊(韧带)和腕背伸肌支持带,是获得成功的关键。

(4)腕中关节融合:适用于陈旧脱位或软骨损伤严重者。术后关节运动幅度虽有所降低,但疼痛消失、腕关节仍可保持原有的高度。

(5)近排腕骨切除:适应证与腕中关节融合相同、术后虽也可保留部分运动度,但关节高度有所减少,手的握力明显降低、此术所需的固定时间较短,因而不能耐受长期固定的老年人宜选用此法。

(6)全腕关节融合:当腕骨或关节软骨广泛破坏时可作全腕关节融合,用牺牲运动来换取疼痛症状的缓解和消失。

2.月骨周围掌侧脱位

闭合复位的难度大于背侧,通常需要做切开复位。

二、月骨脱位

月骨脱位一般分为掌侧和背侧脱位两种,后者较为少见。

(一)损伤机制

月骨外形比较规则,正面观为四方形,侧面观为半月形。近侧凸面与桡骨下面组成关节;远侧凹面与舟骨共同对应头状骨,组成腕中关节的一部分,并有小部分与钩骨构成关节。月骨桡侧与舟骨以前上及后下两关节面接触。月骨与舟骨、桡骨间有坚强的桡舟月间韧带相连,在月骨的掌侧及背侧各有韧带连接于桡骨及周围的腕骨。月骨是腕骨中唯一掌侧宽而背侧窄的腕骨,并且月骨位于腕部的中心,加之桡骨远端关节面具有掌倾的特点,因而在桡腕关节极度背伸暴力作用下,月骨受到头状骨和桡骨的挤压,被迫沿腕的额状轴急剧向掌侧旋转脱位,脱位时月骨背侧韧带、舟月韧带及三角韧带同时断裂。1902 年 Bialy 将月骨的掌侧脱位根据月骨旋转情况分成3 个阶段:第一阶段月骨的远侧凹面向背侧向;第二阶段远侧凹面向掌侧向,月骨旋转 90°;第三阶段凹面向近侧,旋转 180°,按照 Mayfield 的观点,月骨掌侧脱位为腕关节背伸型损伤发展的最终阶段,即月骨周围进行性不稳定Ⅳ期表现。

月骨脱位机制的分期:①1 期仅限于舟月韧带。②2 期发展至桡舟头韧带腕中部分,或者表现为舟(头状)骨骨折等大弧区损伤。③3 期发展至月-三角骨间韧带和尺-三角骨间韧带断裂。④4 期发展至桡舟月三角韧带断裂,月骨掌侧脱位。

(二)临床表现与诊断

(1)有明确的外伤史。

(2)腕部肿胀,腕关节前后径增粗,局部压痛,有空虚或腕部活动受限。由于月骨向掌侧脱位,压迫屈指肌腱使之张力增大,手指不能完全伸直,被动伸展或主动屈曲手指均可引发剧烈疼痛。

(3)腕关节掌侧饱满,触诊可感觉到皮下有隆起物体。

(4)脱位的月骨还可能压迫正中神经,出现腕管综合征,正中神经支配的桡侧 3 个半手指感觉麻木,拇对掌功能障碍。

(5)X 线摄片可清楚显示月骨脱位。正位片上月骨由四边形变成三角形,周围的关节间隙不平行或宽窄不等。侧位片上桡骨、月骨、头状骨三者轴线关系发生改变,月骨向掌侧脱离原位,月骨凹形面向掌侧倾斜,呈倾倒的茶杯状或者仍位于桡骨远端的凹面内,但掌屈度加大,桡月关节背侧间隙明显变宽。头状骨已不在月骨凹形面上,而位于月骨的背侧,但头状骨和桡骨的轴线关系正常。

(三)治疗

月骨脱位,即使旋转 180°,未必一定发生缺血性坏死。因为位于掌侧韧带内的滋养血管多保持连续性,月骨仍由此获得血液供应。因此,复位是治疗月骨脱位的首选方案。其治疗原则应先完成复位,恢复月骨与桡骨及周围腕骨的正常解剖关系,然后再矫正腕骨分离和骨折移位。

(1)闭合复位外固定:臂丛麻醉下,助手分别握持患者手指和前臂,使腕关节背伸,同时向远端牵引。术者用双手握其腕部,以拇指用力挤压腕位的月骨凹面的远侧使其复位。如不易将月骨推挤复位,可用细克氏针在无菌操作及 X 线透视下,自掌侧把针刺入月骨凹面的远端,在牵引下向背侧压迫协助复位。

(2)闭合复位经皮穿针固定。

(3)切开复位克氏针内固定。适用于:①闭合复位失败。②陈旧性脱位。③正中神经卡压、肌腱断裂。手术多选掌侧切口,切开屈肌支持带,牵开指屈肌腱,然后将月骨复位。手术过程中,应注意保护附着在月骨掌侧的软组织结构,以免损伤血管导致月骨坏死。对复位有困难的陈旧性脱位,可于背侧再做一切口,以松解腕骨间挛缩的软组织、清除占据月骨原有位置的肉芽组织。

月骨一经复位便需矫正舟月分离及骨折移位。正中神经充血、变硬严重者,需作外膜或束间松解。复位后用克氏针作内固定,并修复关节囊及韧带。术后再用石膏托外固定 4~6 周。

(4)月骨切除和肌腱充填:对于掌背侧韧带均断裂、与周围骨骼完全失去连接的月骨脱位及切开也无法复位的月骨脱位,如果桡骨远端关节软骨无明显的损伤,可行月骨切除和带蒂头状骨移位替代月骨,亦可应用豌豆骨或其他假体替代。关节若有不稳定,应加做舟大小多角骨间关节融合,以矫正舟骨旋转半脱位、恢复正常的负荷传导和运动功能。术后石膏托于腕关节中立位或掌屈位固定6~8周。

(5)近排腕骨切除、腕关节融合:用于关节软骨损伤严重的脱位。

三、舟骨脱位

(一)病因及损伤机制

较为少见,分为旋转半脱位和完全脱位,前者多见。常因腕关节背伸。桡偏暴力导致舟月骨间韧带断裂引起,一般合并其他的腕关节骨折与脱位。

(二)临床表现与诊断

(1)外伤史。

(2)腕关节肿胀、疼痛、活动受限及握力减低。

(3)X线表现:旋转半脱位-舟骨远端向掌侧旋转,近端向桡背侧旋转脱位;舟月间隙大于3 mm;皮质环征阳性;舟月角加大,桡骨和舟骨掌侧边缘呈 V 字形。完全脱位则可见舟骨近端从桡骨远端关节面舟骨窝中完全向掌侧脱出。

(三)治疗原则

(1)早期可行手法复位,经皮克氏针固定。

(2)手法复位失败或晚期者行切开复位,韧带修复或重建。

(3)如发生腕关节炎,则需行关节融合术。

四、桡腕关节脱位

(一)病因及损伤机制

多合并其他部位的骨折或脱位,往往由直接暴力引起。根据暴力引起桡腕掌侧韧带损伤或背侧韧带损伤的不同,可导致掌侧或背侧桡腕关节脱位。

(二)临床表现与诊断

(1)外伤史。

(2)腕部畸形、肿胀、疼痛、活动受限及握力减低。可伴有正中神经损伤或尺神经损伤。

(3)X线片显示腕关节结构紊乱。相对于桡骨,近排腕骨以远的腕骨向背侧或掌侧移位,可伴发其他骨折或脱位。

(三)治疗原则

(1)新鲜闭合脱位可行手法复位石膏托外固定。

(2)开放性损伤可行切开复位克氏针内固定,同时可修复损伤的韧带。陈旧性损伤可行切开复位畸形矫正。如有神经受压症状,可同时探查神经,并予以松解。

(张明伦)

第二十三节 腕骨骨折

腕骨骨折是腕部损伤中最为常见的一种形式,它可发生于某一单独腕骨,也可同时发生于多块腕骨,甚至合并有腕部关节的脱位或韧带等软组织的损伤。虽然国内外学者对腕骨骨折发生率的统计不甚一致,但普遍认为舟骨骨折发生率最高,其次依次为三角骨、大多角骨、月骨、头状骨、钩骨、豌豆骨和小多角骨。

一、舟骨骨折

在腕骨骨折中,以舟骨骨折最为多见,占身骨折的 2%~7%,腕骨骨折的 70%左右。由于舟骨血供特点和在腕骨排列中独特的解剖位置与功能,以及目前诊断技术、治疗方法的不规范,在临床诊断和治疗上国内尚存在很多问题,如新鲜舟骨骨折的漏诊率高和晚期舟骨骨折不连、骨坏死及多并发腕关节不稳定等,导致临床治疗的困难和治疗时间过长,常遗留腕关节的疼痛和不同程度的腕关节功能丧失,甚至发生创伤性关节炎,是临床亟待解决的重要课题。

(一)损伤机制

舟骨是近排腕骨之一,但排列于远近两排腕骨间,在功能解剖上发挥桥接作用,控制和协调桡腕和腕中关节的运动。因此,在腕关节外伤时易发生骨折。舟骨骨折多为间接暴力所致,因体育运动或交通事故等造成腕关节的非生理性过伸及内收(尺偏),舟骨背伸,舟月间韧带断裂,舟骨呈水平位嵌于桡骨茎突与大、小多角骨之间,受嵌压应力和桡骨茎突背侧缘的挤压应力而发生骨折。由于舟骨中部细小,对暴力抗折性小,所以舟骨骨折以腰部最为多见,占 70%,结节部及近端骨折相对少见,分别占 15%。

(二)分类

舟骨骨折的分类应以治疗为目的,从而决定不同的手术适应证。一般根据部位、时间、骨折线的走行和骨折的稳定性进行分类,而目前国外的 Herbert 分类法则是依据以上因素制订而成,更具有临床的实用性。

(1)按部位分为结节部、腰部和近端骨折。

(2)按时间分为新鲜、陈旧性骨折和骨不连。

(3)按骨折线分为水平型、横形、垂直型、撕脱型和粉碎性骨折。

(4)按骨折的稳定性分为稳定型和不稳定型骨折。稳定型骨折:包括舟骨结节部、腰部和近端的横行骨折,并且无移位,可保守治疗。不稳定型骨折包括:①4 种不同体位的 X 线片(腕关节正位、侧位、旋前 45°位和舟骨轴位)示有骨皮质的不连续,且骨折端移位≥1 mm。②近 1/3 部的骨折。③伴有中间体或镶嵌体背伸不稳定(DISI)的骨折,在侧位 X 线片上桡月角大于健侧 10°。④腕高指数较健侧降低 0.03 以上的骨折。⑤舟骨长度较健侧缩短 1 mm 以上的骨折。⑥有游离骨折块或粉碎性骨折。⑦纵形骨折。⑧骨不连。⑨伴有月骨周围脱位的骨折。这些骨折有移位或骨不连,稳定性差,难以手法整复和外固定,必须手术治疗。

(三)诊断

早期正确的诊断,取决于以下几个方面:①理学检查方法的改善和开发。②X 线摄影方法的改进和计测等的进展。③CT、MRI、骨扫描、腕关节镜和关节造影等先进诊断技术的应用。

1.临床表现

(1)鼻烟窝的肿胀、疼痛和压痛是新鲜舟骨骨折最典型的症状和体征。由于鼻烟窝的底为舟骨腰部,此体征较特异,可同时伴有舟骨结节的压痛但在陈旧性骨折病例,该体征往往不典型,新鲜骨折亦有体征轻微者,应双侧对比检查,以免漏诊。

(2)舟骨的纵向叩痛:沿第 1、第 2 掌骨的纵向叩痛是诊断新鲜舟骨骨折的又一特有体征。

其优点是在腕关节石膏托外固定后仍可检查,但陈旧性骨折多表现阴性。

(3)腕关节功能障碍:以桡偏和掌屈受限为主,是新鲜舟骨骨折的非特异体征。

(4)舟骨漂浮实验(Watson 试验):用于诊断不稳定型舟骨骨折和舟月分离症。将患者腕关节被动的尺偏,检查者用一只手握住患者手掌被动使腕关节桡偏。正常时检查者拇指可明显感觉到舟骨结节向掌侧突出,似有压迫拇指的感觉;异常时无此感觉,而产生剧烈的疼痛或弹响。

2.辅助检查

(1)X 线检查:现常规采用 4 个体位摄影:腕关节正位、侧位、旋前 45°斜位和舟骨轴位像。为了提高腕关节 X 线片的再现性和诊断的准确率,应采用由 Palmer 和 Epner 所提倡的标准正侧位像,即在肩外展 90°、肘关节屈曲 90°、腕伸直、手掌触片时进行正位拍摄,在肩关节 0°位、肘屈 90°、前臂中立位拍摄侧位。旋前 45°斜位像和舟骨轴位像,可最大限度显示舟骨轴长,便于观察有无骨折,判断其与周围腕骨的关系。①正位:两侧对比判断舟骨的形状是否有短缩,有无骨折线、骨吸收、骨硬化,舟月间隙的大小和近排腕骨弧形连线有无异常。舟骨骨折可见到骨折线和舟骨的短缩。舟月分离时,可见舟月间隙超过 3 mm 和舟、月骨近端连线出现段差。②侧位:观察舟骨有无骨折、移位、驼背畸形和 DISI。在侧位像,舟骨与月骨、三角和头状骨相重叠,判断舟骨骨折较困难,应在熟悉正常 X 线片后两侧对比阅读。在合并 DISI 时,可见月骨与舟骨近侧骨折背伸,舟骨结节则掌屈,向背侧成角畸形,测量桡月角在 0°以下,舟月角在 70°以上。③旋前 45°斜位像:矫正了舟骨生理性的向掌侧 45°、向桡侧 30°的倾斜角,最大限度地展现舟骨全长,可清除重叠所致的骨折线不清。④舟骨轴位像:通过腕关节背伸和尺偏,以矫正舟骨在正位像向下、前、外的倾斜角,较大程度显示舟骨的轴长,同时可避免腕骨的重叠,以利观察骨折线及判断有无移位。

在 X 线诊断上,只要能正确而熟练的阅片,上述 4 种体位可诊断 97% 的舟骨骨折。对疑有而 X 线片不明确的,应在 3~4 周后重复拍片,可因骨折端骨质坏死吸收、骨萎缩而间距增大,而显示清晰的骨折线,以明确诊断。

(2)腕关节造影:通过腕关节造影,可直接观察舟骨骨折的骨折线及有无连接,软骨有无损伤,舟骨与其他腕骨间韧带是否断裂,是否有滑膜炎及其程度与范围等。

(3)腕关节镜:在镜下可直接观察舟骨的骨折线,是否移位和缺损,关节软骨及骨间韧带有无损伤等,是一有价值的诊断方法。

(4)CT:由于 CT 能得到腕关节的不同横断面图像,对于舟骨骨折、移位和骨不连是一种有决定意义的诊断方法,在国外已作为常规进行的术前、术后检查。CT 的最大优点是可在横断面观察舟骨,观察范围广,1 mm 的骨折线或骨分离均可有良好的图像显示,并可沿舟骨长轴做横断像观察。

(5)MRI:MRI 对腕骨的缺血性变化显示了非常敏感的反应,这种性质对舟骨骨折、骨坏死的临床诊断是非常有用的。在 T_1 加权像骨折线表现为低信号区,舟骨的缺血性改变亦为低信号区。而在 T_2 加权像远位骨折端表现为高信号时,表示为骨折的愈合期;近位骨折端的低信号表示骨的缺血性改变;点状信号存在于等信号区域表示缺血性改变有明显恢复。这些变化突破了 X 线诊断的界限,对舟骨骨折的早期诊断和骨折的转归判定有重要意义。

虽然目前在舟骨骨折的辅助诊断上主要依据 X 线片,但应用腕关节镜、CT,MRI 等先进的诊断技术,可提高舟骨骨折的早期诊断率,对判定预后、防止漏诊和并发症的发生有重要意义。

（四）治疗

1.新鲜无移位的舟骨骨折的治疗

对于新鲜无移位的舟骨骨折，采取石膏外固定的治疗。只要固定可靠，时间充足，骨折基本都可以愈合。对此，国内、外学者达成共识，但对于石膏外固定的类型、固定的长度与时间、体位以及有无必要固定腕关节以外的其他关节，意见不一。

2.不稳定舟骨骨折的治疗

新鲜舟骨骨折保守治疗发生骨不连的概率是比较高的，Dias 对 82 例患者随访，发生率是 12.3%；Herbert 报道骨不连发生率是 50%，其主要原因是骨折的移位、DISI 等不稳定骨折的存在。因此，对舟骨不稳定型骨折、晚期的骨不连和骨坏死均采用手术治疗。治疗方法大致有以下几种。

（1）单纯切复位内固定：如克氏针、螺钉、骨栓内固定等，适于新鲜的不稳定骨折。

（2）内固定加游离骨移植技术：用于治疗骨不连。

（3）带蒂骨瓣移植术：适用于晚期的骨延迟愈合、骨不连和近侧骨折端的缺血性坏死。

（4）桡骨茎突切除术：适于腰部骨折，切除桡骨茎突的 1/4 左右，以消除腰部的剪力。

（5）加压螺栓（Herbert 螺钉）内固定术：1984 年，由 Herbert 和 Fisher 首先报道，螺栓前后带有螺纹，材料选用钛合金。头端螺纹的螺距较宽，而尾端螺纹的螺距较窄。此方法具有内固定确切可靠、对骨折端有加压作用、可矫正舟骨骨折的畸形和移位等优点，从而促进骨折愈合，缩短治疗时间，有利于早期恢复功能和工作，临床治愈率达 90% 以上。近 10 余年来在国外推广应用，已成为舟骨骨折的主要治疗手段。

二、月骨骨折

月骨骨折在腕骨中较为少见，这与月骨的解剖特点、位置、功能密切相关。月骨位于由桡骨、月骨和头状骨组成的关节链的中央，在协调腕关节运动和维持腕关节稳定上，均起到重要的作用，其活动度及所承受的剪力均很大。由于约有 20% 的月骨是单一由掌侧或背侧供血的，这类单侧主干型供血的月骨，易发生骨折后的缺血坏死。

（一）损伤机制

月骨骨折可来自外力的直接打击，造成月骨的纵形劈裂、碎裂或部分骨小梁断裂。但多数患者为间接外力所致，均有腕关节过度背伸的外伤史，如滑倒坠落时以手掌支撑地面等。腕关节过度背伸的过程中，头状骨与月骨发生撞击，而发生月骨冠状面横断骨折，骨折线多位于月骨体的掌侧半。在负向尺骨变异时，月骨内、外侧面受力不均匀，而出现矢状面骨折。腕关节的过度屈伸时，起止于月骨的韧带受到紧张牵拉，易发生月骨的掌、背侧极撕脱骨折。月骨背侧极骨折，亦可因桡骨远端背侧关节缘的撞击所致。同时，月骨在轻微外力的长期作用下，受到桡骨与头状骨的不断挤压，亦可发生月骨疲劳性骨折及骨内微血管网损伤。由于症状轻微，易被忽视，而发生月骨的缺血性坏死。

（二）临床表现

患者均有明显的腕部外伤史。腕部疼痛、月骨区有明显的肿胀、压痛，腕关节屈伸运动受限，甚至影响手指的屈伸运动。疲劳骨折多无外伤史，而且症状轻微。

（三）辅助检查

1.X 线片

正、侧位像均可见断裂的骨小梁和骨折线。侧位像因月骨和其他腕骨的重叠、有时难于诊断,需要加摄断层片。

2.CT

尤其是三维重建 CT,可以观察到月骨的 3 个断面,有利于明确诊断。

3.MRI

对月骨骨折后发生的缺血性坏死可早期诊断。

(四)治疗

月骨骨折可用短拇人字管型石膏外固定 4～6 周,掌侧极骨折固定腕关节于屈曲位,背侧极骨折固定在腕背伸位,无移位的月骨体骨折固定在功能位。有移位的月骨体骨折应切开复位、克氏针内固定、在骨折固定期间应定期复查断层 X 线片或 CT,判断有无缺血性坏死的发生,以便及时更改治疗方案,月骨背侧极骨折可发生骨不愈合,而出现持续性腕部疼痛,将骨折片切除后,可缓解症状。

三、三角骨骨折

三角骨骨折是继舟骨骨折之后最常见的腕骨骨折,多合并有其他腕关节损伤。三角骨是腕关节中韧带附着最多的腕骨,在维持腕关节稳定与功能及传递轴向外力时具有重要作用。

(一)损伤机制

三角骨骨折多发生于腕关节过度背伸、尺偏和旋前位时遭受暴力所致,为月骨周围进行性不稳定的 1 期表现。远侧骨折段与月骨周围的腕骨一起向背侧移位,近侧段与月骨的对应关系不变,称经三角骨月骨周围性脱位。在腕关节过伸和尺偏时,可发生钩骨或尺骨茎突与三角骨撞击,导致三角骨背侧部骨折,或因韧带牵拉导致三角骨掌、背侧的撕脱骨折。直接暴力亦可导致三角骨体部的骨折。

(二)临床表现与诊断

(1)临床上患者多表现为腕关节尺侧半肿胀、疼痛、压痛,伴有挤压痛,腕关节运动明显障碍。

(2)X 线片:腕关节正位像可清晰见到三角骨的骨折线和其与周围腕骨的关系;侧位像可明确背侧皮质骨折;旋后 30°斜位像,可观察到三角骨掌侧面骨折线及与豌豆骨的对应关系,有无脱位。

(3)CT 对临床症状明显、疑有三角骨骨折而普通 X 线片无异常时,可行 CT 或断层检查,以消除其他腕骨遮盖效应的影响,进一步明确诊断。

(三)治疗

无移位的横断骨折,可采用短拇人字管型石膏外固定 4～6 周即可。并发移位或脱位的骨折,先行手法复位、石膏外固定,手法复位失败者可行切开复位内固定。撕脱骨折虽常有骨不愈合的发生,但只要无不适可不需特殊处理;如有症状可行撕脱骨折片切除术,同时修补损伤的韧带。

四、豌豆骨骨折

豌豆骨是 8 块腕骨中最小的一块,多被认为是一个籽骨,骨折的发生率并不少见。豌豆骨位于三角骨的掌侧,与三角骨构成豆三角关节,也是尺侧腕屈肌的止点,参与腕关节的屈伸运动。同时豌豆骨又与远排腕骨的钩骨钩构成腕尺管,是尺神经和尺动、静脉的通道。

(一)损伤机制

直接暴力是骨折的主要原因,系滑倒、坠落时腕关节呈背伸位,豌豆骨直接触地所致,分为线状和粉碎性骨折。多有腕部复合性损伤;如腕关节的突然强力背伸,尺侧腕屈肌会剧烈收缩以抗衡暴力作用,维持关节稳定,这种间接暴力可致豌豆骨的撕脱骨折。直接或间接暴力均可致豆三角关节发生脱位或半脱位。

(二)临床表现与诊断

1.临床表现

腕尺侧部疼痛、肿胀,豌豆骨处压痛明显,伴有屈腕功能障碍和牵拉痛。有时出现尺神经卡压症状,如环、小指的刺痛及感觉过敏等。

2.辅助检查

在旋后 30°斜位像和腕管切位像,可清晰显示骨折线,亦可判断豌豆骨与三角骨的对应关系。同时腕关节正、侧位像可明确腕关节有无并发损伤。腕关节中立位时,豆三角关节间隙正常宽 2～4 mm,豌豆骨与三角骨关节面近乎平行,其夹角小于 15°。若怀疑豆三角关节半脱位,应做双腕对比检查,患侧可见豆三角间隙大于 4 mm;豆三角关节面不平行,夹角大于 20°;豌豆骨远侧部或近侧部与三角骨重叠区超过关节面的 15%。

(三)治疗

用石膏托将腕关节固定在微屈曲位 4～5 周,以减少尺侧腕屈肌对骨折端的牵拉,直至骨折愈合。对少数骨折未愈合,遗留有局部疼痛和压痛,影响腕关节功能或骨折畸形愈合,合并有尺神经刺激症状者,可切除豌豆骨,但必须仔细修复软组织结构,重建尺侧腕屈肌腱的止点。4 周后开始功能练习。

五、大多角骨骨折

大多角骨介于舟骨与第 1 掌骨之间,在轴向压力的传导上具有重要作用,分别与舟骨、小多角骨构成关节,尤以第 1 腕掌关节的鞍状关节至关重要,具有双轴运动,为完善拇指的重要功能奠定了解剖学基础。

(一)损伤机制

拇指遭受外力时,轴向暴力经第 1 掌骨向近侧直接撞击大多角骨而发生体部骨折。间接暴力亦可迫使腕关节背伸和桡偏,大多角骨在第 1 掌骨和桡骨茎突下发生骨折。结节部骨折既可来自直接暴力,如腕背伸滑倒,大多角骨与地面直接撞击所致;又可来自间接暴力,如腕屈肌支持带的强力牵拉等。

(二)临床表现与诊断

1.临床表现

临床上多表现为腕桡侧疼痛和压痛,纵向挤压拇指可诱发骨折处疼痛。

2.辅助检查

(1)X 线片:腕关节正位、斜位、腕管位平片检查可见骨折线存在。

(2)CT:对结节部骨折可明确诊断。

(三)治疗

对无移位的体部和结节部骨折,用短拇人字管型石膏外固定 4～6 周。对移位的体部骨折,可行切开复位、克氏针内固定,以恢复鞍状关节面的光滑和平整;有明显移位的结节部骨折,应做骨折块切除,以避免诱发腕管综合征。

六、小多角骨骨折

小多角骨体积小,四周有其他骨骼保护,内外介于大多角骨和头状骨之间,远近介于舟骨与第2掌骨之间。又因其位置隐蔽,与其他腕骨相比,鲜有骨折发生。并且小多角骨是远排腕骨中唯一与单一掌骨底形成关节的腕骨,由第2掌骨传递的轴向压力经小多角骨传向舟骨。由于其掌侧面狭窄、背侧面宽阔,轴向压力下易发生背侧脱位。

(一)损伤机制

小多角骨骨折极少发生,多并发第2、3掌骨基底骨折或脱位。在轴向暴力作用下,第2掌骨向近侧移位并与小多角骨相互撞击,导致骨折或小多角骨背侧脱位。陈旧性小多角骨脱位,因合并附着韧带及滋养动脉的撕裂,易发生缺血性坏死。

(二)临床表现与诊断

1.临床表现

临床上患者多有腕背小多角骨处的肿胀、疼痛和压痛,腕关节运动有轻度障碍,伴有活动痛。如骨折块向掌侧移位,可诱发腕管综合征。

2.辅助检查

X线片上通常可显示骨折线的存在,对可疑的骨折可通过CT明确诊断。

(三)治疗

无移位的小多角骨骨折采用石膏外固定4～6周。对有骨折移位或并发第2、3掌骨底骨折、脱位的小多角骨骨折,需切开复位、克氏针内固定,必要时作植骨、第2腕掌关节融合,以求得到一个稳定和无症状的第2腕掌关节。

七、头状骨骨折

头状骨骨折可单独发生,亦可与其他结构损伤同时存在。由于头状骨头部无滋养动脉进入,其血供来源与舟骨近端相似,由该骨体部的滋养动脉逆行分支供血。因此,头状骨头部和颈部的骨折,易损伤此逆行供血系统,一旦治疗不当,可造成头状骨骨折不愈合或头部的缺血坏死,而导致腕关节运动障碍。

(一)损伤机制

腕关节在掌屈位时,外力直接作用于头状骨,可造成头状骨体部的横折或粉碎性骨折;间接暴力多发生在腕关节桡侧损伤、舟月分离或舟骨骨折后,系腕关节过度背伸、头状骨与桡骨远端关节面背侧缘相互撞击的结果,多见于颈部骨折。骨折后的腕关节继续背伸,可导致骨折远、近侧段分离,无韧带附着的近侧段相对于远侧段约呈90°的旋转移位。暴力作用消失后,腕关节由过度背伸恢复到自然状态下的屈、伸体位,会加剧近侧端的旋转,使之呈180°旋转移位。因此间接暴力所致头状骨颈部骨折为不稳定型骨折,且移位的近侧端(头部)易发生缺血性坏死。

(二)临床表现与诊断

(1)临床上表现为头状骨背侧疼痛、肿胀及压痛,腕关节功能受限,伴有活动痛、畸形、异常活动及骨擦音不明显。

(2)常规腕关节正侧位X线片上可清晰显示骨折线和骨折端的移位。少数无移位的骨折X线平片难以显示,需通过CT确诊。

（三）治疗

治疗单纯无移位的骨折可采用石膏外固定6周。有移位的新鲜骨折,需切开复位、克氏针内固定;有移位的陈旧性骨折,在切开复位的同时,需切取桡骨瓣游离植骨。骨折近侧端(头部)发生缺血性坏死或创伤性关节炎时,可切除头部,做腕中关节融合术。

八、钩骨骨折

钩骨呈楔形,介于头状骨与三角骨之间,分别与之构成有关,有坚强的骨间韧带相连。钩骨钩介于腕管与腕尺管之间,分别有腕横韧带、豆钩韧带及小鱼际肌附着,钩的桡侧是屈肌腱,尺侧是尺神经血管束,尺神经深支绕过钩的底部进入掌深间隙,因此钩骨钩一旦骨折、移位,易造成屈肌腱断裂和尺神经卡压。由于钩骨供血来源多样,供血充分,骨内供血多极化,故不易发生缺血性坏死。

（一）损伤机制

钩骨体部骨折多见间接暴力,偶尔由直接暴力所致,可分为远侧部和近侧部骨折两类,以远侧部骨折较多见。钩骨钩骨折多见于运动性损伤,直接暴力可发生于球拍对钩骨钩的撞击,而导致钩骨钩基底的骨折。间接暴力为腕关节过度背伸时,腕横韧带和豆钩韧带对钩骨钩的牵拉所致钩骨钩尖端的骨折。

（二）临床表现与诊断

1.临床表现

腕掌尺侧肿痛,握拳时加重,局部深压痛明显,将小指外展时疼痛加重。钩骨钩骨折时压痛明显,并有轻度异常活动。有50%以上患者可出现腕尺管综合征。陈旧性钩骨钩骨折,亦可出现环、小指屈肌腱自发性断裂。骨折移位及环、小指腕掌关节背侧脱位可导致腕关节尺背侧隆凸畸形、局部肿胀和压痛。

2.X线片

钩骨体部骨折拍摄腕关节正位平片即可明确诊断。但钩骨钩骨折在腕关节正侧位X线片上难于诊断,需采用特殊体位摄影。

3.CT

通过观察腕骨的不同横截面,可直接显示出钩骨钩骨折的部位及移位程度。因此,在临床上怀疑钩骨钩骨折而单纯X线不能明确诊断时,应常规做CT检查。特别是三维CT可消除重叠腕骨的影响,从立体上判断骨折移位的方向性,因而具有很高的诊断价值。

（三）治疗

(1)无移位的钩骨体部骨折,因其较稳定,也无并发症,采用石膏托外固定4~6周即可。

(2)体部骨折有移位或并发腕掌关节脱位,早期可行切开复位,克氏针内固定,晚期则在复位后做腕掌关节融合术,以消除持续存在的疼痛等症状。钩骨钩骨折对手的功能影响较大,并发症多,骨折片较小并且垂直于手掌,很难复位和外固定,因此一旦确诊,即应手术治疗,可行切开复位、克氏针内固定或钩骨钩切除术。前者因内固定较困难,易并发尺神经卡压和屈肌腱损伤,而较少应用,后者手术操作简单,不破坏腕关节的稳定,术后无并发症,腕关节功能得以迅速恢复。术中应修复钩骨钩骨折断面、豆钩韧带,将腕横韧带的止点与骨膜一起缝合。合并尺神经卡压时应同时行尺神经松解术,屈肌肌腱断裂时也应修复。

（张明伦）

第二十四节　掌骨骨折

一、损伤机制

掌骨骨折多为直接暴力造成,暴力多种多样,如重物压砸伤、机器绞伤、压面机挤伤、车辆撞击伤和压轧伤等。这种力量往往比较大,常造成皮肤、神经、肌腱等组织的复合性损伤。骨折也比较严重,多是粉碎性骨折,有明显的移位、成角、旋转畸形。此类骨折不但骨折难处理,同时还会有皮肤、神经、肌腱等组织缺损,有的还会有血液供应障碍,可能造成手指或整个肢体坏死。

也有的损伤相对简单,如第5掌骨颈骨折,又称拳击者骨折,是发生在第五掌骨颈的骨折。当握拳做拳击动作时,暴力纵向施加掌指关节上,传达到掌骨颈部造成骨折。其次,掌骨颈骨折也可发生在第2掌骨(图3-61)。其他掌骨颈骨折较少见。

在掌骨头骨折则是由于手在握拳位,掌骨头受直接打击所致。也可发生于机器的压轧伤。掌骨头的骨折是在关节内,故骨折常影响到关节面的平整及晚期关节的活动。

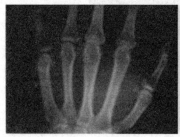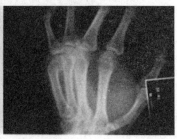

图 3-61　第 5 掌骨颈骨折

发生在掌骨基底的骨折是腕掌关节内的骨折,多由于纵向撞击力量作用在掌骨,传达至腕掌关节处,造成腕掌关节骨折脱位。虽然骨折移位不多,但如治疗不当,常会遗留局部隆起、疼痛以及因屈、伸肌腱张力失衡使手指活动受限。

二、损伤分类

(一)掌骨头骨折

(1)单纯掌骨头骨折,发生在掌骨头的骨折可有斜形、横形、纵形,损伤多为闭合性。骨折愈合后,如关节面不平,可影响关节活动。晚期,由于关节面反复磨损,还会造成创伤性关节炎。

(2)关节软骨骨折,此种损伤多由于紧握拳时拳击锐利性的物体,如牙齿、玻璃等,致使关节内软骨破碎。损伤多为开放性,可从伤口看到破碎的软骨面。

(3)掌骨头粉碎性骨折,多发生于较大暴力的损伤,常合并有相邻的掌、指骨骨折及严重的软组织损伤(图3-62)。

(二)掌骨颈骨折

正常掌骨颈向背侧轻度成角,称颈干角,在斜位X线片上,第5掌骨的颈干角约为25°。有学者认为,此角超过30°,即为手术或整复的适应证。在30°以内者,对手的外观及功能都没有明显影响。

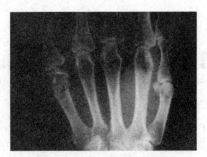

图 3-62　第 5 掌骨头骨折

(三)掌骨干骨折

掌骨干骨折发生在第 3、4 掌骨者较多。作用在手或手指上的旋转暴力,常致成斜形或螺旋形骨折;由纵轴方向的暴力传达致掌骨上时,多造成横形骨折。一般横形骨折是稳定性骨折,而斜形或螺旋形骨折为不稳定性骨折。

(四)掌骨基底骨折

多为腕掌关节的骨折脱位,常发生在第 1、4、5 腕掌关节。第一腕掌关节已单有论述,第 4、5 腕掌关节也有较大的活动,它们分别可屈、伸 15°和 20°,位于尺侧边缘,故易受伤(图 3-63)。

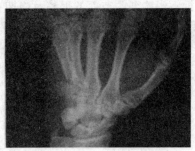

图 3-63　第 4、5 掌骨基底骨折

三、治疗

(一)掌骨头骨折

要根据骨折移位的情况,如骨折稳定,横形或斜形骨折,但无明显移位,而且关节面平整的,可用石膏托固定掌指关节于屈曲位。3 周后解除制动作主动功能锻炼。

有移位的骨折,因骨折块在关节内,又无韧带或肌腱的牵拉,复位比较容易。要使关节在屈曲位,轻轻牵拉该指,使手指侧偏,并轻轻挤压掌骨头,可使向两侧移位的骨块复位。屈曲掌指关节,向背侧推顶掌骨头,可使向掌侧移位的骨折块复位。

如手法复位失败,可行切开复位及克氏针内固定手术。但应注意,掌骨头为松质骨,骨折复位后,钢针应准确打入,争取一次成功。否则,钢针反复穿入,会使钢针松动,固定不牢或失败。钢针可保留 4 周左右,然后去除固定,开始活动。

对关节软骨骨折,应彻底清创,脱入关节内的小骨折片应摘除,较大的骨折可复位后以石膏托作短时间固定,然后开始活动。

掌骨头粉碎性骨折对骨折移位不明显,关节面尚平整者,可做石膏托固定 3～4 周后开始功能练习。有移位的骨折治疗比较困难,可行切开复位,以多根细钢针分别将骨折块固定。若骨折块小,钢针粗,贯穿骨折块时容易碎裂。固定后,一旦骨折初步愈合,即可开始活动以防关节僵直。如掌骨头严重粉碎、短缩、已无法使用内固定时,可用骨牵引3~4周,然后开始主动功能练习。

(二)掌骨颈骨折

对稳定性骨折,且成角在30°以内者,对手的外观及功能都没有明显的影响。可作整复或不做整复直接用石膏托固定腕关节于轻度背伸,掌指关节屈曲50°~60°,指间关节在休息位,6~8周,拆除石膏鼓励患者活动患手。有的患者可能有15°~20°的掌指关节伸展受限,一般锻炼2~3个月后即可恢复正常。

掌骨颈不稳定性骨折,常有较大的成角畸形及移位,可行手法整复。因为掌指关节侧副韧带附着于掌骨头两侧偏背部,掌骨颈骨折后,若将掌指关节伸直位牵引,则可使侧副韧带以掌骨头的止点处为轴,使掌骨头向掌侧旋转,反而加重掌屈畸形。整复时,必须将掌指关节屈曲90°,使掌指关节侧副韧带处于紧张状态,使近节指骨基底托住掌骨头,再沿近节指骨纵轴向背侧推顶。同时再在骨折背部向掌侧加压,畸形即可矫正(图3-64)。

整复后,用背侧石膏托将掌指关节制动于屈曲90°及握拳位。4周后,拆除石膏,开始活动。

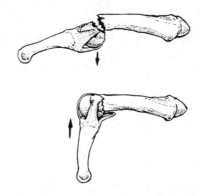

图3-64 掌指关节屈曲90°,以近节指骨推顶掌骨头,使骨折复位

还可用经皮克氏针固定。先将骨折复位,然后经皮在远骨折段横形穿入不锈钢针。用相邻的正常掌骨头固定。如第5掌骨颈骨折,可固定在第4掌骨上;第2掌骨颈骨折,可固定在第3掌骨颈上。钢针应从掌骨头侧副韧带止点处穿出,若穿过韧带中部时,则限制掌指关节屈伸活动。

如掌骨颈有较多的骨质,还可使用微型钢板固定。使用T形或Y形钢板固定骨折,可达到坚强的固定。术后可使用短时间制动或在固定非常牢固情况下不使用制动,早期开始功能锻炼。但应注意,活动时要空手,不能负重或用力。

(三)掌骨干骨折

由于相邻骨间肌及掌骨间韧带的作用,一般骨折比较稳定。

(1)对稳定性骨折,可使用石膏托将患手固定在腕轻度背伸,掌指关节屈曲,指间关节休息位,6~8周后去除石膏,练习手部活动。

(2)骨折端有短缩或旋转时为不稳定性骨折,可行手法复位后用石膏托或石膏管型固定。但很多斜形或螺旋形骨折复位后,用石膏固定很难防止畸形重新出现,应行切开复位内固定。

(3)斜形或螺旋形骨折可用不锈钢针垂直骨折线固定。为控制骨折块旋转,常需用2~3根钢针做内固定。

　　不稳定性骨折也可经皮用钢针横形穿过远、近骨折块固定在相邻完整的掌骨上。为使术后早期开始活动,目前应用较多的是微型钢板。由于掌骨较长,可以使用5孔或6孔钢板。固定后骨折稳定,可以早期开始活动。但应注意,开始时一定要空手活动,不能负重及用力(图3-65)。

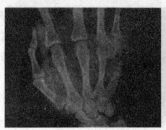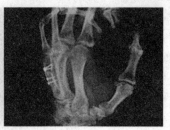

图 3-65　第 5 掌骨干骨折,使用微型钢板固定

(四)掌骨基底骨折

　　常合并有腕掌关节脱位,但在早期,复位容易。手法整复后,以短臂石膏托固定。第2、3腕掌关节因活动度小,骨折后移位少,复位后比较稳定,容易固定。而第4、5腕掌关节活动度大,复位容易,固定困难,因而可行经皮或切开复位。

　　经手术复位固定后预后大多较好,由于掌骨基底为松质骨,因而愈合快,很少有不愈合者。骨折愈合后对手的功能影响不大。

(张明伦)

第四章

骨盆与髋臼损伤

第一节 骨盆骨折

一、骨盆的生物力学

骨盆为一个纯环形结构。很明显,如果环在一处骨折并且有移位,在环的另一侧肯定存在骨折或脱位。前方骨盆骨折可以是耻骨联合和单侧或双侧耻骨支骨折。

(一)骨盆的稳定

骨盆的稳定可以被定义为在生理条件下的力作用于骨盆上而无明显的移位。很明显,骨盆的稳定不仅依赖于骨结构,而且也依赖于坚强的韧带结构将3块骨盆骨连接在一起,即2块无名骨、1块骶骨。如果切除这些韧带结构,骨盆会分为3部分。

骨盆环的稳定依赖于后骶髂负重复合的完整(图4-1)。后部主要的韧带是骶髂韧带、骶结节韧带和骶棘韧带。

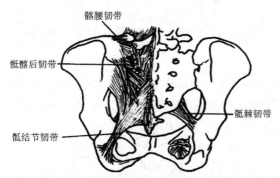

图 4-1 骨盆环后方主要稳定结构(张力带)

复杂的骶髂后韧带复合是非常巧妙的生物力学结构,它可承受从脊柱到下肢的负重力的传导。韧带在骨盆后部稳定中扮演了重要的角色,因为骶骨在拱形中并不形成拱顶石的形状,它的形状恰恰相反。因此,骶髂后骨间韧带为人体中最坚固的韧带以维持骶骨在骨盆环中的正常位置。同样,髂腰韧带连接 L_5 的横突到髂棘和骶髂骨间韧带的纤维横形交织在一起,进一步加强了悬吊机制。骶髂后复合韧带如同一个吊桥的绳索稳定骶骨。

粗大的骶棘韧带从骶骨的外缘横形止于坐骨棘,控制骨盆环的外旋。骶结节韧带大部分走于骶髂后复合到骶棘韧带和延伸至坐骨结节。这个粗大韧带在垂直面走行,控制作用于半骨盆的垂直剪力。因此,骶棘韧带和骶结节韧带相互成 $90°$,很好地控制了作用于骨盆上的 2 种主要外力,即外旋外力和垂直外力,并以此种方式加强骶髂后韧带。

骶髂前韧带扁平、粗大,虽然没有骶髂后韧带强大,但可控制骨盆环外旋与剪力。

(二)致伤外力作用在骨盆上的类型

作用在骨盆上的大部分暴力为:外旋、内旋(侧方挤压)和在垂直水平上的剪力。

1.外旋

外旋暴力常常由于暴力直接作用在髂后上棘致单髋或双髋强力外旋造成,并引起"开书型"损伤,即耻骨联合分离。如外力进一步延伸,骶棘韧带与骶髂关节前韧带可以损伤(图 4-2、图 4-3)。

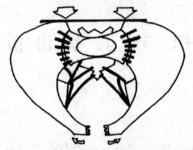

图 4-2　骨盆受到由后向前的暴力造成耻骨联合分离的"开书"样损伤

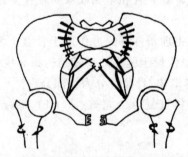

图 4-3　下肢的极度外旋也可造成"开书"样损伤

2.内旋(侧方挤压)

内旋外力或外侧挤压力可由暴力直接作用在髂嵴上而产生,常常造成半骨盆向上旋转或所谓"桶柄"骨折,或外力通过股骨头,产生同侧损伤(图 4-4、图 4-5)。

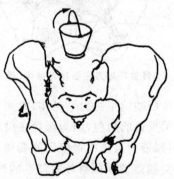

图 4-4　骨盆骨折"桶柄"样损伤

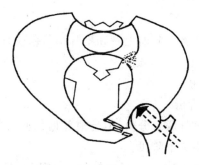

图 4-5 侧方暴力作用在大转子造成髋臼前柱骨折,同侧骶髂后复合也受到损伤

3.在垂直水平上的剪力

在垂直平面上的剪力通过后骶髂复合骨小梁,而侧方挤压力引起松质骨嵌压,通常韧带结构保持完整,此种情况在侧方挤压型骨折中由于注重耻骨支的骨折,较易使骶骨压缩性骨折漏诊(图4-6)。剪式应力可造成骨的明显移位和广泛软组织结构移位(图4-7)。这个力持续作用于骨盆,超出了软组织的屈服强度,可产生前后移位的骨盆环不稳定。

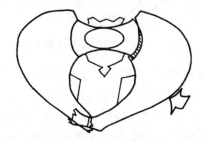

图 4-6 侧方暴力作用在髂嵴造成患侧半骨盆内旋,使骶骨压缩骨折和耻骨支骨折

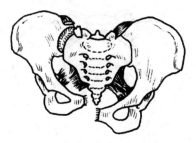

图 4-7 垂直剪力造成的半骨盆移位

二、骨盆骨折分类

骨盆骨折可分为3种类型:稳定型、不稳定型和其他型。其他型又分为复杂类型骨折、合并髋臼骨折以及前弓完整的骶髂关节脱位。

不稳定的定义为骶髂关节和耻骨联合的活动超出了生理的活动范围,即后骶髂复合由于骨和韧带的移位所造成的不稳定。不稳定损伤有2种:其一为外旋外力造成的开书型或前后挤压型损伤;其二为内旋外力造成的侧方挤压型损伤。应牢记外旋外力造成的开书型损伤在外旋位是不稳定的,而侧方挤压型损伤在内旋时是不稳定的。但两者在垂直平面上是稳定的,除非存在剪式应力将后侧韧带结构撕裂。同样,任何超过软组织屈服强度的外力都会造成骨盆的不稳定。

Tile 骨盆骨折分型如下。

(一)骨盆环稳定型骨折

此种骨折多为低能量骨折。例如髂前上棘和坐骨结节撕脱骨折,因骨盆环完整,称为骨盆环稳定型骨折。

(二)骨盆环部分稳定型骨折

1.开书型骨折(前后挤压型骨折)

外旋外力作用于骨盆造成耻骨联合分离,但是前部损伤亦可使耻骨联合附近的撕脱骨折或者通过耻骨支的骨折。它们分为3个阶段。

(1)第一阶段:耻骨联合分离<2.5 cm,可保持骨盆环的稳定。这种情况与妇女生产时不同,骶棘韧带和骶髂前韧带完整(图4-8)。因此,CT扫描无骶髂关节前侧张开。

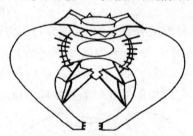

图4-8 第一阶段开书型骨折

(2)第二阶段:外旋外力到达极限,后部髂骨棘顶在骶骨上。在这种特殊情况下,骶棘韧带和骶髂前韧带断裂,骶髂后韧带完整(图4-9)。因此,外旋时此种损伤是不稳定的,但只要外力不持续下去而不超过骶髂后韧带的屈服强度,通过内旋可使稳定性恢复。要充分认识到持续的外旋外力超过骶髂后韧带的屈服强度可导致完全的半骨盆分离。这不再是开书型损伤而是最不稳定的骨折(图4-10)。

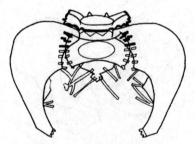

图4-9 第二阶段开书型骨折

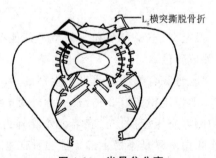

图4-10 半骨盆分离

如果暴力继续加大,骶髂后韧带断裂,整个半骨盆失去稳定,此时在X线上可见L_5横突骨折

(3)第三阶段:耻骨联合分离并波及骨盆内软组织损伤,例如阴道、尿道、膀胱和直肠。

2.侧方挤压骨折

根据损伤位置的前和后,侧方挤压损伤有几种类型。前或后部损伤可以在同侧(Ⅰ型),或者对侧,产生所谓"桶柄"型损伤(Ⅱ型)。"桶柄"型损伤有 2 种类型:前后相对的损伤或四柱或骑跨骨折,即双耻坐骨支均骨折。

Ⅰ型:同侧损伤。

(1)双支骨折:内旋暴力作用在髂骨或直接外力撞击大转子可造成典型的半骨盆外侧挤压或内旋骨折。上下支均骨折在骶髂关节前可造成挤压,通常骶骨后部韧带结构完整。在暴力的作用下,整个半骨盆可挤压到对侧,造成骨盆内膀胱和血管撕裂。组织的回弹可使检查者误诊,因为在 X 线上骨折无明显移位。

(2)耻骨联合交锁:这种少见的损伤是同侧侧方挤压类型的一种形式。当半骨盆内旋时,耻骨联合分离和交锁,使复位极为困难(图 4-11)。

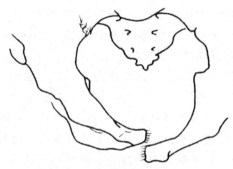

图 4-11　耻骨联合交锁

在侧方挤压暴力下发生少见的耻骨联合交锁伴后方挤压,复位困难

(3)不典型类型:在年轻妇女中常常可见到不典型的外侧挤压型损伤。当半骨盆向内移动发生耻骨联合分离和耻骨支骨折,常常波及髋臼前柱的近端。暴力继续使半骨盆内旋,耻骨上支可向下内移位进入会阴(图 4-12)。此种损伤实际上是骨盆的开放性损伤,临床上极易漏诊。

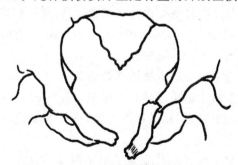

图 4-12　侧方挤压造成耻骨上支的骨折

年轻妇女常见,有时耻骨支刺破阴道造成骨盆开放骨折,临床上较易漏诊

Ⅱ型:桶柄型损伤。桶柄型损伤通常由直接暴力作用在骨盆上造成。前部骨折后常常伴对侧后部损伤或全部前侧四支骨折,亦可存在耻骨联合分离伴两支骨折。这种损伤有其特殊的特征,患侧半骨盆向前上旋转,如同桶柄一样。因此,即使后部结构相对完整,患者会存在双腿长度的差异。通常后侧结构嵌插,在查体时很易察觉畸形。在复位这种骨折时需要纠正旋转而不是

单纯在垂直面上的牵引。

随着持续内旋,后侧结构受损,产生某些不稳定。但前方的骶髂嵌插通常很稳定,使复位极为困难。

3.完全不稳定型骨折

不稳定型骨折意味着骨盆床的断裂,其中包括后侧结构以及骶棘韧带和骶结节韧带。此种损伤可为单侧,波及一侧后骶髂复合或可为双侧都受累。X线显示 L_5 椎体横突撕脱骨折或骶棘韧带附着点撕脱骨折。CT 可进一步证实这种损伤。为明确诊断,建议所有病例都应用 CT 检查。

三、临床表现

骨盆环损伤的物理检查是非常重要的,无论是在急诊室或手术室,其基本判断是相同的。视诊可了解出血的情况,例如腹股沟和臀部的挫伤及肿胀说明存在非常严重的损伤,其下方有出血。阴囊出血常伴前环的损伤。骨盆的触诊可揭示较大的出血或骨折脱位区域的损伤。骨盆骨折的潜行剥脱,Morel-Lavallee 损伤(大转子部软组织损伤)在损伤初期并不明确,但随时间延长可变明显。骨盆前环损伤要高度怀疑尿道损伤。

在潜在骨盆环损伤患者的初诊,首先要证实潜在的不稳定和畸形。诊断骨性的稳定要用双手按两侧髂棘给予内旋、外旋、向上及向下的应力,任何超量的活动均视为异常。患者清醒时由于疼痛检查时非常困难,最好在麻醉下或镇静剂下检查。一旦检查证实骨盆环存在不稳定,禁忌重复检查,因为反复检查可造成进一步出血。存在半骨盆不稳定而有活动性出血的患者,需尽快手术使其达到稳定,对清醒患者耻骨联合与骶髂关节的触诊可证实其真实损伤。同时还要检查畸形情况,包括肢体的长度差异和双侧髋关节旋转不对称。

不要漏诊开放的骨盆骨折。重视会阴及直肠部的软组织检查以及骨盆后部的软组织缺损。对不稳定型损伤推荐使用肛镜,对妇女有移位的前环损伤有必要使用阴道镜检查。骨盆的开放骨折有很高的致残率和死亡率,早期积极治疗,即刻清创,稳定骨盆及开腹探查是治疗的基本原则。

APC-Ⅲ型损伤、垂直剪力、LC-Ⅲ型损伤为高能量损伤,常伴有其他脏器的损伤,75％的患者存在潜在出血,腹部损伤发生率达 25％,腰丛损伤达 8％～10％,并且 60％～80％的患者合并其他骨折。因此对这些骨折要给予充分的重视。

波及骨盆带结构的骨折通常由交通事故或高处坠落伤所致。尽管这些损伤较少见,但其致残率和死亡率很高。由于骨盆骨折的临床体征不明显,所以 X 线诊断相当重要。X 线诊断包括平片和 CT,其他辅助技术如血管造影、膀胱造影、骨扫描及 MRI 等可用于判断伴随的软组织损伤及骨盆内器官的损伤。

作为全面了解骨盆损伤的正位 X 线片在急诊复苏时常用。然而单独依靠正位 X 线片可造成错误判断,因为骨盆的前后移位不能从正位 X 线片上识别。一个重要的解剖特点是在仰卧位骨盆与身体纵轴成 40°～60°角倾斜。因此骨盆的正位片对骨盆缘来讲实际上是斜位。为了多方位了解骨盆的移位情况 Pennal 建议采用入口位及出口位 X 线片。

骨盆骨折标准的 X 线评估包括正位、入口位、出口位、Judet 位和轴向 CT。

(一)正位

正位的解剖标志为耻骨联合、耻坐骨支、髂前上、下棘、髂骨嵴、骶骨棘、S_1 关节、骶骨岬、骶

前孔及 L_5 横突。前弓主要诊断耻坐骨支骨折,耻骨联合分离或两者并存。后弓则存在骶骨骨折,髂骨骨折及骶髂关节脱位,其骨折移位的程度可作为判断骨折稳定与否的指标。其他骨折不稳定的情况也应注意,如 L_5 横突骨折常伴有骨盆垂直不稳定。如存在移位的坐骨棘撕脱骨折,说明骶棘韧带将其撕脱,骨盆存在旋转不稳定。正位相可评价双侧肢体长度是否一致,这可通过测量骶骨纵轴的垂线至股骨头的距离来判断。除此之外,亦可见骨盆的其他骨性标志,如髂耻线、髂坐线、泪滴、髋臼顶及髋臼前后缘。

(二)出口位

患者仰卧位,X 线球管从足侧指向耻骨联合并与垂线成 40°角。这种投射有助于显示骨盆在水平面的上移,也可观察矢状面的旋转。此位置可判断后半骨盆环无移位时存在前半骨盆环向上移位的情况。出口位是真正的骶骨正位,骶骨孔在此位置为一个完整的圆,如存在骶骨孔骨折则可清楚地看到。通过骶骨的横形骨折, L_5 横突撕脱骨折及骶骨外缘的撕脱骨折亦可在此位置观察到。

球管向头侧倾斜 45°,可很好显示闭孔、骶孔、 L_5 横突等骨性结构。

(三)入口位

患者仰卧位,X 线球管从头侧指向骨盆部并与垂直线成 40°角。为了充分了解入口位,认识 S_1 前方的骶骨岬(即隆起)非常重要。在真正的入口位,X 线束与 S_2、S_3 的骶骨体前方在同一条线上。在此条线上 S_2、S_3 的前侧皮质重叠,在骶骨体的前方形成一条单独的线,此线在骶骨岬后方几毫米代表骶髂螺钉的最前限。

入口位显示骨盆的前后移位优于其他投射位置。近年来研究表明,后骨盆环的最大移位总是出现在入口位中。外侧挤压型损伤造成的髂骨翼内旋,前后挤压造成的髂骨翼外旋以及剪式损伤都可以在入口位中显示。同时入口位对判断骶骨压缩骨折或骶骨翼骨折也有帮助。沿着骶骨翼交叉线细致观察并与对侧比较,可发现骶骨的挤压伤及坐骨棘撕脱骨折。

球管向足侧倾斜 45°,可很好显示骶髂关节、坐骨棘耻骨支耻骨联合等骨性结构。

(四)骨盆骨折的 CT 检查

CT 可增加诊断价值。例如 CT 诊断后侧骨间韧带结构非常准确,这对于判断骨盆是否稳定非常有意义。CT 对判断旋转畸形和半骨盆的平移也很重要。例如骶骨分离、骶孔骨折及 $L_5 \sim S_1$ 区域损伤等只有在轴位 CT 上才能发现。骶髂关节前后皆分离的损伤可通过平片证实,但对于开书型骨折骶髂关节前方损伤而后方完整的情况,只能通过 CT 来诊断。CT 检查亦可诊断伴随的髋臼骨折,如耻骨支骨折可影响髋臼下面的完整性。最后,CT 检查对于识别骶骨翼骨折及嵌插骨折也有非常重要的意义。

四、骨盆骨折的治疗

对多发创伤患者的总体评估的详细讨论不在本部分的讨论范围之内。由于多发创伤合并骨盆骨折患者的死亡率为 10%～25%,故而其治疗对于骨科医师来说具有很大挑战性的说法是不为过的。由此,对多发创伤患者制定治疗计划必要性的强调从来不会有过度的时候。患者从损伤初始直到骨折固定的治疗必须始终在适当的监护病房中进行。系统治疗计划的执行应在复苏抢救的同时而不是序列进行。

在基本内容里涉及气道、出血和中枢神经系统的问题应优先得到处理。迅速地复苏抢救应同时针对保持气道通畅和纠正休克。在骨盆创伤中,休克会因后腹膜动静脉出血而难以纠正。

基本复苏处理之后的进一步处理包括对气道、出血、中枢神经系统、消化系统、内分泌系统以及骨折的进一步检查。

（一）急救

由于后腹膜出血和骨盆后出血是骨盆创伤的主要并发症，下面把讨论重点放在这个问题上。

伴发此并发症的患者需要大量液体输注。休克的早期处理应包括抗休克充气衣（PSAG）。PSAG 的优点大于缺点，唯一较显著的缺点是无法进行腹部操作。充气衣不能立即放气。在逐步放气的同时应仔细监测血压。收缩压下降＞1.3 kPa（10 mmHg）以上是进一步放气的禁忌证。其他重要指示包括充气时先充腿部后充腹部而放气时顺序相反。

骨折固定属急诊复苏期处理范畴之内。越来越多的证据表明应用简单的前方外固定架即可实现其他介入性疗法很少达到的减少骨盆后静脉出血及骨质出血的作用。因此应早期进行骨盆骨折的固定。目前有一种可在急诊室应用的，不论是否进行骨盆直接固定的骨盆钳。希望此器械能通过使骨盆恢复正常容积从而发挥骨性骨盆的压塞效应以帮助停止静脉出血来减低死亡率。对于骨盆骨折早期固定的详细方法将在下面讨论。

Tile 发现对此类患者的治疗方法中骨盆血管栓塞的价值很小。在他的创伤中心只限于出血主要来源于诸如闭孔动脉或臀上动脉等小口径动脉的患者应用此方法。此方法对于那些存在髂内血管系统中主要血管大量出血的血流动力学不稳定的患者无甚价值，因为血管栓塞并不能控制此种类型的出血并且患者可能在施行过程中死亡。同样，它对静脉性及骨性出血亦无价值。

当患者在应用上述措施如输液，抗休克充气衣和早期骨盆骨折固定后休克得以很好的控制，但当输液量减少时又重新回到休克状态时应考虑小口径动脉出血的可能。在这种情况下，当患者达到血流动力学稳定后将患者转移至血管中心进行动脉造影，若发现小口径动脉存在破裂则用栓塞材料栓塞。

直接手术方法控制出血一般很少应用并且常不成功。手术的主要适应证是开放骨盆骨折合并主要血管损伤而导致低血容量休克的极危重患者。

开放骨盆骨折的死亡率很高，但是开放骨盆骨折的类型，是后侧还是外侧对于预后的判断十分重要。由此开放骨盆骨折并不能如此笼统地放在一起讨论。必须看到一些骨盆骨折实际上相当于创伤性半骨盆切除，并且在极少数情况下完成此半骨盆切除可能挽救生命。

若患者处于重度休克状态［即血压低于 8.0 kPa（60 mmHg］并对输液无反应），必须采取紧急措施以节省时间。若排除了胸腔、腹腔出血则应怀疑后腹膜出血。腹腔镜探查及镜下主动脉结扎可为进行正确方法的止血和血管修复争取时间。

（二）临时固定

临时固定只用于潜在增加骨盆容积的骨折，即宽开书型损伤或不稳定型骨盆骨折。对于占骨盆骨折总数 60% 的 LC 型损伤则很少需要临时固定。

可在急诊室应用骨盆钳（Ganz 钳）以解决无法立即应用外固定架的问题。否则必须急诊应用前方外固定架以获取临时固定。应用前方外固定架可减少骨盆容积从而减少了静脉性和骨性出血。另一个优点是显著缓解疼痛并能使患者处于直立位而保持良好的肺部通气。鉴于这些患者的一般状况极差，简单的外固定架构型即足够经皮在每侧髂骨内置入 2 根互相成 45° 的外固定针，1 根置于髂前上棘另 1 根置于髂结节内，在前方以直角四边形构型连接。

生物力学研究表明应用简单构型外固定架即可对开书型骨折提供可靠的稳定性。但是对于不稳定型骨盆骨折，若要使患者能够行走则不论应用多么复杂的外固定架也不能完全地固定骨

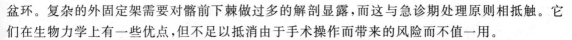

盆环。复杂的外固定架需要对髂前下棘做过多的解剖显露,而这与急诊期处理原则相抵触。它们在生物力学上有一些优点,但不足以抵消由于手术操作而带来的风险而不值一用。

(三)最终固定

对肌肉骨骼损伤的最终固定依靠对骨折构型的准确诊断。对于稳定的和无移位或微小移位的骨盆骨折,不论骨折类型如何只需对症治疗。此型损伤患者可短期内恢复行走功能,骨盆骨折的影响可以忽略。但有移位的骨盆骨折则需要仔细检查和考虑,如下述。

1.稳定型骨折

(1)开书型(前后挤压型)骨折。

Ⅰ型:开书型骨折Ⅰ型中耻骨联合增宽<2.5 cm时不需特殊治疗。一般此型损伤患者无后方破坏并且骶棘韧带保持完整。因此这种情况与怀孕时耻骨联合所发生的变化相似。在诸如卧床休息等对症治疗后骨折常能彻底愈合并且极少残留任何症状。

Ⅱ型:当耻骨联合增宽>2.5 cm时,医师面临以下几种选择。

1)外固定:如上文所述推荐应用简单的前方外固定架固定骨盆。保持外固定针6～8周;然后松开外固定架摄骨盆应力相以判断耻骨联合是否愈合及其稳定性。若已完全愈合则在此阶段去除外固定针。若未愈合则再应用外固定架固定4周。若不合并垂向移位则患者可很快恢复行走。

可通过在侧卧位或仰卧位时令双下肢充分内旋以达到复位。

2)内固定:若患者合并内脏损伤而需进行经正中旁或Pfannenstiel切口(耻骨上腹部横形半月状切口)行手术时,应用4.5 mm钢板即可维持稳定性。这一步骤需在结束腹部手术后关腹之前进行。在这种情况下,应用被推荐用于在不稳定骨折中固定耻骨联合的双钢板并非必需,因为开书型损伤存在与生俱来的稳定性。

3)髋人字石膏或骨盆吊带:开书型损伤患者亦可通过应用双腿内旋状态下的髋人字石膏或骨盆吊带来治疗。这2种方法较适用于儿童及青少年,Tile主张应用外固定架作为最终治疗方法来治疗此型骨折。

(2)外侧挤压型骨折(LC型骨折):外侧挤压型骨折一般较为稳定,故一般不需手术切开固定,而只应用于需要纠正复位不佳或纠正下肢不等长的情况。由于此型损伤常导致后方结构的压缩以及一个相对稳定的骨盆,只有在患者的临床情况允许的情况下才能进行去压缩和复位。这会因患者的年龄,总体情况,半骨盆旋转的程度以及下肢长度变化的多少的不同而各不相同。对于年轻患者,下肢长度不等>2.5 cm可作为外侧挤压型损伤复位的适应证。这尤其适用于桶柄状损伤。但是必须再次强调大部分外侧挤压型损伤可通过单纯卧床治疗而不需任何外固定或内固定治疗。

如果由于上述原因而需要复位,则可通过用手或借助置入半骨盆内的外固定针使半骨盆外旋来完成。通过安装在连接杆上的把手施与外旋外力,可使桶柄状骨折通过向外侧和后方的去旋转而使后方结构去压缩,从而使骨折得以复位。在一些情况下无法获得满意复位,医师必须决定是否需要选择切开复位这个唯一可选择的手段。

如果在外固定针的帮助下获得复位,则应该在复位后应用一个简单的直方形前方外固定架来维持半骨盆的外旋位置。

内固定方法极少用于治疗外侧挤压型损伤,但在骨折突入会阴部(尤其见于女性)的非典型类型的情况下除外。在此特殊情况下,应用一个小的Pfannenstiel切口即可实现上耻骨支的去旋转,并能通过应用带螺纹针而达到充分的固定。在稳定型损伤中此针可于 6 周后拔除。

注意:外侧挤压型和垂向剪式不稳定损伤是应用骨盆吊带的禁忌证,因为它会导致进一步的骨折移位。

2.不稳定型骨折

应用简单的前方外固定架作为治疗不稳定剪式骨折的最终固定方法是不够的,因为这会在试图使患者行走时导致再次移位。因此有 2 种选择摆在医师面前:一是附加股骨髁上牵引;二是内固定。

(1)骨牵引加外固定:单纯的不稳定型剪式损伤可通过应用前方外固定架固定骨盆并附加股骨髁上牵引的方法而得到安全而充分的治疗。通过临床回顾调查发现,对患者特别是那些存在骶骨骨折,骶髂关节骨折脱位或髂骨骨折的患者应用此方法治疗得到了满意的长期随访结果。即使发生骨折再移位也是很微小并常无临床意义。由于对后方骨盆结构采用内固定的治疗方法会导致很多并发症,所以对于骨科医师处理骨盆创伤特别是单纯骨盆创伤应用此方法要比设计错误的切开复位手术方法安全得多。

牵引必须维持 8~12 周并应用前后位平片和入口相以及必要时的 CT 扫描来监测患者骨折情况。过去主要的问题是过早的活动,这类患者需要更长时间的卧床以获得坚固的骨性愈合。

(2)切开复位内固定:实际上在 1980 年以前没有对骨盆骨折尤其是后方骶髂结构应用内固定方面的报道,并且除了零星的个例报道外几乎没有有关这方面的论著。曾有应用钢板和钢丝固定前耻骨联合的报道,但对后方结构的处理方面的报道几乎没有。过去的十几年中骨盆骨折切开复位内固定的方法风行一时,因此必须检查其是否合理。从自然病史来看占病例总数 60%~65% 的稳定型骨折几乎没有应用内固定治疗的适应证。对于不稳定型骨折,很多患者可通过外固定和牵引的方法得到安全而充分的治疗。由此可见,骨盆后方内固定的方法不应如此频繁应用,而只在显示出明显适应证的病例中应用。从另一角度看,骨盆骨折多为高能量损伤,除四肢多发伤外往往合并内脏损伤。在急诊病情不稳定的情况下很难完成内固定手术,而病情稳定后因时间过长或腹部造瘘管的污染又很难实施二期手术。因此,骨盆骨折的内固定的前提是必须具备高素质、高水平的急救队伍。

1)骨盆骨折内固定治疗的优点有:①解剖复位与坚固固定可维持良好的骨盆环稳定性,从而使多发创伤患者的无痛护理更容易进行;②现代内固定技术(尤其是加压技术)应用于骨盆大面积松质骨面上可帮助防止畸形愈合和不愈合。

2)骨盆骨折内固定治疗的缺点包括如下。①压塞作用丧失和大出血可能:骨盆创伤常伤及臀上动脉(其也可能在手术探查时再次损伤),但由于动脉内血凝块形成而未被发现。由于此类患者需大量输血,因此术后第 5 天至第 10 天时会出现凝血机制缺陷。术中探查骨折时若再次伤及此动脉,到时会导致大出血。②急性创伤期采用后侧切口常导致不能接受的皮肤坏死高发生率,尽管未采取后侧切口,亦在很多严重的垂向剪式不稳定损伤患者中发现皮肤坏死。由于手术中将臀大肌由其附着点上剥离,从而破坏了皮肤下方筋膜等营养皮肤的组织。尽管采取精细的手术操作,供给患者充足的营养以及术前抗生素应用,皮肤坏死的发生率仍很高。③神经损伤:固定骶髂关节的螺钉可能误入骶孔造成神经损伤。因此后方跨越骶髂关节的螺钉的置入一定要十分精确以防止此类并发症的出现。

3)前方内固定适应证。①耻骨联合分离:如果一个合并耻骨联合损伤的患者先由普外,泌尿科或创伤科医师进行了腹腔镜手术或膀胱探查术,此时应用钢板固定已复位的耻骨联合将大大简化处理过程。对于稳定型的开书型骨折,在耻骨联合上方平面应用短 2 孔或 4 孔钢板固定即可获得稳定。如果耻骨联合损伤是不稳定骨盆骨折的一个组成部分,应用双钢板固定以避免垂向与矢状面上移位的方法是可取的。当其与外固定架固定结合则可保持骨折的稳定性。但是在有粪便污染或有耻骨联合上管置入的情况下不宜应用钢板固定,此时采取外固定。②会阴区的有移位骨折:对于在外侧挤压型损伤的非典型类型中那些上耻骨支旋转经耻骨联合进入会阴区的损伤,经一个局限的 Pfannenstiel 切口进入将骨折块去旋转复位并用带螺纹固定针固定骨折直至骨折愈合。也可采用长 3.5 mm 系列螺钉从耻骨结节逆行向前柱方向固定,但操作要在透视下进行,以免螺钉进入关节。③合并前柱的髋臼骨折:如果合并髋臼前柱骨折或横形骨折合并耻骨联合破坏,骶髂关节脱位或髂骨骨折,则可采取髂腹股沟入路以固定骨折的各个组成部分。

4)后方骨折内固定适应证。①后骶髂结构复位不良:有时对后方骶髂结构(尤其是单纯骶髂关节脱位的病例)的闭合复位不能达到满意而常会导致后期慢性骶髂关节疼痛。但是其中有些病例是由于骨折特点而无法闭合复位,因此需要切开复位。②多发创伤:现代外科治疗要求对多发创伤患者的护理在直立体位进行以便改善肺部通气。如果骨盆骨折的不稳定性使之无法满足此要求,切开复位可作为创伤后处理的辅助治疗手段。由于应用前方外固定架固定骨盆可以在最初的几天满足直立体位护理的要求,此适应证应为相对性而并非绝对性。③开放的后方骨盆骨折:对于那些后骶髂结构破坏并且后方皮肤由内向外撕裂的少见损伤类型,适用于其他开放性骨折的处理方法亦在此适用。对于已存在开放伤口的损伤,医师应选择时机按本部分后面所描述的方法固定后方结构。有时根据情况可开放伤口等待二期闭合。但是如果伤口位于会阴区,则是所有类型内固定的禁忌证。必须仔细检查直肠和阴道有无皮肤裂伤以排除潜在的开放骨盆骨折。涉及会阴区的开放骨盆骨折是非常危险的损伤并且死亡率很高。开放骨盆骨折的治疗应包括彻底仔细的清创以及开放伤口换药。骨折应首先应用外固定架固定。实施结肠造瘘、膀胱造口以进行肠道、膀胱分流亦是基本的治疗方法。④骨盆骨折合并后柱的髋臼骨折:切开复位固定骨盆后方结构及髋臼对于一部分骨盆骨折合并横形或后方髋臼骨折的病例来说是适应证。这要求谨慎的决定和周密的术前计划。只有在骨盆骨折复位后才能将髋臼骨折解剖复位。⑤手术时机:一般来讲应等待患者的一般情况改善后,即伤后第 5 天与第 7 天之间予行骨盆切开复位。在这个初始阶段应用外固定架来维持骨盆的相对稳定性。例外的情况是已经进行了腹腔镜或膀胱探查术而显露了耻骨联合;此时应进行一期内固定。另外,在骨盆骨折合并股动脉损伤需要进行修补的少见病例,骨科医师应与血管科医师协作仔细商讨切口的选择使之能在修补血管的同时亦能进行前方耻骨支的固定。正如上文所提及的,后方的开放骨盆骨折可能是切开复位内固定的一个不常见的适应证。⑥抗生素应用:对这些手术患者因手术较大常规术前预防性应用抗生素是必要的。一般在术前静脉注射头孢菌素并持续 48 小时或根据需要持续更长时间。

(3)内固定物的应用。

1)钢板:由于普通钢板很难被预弯成满足骨折固定所需的各个方向上的形态,推荐3.5 mm和4.5 mm的重建钢板进行骨盆骨折固定。这种钢板可在 2 个平面上塑型并且是最常用的。一般对大多数女性和体格较小的男性应用 3.5 mm 钢板而对体格较大的男性应用 4.5 mm 钢板。对于前柱骨折可应用预定形重建钢板。

2)螺钉:与 2 种型号的标准拉力螺钉(4.0 mm 和 6.5 mm)一样,3.5 mm 和 6.5 mm 全螺纹松质骨螺钉亦是骨盆骨折固定系统的基本组成部分。骨折固定过程中还需要超过 120 mm 的特长螺钉。

3)器械:手术中最困难的部分就是骨盆骨折块的复位,因此需要特殊的骨盆固定钳。这些包括骨折复位巾钳和作用于两螺钉间的骨折复位巾钳。还有一些其他特殊类型的骨盆复位巾钳,可弯曲电钻和丝攻以及万向螺丝刀在骨盆骨折切开复位内固定手术中也是必需的。这些器械扩大了操作范围,尤其方便了对肥胖患者的耻骨联合作前方固定时的操作。需要强调的是如果没有骨盆骨折内固定的特殊器械,手术必须慎重。

(4)前方骨盆固定。

1)耻骨联合固定。①手术入路:如果已进行了经正中线或旁正中线切口的腹部手术,则可简单地通过此切口对耻骨联合进行固定。如果在进行耻骨联合固定手术之前未进行其他手术,采用横形的 Pfannenstiel 切口可得到良好的显露。在急诊病例中腹直肌常被撕脱而很容易分离。医师必须保持在骨骼平面上进行操作以避免损伤膀胱及输尿管。②复位:急诊病例的耻骨联合复位常较容易。应显露闭孔内侧面而后将复位钳插入闭孔内以达到解剖复位。夹紧复位钳时要小心避免将膀胱或输尿管卡在耻骨联合间。③内固定:对于稳定的开书型骨折,在耻骨联合上方平面应用两孔或四孔 3.5 mm 或 4.5 mm 的重建钢板即可得到良好的稳定性。对此类型损伤不需应用外固定架。

对于耻骨联合损伤合并不稳定型的骨盆损伤推荐应用双钢板固定技术。通常用4.5 mm的2孔钢板置于耻骨联合上方平面,在靠近耻骨联合两侧用2个 6.5 mm 松质骨螺钉固定耻骨联合。为防止垂向移位的发生,常在耻骨联合前方应用钢板(在女性应用 3.5 mm 重建钢板,在男性应用 4.5 mm 重建钢板)以及相应的螺钉固定会增强稳定性。保持这个前方的张力带,当夹紧复位钳时外旋半骨盆可使原先应用的前方外固定架对后方结构产生加压作用。由此可获得良好的稳定性并使患者能够采取直立体位。

2)耻骨支骨折:尽管存在技术上的可行性,但不提倡对耻骨支骨折的直接固定。如果骨折位于外侧,固定此骨折常需采用双侧髂腹股沟入路进行分离显露。假如耻骨支骨折合并了后方骨盆损伤有学者认为采用后侧入路更为恰当,固定此部位骨折的水平要比前方固定的水平高。因此在这种情况下很少进行耻骨支骨折的固定。

(5)后方骨盆固定:后骶髂结构可通过经骶髂关节前方或后方的入路得以显露。目前选择哪种入路仍存在很多争论,但以下几项原则可供参考。第一,采取后方切口的患者在创伤后阶段并发症的发生率很高。在处理的患者中尤其是挤压伤的患者,伤口皮肤坏死的发生率是不能接受的。后方部位的皮肤常处于易损状态下,即使未行手术也可因为下方臀大肌筋膜的撕脱而导致皮肤坏死。因此目前有对骶髂结构进行前方固定的趋势。从前方应用钢板固定可以维持骨盆的稳定性。目前这一更为生理性的入路被越来越多的医师所采用。

因此推荐对于骶髂关节脱位和其他一些骨折脱位采用前侧入路进行内固定,对于一些髂骨骨折和骶骨压缩采用后侧入路进行固定。

(6)前方固定骶髂关节:手术入路由髂嵴后部至髂前上棘上方作一长切口。显露髂嵴后沿骨膜向后剥离髂肌以显露包括骶骨翼在内的骶髂关节。若要进行进一步的显露,可将切口沿髋关节手术的髂股切口或 Smith-Peterson 切口扩展。为保护坐骨神经必须清晰地显露坐骨大切迹。

L_5 神经根由 L_5 和 S_1 之间的椎间孔内穿出并跨越 $L_5 \sim S_1$ 间盘到达骶骨翼,与由 S_1 椎间孔穿出的 S_1 神经根汇合。手术过程中易伤及这些神经,因此在应用复位巾钳或骶骨部分所用钢板超过两孔时要特别小心。

由于此部位十分靠近神经因此该手术方法不适于骶骨骨折,而只用于治疗骶髂关节脱位或

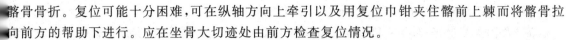

髂骨骨折。复位可能十分困难,可在纵轴方向上牵引以及用复位巾钳夹住髂前上棘而将髂骨拉向前方的帮助下进行。应在坐骨大切迹处由前方检查复位情况。

应用 2 孔或 3 孔 4.5 mm 钢板及 6.5 mm 全螺纹松质骨螺钉固定即可获得良好的稳定性。轻度的钢板过度塑形会对复位有帮助,因为外侧螺钉的紧张有使髂骨向前复位的趋势。在耻骨联合未做内固定时可应用直方形外固定架作为后方结构固定的辅助。关闭伤口并作引流。

如果患者较年轻且骨折固定的稳定性良好,则可采取直立体位但在骨折愈合之前避免负重,大约需6周时间。

(7)后方固定骶髂关节:如前所述,骶髂关节的后侧入路较为安全和直观但易出现诸如伤口皮肤坏死及神经损伤等并发症,因此在操作时应十分小心。其指征包括未复位的髂骨压缩,骶髂关节脱位和骨折脱位。鉴于目前对采用骶髂关节前侧还是后侧入路并无明确的适应证,医师可根据个人喜好做出选择。

手术入路:在髂后上棘外侧跨越臀大肌肌腹作纵向切口。医师在选择切口时应避开骨骼的皮下边缘,尤其是在这个区域。经切口显露髂后上棘及髂嵴区。臀大肌常存在撕脱,沿骨膜下剥离之显露臀上切迹。必须保护经此切迹穿出的坐骨神经。在不稳定型骨折中应用此切口时可用手指经此切迹探查骶骨前部。只有通过此方法才能证实是否获得解剖复位。C 形臂机的作用非常重要,尤其对使用跨骶髂关节螺钉时和避免螺钉误入骶孔方面帮助很大。

(8)髂骨骨折:髂骨后部骨折或骶髂关节的骨折脱位适于应用切开复位一期内固定的标准手术操作,即在骨折块间使用拉力螺钉固定后再应用作为中和钢板的 4.5 mm 或 3.5 mm 的重建钢板固定骨折。通常应用 2 块钢板固定以防止发生移位。

(9)骶髂关节脱位:应用螺钉作跨越骶髂关节的固定可获得可靠的固定。螺钉可单独使用亦可经过充当垫片作用的小钢板使用(尤其适用于老年患者)。应用螺钉固定骨折的操作必须十分精细,否则因误入脊髓腔或 S_1 孔而损伤马尾神经的情况十分常见。此方法应在 C 形臂机两平面成像的辅助下进行。

上方的螺钉应置入骶骨翼内并进入 S_1 椎体内。先用 1 根 2 mm 克氏针暂时固定并在 C 形臂机下检查复位情况。当需要做跨越骶髂关节的固定时应使用 6.5 mm 松质骨拉力螺钉固定。

对于骶髂关节脱位,螺钉长度 40~45 mm 即足够。但对于骶骨骨折或骶骨骨折不愈合来说,螺钉长度必须足以跨越骨折线并进入 S_1 椎体。在这种情况下必须应用 60~70 mm 的长螺钉,因此螺钉的位置变得至关重要。术者必须将手指跨越髂棘顶部并置于骶骨翼上作为指导,电钻和导针的方向、位置必须在 C 形臂机透视下得以明确。

第 2 枚螺钉在 C 形臂机指导下应在 S_1 孔远端置入。为避免损伤孔内的神经结构,尽管因骨质较薄而致操作极为困难,最后这枚螺钉仍需置于 S_1 孔远端。此孔可通过 C 形臂机下显影或可因后方结构破坏和解剖显露而能直接观察到。常用的方法是近端 2 枚螺钉远端 1 枚螺钉。

(10)骶骨压缩骶骨棒固定:对于急性骶骨压缩需要经后侧入路行切开复位时,应用骶骨棒可获得既安全又充分的固定。由于固定物并不穿越骶骨而不会导致神经结构的损伤。应用 2 根骶骨棒固定后方结构可维持良好的稳定性。附加应用前方外固定架会使固定更充分。

切口的选择如上文所述在髂后上棘的外侧。显露一侧后嵴后在其上钻滑动孔,将带螺纹的骶骨棒穿入直至抵到对侧髂后上棘。利用骶骨棒的尖端插入后嵴直至透过髂嵴外板。安装好垫圈和螺帽后将骶骨棒尾部齐螺帽切断。在远端置入第 2 根骶骨棒。此方法的绝对禁忌证是髂后上棘区域存在骨折。若不存在此损伤,则通过固定可对骶骨压缩产生加压作用而无损伤神经结构的危险。对于需要治疗的骶骨压缩推荐应用此方法。

双侧骶髂关节损伤:对于双侧骶髂关节损伤不能应用骶骨棒固定,除非用螺钉固定至少一侧骶髂关节以防止后方移位的发生。

五、术后处理与康复

术后处理完全依骨质情况和骨折固定情况而定。假如骨质良好并且骨折固定稳定,在双拐帮助下行走是可能的。但是从大多数病例来看,术后一定时期的牵引是明智的并且能防止晚期骨折移位的发生。

骨折不愈合与畸形愈合骨盆骨折不愈合并不罕见,发生率约为 3%,因此对这一难题运用上述方法来处理可能是有效的。医师在治疗骨折不愈合之前尤其是那些骨折复位不良的患者,应熟悉上述所有方法。处理这些复杂的问题需要因人而异,而且应认真制定术前方案。纠正垂向移位可能需要行后方髂骨截骨术。若所需矫正的畸形很大(超过 2.5 cm),可分步进行。第一步治疗包括清理不愈合的骨折端及前方或后方的矫正性截骨。而后予患者重量为 14～18 kg 的股骨髁上牵引。在患者清醒的状态下运用放射学方法监测矫正进程。在清醒状态下亦检查有无坐骨神经的问题。在第一次手术后的 2～3 周行第二次手术固定骨盆。

Matta 采用一次手术三阶段方法治疗骨折畸形愈合。首先仰卧位松解骨盆前环的耻骨联合,然后俯卧位使骶髂关节复位固定之,再使患者仰卧位固定耻骨联合,达到较好的效果。

骨盆骨折是一种死亡率很高的严重损伤。其早期处理按多发创伤的处理原则进行。此损伤的并发症很多,包括大出血,空腔脏器破裂尤其是膀胱、输尿管和小肠,以及会阴区的开放伤口。在损伤处理的过程中不应抛开肌肉骨骼系统损伤的处理,而应与其他损伤的处理同时进行。创伤科或骨科医师应认真制定包括骨盆骨折固定在内的早期治疗计划。了解骨盆骨折的各种类型是作出合理决定的基础。

骨折外固定在不稳定骨盆骨折时作为临时固定方法是挽救生命的手段。应迅速而简单地运用之。外固定亦可作为稳定型开书型骨折(前后方向挤压)和外侧挤压损伤中需要通过外旋复位的骨折类型的最终固定方法,并可与股骨髁上牵引或切开复位内固定联合应用。

由于大多数骨盆骨折应用简单牵引的方法即可得到良好的结果,所以内固定的作用并不十分明确。但是的确存在经前侧或后侧入路对前方的耻骨联合及后方的骶髂关节结构应用内固定的适应证。对于骶髂关节脱位和髂骨骨折可采用前侧入路显露骶髂关节,而对髂骨骨折和其他一些骶髂关节的骨折脱位采用后侧入路。应用两根位于后方的骶骨棒固定骶骨骨折,在前方应用钢板固定治疗骶髂关节脱位,应用拉力螺钉和钢板固定的标准操作技术固定髂骨骨折。

最重要的是合并这些骨折的患者多为非常严重的多发创伤患者,并且骨折情况极为复杂。因此不应教条地处理问题而应因人而异。

(张立军)

第二节 尾骨骨折

尾骨骨折常发生于滑倒臀部着地或坐位跌下时,在临床上以女性为多见,往往因为忽视治疗而遗留长时间的尾痛症。尾骨在人类的发生学上是一个退化的骨头,在婴幼儿时期尾骨由4～5块骨组成,后随发育最后融合成一块尾骨,也可能为3节。尾骨在坐位时并不负重,而是由坐骨结节负重,尾骨上端为底、较宽,有卵圆形的关节面和骶骨相关节,其间有纤维软骨盘,尾骨后上部的凹陷和骶骨相连的部分为骶尾间隙。在关节面的后部有一个尾骨角,相当于第1尾骨的椎弓和上关节突,尾骨的侧缘是韧带和肌肉的附着处。尾骨的形状可以有很多的变异,长短不一,两侧可以不对称,其屈度可以前弯,可以侧屈,尾骨的各节可以成角。尾骨尖一般为圆形,可以呈分歧状,尾骨可以改变骨盆出口的形状,在妇女分娩的时候有重要意义。骶尾关节可以发生融合,而使尾骨和骶骨愈合成一块骨骼。

一、病因病理

多由于不慎跌倒时,臀部着地,尾骨尖直接撞击于坚硬的物体,致使尾骨骨折或是脱位,并由于提肛肌和尾骨肌的牵拉作用,使骨折端向前方或是侧方移位。

二、临床表现与诊断

有明显的外伤史,伤后局部的疼痛剧烈,尤其是坐位时疼痛加重,由于臀大肌的部分纤维附着于尾骨上,故患者在坐位、站位或者是在行走、跨台阶时,由于肌肉的牵拉而出现疼痛加重。检查时局部有明显的压痛,但是肿胀不明显,肛诊时可以触及尾骨的前后错动。尾骨骨折脱位后,由于附着于其上的提肛肌、尾骨肌和肛门外括约肌以及韧带的张力发生变化,患者往往出现肛门的坠胀感,里急后重等症状。X线片可以确诊,侧位片可以看到尾骨向前移,正位片上可以见到尾骨的远端向侧方移位。

三、治疗

(一)非手术疗法

1.中药治疗

早期可以内服七厘散,元胡伤痛宁等消肿止痛药物,中后期可以口服接骨丹,配合外敷膏药。

2.手法复位

对于骨折无移位或是有移位但是没有肛门坠胀感和大便异常者,不作特殊的处理,仅需卧床1～2周,坐位时可以用气垫保护;对于移位较多而且伴有肛门坠胀和大便次数改变者,要用肛内手法复位胶布固定。

具体方法是:患者取胸膝位或者是侧卧位,医师戴手套,一手的示指或中指插入肛门,抵住骨折或是脱位的远端向后顶挤,另一手用示指和拇指向前挤按骨折或是脱位的近端,双手协作配合,即可复位。复位后可以用宽2～3 cm,长20～30 cm的胶布,一端从中间劈开,劈至离另一端约10 cm左右,将未劈开的一端固定于尾骨尖和骶骨部,劈开的两条分别向后外上方绕过臀部拉向双侧髂前上棘加以固定,固定后患者休息2～3周,避免骶尾部的直接坐位,疼痛缓解后应用舒筋活血中药坐浴熏洗。少数患者日后可遗留顽固的尾痛症,可用醋酸泼尼龙25 mg,加透明质酸酶1 500 U及适量利多卡因行局部封闭,也可以行骶管封闭,每周1次,3～4次为1个疗程。

(二)手术疗法

病情严重者可以采取尾骨切除术。患者俯卧位,骶尾处的纵行或是"人"字形切口,注意显露骶尾韧带并切断,用骨膜剥离器剥离尾骨,用长钳持住,取出尾骨。术中注意保护肛门周围的括约肌和它的支配神经不受损伤。

四、合并症、并发症

尾骨骨折的主要合并症是直肠的损伤,往往有会阴部的坠胀感,肛门指诊可见到手套的血迹及饱满感,应采取直肠修补和造瘘,以防并发弥漫性腹膜炎,引起中毒性休克。

(张立军)

第三节 髋臼骨折

一、概述

髋臼由 3 块骨骼组成:髂骨在上,耻骨在前下,坐骨在后下,至青春期以后三骨的体部才融合为髋臼。从临床诊治的角度出发,Judet 和 Letournel 将髋臼视为包含于半盆前、后两个骨柱内的一个凹窝。前柱又称髂耻柱,由髂骨前半和耻骨组成,包括髋臼前唇、前壁和部分臼顶。后柱又称髂坐柱,由髂骨的坐骨切迹前下部分和坐骨组成,包括髋臼后唇、后壁和部分臼顶。

二、病因、病理

髋臼骨折多由间接暴力造成,因臀部肌肉丰富故直接暴力造成骨折少见。由于遭受暴力时股骨的位置不同,股骨头撞击髋臼的部位即有所不同,因而造成不同类型的髋臼骨折。当髋关节屈曲、内收位时受力,常伤及后柱,并可发生髋关节后脱位;若在外展、外旋位时受力,可造成前柱骨折和前脱位;若暴力沿股骨颈方向传递,即可造成涉及前后柱的横形或粉碎性骨折。严重移位的髋臼骨折,股骨头大部或全部突入骨盆壁内,出现股骨头中心脱位。传达暴力的髋臼骨折,髋臼的月状软骨面和股骨头软骨均有不同程度的损伤,重者股骨头亦可发生骨折。

三、诊断

(一)病史
确切的外伤史。

(二)体征
患侧臀部或大腿根部疼痛、肿胀及皮下青紫瘀斑,髋关节活动障碍。局部有压痛,有时可在伤处扪到骨折块或触及骨擦音。

(三)合并症
若合并有髋关节脱位,后脱位者在臀部可摸到脱出的股骨头,患肢呈黏膝状;前脱位者在大腿前侧可摸到脱出的股骨头,患肢呈不黏膝状;中心型脱位者,患肢呈短缩外展畸形。

(四)X 线或 CT 检查可明确诊断
为了正确评估髋臼骨折,检查时应摄不同体位的 X 线片,以便了解骨折的准确部位和移位情况。Letoumel对髋臼骨折在 Judet 3 个角度 X 线片上的表现进行分类。该方法包括摄患髋正位、髂骨斜位片(IOV)和闭孔斜位片(OOV),它们是诊断髋臼骨折和分类的依据。

正位片显示髂耻线为前柱内缘线,前柱骨折时此线中断;髂坐线为后柱的后外缘,后柱骨折时此线中断;后唇线为臼后壁的游离缘,臼后缘或后壁骨折时后唇线中断或缺如;前唇线为臼前壁的游离缘,前缘或前壁骨折时此线中断或缺如;臼顶和臼内壁的线状影表示其完整性,臼顶线中断为臼顶骨折,说明骨折累及负重区,臼底线中断为臼中心骨折泪滴线可用来判断髂坐线是否内移。为了显示前柱或后柱骨折,尚需摄骨盆45°斜位片。①向患侧旋转45°的髂骨斜位片:可清晰显示从坐骨切迹到坐骨结节的整个后柱,尤其是后柱的后外侧缘。因此,该片可以鉴别后柱和后壁骨折,如为后壁骨折,髂坐线尚完整,如为后柱骨折,则该线中断或错位。②向健侧旋转45°的闭孔斜位片:能清楚地显示自耻骨联合到髂前下棘的整个前柱,特别是前内缘和前唇。应当指出的是,骨折错位不一定在每张X线片上显示,只要有一张X线片显示骨折,诊断明确。髋关节正位、髂骨和闭孔位X线片虽可显示髋臼损伤的全貌,但有时难以显示复杂的情况。CT可显示骨折线的位置、骨折块移位情况、髋臼骨折的范围、粉碎程度、股骨头和臼的弧线是否吻合以及股骨头、骨盆环和骶骨损伤,因此对于髋臼骨折的诊断和分类,CT是X线片的重要补充。特别是对平片难以确定骨折类型和拟切开复位内固定治疗者,以及非手术治疗后髋臼与股骨头弧线呈非同心圆位置或髋关节不稳定者均应作CT检查。

四、治疗

髋臼骨折后关节软骨损伤,关节面凹凸不平,甚至失去弧度,致使股骨头与髋臼不相吻合。势必影响髋关节的活动。长期磨损则出现骨关节炎造成疼痛和功能障碍。因此,髋臼骨折的治疗原则与关节内骨折相同,即解剖复位、牢固固定和早期主动和被动活动。

(一)手法复位

手法复位适应于单纯的髋臼骨折。根据骨折的移位情况采取相应的复位手法。患者仰卧位,一助手双手按住骨盆,术者可将移位的骨折块向髋臼部位推挤,一面推挤,一面摇晃下肢使之复位,复位后采用皮牵引固定患肢3~4周。

(二)牵引疗法

牵引疗法适应于髋臼内壁骨折、骨折块较小的后壁骨折及髋关节中心性骨折脱位。或虽有骨折移位但大部分髋臼尤其是臼顶完整且与股骨头吻合,以及中度双柱骨折头臼吻合者。方法是:于股骨髁上或胫骨结节行患肢纵轴牵引,必要时(如严重粉碎,有移位和中心脱位的髋臼骨折,难以实现手术复位内固定者)在股骨大转子部加用侧方骨牵引,并使这两个方面牵引的合力与股骨颈方向一致。其纵轴牵引力量为7~15 kg,侧方牵引力量为5~8 kg,1~2天后摄X线片复查,酌情调整重量,并强调在维持牵引下早期活动髋关节。6~8或8~12周后去牵引,扶双拐下地活动并逐渐负重,直至完全承重去拐行走。

(三)手术治疗

(1)对后壁骨折片大于3.5 cm×1.5 cm并且与髋臼分离达5~10 mm者行切开复位螺丝钉内固定术。

(2)移位明显的髋臼前柱骨折,采用改良式Smith-Peterson切口或经髂腹股沟切口,显露髋臼前柱,骨折复位后用钢板或自动加压钢板内固定。

(3)对髋臼后柱和后唇骨折采用后切口。其骨折复位后用钢板或自动加压钢板内固定,其远端螺丝钉应旋入坐骨结节。如有移位骨折片,需行骨片间固定时,可用拉力螺钉内固定。

（四）功能锻炼

对髋臼骨折应在维持牵引下早期活动髋关节,不仅可防止关节内粘连,而且可产生关节内的研磨动作,使关节重新塑形。

（张立军）

第四节 髋关节脱位

髋关节脱位和骨折脱位是一种高能量创伤,常见致伤原因为车祸伤,好发于青壮年。在以往常被认为是较为少见的损伤。近十年来随着我国家庭轿车使用的日益增多,髋关节骨折脱位也逐渐成为一种常见的严重创伤。该类创伤应严格按急诊处理,否则将诱发创伤性休克或增加股骨头缺血坏死等并发症。

髋关节脱位常合并股骨头、髋臼后壁或股骨颈骨折,以及其他部位骨骼和重要脏器损伤。骨盆、脊柱及膝部的合并损伤,可改变脱位后的典型体征,容易漏诊。髋关节复位后,关节内残留的碎骨片容易漏诊,并可导致创伤性关节炎甚至髋关节活动受限等严重并发症。髋关节常分为后脱位、前脱位及中央型脱位。

一、髋关节前脱位

髋关节前脱位较少见,仅约占髋脱位的 10%。

（一）损伤机制

当股骨暴力下外展外旋时,大转子或股骨颈以髋臼上缘为支点,迫使股骨头穿破前关节囊而脱位。此时若髋关节屈曲较大,则常脱位于闭孔或会阴处,若髋关节屈曲度小,则易脱于耻骨横支处。

（二）骨折分类

1973 年 Epstein 将髋关节前脱位分为 2 型。

(1) Ⅰ型:高位型(耻骨型)。Ⅰ型又分为 3 型。

Ⅰ A 型:单纯前脱位于耻骨横支。

Ⅰ B 型:前脱位伴有股骨头骨折。

Ⅰ C 型:前脱位伴有髋臼骨折。

(2) Ⅱ型:低位型(闭孔型)。Ⅱ型又分为 3 型。

Ⅱ A:单纯前脱位于闭孔或会阴部。

Ⅱ B:前脱位伴有股骨头骨折。

Ⅱ C:前脱位伴有髋臼骨折。

（三）临床表现与诊断

明确外伤史。患肢剧烈疼痛,髋活动受限。患肢常处于外旋、外展及轻度屈曲位,有时较健肢稍长。

应强调复位后再次拍片,以明确是否合并骨折,CT 检查可以发现关节内接近 2 mm 的碎骨块,MRI 则可帮助判断关节唇的完整性及股骨头的血供情况。

(四)治疗

早期诊断和急诊复位是十分重要的,全麻或腰麻可放松髋部强大的肌肉,避免暴力下复位时对股骨头关节软骨的进一步损伤。试行闭合复位次数应限定在 3 次以内,否则会加重软组织损伤而影响愈后。

闭合复位方法与髋关节后脱位大致相似,主要有以下 3 种。

1.Stimson 法

令患者上半身俯卧于检查床一端,患髋及膝各屈曲 90°,一助手通过下压骶骨或抬伸健肢而固定骨盆。术者一手握持患者足踝部,并轻度旋转股骨,一手用力下压小腿近端后部而复位。此法不适用于患髋处于伸展位的耻骨前脱位。

2.Allis 法

患者仰卧于低床或地上,一助手面向患者足侧蹲位,用一手和前臂向下按牢患者骨盆,另一手于患肢股骨近端向外侧持续牵拉股骨。术者面对患者头侧,使患侧髋和膝屈曲接近 90°,将患者足踝抵于术者会阴部,用双手或前臂合抱患肢小腿近端,利用腰背肌伸直力量向上提拉患髋,再适度内、外旋股骨复位。

3.Bigelow 法

患者仰卧,术者面对患者头侧,适度屈曲患者髋和膝关节,双手合抱患肢小腿近端。先沿大腿纵轴方向持续牵引,同时将患髋依次内收、内旋和屈曲,然后再外展、外旋并伸直。此复位轨迹类似于一个问号,在复位过程中,如感到或听到弹响,患肢伸直后畸形消失,则已复位。此法应注意极度内收、内旋时应循序渐进,应持续牵引并适度用力,否则易造成股骨颈或股骨头骨折。复位前、后均应拍 X 线片,必要时行 CT 检查,以利发现复位前的无位移骨折或复位后关节内较小的骨折块。

如在麻醉下 2 次以上闭合复位失败,应急诊行切开复位。可选择 Watson-Jones 等手术入路。若合并有移位的股骨颈骨折,可直接行切开复位内固定。若合并股骨头骨折,骨块较小及不在负重区时,可选择闭合复位后观察,或切开复位时切除骨折块;若骨块大于股骨头的 1/3 或处于负重面,应行切开复位内固定。

闭合复位成功后应行 3～4 周的皮牵引,对合并股骨颈或股骨头骨折的病例可在手术后牵引 4～8 周。

(五)并发症

1.早期并发症

早期并发症主要为合并神经血管损伤及闭合复位失败。前者主要为 I 型前脱位或开放损伤时股骨动静脉或股神经损伤,此时最有效的治疗方法为立即复位髋关节脱位。造成后者的原因为闭孔处的骨性阻挡,或为股直肌、髂肌和髋关节前关节囊的阻挡,对此切开复位是必要的。

2.晚期并发症

大多数髋关节前脱位病例的最终治疗结果是满意的,但最新研究表明有约 1/3 的病例因发生创伤性关节炎而疗效欠佳,这主要集中在合并股骨头颈骨折、髋臼骨折或发生股骨头缺血坏死的病例。对创伤性关节炎的治疗仍应以预防为主,即解剖复位和对髋关节内较小骨折块的切除术等。

单纯性髋关节前脱位病例的股骨头无菌性坏死率稍低于后脱位者,约为 8%。其发生主要是由原始损伤的程度所决定的,且与延迟复位和反复多次闭合复位密切相关,可在脱位后

2～5 年内发生。早期负重未增加其坏死率,但因股骨头塌陷等原因加重症状,所以在复位后的 2～6 个月中行 MRI 检查,可早期诊断并及时对症治疗。

二、髋关节后脱位

髋关节后脱位占急性髋关节脱位的绝大多数,且随着车祸等高能量损伤的增多而变的较为常见。

(一)损伤机制

最常见的创伤机制为髋及膝关节均处于屈曲位时,外力由前向后作用于膝部,再经股骨干而达髋部。如高速行驶的汽车突然刹车,乘客膝部暴力撞击仪表板而脱位,此时屈曲的股骨干若处于内收位或中立位,常发生单纯后脱位,若处于轻度外展位,则易发生合并髋臼后上缘骨折的后脱位。

另一种创伤机制为外力由后向前作用于骨盆,使股骨头相对后移而脱位。如弯腰劳动时被塌方的重物砸击骨盆。

(二)骨折分类

临床上多采用 Thompson 和 Epstein 分型,共分 5 型。

Ⅰ:单纯后脱位或合并裂纹骨折。

Ⅱ:髋关节后脱位,合并髋臼后缘较大的单一骨折块。

Ⅲ:髋关节后脱位,合并髋臼后唇粉碎性骨折,有或无一个主要骨折块。

Ⅳ:髋关节后脱位,合并髋臼唇和顶部骨折。

Ⅴ:髋关节后脱位,合并股骨头骨折。

经上述分型,判断髋关节复位后的稳定性无疑是十分重要的。通常Ⅲ型以上骨折脱位可发生不稳定,判定的方法除根据复位前 X 线片显示骨折块大小和复位后头臼的位置关系外,还应依据复位中及复位后术者的手感而定。

(三)临床表现与诊断

典型患者有明确创伤史,患肢呈现屈曲、内收、内旋和短缩畸形。可触及大转子上移和臀后部隆起的股骨头,髋关节主动活动丧失,被动活动时常出现剧痛。但有报道当合并股骨头骨折时,股骨头嵌顿于髋臼后缘,未出现患肢的短缩、内收和内旋畸形。特别是合并同侧股骨干骨折时,常因症状不典型而容易漏诊。

髋关节后脱位中合并坐骨神经损伤的病例约占 10%～14%,同时合并股骨头、股骨干骨折及膝关节韧带损伤的病例也不少见,所以在急诊检查时应除外上述合并伤的可能。

患者除拍摄患髋正位及侧位外,还应常规拍摄骨盆轻度前倾的侧位,其方法为拍摄患侧卧位,身体前倾 15°的侧位片。此法可除外健侧髋臼的干扰,较为清楚地观察患髋的髋臼及坐骨切迹。方法为骨盆前倾 15°侧位。患侧紧贴 X 线片盒,患者向前倾斜 15°,管球垂直片盒投照。

即使患者因疼痛难以拍侧位片,也应在麻醉后及复位前拍片,详细观察是否存在股骨头及髋臼骨折,以及可能在复位时移位的股骨颈无位移骨折。

复位后应立即拍摄双髋正位及患髋侧位,以便了解复位的程度,关节内是否残留骨折块及髋臼及股骨头骨折是否需要进一步手术。有多位学者认为当髋关节间隙较健侧可疑增宽时,应行 CT 检查,其原因在于此类患者多数存在能被 CT 发现的髋臼及股骨头骨折。

（四）治疗

1. Ⅰ型骨折脱位

以急诊闭合复位为主，近年文献强调：①麻醉下复位以减少进一步的损伤；②12小时内复位并发症发生率低。其闭合复位方法仍以 Stimson 法、Allis 法和 Bigelow 法为主。

（1）Stimson 法：患者上半身俯卧于检查床一端，患髋及膝各屈曲 90°，一助手通过下压骶骨或抬伸健肢而固定骨盆。术者一手握持患者足踝部，并轻度旋转股骨，一手用力下压小腿近端后部而复位。

（2）Allis 法：患者仰卧于低床或地上，一助手面向患者足侧蹲位，用双手向下按压患者骨盆。术者面对患者头侧，使患侧髋和膝屈曲接近 90°，将患者足踝抵于术者会阴部，用双手或前臂合抱患肢小腿近端，利用腰背肌伸直力量向上提拉患髋，再适度内、外旋股骨复位。

（3）Bigelow 法：患者仰卧，助手面向患者足侧蹲位，用双手向下按压患者双侧髂前上棘。术者面对患者头侧，使患侧髋和膝屈曲接近 90°，适度屈曲患者髋和膝关节，双手合抱患肢小腿近端。先沿大腿纵轴方向持续牵引，同时将患髋依次内收、内旋和屈曲，然后再外展、外旋并伸直。此复位轨迹类似于一个问号，在复位过程中，如感到或听到弹响，患肢伸直后畸形消失，则已复位。此法应注意极度内收、内旋时应循序渐进，应持续牵引并适度用力，否则易造成股骨颈或股骨头骨折。复位前、后均应拍 X 线片，必要时行 CT 检查，以利发现复位前的无位移骨折或复位后关节内较小的骨折块。

复位后应行影像学检查，并行 3 周左右皮牵引，以利关节囊恢复并避免再脱位的发生。开始负重的时间虽有争议，且延长非负重时间至半年以上并不减少缺血坏死，但一般应在复位 4 周后，疼痛及痉挛消失，关节活动大致正常时开始，必要时可延长至 12 周再完全负重。

2. Ⅱ～Ⅳ型骨折脱位的治疗

在Ⅱ～Ⅳ型骨折脱位的治疗上争议较大，大多数学者同意闭合整复是多数病例的首选，但强调只能在麻醉下试行 1 次，以避免多次整复造成股骨头的进一步损伤。

有学者认为一期切开复位内固定（ORIF）的疗效明显好于闭合复位者、先闭合复位再 ORIF 者及延期复位者，且先闭合复位再 ORIF 者又优于单用闭合复位者。因此建议对Ⅱ～Ⅳ型病例采取急诊切开复位内固定术。其理由主要有：①91% 以上的Ⅱ～Ⅳ型病例存在关节镜下的关节腔内碎骨片或经软骨骨折，切开复位可去除碎骨；②对有髋臼后壁较大骨块的病例可重建关节稳定性；③可确保精确复位，降低创伤性关节炎的发生率。

多数学者认可的 ORIF 的指征主要包括髋臼后壁骨折块较大等原因引起的髋关节不稳定；CT 等证实复位的关节腔内有碎骨块残留；髋臼或股骨头骨块可能阻挡闭合复位者。

临床上如何判断复位后关节的稳定性十分重要。除依据主治医师经验及复位时的手感外，复位后的髋关节一般应满足内收位屈髋 90° 而不脱位。有学者试验后认为骨折块小于髋臼后壁面积的 20% 时，髋关节稳定，而 >40% 时，髋关节不稳定。所以采用螺旋 CT 估计后壁骨折块的大小对判定关节的稳定性或有帮助。

尽管有学者认为髋关节前方入路并不增加股骨头缺血坏死率，但通常选用髋关节后侧入路，切断近端外旋肌进入。其原因主要是髋后脱位的损伤主要集中在后侧，既避免进一步的软组织及血供的损伤，又利于Ⅱ～Ⅳ型骨折髋臼后壁的复位及固定。

手术中应强调彻底清除髋关节腔内的骨折块，准确复位股骨头及髋臼骨折块，尽可能保护周围软组织。对Ⅱ型骨折可采用直径 4 mm 的半螺纹松钉或皮质骨钉固定并辅以支撑接骨板固定;皮牵引 3 周后练习髋、膝活动,术后 6 周逐渐负重。对内固定欠牢固或保守治疗的患者应牵引 6～8 周,再开始练习髋关节活动及逐渐负重。Ⅲ型骨折 ORIF 牢固者治疗与Ⅱ型骨折基本相同,较大面积的粉碎性骨折除部分可应用克氏针、重建接骨板及弹性接骨板固定外,对无法有效固定者可取整块髂骨重建髋臼后壁。总之,获得一个稳定的髋关节对Ⅲ骨折的最终疗效往往是至关重要的。

Ⅳ型骨折一般可试行闭合复位 1 次,复位后行 X 线或 CT 检查以了解髋臼骨折情况,必要时,采用 ORIF 治疗,由于骨折位于髋臼顶部,通常需要行大转子截骨才能充分显露骨折并固定。该型骨折愈后较差。

三、髋关节后脱位合并股骨头骨折(Ⅴ型)

髋关节后脱位合并股骨头骨折是一种少见的损伤。在 1869 年 Birkett 通过尸体解剖首次报告了此种损伤,此后由于病例数量少,分类不统一,极容易漏诊及误诊,在 1980 年以前的英文文献中仅报告了 150 个病例。近年来,随着高速交通的发展,此类患者明显增多,但其治疗对大多数骨科医师而言仍是一个颇为棘手的问题。

(一)损伤机制

髋关节后脱位合并股骨头骨折是一种高能量损伤,多与车祸有关;尤其在撞车时未使用安全带、屈髋屈膝撞击引起。其次为摔伤,也有报告说对大转子的直接暴力也能引起此种损伤。

创伤作用机制为暴力沿股骨干长轴传导,股骨头向后上移位,此时屈髋 90°,造成髋关节后脱位;屈髋 60°,坚硬的髋臼后缘对股骨头产生剪式应力,造成骨折。PipkinⅠ型为内收型骨折,PipkinⅡ型为外展位损伤;当股骨头骨折后,与颈相连的部分成锐性边缘,在暴力继续作用下,向近端从骨膜下剥离,有时甚至达髂嵴,此时股骨头在骨膜下固定,持续的脱位暴力造成股骨颈骨折为 PipkinⅢ型损伤。

当屈髋>60°时,发生锤砧作用,使髋臼易骨折,且髋臼及股骨头的关节软骨破坏,Ⅱ期形成变性,愈后差。

(二)分类

Thompson 分型的第Ⅴ型为髋后脱位合并股骨头、颈的骨折,之后 Pipkin 又将第Ⅴ型分为 4 个亚型。

Ⅰ型:髋关节后脱位伴股骨头陷凹中心远侧的骨折。

Ⅱ型:髋关节后脱位伴股骨头陷凹中心近侧的骨折。

Ⅲ型:Ⅰ或Ⅱ型伴股骨颈骨折。

Ⅳ型:Ⅰ或Ⅱ型伴有髋臼骨折。

从上述分类方法,基本能判断出损伤的严重程度和预后;该分类体系得到了大多数医师的认同。

临床近十年来发现多例Ⅰ型合并Ⅱ型的骨折病例。

(三)临床表现

(1)临床表现:典型特征为患肢的缩短、内旋、内收、屈曲畸形,有时伴有同侧肢体的损伤,如股骨干、膝、小腿等,有时因为搬运等原因,会使脱位复位,而失去上述体征,且常因高能量损伤致全身大脏器损伤或伴有休克等病情,容易漏诊。

(2)放射学:对创伤患者一定要有骨盆正侧位平片,必要时辅以 CT 等检查。

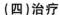

(四)治疗

对髋关节后脱位合并股骨头骨折的治疗,包括手法整复及手术治疗,然而采取哪种方法仍有很大分歧。Epstein 等研究表明,手术能获得较好的效果,且提倡Ⅰ期手术,因为手法复位对关节面、股骨颈会造成进一步损伤,即使尝试手法复位后再行手术治疗,预后也会较差。而 Stewar 等研究则显示:经手法复位治疗后,功能随时间的增长会有改善;而手术治疗只能逐渐变差。Epstein 指出经五年随诊,功能上只会逐渐变差。有学者均认为应急诊处理,尽早复位。动物试验发现股骨头缺血坏死仅见于脱位6小时以上的情况。根据临床及随诊发现,早期复位能使股骨头血供尽早及完全恢复,延至12小时以上则有害。且由于高能量损伤,在纠正心肺异常,出血的同时,尽早复位能减轻低血压。

1.手法复位

不适当的手法复位能造成进一步的损伤,如 Bigelow 环绕复位施加太大应力于股骨颈,使股骨颈与髂骨翼发生杠杆作用,能造成Ⅰ型及Ⅱ型骨折加重为Ⅲ型骨折。另外,环绕时加大旋转,还能造成坐骨神经损伤,因此整复前后一定要详查下肢神经的功能。Stimson 法因需患者俯卧位,而较少应用。临床上常在麻醉下应用 Allis 法复位。复位后应达到:①髋关节解剖复位;②股骨头解剖复位。

手法复位后摄双髋正位片,确定复位及作双侧对比,如与对侧 X 线片比较,关节间隙增大超过2 mm 则提示:①关节内游离碎骨块;②复位不完全;③软组织嵌入。此时应作 CT 等检查并考虑切开复位内固定。随后应评估髋关节稳定性,在屈髋0°～30°内轻微活动髋关节,如能保持稳定,并经影像学确认解剖复位则可行牵引治疗6周,之后再经6周免负重活动。

2.手术治疗

由于存在关节内碎骨块及软组织嵌入等因素影响复位,故多需手术治疗。

(1)手术适应证:①手法复位失败或髋关节在复位后的 X 线片及 CT 片上未及解剖复位;②复位后髋关节不稳定;③明显的髋关节粉碎性骨折或复位后骨折块移位＞2 mm;④手法复位后出现坐骨神经症状;⑤合并股骨颈骨折;⑥股骨头承重区大块骨折。

(2)手术入路的选择:较大折块(＞1/3)时内固定是必要的,股骨头中心凹陷远侧折块通常较小,且属于非负重区,可行切除,不影响功能;有学者认为没有必要切除,因为股骨头部分缺损,会影响与髋臼的适合性,但研究中未发现明显差异。不论手术切除或内固定,术后仍需要牵引6周。

切开复位时应注意保护股骨头的血供,约有超过1/3的病例其残留于关节内的较大骨块仍有关节囊等软组织与髋臼相连,原则上应尽量保留,但不能因此而过分延长手术时间或影响复位质量。部分学者对圆韧带提供血供的重要性持怀疑态度。

对股骨头骨折块多采用可吸收钉或直径4 mm 的半螺纹钉埋头后固定。可吸收钉的最大优点在于股骨头晚期坏死塌陷时,其本身不会对髋臼软骨造成进一步的损害。

Ⅰ型骨折位于股骨头前内下部,采用髋后侧入路时,需极度内旋股骨,股骨头脱位时骨折面正对着髋臼方向,不便于骨折块复位及内固定。通常采用髋关节前入路显露髋关节,与髋关节外展外旋位下很方便骨折的复位和固定。

Ⅱ型骨折块常常被髋臼所遮盖,目前流行的方法是行大转子截骨,显露髋关节前方关节囊,切开前方的关节囊来显露骨折并固定。

Ⅲ型骨折通常是在Ⅰ型和Ⅱ型骨折脱位的基础上,股骨颈嵌卡在髋臼缘上造成股骨颈的骨折。由于骨折本身固有的特点,很难对这个骨折进行有效的固定。所以,就是患者很年轻,通常也只能行人工关节置换术。

Ⅳ型骨折的髋臼骨折块多因较小而可以切除,较大髋臼后壁骨折块通常选用髋关节后侧入路进行复位固定。其疗效与Ⅰ、Ⅱ型骨折大致相当,明显好于Ⅲ型骨折。

(五)并发症

早期并发症主要有坐骨神经损伤、无法闭合复位及漏诊膝关节损伤,后者包括股骨远端、胫骨平台或髌骨骨折,其发生率可高达25%左右。而前两者的发生率与其他髋关节骨折脱位大致相仿,并也多需手术治疗。

晚期并发症主要有以下3种。

(1)股骨头缺血坏死:Ⅰ、Ⅱ、Ⅳ型坏死率为6%~40%,Ⅲ型坏死率高达90%以上。多数学者强调应在受伤后6~12小时内复位髋关节,并应在3~6个月避免负重。

(2)创伤性关节炎:其发病率在30%以上。早期行ORIF可通过清除关节内碎骨头,准确复位及确保髋关节的稳定性而减少关节炎的发生。

(3)髋关节周围骨化。

(张立军)

第五节　骶尾关节脱位

骶尾关节由骶骨尖与尾骨底组成微动关节,其间有甚薄的椎间盘。骶尾关节前侧有前纵韧带,各附着于骶骨和尾骨盆面,骶骨后韧带为脊柱后纵韧带和棘上、棘间韧带及骶棘肌筋膜延续部分,位于两侧的骶尾韧带,相当于横突间韧带,骶尾角之间还有骨间韧带相连。

该关节通常有轻微的屈伸活动,其活动度取决于肛提肌的紧张与松弛,有部分正常人也可由于骶尾关节骨性融合而不活动。临床上骶尾关节脱位常见于女性。单纯脱位较少,常合并骶尾交界处的骨折脱位。

一、病因病理

骶尾关节脱位与直接暴力、产伤有密切关系。

(一)直接暴力

滑倒仰坐摔伤,尾骶部直接撞击坚硬的地面或硬物,引起骶尾关节脱位。如摔坐楼梯台阶边沿,椅凳角上,尾骨往往因受背侧暴力的作用和肛提肌、尾骨肌的收缩而向前脱位。如伴有侧向暴力时,可合并侧方脱位。有的暴力来自尾尖垂直方向,可发生后脱位或骨折脱位。

(二)产伤

胎儿大、育龄高、产程长,可引起骶尾关节脱位。胎儿过大、胎头径线大、过熟,颅骨较硬头不易变形,形成相对头盆不相称,兼有育龄高,韧带松弛退变,激素分泌异常,韧带松弛弹性变差,加之产程长,造成分娩时韧带撕裂,发生骶尾关节后脱位。

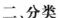

二、分类

按脱位的时间分为新鲜脱位和陈旧性脱位;按尾骨脱位的方向可分为前脱位、后脱位和侧方脱位,前脱位较多见。

三、诊断

患者有滑倒仰坐摔伤史和产伤史。患者骶尾部疼痛,不能坐位,常以半侧臀部坐在椅凳上,弯腰下蹲等活动受限,甚则疼痛。骶尾部局部软组织肿胀,皮下瘀血及压痛明显。骶尾交界区有台阶样感,或凹陷感。按压尾骨尖时,骶尾区有过度的伴有疼痛的异常活动。肛诊时前脱位可触及骶尾前侧有凸起,压痛。后脱位可触及尾骨向后凹陷,压痛。X线侧位片可显示尾骨向前脱位,或向后脱位,或骨折脱位。正位片可能显示有侧向移位,但应除外变异。

四、治疗

(一)复位方法

1.肛内复位法

患者侧卧位屈膝屈髋,或胸膝位,在局部麻醉或不需麻醉下,术者戴手套,以示指或中指伸入肛门内,于骶尾前方触及高起的压痛区,施以向背后挤压力,与此同时,术者拇指抵于骶尾末端,作与中指或示指相对的推压力,使骶尾交界区变得光滑,且疼痛明显减轻或消失,即告复位。此法适用于骶尾关节前脱位。

2.肛外复位法

患者术前准备同肛内复位法,术者戴手套,用拇指在尾骨后凸的压痛区,向前挤压脱位的尾骨,此时可感到有向前的滑动感,复位即成功。此法适用于骶尾关节后脱位。

3.过伸复位法

患者俯卧于床,双膝关节并拢尽量屈曲,术者位于患者左侧,左手按于骶骨尖处向下压,右手臂托持膝部和小腿向上搬提同时用力使髋关节向后过伸,连续3~5次。体质肥重者,可让一助手站在远端,双手握住患者双踝向上提拉双下肢,术者用拇指或手掌小鱼际向下按压骶骨尖处,使髋关节向后过伸,连续3~5次。术后让患者站立,做下蹲站起动作,如疼痛缓解,复位成功。1周后可用此方法再治疗1次。此法适用于骶尾关节前脱位,且不宜行肛内复位者。

(二)固定方法

复位后,可局部贴用膏药,并用宽胶布将两臀部靠拢贴牢,并嘱卧床休息2~3周。

(三)药物治疗

固定期间除局部贴用活血止痛膏外,在解除固定后,应用活血祛瘀中药熏洗或坐浴,如仍有疼痛,可配合局部封闭。

(四)其他疗法

对仍有移位但无症状,可不予以处理;如有顽固性尾痛症状,经保守治疗无效时,可考虑尾骨切除术。

(张立军)

第五章

下 肢 损 伤

第一节 股骨颈骨折

股骨颈骨折占股骨近端骨折的 53%,其中无移位(包括嵌插性骨折)骨折占 33%,有移位骨折占 67%。股骨颈骨折存在的问题:①骨折不愈合。②股骨头缺血坏死。近年来由于内固定技术的进步,骨折不愈合率大大降低,但股骨头缺血坏死率仍无改善。

一、股骨颈骨折分型

股骨颈骨折分型可归纳为 4 类:①根据骨折的解剖部位;②根据骨折线的方向(Pauwels 分型);③根据骨折移位的程度(Garden 分型);④AO 分型。

(一)解剖部位分型

将股骨颈骨折分为头下型、经颈型和基底型三型。骨折位置越接近股骨头,缺血坏死发生率越高。但各型的 X 线表现受投照角度影响很大,影响临床实际的准确评估。目前此类分型已很少应用。

(二)骨折线方向分型

Pauwels(1935)根据骨折线走行提出 Pauwels 分型(图 5-1),认为 Pauwels 夹角度数越大,即骨折线越垂直,骨折端所受到的剪式应力越大,骨折越不稳定,不愈合率随之增加。

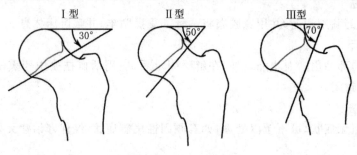

图 5-1　Pauwels 分型

但该分型存在两个问题,第一,投照 X 线时股骨颈与 X 线片必须平行,这在临床上难以做到。第二,Pauwels 分型与股骨颈骨折不愈合及股骨头缺血坏死无明显对应关系。

(三)骨折移位程度分型

Garden 分型是目前应用最广泛的股骨颈骨折分型,根据骨折移位程度分为Ⅰ~Ⅳ型(图 5-2)。Ⅰ型:不全骨折。Ⅱ型:完全骨折无移位。Ⅲ型:完全骨折有移位。Ⅳ型:完全骨折完全移位。Garden 发现随着股骨颈骨折移位程度递增,不愈合率与股骨头缺血坏死率随之增加。

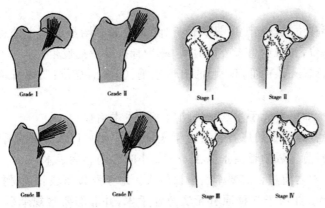

图 5-2　Garden 分型

(四)AO 分型

将股骨颈骨折归类为股骨近端骨折中的 B 型(图 5-3)。

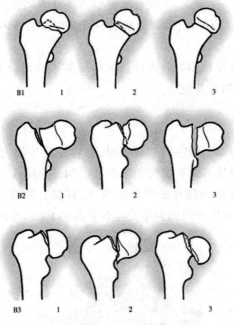

图 5-3　AO 分型

B1 型:头下型,轻度移位。1.嵌插,外翻≥15°;2.嵌插,外翻<15°;3.无嵌插

B2 型:经颈型。1.经颈部基底;2.颈中部,内收;3.颈中部,剪切

B3 型:头下型,移位。1.中度移位,内收外旋;2.中度移位,垂直外旋;3.明显移位

二、股骨颈骨折的治疗原则

无移位及嵌插型股骨颈骨折(GardenⅠ,Ⅱ型)占所有股骨颈骨折的 15%~33%。无移位的

股骨颈骨折虽然对位关系正常,但稳定性较差。嵌插型股骨颈骨折端相互嵌插,常有轻度内翻。由于骨折端嵌入松质骨中,其内在的稳定性也不可靠。Lowell认为嵌插型股骨颈骨折只要存在内翻畸形或股骨头后倾超过30°便失去了稳定性。由于嵌插型股骨颈骨折的患者症状轻微,肢体外旋、内收、短缩等畸形不明显,骨折端具有一定的稳定性,因此,对此是采取保守治疗还是手术治疗存在争议。

目前认为,对于无移位或嵌插型股骨颈骨折,除非患者有明显的手术禁忌证,均应考虑手术治疗,以防止骨折再移位,并减少患者卧床时间,减少骨折并发症发生。

移位型股骨颈骨折(Garden Ⅲ,Ⅳ型)的治疗原则:①解剖复位;②骨折端加压;③稳定的内固定。

移位型股骨颈骨折如患者无手术禁忌证均应采取手术治疗。

手术时机:由于股骨颈骨折的患者多为老年人,尽快手术可以大大减少骨折并发症发生及原有心肺疾病的恶化。目前多数学者主张应在6~12小时之内急症手术。

术前牵引:对于手术之前是否需要牵引争议较大。对于移位型股骨颈骨折,首先应尽早施行手术(6~12小时之内)。如由于某种原有无法急症手术,并非需要常规牵引。如行术前皮肤或骨骼牵引,一定要保持肢体处于中立位或轻度屈曲外旋位,以避免肢体处于伸直内旋位对于血运的继续损害。

股骨颈骨折的复位:骨折的解剖复位是股骨颈骨折治疗的关键因素。直接影响骨折愈合及股骨头缺血坏死的发生。Moore指出,X线显示复位不满意者,实际上股骨颈骨折端接触面积只有1/2。由于骨折端接触面积减少,自股骨颈基底向近端生长的骨内血管减少或生长受阻,因而降低了股骨头颈血运。

复位的方法有两种,闭合复位和切开复位。应尽可能采取闭合复位,只有在闭合复位失败,无法达到解剖复位时才考虑切开复位。

(一)闭合复位

1.McElvenny法

将患者置于牵引床上,对双下肢一同施行牵引;患肢外旋并加大牵引;助手将足把持住后与术者把持住膝部一同内旋;肢体内旋后将髋关节内收。McElvenny认为解剖复位及外展复位均不稳定,主张使股骨颈骨折远端内侧骨皮质略内移,使其位于股骨头下方,以使其稳定性增加。因此提出在复位完成以后自大转子向内侧用力推骨折远端,至远端内移(图5-4)。

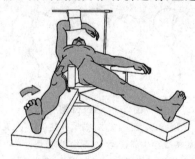

图 5-4 McElvenny 法

2.Leadbetter法

Leadbetter采用髋关节屈曲位复位方法:首先,屈髋90°后行轴向牵引,髋关节内旋并内收。然后轻轻将肢体置于床上,髋关节逐渐伸直。放松牵引,如肢体无外旋畸形即达到复位(图 5-5)。

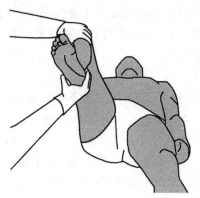

图 5-5　Leadbetter 法

(二)复位的评价

X 线评价:闭合复位后,应用高质量的 X 线影像对复位的满意程度进行认定。Simon 和 Wyman 曾在股骨颈骨折闭合复位之后进行不同角度 X 线拍片,发现仅正侧位 X 线片显示解剖复位并未真正达到解剖复位。Lowell 提出:股骨头的凸面与股骨颈的凹面在正常解剖情况下可以连成一条 S 型曲线,一旦在 X 线正侧位任何位置上 S 型曲线不平滑甚至相切,都提示未达到解剖复位。

Garden 提出利用"对位指数"(后被称为 Garden Index)对股骨颈骨折复位进行评价。Garden Index 有两个角度数值:在正位 X 线片上,股骨颈内侧骨小梁束与股骨干内侧骨皮质延长线的夹角正常为 160°,在侧位 X 线片上股骨头中心线与股骨颈中心为一条直线,其夹角为 180°(图 5-6)。Garden 研究了大量病例后发现股骨颈骨折复位后,在正侧位 X 线片上 Garden Index<155°病例组中,股骨头缺血坏死率近为 7%,而 Garden Index>180°病例组中,股骨头缺血坏死率达 53.8%。Garden 认为,如果复位后 Garden Index 在 155°～180°之内即可认为复位满意。

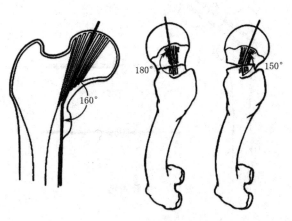

图 5-6　Garden 对位指数

尽管有些学者认为外展位复位可以增加骨折端的稳定性,但目前大多数学者均提出应力求达到解剖复位。只有解剖复位,才可以最大限度地获得股骨头血运重建的可能性。

(三)复位后的稳定性

股骨颈骨折复位后稳定与否很大程度上取决于股骨颈后外侧是否存在粉碎。如果后外侧粉碎则失于后外侧有效的骨性支撑,随后常发生复位失败以致骨折不愈合。因此,对于伴有后外侧粉碎的股骨颈骨折,可考虑一期植骨。

(四)切开复位

一旦闭合复位失败,应该考虑切开复位,即直视下解剖复位。以往认为切开复位会进一步损害股骨头颈血运。近年来,许多学者都证实切开复位对血运影响不大。Banks 的结论甚至认为切开复位后不愈合率及股骨头缺血坏死率均有下降。其理由是,首先切开复位时关节囊切口很小,而解剖复位对血运恢复起到了良好的作用。切开复位可采用前侧切口或前外侧切口(Watson-Jones 切口)。有人提出,如存在股骨颈后外侧粉碎,则应选择后方切口以便同时植骨。但大多数学者认为后方切口有可能损害股骨颈后外侧残留的血运,故应尽量避免。

(五)股骨颈骨折的内固定手术方法

应用于股骨颈骨折治疗的内固定物种类很多。内固定的原则是坚强固定和骨折端加压。但必须强调解剖复位在治疗中至关重要。各种内固定材料均有自身的特点和不足。医师应该对其技术问题及适应证非常熟悉以选择应用。

三翼钉作为治疗股骨颈骨折的代表性内固定物曾被应用多年,由于其本身存在许多问题而无法满足内固定原则的要求,在国际上早已弃用。目前经常应用的内固定材料可分为多针、螺钉、钩钉、滑动螺钉加侧方钢板等。

1.多针

多针固定股骨颈骨折为许多学者所提倡(图 5-7)。多针的种类很多,主要有 Moore,Knowles,Neufeld 等。多针固定的优点主要是可在局麻下经皮操作,从而减少出血、手术死亡及感染的危险。其缺点:①固定强度不足。②在老年骨质疏松的患者中,有在股骨转子下进针入点处造成骨折的报道。③存在固定针穿出股骨头的可能。多针固定总的牢固强度较弱,因此主要试用于年轻患者中无移位的股骨颈骨折(GardenⅠ、Ⅱ型)。

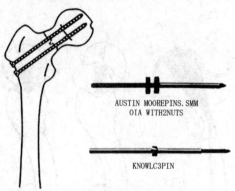

AUSTIN MOOREPINS.SMM
OIA WITH2NUTS

KNOWLC3PIN

图 5-7 多针固定

2.钩钉

Stromgqvist 及 Hansen 等人设计了一种钩钉治疗股骨颈骨折。该钉插入预先钻孔的孔道后在其顶端伸出一个小钩,可以有效地防止钉杆穿出股骨头及向外退出,手术操作简便,损伤小(图 5-8)。

3.加压螺钉

多根加压螺钉固定股骨颈骨折是目前主要提倡的方法,其中常用的有 AO 中空加压螺钉、Asnis 钉等(图 5-9)。中空加压螺钉的优点有骨折端可获得良好的加压力;3 枚螺钉固定具有很高的强度及抗扭转能力;手术操作简便,手术创伤小等。由于骨折端获得加压及坚强固定,骨折愈合率提高。但对于严重粉碎性骨折,单纯螺钉固定的支持作用较差,有继发骨折移位及髋内翻的可能。

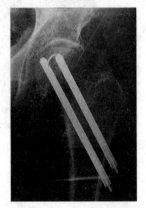

图 5-8　Hansen 钉

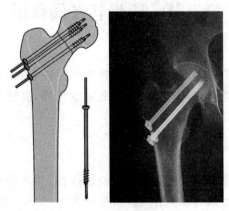

图 5-9　中空加压螺钉

4.滑动螺钉加侧方钢板

滑动螺钉加侧方钢板主要有 AO 的 DHS 及 Richards 钉(图 5-10)。其特点是对于股骨颈后外侧粉碎,骨折端缺乏复位后骨性支持者提供可靠的支持。其头钉可沿套管滑动,对于骨折端产生加压作用,许多学者指出,单独应用时抗扭转能力较差,因此常在头钉的上方再拧入一颗加压螺钉以防止旋转。

5.内固定物在股骨头中的位置

对于内固定物在股骨头中的合理位置存在较大的争议。Cleceland、Bailey、McElvenny 等人均主张在正侧位 X 线片上,内固定物都应位于股骨头中心。任何偏心位置的固定在打入时有可能造成股骨头旋转。另外股骨头中心为关节下,致密的骨质较多,有利于稳定固定。Fielding、Pugh、Hunter 等人则主张内固定物在 X 线片正位上偏下,侧位上略偏后置放,主要是为了避免髋关节内收,外旋时内固定物切割股骨头。Lindequist 等人认为远端内固定物应尽量靠近股骨颈内侧,以利用致密的股骨距来增加其稳定性。尽管存在争议,目前一致的看法是由于血运的原因,内固定物不应置于股骨头上方。关于内固定物进入股骨头的深度,应距离股骨头关节面大约5 mm 为宜。

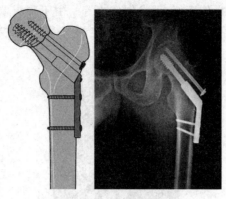

图 5-10　动力髋螺钉(DHS)

（王　磊）

第二节　股骨转子间骨折

股骨转子间骨折多发生于老年人。女性发生率为男性的 3 倍,老年患者致伤原因多为摔伤。而年轻患者致伤原因多为高能损伤,如交通伤、高处坠落伤等,需注意是否合并股骨头,股骨颈,髋臼骨盆,脊柱及胸腹部损伤。

一、损伤机制

多数患者的股骨转子间骨折为跌倒所致的低能量损伤,并主诉转子部受到直接撞击。由于患者多为老年人。其跌倒的原因与其原有疾病所引起的步态异常有关。如心脑疾病,视力听觉障碍,骨关节疾病等。此类患者中合并其他部位骨折的发生率为 7%～15%。常见有腕部,脊柱,肱骨近端及肋骨骨折。

高能量所致的股骨转子间骨折较为少见,多为机动车伤和高处坠落伤,其骨折类型多为逆转子间骨折或转子下骨折。Barquet 发现在此类患者中合并同侧股骨干骨折的发生率为 15%。如不注意则容易漏诊。

二、放射学诊断

标准的正侧位 X 线片对于正确诊断尤为重要。正位 X 线片应包括双侧髋关节。对于患侧应施以轻度内旋牵引,以消除患肢外旋所造成的重叠影像,从而对于骨折线方向,小转子是否累及,骨折粉碎和移位的程度做出正确判断。标准侧位 X 线片可以显示后侧骨折块及其移位程度。健侧 X 线片可以帮助医师了解正常的股骨颈干角及骨质疏松情况,以便正确选择治疗方法。多数情况下普通 X 线足以诊断。极个别患者由于骨折无移位而 X 线显示阴性,但主诉髋部冬痛并体检高度怀疑时需行 CT 或 MRI 检查。

三、骨折稳定性评估

股骨近端所受的生理应力在负重时分解为：①垂直分力，使股骨转子间骨折后的股骨头颈发生内翻移位。②沿股骨颈轴线的分力，使骨折端获得加压（图 5-11）。在骨折愈合之前，肢体负重时垂直分力由内固定材料所承载。骨折的稳定性的评估直接关系到骨折的复位，内固定材料的选择决定术后能否肢体负重。骨折的形态决定骨折的稳定性以及骨折复位后的稳定性。内侧弓（小转子）的完整性及外侧壁（大转子）是否累及直接影响骨折的稳定性。

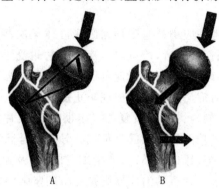

图 5-11　骨折所受应力

A.内翻应力；B.轴向应力

四、分型

近年来文献报告关于股骨转子间骨折的分型超过 10 种。大致可分为：①基于骨折形态的描述（Evans；Ramadier；Decoulx；Lavarde 等）。②对于骨折稳定性的评估（Tronzo；Ender；Jensen 改良 Evans 分型；AO 等）。

（一）Evans 分型

Ⅰ型：无移位的 2 部分骨折。

Ⅱ型：移位的 2 部分骨折。

Ⅲ型：3 部分骨折，后外侧壁不完整（合并大转子骨折）。

Ⅳ型：3 部分骨折，内侧弓不完整（合并小转子骨折）。

Ⅴ型：4 部分骨折，后外侧壁，内侧弓均不完整（合并小转子骨折）。

R 型：逆转子间骨折。

其中 1,2 型为稳定型。其余均为不稳定型，大小转子的粉碎程度与复位后骨折的稳定性成反比。

（二）AO 分型

将股骨转子间骨折纳入其整体骨折分型系统中。归为 A 类骨折。A1 为简单骨折。A2 为粉碎性骨折。A3 为转子下骨折。每型中根据骨折形态又分为 3 个亚型。AO 分型便于进行统计学分析。

股骨转子间骨折稳定与否取决于两个因素：①内侧弓的完整性（小转子是否累及）。②后侧皮质的粉碎程度（大转子粉碎程度）。另外，逆转子间骨折非常不稳定。小转子骨折使内侧弓骨皮质缺损而失去力学支持,造成髋内翻。大转子骨折则进一步加重矢状面不稳定。其结果造成股骨头后倾。逆转子间骨折常发生骨折远端向内侧移位,复位不良则会造成内固定在股骨头中切割。骨折的不稳定是内固定失用(弯曲,断裂,切割)的因素之一。

五、治疗

股骨转子间骨折多见于老年人,保守治疗所带来的肢体制动和长期卧床使骨折并发症的发生难以避免。牵引治疗无法使骨折获得良好复位,骨折常常愈合于短缩,髋内翻的畸形状态,从而造成患者步态异常。因此,手术治疗,牢固固定是股骨转子间骨折的基本治疗原则。

(一)保守治疗

保守治疗只在某些情况下考虑应用。对于长期卧床肢体无法活动的患者,患有全身感染疾患的患者,手术切口部位皮肤损伤的患者,严重内科疾患无法耐受手术的患者,保守治疗更为安全。保守治疗根据患者治疗后有无可能下地行走可以归为两类方法。对于根本无法行走的患者无须牵引或短期皮牵引。止痛对症治疗。积极护理防止皮肤压疮。鼓励尽早坐起。对于有希望下地行走的患者,骨牵引8～12周。力求骨折复位。定期拍 X 线片,对复位和牵引重量酌情进行调整。去除牵引后尽快嘱患者功能练习及部分负重。骨折愈合满意后可行完全负重。

保守治疗并发症较多,如压疮、尿道感染、关节挛缩、肺炎以及血栓等。因此,近年来一致认为,如患者伤前能活动,股骨转子间骨折的治疗原则是骨折的坚强内固定及患者术后早期肢体活动。保守治疗只适于不能耐受麻醉及手术的患者(如近期心肌梗死患者),以及伤前不能活动且伤后无明显不适患者。Horowitz(1966)报道在转子间骨折患者中,牵引治疗组死亡率达34.6%,而内固定组死亡率为17.5%。近年由于手术技术的提高,内固定材料的不断发展,手术并发症的发生大大减少。手术治疗股骨转子间骨折已成为首选方法。

(二)手术治疗

手术治疗的目的是使骨折得以良好复位,牢固固定,以允许患者术后早期肢体活动及部分负重。从而尽快恢复功能。

骨折能否获得牢固固定取决于以下因素:①骨骼质量;②骨折类型;③骨折复位质量;④内固定物的设计;⑤内固定物在骨骼中的置放位置。

(三)手术时机

Bottle 等人的研究显示(2006),24 小时以后手术患者死亡率明显增加。目前多数学者认为伤后 48 小时手术较为安全。在最初 12～24 小时内应该对于患者进行全面检查,对于异常情况予以积极纠正。其中包括血容量的补充,吸氧及原有疾患的相关药物治疗。与此同时,进行充分的术前计划和麻醉准备。

1.骨折复位

骨折的良好复位是下一步治疗的关键。如果复位不佳,不论选择哪种内固定材料都难以获得满意的固定。

对于稳定型骨折,轴向牵引,轻度外展内旋即可获得解剖复位。由于骨折端扣锁后完整的内侧弓可以提供稳定的力学支持,任何内固定物置入后均可得到牢固固定。

对于不稳定骨折,难以达到完全解剖复位。强行将大,小转子解剖复位使手术创伤增加,且解剖复位往往不易维持。目前多数学者主张对于不稳定骨折恢复股骨颈干的解剖关系即可,而无须追求完全解剖复位。

2.内固定材料

近年来治疗股骨转子间骨折的内固定材料不断发展更新,其中常用的标准内固定物可分为两类:①髓外固定(滑动加压螺钉加侧方钢板):Medoff Plate 钉板,Richards 钉板,DHS 等。②髓内固定:Ender 针,PFN,Gamma 钉,PFN-A,Intertan,Asian IMHS,等。

(1)髓外固定材料。

1)滑动加压螺钉加侧方钢板固定:20 世纪 70 年代,滑动加压螺钉加侧方钢板应用于股骨转子间骨折的治疗。其基本原理是将加压螺钉插入股骨头颈部以固定骨折近端,在其尾部套入一侧方钢板以固定骨折远端。由于滑动加压螺钉加侧方钢板系统固定后承受大部分负荷直至骨折愈合;固定后股骨颈干角自然恢复、骨折端特别是骨距部分可产生加压力、目前已成为股骨转子间骨折的常用标准固定方法。如发现大转子粉碎,可加以支持钢板或螺钉等以固定大转子。

2)头钉置放的合理位置:Baumgaertner(1995)首先提出 TAD 值的概念。TAD 值是指正常解剖状态下股骨头颈中轴线在正侧位与股骨头关节面交点与头钉顶点的距离之和。Baumgaertner 等认为 TAD 值(头钉的尖顶距)是可以独立预测头钉切出的最重要因素(不稳定骨折,患者年龄也是头钉切出的预测因素)。他们分析了 198 例转子间骨折患者(其中 16 例头钉切出),发现 TAD 值≥27 mm,无头钉切出;TAD 值>45 mm,头钉切出率增加至 60%。他们建议,如术中导针置入后 TAD 值>25 mm,需考虑重新复位或改变导针位置。TAD 值的测量方法如图 5-12 所示。

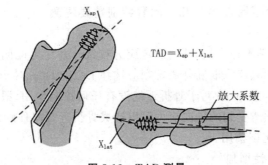

$$TAD = X_{ap} + X_{lat}$$

放大系数

图 5-12　TAD 测量

有人主张头钉的位置位于股骨头颈中下 1/3(正位),偏后(侧位)。股骨头中下 1/3 偏后部位骨质较密,头钉置入后不易发生切割。Hartog 等人的尸体标本实验结果认为偏心位固定抗旋转力较差。主张以中心位固定为佳。

内上方固定应该避免。其原因:①股骨头内上方骨质薄弱,内固定难以牢固。切割发生率较高。②外侧骺动脉位于股骨头上方偏后,该动脉供应股骨头大部分血运。头钉内上方置放极易损伤外侧骺动脉而引起股骨头缺血坏死。

3)头钉进入的深度:应位于股骨头关节面下方 5～12 mm。此区域骨质致密,螺钉拧入后具有良好的把持作用。头钉进入的深度如果距离股骨头关节面 12 mm 以上则把持作用明显减弱,螺钉松动及切割的发生率增加。

(2)髓内固定:髓内固定可分为顺行髓内针和逆行髓内钉(弹性髓内针)两类。

1)弹性髓内针:1970 年 Enders 等人首先报道应用 3 根较细而且更有弹性的髓内针治疗股骨转子间骨折,在股骨转子部可分别放置于压力、张力骨小梁处,提高了固定的稳定性,在 20 世纪 70～80 年代得到广泛应用。其优点是:①手术时间短,创伤小,出血量少;②患者肢体功能恢复快;③感染率低;④骨折延缓愈合及不愈合率低。缺点有术后膝关节疼痛;髓内针脱出;髓内针穿出股骨头;术后外旋畸形愈合等。近年来,Enders针在成人股骨转子间骨折的应用逐渐减少。仅用于小儿下肢骨干骨折。

2)顺行髓内针:顺行髓内针固定股骨转子间骨折在近年来有很大发展,主要有Gamma钉、PFN,PFN-A,Intertam,Asian IMHS等。其特点是通过髓内针插入一螺栓至股骨头颈(Interlocklng)。其优点:①有固定角度的螺栓可以维持复位后的股骨颈干角;②有效地防止旋转畸形;③骨折闭合复位,髓内固定使骨折端血运干扰减少,提高骨折愈合率;④中心位髓内固定,内固定物所受弯曲应力较钢板减少,内固定物断裂发生率降低。

Gamma钉近端部分直径较大,固定牢固。生物力学结果发现固定之后股骨近端所受应力明显减少而股骨远端所受应力是增加的。因此,在靠近钉尾部的股骨远端常发生继发骨折。文献报道的发生率为1%~8%。另外其头钉较为粗大,又只是单枚螺钉。抗旋转能力较差,螺钉在股骨头中切割的发生率较高。

一般认为髓内固定对于骨折端血运干扰小,手术创伤轻微。骨折愈合率高。但手术操作要求较高。固定之前骨折需获得良好复位。在某种情况下只有外展位才能获得复位而在此位置髓内针则无法打入。另外髓内针操作技术的学习曲线较长。目前普遍认为,对于稳定型股骨转子间骨折髓外固定即可。而对于不稳定型股骨转子间骨折,特别是反转子间骨折,由于髓内针属中心位固定而具有很好的抗弯能力,应视为首选。

(四)在股骨转子间骨折治疗中有几个问题特别需要注意

1.逆转子间骨折

由于该部位本身的力学不稳定性,髓内固定应为首选。并尽可能闭合复位以保留骨折端血供,以保证骨折愈合。如果只能采取髓外固定则应选择DCS。DCS对于骨折近端的支持固定可以防止骨折近端向外移位,而DHS对于骨折近端没有任何控制作用,股骨头颈的拉力螺钉又可以在套筒内滑动,股骨头颈所受到的轴向应力可以造成骨折近端向外侧移动从而使复位丢失,因此DHS在逆转子间骨折应该禁用。

2.外侧壁破裂,不稳定性增加

外侧壁是内固定材料把持的唯一部位,同时也是维持骨折固定后稳定性的重要因素。外侧壁的破裂,使得多数内固定材料(髓内固定,DHS)的近端失去骨性支持而又不存在任何固定,因而骨折端极不稳定。常见的移位有两种:①骨折近端向外侧移位。②骨折发生旋转移位(旋转性切割)。此时头钉并没有穿出股骨头,但在股骨头中的位置明显改变。旋转移位发生后,患者臀中肌肌力减弱因而出现臀肌步态。外侧壁破裂的原因:①原始破裂。②医源性损伤。对于原始存在外侧壁破裂的股骨转子间骨折应该在DHS基础上附加转子钢板固定,或采取股骨近端钢板固定,以加强外侧壁的支持。对于外侧壁薄弱存在潜在劈裂风险的股骨转子间骨折,Gotfried设计并应用PCCP钢板,对于控制骨者近端的旋转移位非常有效。

3.股骨转子间骨折钢板固定

目前随着锁定钢板的普及应用,一些医师对于股骨转子间骨折采用锁定钢板固定。很多公司纷纷推出各种股骨近端锁定钢板。应该明确,钢板固定是偏心固定,抗弯曲应力强度较差,不适当的负重后钢板断裂率很高,不应作为常规固定方式。其适应证很严格:①外侧壁严重破裂。②某些翻修手术(如DHS失效后股骨头颈中部不适合置放常规头钉)。

4.髓内钉固定后隐性出血

髓内钉的固定曾被认为创伤较小。但临床发现对于软组织的创伤与髓外固定无异。近年来很多医师特别注意到髓内钉固定后隐性出血问题。患者术后明显大腿肿胀,有时伴有大片皮下淤血。血红蛋白明显降低。祝晓忠等在对于 PFNA 固定的股骨转子间骨折患者围术期的研究发现,围术期总出血量 706～937 mL,其中 80％为隐性出血。Foss 等人的研究显示股骨转子间骨折髓外固定组平均出血量 547 mL 而髓内固定组平均出血量高达 1473 mL。因此老年股骨转子间骨折髓内固定后要密切观察患者血红蛋白,血细胞比容的变化,必要时积极输血纠正。

选择不同的内固定方法,除根据医师操作技术熟练程度、内置物供应情况及价格等因素以外,仅由原始骨折类型、骨折粉碎程度以及骨质疏松严重程度去综合分析,或可得出以下的意见:髓外固定适用于 AO 分类之 A1 和 A2-1 型稳定转子间骨折,如果患者骨折虽然稳定但有严重之骨质疏松亦应选用带锁髓内固定。对于 A2-2、A2-3 型和 A3 型应选用带锁髓内固定。

5.外固定支架

外固定支架治疗股骨转子间骨折时有报道。其优点是手术操作简便,创伤轻微。缺点是术后活动不方便,近端针道感染率较高,膝关节活动受限。需严格进行针道护理。主要应用于严重多发创伤及老年体弱多病,无法耐受内固定手术的患者。

6.人工关节置换

人工关节置换术主要应用于严重粉碎股骨转子间骨折并伴有严重骨质疏松的患者,其目的在于减少卧床时间,早期下地部分或全部负重。由于股骨转子间骨折常累及股骨矩,使得人工关节置换后的稳定性降低,因此适应证的选择非常严格。

（王　磊）

第三节　股骨干骨折

股骨干骨折是发生于股骨小转子远侧 5 cm 以远至距股骨内收肌结节 5 cm 以内的骨折,占成人股骨骨折的 36.27％,主要见于 21～30 岁年轻男性和 31～40 女性。在 AO 分型中,A 型占 70.26％,B 型占 18.17％,C 型占 11.57％。其中中段骨折最常见,开放性骨折少见,双侧股骨干骨折往往合并其他系统的损伤,死亡率高达 1.5％～5.6％,少数股骨干骨折会伴有内侧血管的损伤。

一、损伤机制

(一)直接暴力

高能量损伤,如车祸撞击,挤压,枪击等,常见于年轻患者,多导致横行或粉碎性骨折。

(二)间接暴力

(1)高能量损伤,杠杆作用、扭转作用,如高空坠落、疲劳行军等,常见于年轻患者。

(2)低能量损伤,病理性骨折,常见于老年患者。间接暴力多导致斜形或螺旋形骨折。

二、骨折分型

股骨干骨折常用的分型系统为 AO-OTA 分型系统,根据 AO-OTA 分型系统将股骨干骨折分为三型。A 型为简单骨折:A1 亚型为螺旋骨折,A2 亚型为短斜形骨折,A3 亚型为横断骨折。B 型为楔形骨折,B1 亚型为螺旋形蝶形骨块;B2 亚型为斜行蝶形骨块;B3 亚型为粉碎的蝶形骨块。C 型为复杂骨折,C1 亚型为复杂螺旋形骨折;C2 亚型为节段性骨折;C3 亚型为复杂不规则形骨折。

三、治疗方法

(一)非手术治疗

牵引是治疗股骨干骨折历史悠久的方法,可分为皮牵引和骨牵引,皮牵引只在下肢损伤的急救和转运时应用。骨牵引在 1970 年以前是股骨干骨折最常用的治疗方法(图 5-13),现在则只作为骨折早期固定的临时方法,骨牵引有足够的力量作用于肢体使骨折获得复位,通常使用胫骨结节骨牵引或股骨髁上骨牵引,股骨髁上骨牵引比胫骨结节骨牵引能够对骨折端提供更为直接的纵向牵拉,但在骨折愈合后膝关节僵直的发生率较高。

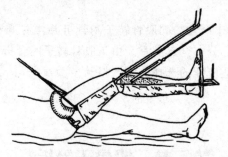

图 5-13　应用 Thomas 架进行骨牵引

虽然股骨干骨折的治疗已转移到手术治疗,但患者偶尔也必须采取牵引治疗,过去几十年在治疗开放和闭合损伤方面取得了成功,仍需要掌握这方面的知识。

(二)手术治疗

1.外固定架

由于外固定架的固定针经常把股四头肌与股骨干固定在一起,所形成的瘢痕能导致永久性的膝关节活动丧失,另外股骨干骨折外固定架固定针横穿髂胫束和股外侧肌的肌腹后针道感染率高达 50%,所以现在外固定架不能作为闭合股骨干骨折的常规治疗方法。外固定架可作为一种股骨干骨折临时固定。外固定架固定股骨干骨折最主要适应证常用于多发创伤,这种损伤由于合并其他损伤需要进行快速、稳定的固定;外固定架固定股骨干骨折还用于Ⅲ型开放性骨折。这些患者一旦情况改善,可将其更换为内固定(接骨板或髓内针),多数学者认为 2 周内更换为内固定是安全的。超过 2 周应在取出外固定架后全身应用抗生素和局部换药,2 周后再更换为内固定。

2.接骨板

切开复位接骨板内固定现在不再是治疗股骨干骨折的首选方法。其手术适应证包括髓腔极度狭窄的骨折;邻近骨折的骨干有畸形;股骨干骨折合并同侧股骨颈骨折;合并血管损伤需广泛暴露以修补血管的严重骨折;多发创伤不能搬动的患者等。

接骨板内固定的优点主要有直视下骨折切开复位可以获得解剖或近解剖复位;不会增加骨折以远部位损伤,如股骨颈骨折和髋臼骨折等;不需要特殊的设备和放射科人员。缺点一是固定所需要广泛剥离软组织、形成股四头肌瘢痕、大量失血。二是接骨板固定属偏心固定,力臂比髓内针长1~2 cm,增加了内固定失效的危险。文献所报告的内固定的失效率是5%~10%,股骨干骨折接骨板内固定的感染率高于保守治疗和闭合复位髓内针内固定,感染率是0~11%。三是由于接骨板下骨皮质的血供受到损害或产生的应力遮挡效应,可造成接骨板取出后发生再骨折。

简单的骨折,最少也应该应用10孔的宽4.5的接骨版。对于粉碎性骨折,骨折端两侧至少有5枚螺丝钉的距离。过去推荐每侧至少8层皮质固定,现在接骨板的长度比螺丝钉的数目更重要。应用长接骨板和少的螺丝钉固定并没有增加手术的创伤,螺丝钉经皮固定接骨板。每侧3枚螺丝钉固定,生物力学最大化,1枚在接骨板的末端,1枚尽可能接近骨折端,1枚在中间增加接骨板和骨的旋转稳定性。横断骨折可以预弯接骨板,通过加压孔加压骨折端。斜型骨折应用通过接骨板的拉力螺丝钉加压骨折端。对于粉碎性骨折采用接骨板固定时应用牵开器复位股骨干骨折以获得正常的力线和长度,不追求绝对的解剖复位,避免了一定要获得解剖复位而对骨折端软组织进行的广泛剥离,也不剥离骨折端,并使用桥接接骨板代替加压接骨板,骨痂由骨膜形成而不是一期愈合,缩短了愈合时间,明显改善了接骨板固定的临床疗效。

尽管接骨板有许多缺点,但只要正确选择其适应证,正确掌握放置接骨板的手术技术,也可取得优良的结果。

3.带锁髓内针

股骨干大致呈直管状结构,是进行髓内针固定的理想部位。髓内针有多个优点:第一,髓内针所受到的负荷小于接骨板,使得它不易发生疲劳折断;第二,骨痂受到的负荷是逐渐增加的,刺激了骨愈合和骨塑形;第三,通过髓内针固定可以避免由于接骨板固定所产生的应力遮挡效应而导致的骨皮质坏死。在理论和实践中,髓内针固定比其他形式的内固定和外固定还有许多优点。虽然进行闭合髓内针固定需要特殊的设备和放射技术人员,但是它容易插入,而且不需要接骨板固定时的所进行的广泛暴露和剥离。因为闭合髓内针技术没有破坏骨折端的血肿,也没有干扰对骨折愈合早期起关键作用的细胞和体液因子,所以闭合髓内针技术是股骨骨折的一种生物固定,较小的手术剥离和减少感染率。

(1)顺行带锁髓内针(髓内针从近端向远端插入):闭合复位顺行带锁髓内针固定是治疗股骨干骨折的金标准。愈合率可高达99%,而感染率和不愈合率很低(<1%)。顺行带锁髓内针几乎适合于所有股骨干骨折。闭合带锁髓内针的临床结果大部分取决于术前、术中仔细计划。包括髓内针的长度和直径:长度应在股骨残留骺线和髌骨上缘之间,直径不<10 mm;体位、复位方法和是否扩髓和锁钉的数目。精确的髓内针入点是非常关键的,开孔应在转子中线的后侧和大转子窝的转子突出的内侧。这样保证开孔将位于冠状面和矢状面股骨干髓腔轴线上。对于所有骨折进行常规静力锁定可以减少继发于没有认识到的粉碎性骨折的术后内固定失效。

(2)逆行髓内针(髓内针从远端向近端插入):逆行髓内针的主要优点是入点容易,骨折复位不影响其他部位的损伤。主要适应证有同侧股骨干骨折合并股骨颈骨折、髋臼骨折、胫骨骨折、髌骨骨折和胫骨平台骨折。相对适应证是多发创伤的患者,双侧股骨干骨折,肥胖患者和孕妇。对于多发骨折或多器官损伤的患者,平卧位对患者的稳定最好,逆行髓内针插入能够快速地完成,双侧股骨干骨折用逆行髓内针固定不用变换体位,血管损伤的患者需要修复血管,可以快速插入不锁定的髓内针有利于血管修复,肥胖的患者,顺行髓内针入点非常困难,而逆行髓内针较容易。

逆行髓内针的禁忌证是膝关节活动受限和低位髌骨,不能够合适插入髓内针,转子下骨折由于逆行髓内针对稳定性的担心,也不易选用逆行髓内针;开放骨折有潜在的感染的危险,导致膝关节感染,也不可以选择逆行髓内针。

(三)术后康复

1.指导活动

闭合髓内针术后,患者尽早能够忍受的肌肉和关节活动。指导患者股四头肌力量练习和渐渐负重,所有患者应尽早离床活动,对于多发创伤患者,即使仅仅坐起来也可减少肺部并发症。

2.特殊类型骨折的治疗

未合并其他部位骨折和软组织损伤的股骨中段简单的横断和短斜骨折,用闭合髓内针治疗容易。但是多数股骨干骨折的部位和类型复杂可能合并其他损伤,所以多数股骨干骨折治疗时需要在标准髓内针做一些改进,以下常见情况是股骨干骨折特殊治疗。

(1)粉碎性骨折:粉碎性骨折是高能量损伤的标志。粉碎性骨折常伴随大量失血或开放性骨折,发生全身并发症如脂肪栓塞综合征也高。静力锁定带锁髓内针已取代其他方法用于治疗粉碎性骨折。这些髓内针可达到远近端的髓腔,恢复股骨的轴线,没必要复位粉碎性骨折,骨折块自髓腔移位2 cm,不影响骨折愈合,在此部位将形成丰富的骨痂。在系列X线片的研究中,在骨折愈合过程中移位的皮质骨块成角和移位逐渐减少。不建议用髓内针加钢丝捆绑骨折块这种方法,这种方法是引起骨折愈合慢或不愈合的主要原因。

(2)开放性股骨干骨折:股骨干开放性骨折通常是由高能量的损伤引起,还可能合并多个器官的损伤。股骨干开放性骨折过去几十年的临床研究表明积极的手术治疗更能取得明显效果。Ⅰ和Ⅱ型的开放性骨折髓腔没有肉眼污染最好急症用髓内针治疗。ⅢA开放股骨干骨折如果清创在8小时内可行髓内针固定,如果存在清创延迟或ⅢB损伤,可选择外固定架治疗。股骨干开放性骨折合并多发创伤的患者,应用外固定架固定治疗。对于动脉损伤需要修补的骨折(ⅢC)外固定架是最好的稳定,因为它能快速完成血管修复后再调整。肢体血供恢复后,外固定架可以换成接骨板或髓内针。ⅢC开放性骨折合并多发损伤不稳定的患者,有截肢的相对适应证。

(3)股骨干骨折合并同侧髋部骨折:股骨干骨折合并同侧股骨颈骨折的发生率1.5%~5%。股骨颈骨折通常为垂直剪切(PauwelⅢ)型,股骨颈骨折移位小和不粉碎。股骨干骨折时因不能用X线诊断整个股骨全长,股骨颈骨折常被延迟诊断,1/4到1/3的股骨颈骨折初诊时被漏诊,股骨干骨折合并同侧隐性股骨颈骨折早期漏诊率更高,临床医师应通过对患者的受伤机制分析,应考虑隐性股骨颈骨折的可能,术前可用CT明确诊断,行股骨干骨折带锁髓内针时术中和术后密切注意股骨颈骨折存在,可以减少股骨颈骨折的延误诊断。

现在最常用的方法是用逆行髓内针固定股骨干骨折,股骨颈骨折用空心钉或DHS固定,还有接骨板加空心钉固定,顺行髓内针加空心钉固定股骨干合并股骨颈骨折,重建髓内针用一内固定物同时有效固定股骨近端和股骨干两骨折,后两项技术的主要并发症是对一些股骨颈骨折不能达到解剖复位。

(4)股骨干骨折合并同侧髋关节脱位:文献报道的这种损伤50%的髋脱位在初诊时漏诊。髋脱位后平片股骨近端内收,所以对股骨干骨折进行常规骨盆X线片检查是避免漏诊的最好方法。股骨干骨折合并同侧髋关节脱位需急症复位髋脱位,以预防发生股骨头缺血坏死,股骨干用接骨板或髓内针进行固定。伤口关闭后闭合复位髋脱位。

(5)股骨干骨折合并同侧股骨髁间骨折:股骨干骨折合并股骨髁间骨折存在2种类型。一是股骨髁间骨折近端骨折线与股骨干骨折不连续;二股骨髁间骨折是股骨干骨折远端的延伸。这种损伤有多种方法治疗,包括两骨折切开复位一接骨板固定;两骨折切开复位分别用两接骨板固定;股骨髁间骨折切开复位,而在股骨干插入髓内针进行固定。带锁髓内针对这2处损伤可提供良好的固定,特别对股骨髁间骨折无移位者。

(6)髋关节置换术后股骨干骨折:髋关节置换术后股骨干骨折不常见,外伤后,应力集中在股骨假体末端引起骨折,这种骨折分为3型:Ⅰ型,螺旋骨折起于柄端的近端,骨折位置被假体末端维持。Ⅱ型,在假体末端的骨折。Ⅲ型,假体末端以下的骨折。治疗根据骨折类型和患者是否能耐受牵引和第2次手术,Ⅰ型骨折假体柄维持骨折稳定,骨牵引6~8周,这时患者有足够的骨痂也许保护性负重,通常需要带骨盆的股骨支具。Ⅱ型骨折可以保守治疗,也可以把以前的股骨柄换为长柄,Ⅲ型骨折可以保守治疗或切开复位加压接骨板内固定。如Ⅲ型骨折发生在股骨远1/3,可以用逆行髓内针治疗。

四、并发症

并发症的类型与严重程度和治疗骨折的方法有关。近年随着治疗的改进特别是闭合带锁髓内针出现并发症明显降低。

(一)神经损伤

在治疗股骨干骨折中引起神经损伤有以下几种形式:骨牵引治疗的患者小腿处于外旋状态,腓骨近端受到压迫,腓总神经有可能损伤,特别在熟睡和意识不清的患者容易发生。这种并发症通过调整牵引方向,在腓骨颈部位加用棉垫,鼓励患者自由活动牵引装置来避免。

术中神经损伤的原因:一是复位困难过度牵引,复位困难的原因是手术时间延迟,试图强行闭合复位,牵引的时间长、力量大,一般股骨干骨折3周后闭合复位困难,采取有限切开能够避免这种并发症。二是患者在手术床不适当的体位直接压迫。会阴神经和股神经会受到没有包裹的支柱的压迫。仔细包裹水平和垂直面的支柱可以防止这种损伤。

(二)血管损伤

强大的暴力才能导致股骨干骨折,但血管损伤并不常见。虽然穿动脉破裂常见,在骨折部位形成局部血肿,但股骨干骨折后股动脉损伤<2%,由于血管损伤发生率低往往被忽视。穿动脉破裂术后患者血压不稳定,股骨干局部肿胀可触及波动,应立即手术探查,结扎血管,清除血肿。

股动脉可以是完全或部分撕裂或栓塞和牵拉或痉挛。微小的撕裂可以引起晚期血管栓塞。虽然下肢通过穿动脉有丰富的侧支循环,股动脉栓塞不一定必然引起肢体坏死,但是血管损伤立即全面诊断和治疗对保肢非常重要。

(三)感染

股骨干骨折接骨板术后感染率约为5%,闭合带锁髓内针感染率<1%。感染与骨折端广泛剥离、开放性骨折、污染的程度和清创不彻底有关。多数感染患者在大腿或臀部形成窦道流脓。患者在髓内针后数周或数月大腿有红肿热痛,应怀疑感染。平片可以看到骨膜反应和骨折部位密度增高的死骨,血液检查包括白细胞记数和血沉、C反应蛋白对诊断不重要,对评价以后的治疗有一定帮助。

股骨感染需要手术治疗,如果内固定对骨折稳定坚强应保留,治疗包括彻底清除死骨和感染的软组织、伤口换药和合理应用抗生素。多数股骨干骨折即使存在感染也可在4~6个月愈合,骨折愈合到一定程度可取出髓内针，进行扩髓取出髓腔内感染的膜和骨。如果内固定对骨折不能提供稳定，需考虑其他几种方法。骨折稳定程度通过髓内针锁定或换大直径髓内针来增加。如果股骨干存在大范围死骨，取出髓内针后彻底清创，用外固定架或骨牵引固定，在骨缺损部位放置庆大霉素链珠。患者在伤口无渗出至少 3 个月后，开始植骨。

(四)迟延愈合和不愈合

骨折不愈合的定义和治疗还存在许多争议，迟延愈合指愈合长于骨折的愈合正常时间。股骨干骨折 6 个月未获得愈合即可诊断为迟延愈合。诊断不愈合最少在术后 6 个月结合临床和连续 3 次 X 线无进一步愈合的迹象诊断，多数骨不愈合的原因是骨折端血供不良、骨折端不稳定和感染和骨折端分离骨缺损和软组织嵌夹，骨折端血供不良主要原因是开放性骨折和手术操作中对骨折端软组织的广泛剥离，骨折端稳定不够主要是髓内针长度不够和继发的锁钉松动。另外既往有大量吸烟史，术后非甾体抗炎药的应用和多发创伤也是骨折不愈合的因素。

有多种方法治疗骨折不愈合，包括动力化、交换大直径的髓内针、接骨板固定和植骨，或几种方法合并使用。动力化通过去除锁钉的方法治疗骨折不愈合，似乎是一种简单有吸引力的方法，但临床报告很失望，一项报告治疗骨折迟延愈合，在 4~12 个月动力化，一半以上的患者不愈合，需要其他治疗，问题严重的是一半患者肢体短缩 2 cm 以上，因此常规不推荐动力化。扩髓换大直径髓内针临床报告的区别很大，愈合率有的达 96％，有的只有 53％。效果不明确。有学者报告取出髓内针后采用间接复位的方法用接骨板固定加自体髂骨植骨的方法取得了明显的疗效。骨折端存在明显不稳定时，在髓内针加侧板稳定旋转不稳定，是一种简单有效经济的方法，报道愈合率可达 100％。

(五)畸形愈合

股骨干骨折畸形愈合在文献中被广泛讨论，短缩畸形愈合一般认为短缩>1 cm，但>2 cm 患者就可能产生症状。成角畸形通常定义为在矢状面(屈-伸)或冠状面(内-外翻)>5°的成角，髓内针固定总发生率在 7％~11％。髓内针固定预防成角畸形应在复位、扩髓、插入和锁钉时注意。正确的入点和保证导针居髓腔中央能够减少成角畸形的发生。如导针偏离中心，可以通过一种称为"挤压"(Poller)螺丝钉的技术矫正。严重的畸形愈合通过截骨矫正，再用带锁髓内针固定。旋转畸形<10°的患者无症状，超过 15°可能有明显的症状，表现在跑步和上楼梯有困难。术后发现超过 15°的旋转，应立即矫正。

(六)膝关节僵直

股骨干骨折后一定程度的膝关节僵直非常常见，僵直与骨折部位、治疗方法和合并的损伤有关。颅脑损伤和异位骨化都会影响膝关节活动，多数认为接骨板固定会使膝关节僵直。股骨干骨折在屈曲和伸直都受影响，一般表现为被动屈曲和主动伸直受限。屈曲受限主要是股四头肌瘢痕，特别是股内侧肌。积极主动的膝关节活动练习能够有效地预防。股骨干骨折固定后在开始 6~12 周无明显进展，需要考虑麻醉下活动，晚期行膝关节松解术。

(七)异位骨化

髓内针后臀肌部位的异位骨化的确切原因还不清楚。可能与肌肉损伤导致钙代谢紊乱有关，也可能与扩髓碎屑没有冲洗干净有关，但前瞻性研究，冲洗髓内针伤口并未减少异位骨化的发生。异位骨化临床上症状少，很少有异位骨化影响髋关节的活动报道，推荐在股骨干骨折获得愈合和异位骨化成熟后进行治疗，可同时进行髓内针取出和切除有症状的异位骨化，术后用小剂量的放射治疗或口服吡罗昔康。

(八)再骨折

股骨干骨折愈合后在原部位发生骨折非常少见,多数发生在接骨板取出后 2~3 个月,且多数发生在原螺丝钉钉孔的部位。预防再骨折:一是内固定物一定要在骨折塑形完成后取出,通常接骨板是术后 2~3 年,髓内针是术后 1 年;二是取出接骨板后,应逐渐负重,以使骨折部位受到刺激,改善骨痂质量。股骨干再骨折通常可采用闭合带锁髓内针治疗,一般能够获得愈合,患者可很快恢复完全负重。

(陈　峰)

第四节　股骨转子下骨折

股骨转子下骨折是发生于股骨小转子及其远端 5 cm 之内的骨折,属于较为常见的骨折,占所有髋部骨折的 10%~30%。应当引起注意的是该区域多发生病理性骨折,据统计 17%~35% 的转子下骨折是病理骨折。转子下骨折不同于邻近的转子间骨折,该区域内骨不连的发生率较高,其中的原因如下:①股骨转子下区是应力集中区,骨折极不稳定。②股骨转子下区主要由皮质骨构成,血供相对转子间区域少,骨折的愈合能力相对弱。③多为高能量损伤,周围软组织损伤严重。④选用切开复位及剥离显露内侧骨折块过多破坏断端血运。

一、转子下骨折损伤机制

(一)高能量损伤

如机动车事故、高处坠落伤。

(二)低能量损伤

如老年性骨质疏松跌倒所致骨折,病理性骨折。

(三)股骨颈骨折空心钉内固定术后骨折

由于空心钉直径 6.5~7.3 mm,三枚螺钉削弱了股骨近端张力侧皮质的坚固性,容易造成股骨转子下区骨折,建议螺钉在股骨外侧皮质的位置不要超过股骨小转子水平。

二、转子下骨折分型

Seinsheimer 分型法较常用,根据大骨片的数量、骨折线的形状与位置,将骨折分为五种类型:Ⅰ型,无移位的骨折;Ⅱ型,两块骨折(A.横形骨折;B.螺旋形骨折,小转子与近侧断端相连;C.螺旋形骨折,小转子与远侧断端相连);Ⅲ型,3 块螺旋形骨折(A.小转子形成一单独骨片;B.股骨近端形成一单独的蝶形骨片,但不包括小转子);Ⅳ型,粉碎性骨折,四块以上骨片者;Ⅴ型,转子下-转子间骨折,任何转子下骨折伸展到大转子者。

三、手术治疗

(一)手术适应证

(1)除儿童和全身状况不允许麻醉及手术的患者,应当选择手术治疗。

(2)非手术治疗采取屈髋 90°的股骨髁上牵引。

(二)手术方案的选择和手术原则

股骨转子下骨折固定方法多样,根据不同的骨折类型选择合适的内固定物成为治疗效果的关键。

1.闭合复位髓内钉内固定

髓内钉是大转子区完整的 Seinsheimer 分型Ⅰ~Ⅳ型的股骨转子下骨折的首选固定方案。治疗中多采取长重建髓内钉,提供足够的把持力。

2.切开复位钢板螺钉内固定

动力髁螺钉(DCS)是 Seinsheimer 分型Ⅴ型或者既往该部位骨折固定失败患者的首选方案,在术中应至少保证 2 根或以上的皮质骨螺钉进入股骨距,可防止内收和旋转畸形。动力髋螺钉(DHS)因为不能提供足够的防旋能力,不适合股骨转子下骨折的治疗。

(三)手术技术

股骨转子下骨折闭合复位髓内钉内固定术。

1.体位及术前准备

侧卧位于可透视手术床或平卧于牵引床。前者需在术前测量健侧肢体长度,术中需仔细避免旋转畸形。后者术中不必过度牵引患肢,避免牵引造成骨折块进一步的移位。由于患肢远端固定,采取各种复位技巧操作近端骨折块向远端复位。术中通过透视方便比较患肢和健侧肢体的长度,容易纠正患肢的成角畸形。

2.手术入路

同股骨转子间骨折闭合复位髓内钉内固定部分。

3.骨折复位与内固定

(1)侧卧位复位技巧:此方法难点在于控制旋转,应透视调整纠正旋转畸形。首先透视膝关节,调整双髁后侧连线重叠,此后膝关节维持位置不再变动,旋转 C 形臂 20°(或设计好的股骨颈前倾角),透视股骨近端,此时股骨颈和股骨干应在同一轴线上。

(2)平卧位复位技巧:患肢稍牵引,足极度内旋,以保持髌骨朝向正上方。近端对远端复位时,对于较小外展、屈曲移位,向内、向下压迫骨折近端,进行复位;近端外展畸形的骨折,可以用点状复位钳,沿大转子和股骨干方向临时固定;或者用一根顶棒自外向内顶推近端骨块复位。

对于远端向内移位的骨折,可以在远端使用骨钩,同时近端配合顶棒进行复位。

(3)进针点与进针方向:恰当的进针点是获得和维持复位的关键,在正位上,进针点为梨状窝偏外;在侧位上,进针点位于前 1/3 和中 1/3 交界水平。不恰当的进针点的位置和方向会导致骨折复位后的再次移位。

(4)开口与扩髓:仰卧位扩髓时,应注意使用套筒把持软钻的方向,保护外后侧皮质,避免偏向外后侧导致进针方向改变从而引起内翻。

(5)远端锁钉植入:无法使用导向器时,可应用"满圆"技术,在透视下锁钉远端螺钉。调整 C 形臂机的投照角度,使锁定孔成为正圆。保证钻头尖端在锁定圆孔中央,并使得钻头同锁定孔在同一轴线上,使钻的边缘正好套在锁定孔内,或者正好将其充满。

4.术后处理

理论上重建钉的设计允许术后即可负重。但临床中年龄较大、骨质疏松、粉碎性骨折不稳定的患者,可以适当延期负重。应早期行关节功能锻炼。

(四)经验与教训

(1)关于闭合复位髓内钉内固定的扩髓过程中的技术误区有:①偏心扩髓,可以导致一部分骨皮质的薄弱,从而影响愈合甚至导致疲劳骨折;②转速慢导致扩髓钻卡住,如果扩髓钻卡住,应由有经验的医师取出,因为扩髓钻头在髓腔内断裂是严重的并发症;③过度扩髓导致热坏死,对于股骨干中部髓腔狭窄的患者(9 mm 或以下),应当避免过度扩髓,否则可能导致髓腔内细胞的过热坏死;④脂肪栓塞,扩髓时应慢慢插入扩髓钻,并且在每次扩髓之间停留足够的时间,保证髓腔内压力回复正常。

(2)钢板螺钉固定理念:①对于简单的骨折可以采取加压钢板或者拉力螺钉在骨块间加压,获得绝对稳定;或者应用桥接钢板长板少钉的固定方法,获得相对稳定。②对于粉碎性骨折可以采取桥接钢板,近端、远端螺钉相距较远,获得相对稳定。

(3)注意对内侧骨块的血运保护。

(五)手术并发症及其防治

1.股骨转子下骨折术后内翻畸形

术中可以在正位透视中观察大转子顶点和股骨头中心的关系,二者在一条水平线上基本上颈干角在 130°左右,如果大转子顶点明显高于股骨头中心,则提示存在内翻畸形;在获得良好的复位之前,不要开始扩髓,否则将难以重新复位和固定。

2.骨不连

对于转子下骨折,在进行有限切开髓内固定或髓外固定时,应注意避免破坏内侧血运导致内侧骨块坏死吸收从而引起吊臂样改变,造成骨不连和内固定失败。另外由于术中过度牵引导致骨折断端分离,应该在锁入远端静力锁钉前松开牵引,或者使用动力锁定;如果术后发现股骨近端与股骨干间隙过大,可以在术后 6 周将远端锁定螺钉动力化。

(陈　峰)

第五节　股骨髁上骨折

发生在腓肠肌起点以上 4 cm 范围内的股骨骨折称为股骨髁上骨折。直接或间接暴力均可造成。膝关节强直而骨质疏松者,由于膝部杠杆作用增加,也易发生此骨折。

一、病因

本类骨折主要为强大的直接暴力所致,如汽车冲撞、压砸、重物打击和火器伤等。其次为间接暴力所致,如自高处落地、扭转性外力等。好发于 20～40 岁青壮年人。

直接暴力所致骨折多为粉碎性或短斜骨折,而横断骨折较少;间接暴力所致骨折,则以斜行或螺旋形骨折为多见。

二、分型

股骨髁上骨折可分为屈曲型和伸直型,而屈曲型较多见。屈曲型骨折的骨折线呈横形或短斜面形,骨折线从前下斜向后上,其远折端因受腓肠肌牵拉及关节囊紧缩,向后移位,有刺伤腘动静脉的可能。近折端向前下可刺伤髌上囊及前面的皮肤。伸直型骨折也分为横断及斜行两种，其斜面骨折线与屈曲型者相反，从后下至前上，远折端在前，近折端在后重叠移位。此种骨折患者，如腘窝有血肿和足背动脉减弱或消失，应考虑有腘动脉损伤。其损伤一旦发生，则腘窝部短时间进行性肿胀，张力极大，伤处质硬，小腿下 1/3 以下肢体发凉呈缺血状态，感觉缺失，足背动脉搏动消失。发现此种情况，应提高警惕，宜及早手术探查。如骨折线为横断者，远折端常合并小块粉碎性骨折，间接暴力则为长斜行或螺旋形骨折，儿童患者较多见。

三、临床表现与诊断

(一)外伤史

伤者常有明确的外伤史，直接打击或扭转性外力造成，而间接暴力多由高处跌地，足部或膝部着地所造成。

(二)肿痛

伤肢由于强大暴力，致使骨折周围软组织损伤亦很严重，故肢体肿胀明显剧烈疼痛。

(三)畸形

伤肢短缩，远折端向后旋转，成角畸形。即使畸形不明显，局部肿胀，压痛及功能障碍也很明显。

(四)失血与休克

股骨髁上骨折合并股骨下 1/3 骨折的出血量可达 1 000 mL 以上，如为开放性则出血量更大。刚入院的患者常有早期休克的表现，如精神紧张、面色苍白、口干、肢体发凉、血压轻度增高、脉搏稍快等。在转运过程中处理不当及疼痛，均可加重休克。

(五)腘动脉损伤

股骨髁上骨折及股骨干下 1/3 骨折，两者凡向后移位的骨折端均可能损伤腘动脉，腘窝部可迅速肿胀，张力加大。若为腘动脉挫伤，血栓形成，则不一定有进行性肿胀。腘动脉损伤症状可有小腿前侧麻木和疼痛，其下 1/3 以下肢体发凉，感觉障碍，足趾及踝关节不能运动，足背动脉搏动消失。所有腘动脉损伤患者都有足背动脉搏动消失这一特点，因此在骨折复位后搏动仍不恢复者，即使患肢远端无发凉，苍白、发绀、感觉障碍等情况，亦应立即行腘血管探查术。若闭合复位后仍无足背动脉恢复者，是危险的信号。所以不应长时间保守观察，迟疑不决。如腘动脉血栓形成，产生症状有时较慢而不典型，开始足背动脉搏动减弱，最后消失，容易误诊，延误手术时机。

(六)合并伤

注意患者的全身检查，特别是致命的重要脏器损伤者，在休克时腹部外伤症状常不明显，必须随时观察，反复检查及腹腔穿刺，以免遗漏，对车祸、矿井下事故，常为多发性损伤，应注意检查。

(七)X 线摄片

对无休克的患者，首先拍 X 线片，以了解骨折的类型，便于立即做紧急处理。如有休克，需待缓解后，再做摄片。

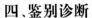

四、鉴别诊断

(一)股骨下端急性骨髓炎

发病急骤、高热、寒战、脉快,大腿下端肿痛,关节功能障碍,早期局部穿刺可能有深部脓肿,发病后 7～10 天拍片,可见有骨质破坏,诊断便可确定。

(二)股骨下端病理骨折

股骨下端为好发骨肿瘤的部位,如骨巨细胞瘤、骨肉瘤等。患者有股骨下端慢性进行性肿胀史,伴有疼痛迁延时间较长,进行性加重,轻微的外伤可造成骨折,X 线片可明确诊断。

五、治疗

股骨髁上骨折治疗方法颇多,据骨折类型选择治疗方案如下。

(一)石膏及小夹板固定

适用于成人无移位的股骨髁上骨折及合并股骨干下 1/3 骨折的患者。儿童青枝型骨折,可行石膏固定或用四块夹板固定,先在股骨下端放好衬垫,再用 4 根布带绑扎固定夹板,一般固定 6～8 周后去除,练习活动,功能恢复满意。

1.优点

此法无手术痛苦及其并发症的可能,治疗费用低廉可在门诊治疗。

2.缺点

(1)仅适用于无移位骨折及裂纹或青枝型骨折。

(2)膝关节功能受限,需一定时间恢复。

(3)可出现压疮,甚则出现腓总神经损伤。

(二)骨牵引加超膝关节小夹板固定

此法适用于移位的髁上骨折。屈曲型在手法整复后,行髁上斯氏针骨牵引,膝屈至 100°的位置上,置于托马架或布朗架上,使腓肠肌松弛,达到复位,然后外加超膝关节小夹板固定。

伸直型可采用胫骨结节牵引,牵引姿势、位置同上。在牵引情况下,远折段向相反方向整复,即可复位。如牵引后仍不复位,可在硬膜外阻滞麻醉下行手法整复,勿使用暴力,注意腘血管的损伤,如骨折尖端刺在软组织内,可用撬拨法复位后,外加小夹板固定。屈膝牵引 4～6 周,牵引期内膝关节不断地进行功能练习,牵引解除后,仍用夹板或石膏托固定,直至骨折临床愈合。牵引复位时间在 1～7 天内,宜用床边 X 线机观察。

1.优点

此法优点在于经济、安全,愈合率高,配合早期功能锻炼,减少了并发症。

2.缺点

患者卧床时间较长,有时需反复床边透视、复位及调整夹板或压垫,虽不愈合者极少,但畸形愈合者常见。如有软组织嵌入骨折端,则不易愈合。横断骨折可见过度牵引而致骨折端分离,造成延迟愈合。开放性股骨髁上骨折合并腘动脉、腓总神经等损伤则不宜牵引,需行手术治疗,以免加重血管、神经的损伤。

(三)股骨髁上骨折撑开器固定

本法适用于股骨髁上骨折而无血管损伤者,并且远折段较短,不适宜内固定的患者。在硬膜外阻滞麻醉下,采用斯氏针,分别在股骨髁及股骨近折段各横穿一斯氏针,两针平行,在针的两侧各安装一个撑开器,然后在透视下手法整复,并调整撑开器的长度,待复位后,采用前后石膏托固定于屈膝位。如骨折处较稳定,可将撑开器转而为加压,使骨折处更为稳定牢固。固定4～6周后拔针,继续石膏固定,直至骨折临床愈合。若手法整复失败,可考虑切开复位,从股骨下端外侧纵切开,直至骨折端,避开腘血管,整复骨折后,仍在骨折的上、下段穿针,外用撑开器,缝合伤口。

1.优点

(1)因髁上骨折的远折段甚短,无法内固定,本法使用撑开器代替牵引,患者可较自由的在床上起坐活动,避免了牵引之苦,是个简单易行的方法。

(2)局部固定使膝关节能早期锻炼避免了关节僵直。

2.缺点

(1)此法为单平面固定,不能有效防止旋转,需要辅以外固定的夹板或石膏。

(2)可能发生针眼,关节腔感染。

(四)切开复位内固定

股骨髁上骨折的治疗主要有两个问题:一为骨折复位不良时,因其邻近膝关节,易发生膝内翻或外翻或过伸等畸形;二为膝上股四头肌与股骨间的滑动装置,易因骨折出血而粘连,使膝关节伸屈活动障碍,尤以选用前外侧切口放置内固定物、术后石膏固定者为严重,因此切开复位内固定的要求应当是选用后外侧切口;内固定物坚强并放置于股外侧,术后可不用外固定,尽早练习膝关节活动。

1.槽形角状钢板内固定

本法适用于各型移位骨折。

(1)方法:患者平卧位,大腿下1/3后外侧切口,其远端拐向胫骨结节的外侧。切开髂胫束,在股外侧肌后缘,股外侧肌间隔前方进入。将股外侧肌拉向前,显露股骨髁上骨折及其股骨外髁部,如需要可切开膝外侧扩张部及关节囊,根据标准X线片确定在外髁上与股骨干成直线的槽形角状钢板打入点。先用4 mm钻头钻孔,再用1.5 cm×0.2 cm薄平凿深入扩大,注意使凿进洞方向与膝关节面平行,将备好的槽形角状钢板的钉部沿骨孔扣入。然后将骨折复位,用骨折固定器固定骨折及钢板的侧部(长臂)。在骨折线远侧的钢板上拧入1或2枚长螺丝钉,在骨折近端拧入3～5枚螺丝钉,反复冲洗切口,逐层缝合,包扎。

(2)优点:角状钢板固定股骨髁上骨折或髁间骨折,与直加压钢板固定的生物力学完全不同。直钢板固定者,骨折移位的应力首先加于螺丝钉上,骨折两端的任何折弯力扭曲力,都使钢板上的螺丝钉向外脱出,钢板折弯,内固定失败,此已为临床多例证实。角状钢板则不然,一骨折远端的负重力扭曲折弯力,首先加于角状钢板的髁钉,再通过角部,传达到侧部。钢板将应力分散传递至多枚螺丝钉上,由于应力分散,而钢板及每一螺丝钉所承受的应力较小。股骨髁上骨折的变形,受肌肉牵拉易发生外弓及后弓。负载力及折弯力均使钢板角部的角度变小,使侧部更贴紧骨皮质,不会将螺丝拔出,因而固定牢固,不需外固定,满足了临床膝活动的需要。

(3)缺点:①操作技术要求高,要求钢板钉部与膝关节面平行,同时长臂也要在股骨干轴线上。否则,内固定失败。②角部为应力集中点易出现断裂。③安装不当或金属疲劳易出现膝内翻畸形。④不宜过早负重。

2.股骨下端内及外侧双钢板固定

(1)适应证:本法适用于股骨髁上骨折其远折段较长者,具体说远折段至少要有固定2枚螺丝的长度,才能应用。如远折段过短采用上述的撑开器固定法。

（2）麻醉与体位：麻醉方法同上，患者侧卧 45°位于手术台上伤肢下方置搁腿架，取股骨下端外侧切口时较为方便。若做股骨下端内侧切口，则需将大腿外旋，并调整手术台的倾斜度，暴露不很清楚。如合并腘动脉损伤需做探查术，可将患者侧卧 45°的位置改变为 90°的侧卧位，如此腘窝便可充分暴露。

（3）手术方法：切口在股骨下端后外侧，同上方法做一纵向切口，长约 14 cm，待进入骨折端后，再做内侧切口，是从股骨内收肌结节处向上沿股内侧肌的后缘延长，约 12 cm 即可。

从外侧切口开始，切开阔筋膜，经股外侧肌与股二头肌之间进入骨折端，注意避开股骨后侧的腘血管，并妥加保护，防止误伤。内侧切口在股内侧肌后缘分离进入骨折端，骨膜勿过多的剥离。整复骨折后取 12 cm 以上的 6～8 孔普通接骨钢板两块，弯成弧形，或取两块髁部解剖钢板，使与股骨下端的弧度相适应，将钢板置于股骨下端的内、外侧，两侧钢板的最下一孔，相当于股骨髁部，由外向内横钻一孔，取 70～75 mm 的骨栓先行安装固定，然后检查双侧钢板弧度是否与股骨密贴，并加以调整。双侧钢板的最上孔不在同一平面上，因为外侧钢板较直，内侧钢板较弯，所以由外向内钻孔时略斜，即内侧稍低，最好以 40～45 mm 的短骨栓固定为牢固。其余钉孔，在内、外侧交替以螺丝钉固定。在钢板下端第 2 孔，因该处股骨较宽，故左右各以 1 枚螺丝钉固定，从而制止远折段的旋转移位。缝合两侧伤口不置引流。外加长腿前、后石膏托固定。手术后抬高患肢是必要的，将下肢以枕垫之或以布朗架垫之，有利于静脉回流。另一种情况术后不上石膏托，为对抗股部肌肉的拉力，可行小腿皮肤牵引 2～3 周后拆除，再以石膏管形固定。术后进行功能锻炼。

（4）优点：手术时钢板的上、下端采用骨栓固定较为牢固，不易松动滑脱，钻孔时方向一定要准确，两个骨栓上、下稍斜，但基本上是平行的。由于钢板在股骨下端的内、外两侧，不影响髌骨的滑动，固定合理，有利于骨折的愈合，最大限度减少伸膝装置的破坏，使关节功能恢复较好。

（5）缺点：①两侧切口创伤较大，钢板取出时亦较费事。②术后需外固定，可致膝关节功能障碍，需较长时间恢复。

六、康复指导

双钢板固定术后，从术后 10～14 天拆线后开始，先练习肌肉等长收缩，每小时活动 5 分钟，夜间停止。术后 8～10 周拆石膏，开始不负重练习膝关节活动，每天理疗、热水烫洗或热水浴，主动活动关节。待拍片及检查骨折已临床愈合时，再开始负重练习。骨折处尚未愈合前，做过多的关节活动是不相宜的，因关节活动障碍的患者做膝关节活动时，会增加股骨下端骨折段的杠杆力，从而影响骨折愈合。当然在固定比较牢固的患者，功能练习并无妨碍。

槽形角钢板术后不外固定，2 周后可逐渐练习膝关节活动。4 周扶双拐不负重下地活动。术后 8 周扶拐部分负重行走。12～14 周在无保护下负重。

七、预后

常遗留不同程度的膝关节功能障碍。骨折一般能按期愈合，但骨牵引治疗时骨折端若有软组织嵌入或严重粉碎性骨折骨缺损并软组织损伤时，骨折可出现不愈合。骨折并腘血管损伤时，应检查修复，特别注意血管的损伤，血栓形成时，可出现肢体远端小动脉的栓塞而坏死、截肢。

（陈　峰）

第六节　股骨髁间骨折

股骨髁间骨折是股骨远端骨折中损伤最严重、治疗最困难的关节内骨折,常常是一种复合性损伤,对膝关节、髌股关节和伸膝装置有直接损害。往往因膝关节功能障碍或遗留各种并发症(如成角、缩短、感染、骨折不愈合、退行性骨关节炎等)而致病残。因此,Watson-Jones 声称,很少有比股骨下端骨折治疗更困难的损伤。Stewart 等亦言,股骨远端骨折将继续是外科医师的难题。由于治疗效果不满意,所以对骨折的处理有不少争论。

股骨髁部骨折对膝关节的影响有二:一为骨折错位关节面不平滑,可导致创伤性关节炎;二为内外髁不均衡致膝内翻或外翻,使下肢轴线失去正常。因此对其处理原则是解剖复位,牢固内固定,早期活动,防止关节粘连僵硬。

一、病因与发病机制

股骨髁部骨折多发生于男性和中老年人。骨折位于股骨下端干骺端松质骨区,常常由于直接暴力的撞击或间接暴力的坠伤所致。外力沿股骨干向下冲击,致使股骨髁部发生劈裂,加上扭转或直接打击而发生骨折多向移位:纵向重叠短缩,侧向分离倾斜,前后成角嵌插,冠状面劈裂移位等,造成了股骨髁面或髌面不平整和膝内外翻畸形。

(1)由于股骨下端周围肌肉力量不平衡,加上暴力的方向不同,容易发生骨折多向移位,尤其是腓肠肌的牵拉,骨折远端常向后移位。

(2)股骨髁间骨折为关节内骨折,对胫股关节、髌股关节、髌上囊、伸膝装置有直接损害。

(3)股骨下端为内外侧副韧带和交叉韧带的附着处,损伤严重时可合并这些韧带的损伤,后方腘窝内的重要血管神经有可能受到骨折刺伤或挤压。

根据骨折 X 线形态分为单髁骨折、髁间 T 形骨折和严重粉碎性骨折。

Seinsheimer's 分类法分为 4 型。

Ⅰ型:骨折无移位或骨折块移位不超过 2 mm。

Ⅱ型:单纯股骨远端干骺端骨折,未波及髁间窝或股骨髁。①双段骨折。②粉碎性骨折。

Ⅲ型:波及髁间凹的单髁或双髁移位骨折。①内髁移位骨折。②外髁移位骨折。③双髁自股骨干骺端分离。

Ⅳ型:骨折线通过股骨髁的关节面。①骨折线通过内髁(双段或粉碎性)。②骨折线通过外髁(双段或粉碎性)。③较复杂的粉碎性骨折。

二、临床表现

股骨髁部骨折是髁关节面以上 9 cm 内的干骺端骨折,包括髁间、髁上、单髁骨折和骨骺分离。临床表现常常有明显外伤史,膝关节和膝上肿胀,淤血青紫,功能障碍。有时合并膝关节韧带、半月板损伤。若有腘窝血肿和足背动脉搏动消失,末梢血运障碍时,要考虑腘窝部血管损伤。

三、诊断

(一)外伤史

患者都有明确的外伤史,如高处坠落、煤矿坠井事故;煤矿井下冒顶事故,汽车碾压等。伤者以青、壮年居多,男性多于女性。

(二)肿胀及关节积血

股骨下段骨折常为巨大的直接暴力所引起,股部肌肉严重挫伤,甚至挫碎,所以大腿下部肿胀明显,有时为健侧的 1 倍,皮下脂层与筋膜分离,皮下积血并含有脂肪颗粒,皮肤外表似乎完整,但极易坏死,有时软组织触之甚硬。由于髁部骨折致关节积血、腘窝部青紫,有时张力甚大。

(三)疼痛

此型骨折可有来自关节积血而胀痛,由于肌肉痉挛收缩,可使骨折段突然活动而发生剧烈疼痛。另外由于腘血管部巨大血肿压迫腘血管,产生伤肢远端缺血性疼痛。

(四)畸形

伤肢大多呈外旋位,外踝接触创面,股骨下端短缩、成角,根据暴力大小可发生不同移位。

(五)休克

部分患者因失血量过多可发生休克,加之疼痛、转运等均可加重休克,一般股骨骨折局部血肿,出血量 1 000 mL 以上,如为多发伤失血量更大。但最重要的是休克的早期症状常被忽视,伤者精神紧张、轻度兴奋、面色苍白、口干、烦躁、脉快、血压轻度增高等。如不及时处理,将会导致休克或严重休克的发生。

(六)多发伤及合并伤

注意检查身体他处的损伤,尤以致命的内脏破裂及颅脑损伤等,需按缓急轻重分别处理。同时注意合并腘动脉及腓总神经损伤症状。借助 X 线片提供诊断、治疗依据。

四、治疗

股骨髁间骨折是关节内骨折,骨折常为多向移位不稳定。故在治疗时,应该做到良好的对位,可靠的固定和早期膝关节功能锻炼。股骨髁间骨折复位良好的标志:一是髁间关节面平整,上下错位和髁间分离<2 mm;二是力线正,避免成角而致膝内外翻畸形。

(一)超膝关节夹板固定

本法适用于无移位或轻度移位的骨折。无菌操作下抽出关节内积血,加压包扎。2 周左右开始膝关节活动。

1.优点

本法不增加创伤,治疗费用低廉,可在门诊运用。

2.缺点

本法适应证窄、长时间固定可致膝关节僵硬,固定不当可出现压迫性溃疡或骨折移位。

(二)冰钳牵引

本法适用于股骨髁间严重的多向移位骨折。先在无菌操作下,抽出关节腔内积血,然后在内外髁中点行冰钳牵引。将小腿置于牵引架上,膝关节屈曲 45°位,使腓肠肌处于松弛状态,进行手法复位。在牵引下,术者用双手掌扣挤推拉股骨内外髁,使两髁骨折块复位,并同时端提挤按骨折远近端,矫正前后移位和成角。最后施行超膝夹板固定。

1.优点

本法适应证广泛,无手术痛苦,可在运动锻炼过程中磨造一个新的膝关节平面。

2.缺点

本法需长期卧床及艰苦的功能锻炼,骨折不能达解剖对位,需向患者及亲属解说清楚并让他们接受。

(三)切开复位内固定

1.单髁骨折

内髁或外髁单髁移位骨折,选用膝前内侧或外侧切口,前内侧切口经过髌内侧膝关节囊向下超过关节线。向上经股内侧肌外缘,以显露髁骨折线及髁间凹。外侧切口经髂胫束,远侧超过关节线。除显露髁前面骨折线与髁间凹外,在侧方应显露出髁的后面,清除关节内积血、碎骨片后,在骨折的髁上,拧入一斯氏针,作为杠杆以把持骨折块使其复位,观察髁前面及髁间凹,可以获得解剖复位。以2根克氏针插入将骨折髁与未骨折的髁暂时固定。选择适当长度2枚松质骨螺丝钉,自髁的侧面关节外部分向另一保拧紧固定,缝合关节。对单髁后部骨折,切口远端应向后转,显露骨折块后,直视下复位,自后向前或相反以松质骨螺丝钉固定。放置负压引流2~3天,术后以石膏托固定膝关节于伸直位2周,拆线后,进行膝关节伸屈活动练习,直至骨折愈合前,患肢不能负重。

2.髁间Y形或T形骨折

内固定的选择有几种:①以螺栓固定髁间,另以钢板固定髁上骨折。②将螺栓穿过钢板的下端螺孔固定髁间,钢板固定髁上。③用90°左右角状钢板。其髁部固定髁间,侧部钉固定髁上,还可加用螺栓固定髁间骨折。

(1)切口:拟用角状钢板固定者多选外侧切口,以便近侧钢板放置在股骨干外侧,切口远端过关节线后向胫骨粗隆远端。将髌骨向内显露髁间及髁上骨折线,先将髁间骨折复位,以克氏针暂时固定,拧入1枚骨螺栓固定,然后行髁上骨折复位,在Y形骨折,很不稳定的粉碎性骨折亦然,先将角状钢板的螺钉打入髁部,加强髁间固定,再将其侧部(骨干部)与股骨干外侧固定,整复骨折拧入螺钉。

(2)术后处理:长腿石膏托固定屈膝20°~30°位,2~4周,骨折线较稳定并复位固定良好者,2周可除去石膏;粉碎性骨折不稳定者,4周除去石膏。在床上练习膝关节伸屈活动,骨折完全愈合前,不能负重。

(3)优点:角状钢板固定股髁上骨折或髁间骨折,与直加压钢板固定的生物力学完全不同。直钢板固定者,骨折移位的应力首先加于螺丝钉上,骨折两端的任何折弯力扭曲力,都使钢板上的螺丝钉向外脱出,钢板折弯,内固定失败,此已为临床病例证实。角状钢板则不然,骨折远端的负重力扭曲折弯力,首先加于角状钢板的髁钉,再通过角部,传达到侧部。钢板将应力分散传递至多枚螺丝钉上,由于应力分散,故钢板及每一螺丝钉所承受的应力较小。股骨髁上骨折的变形,受肌肉牵拉易发生外弓及后弓,负载力及折弯力均使钢板角部的角度变小,使侧部更贴紧骨皮质,不会将螺丝拔出,因而固定牢固,不需外固定。

(4)缺点:操作技术要求高,要求钢板钉部与膝关节面平行,同时长臂也要在股骨干轴线上;否则,内固定失败;角部为应力集中点,易出现断裂或金属疲劳;安装不容易,易出现膝内翻畸形;不宜过早负重。

3.股骨下段内、外侧双钢板双骨栓固定

(1)适应证:本法适用于股骨干下1/3粉碎性骨折合并髁间粉碎性骨折者;股骨髁上骨折其

元折段较长者亦适用本法；上列骨折为开放性或合并胸血管及腓总神经损伤者。

（2）麻醉与体位：常用硬膜外神经阻滞麻醉，患者侧卧 45°于手术台上，伤肢下方置搁腿架，故大腿外侧下端切口时此卧位较为方便。若做大腿下端内侧切口时，需将大腿外旋，并调整手术台的倾斜度，显露亦可。如合并腘动脉损伤需做探查术，可将侧卧 45°改变为侧卧 90°的位置，在骨折固定后，便可进行腘窝探查术。

（3）手术方法：具体方法已于股骨髁上骨折双钢板固定法中叙述，唯一不同之处，即选择钢板时，以 8 孔普通接骨钢板中最长者为佳（14～16 cm），原因为适应股骨下 1/3 粉碎性骨折范围较广的需要，固定时双侧钢板尽量接近髁部，使最下一孔固定栓时，能同时对髁间骨折起压缩作用。在最上一孔栓固定后，其余各孔均需用螺丝钉固定，在同一平面的相对 2 孔，固定螺丝钉，互相偏斜，便可固定。这对股骨下 1/3 粉碎性骨折的固定是较为重要的。如有骨缺损，需取同侧髂骨植骨。

（4）优点：手术时钢板的上、下端采用栓固定较为牢固，不易松动滑脱，钻孔时方向一定要准确，两个栓上、下稍斜，但基本上是平行的。由于钢板在股骨下端的内、外两侧，不影响髌骨的滑动，固定合理，有利于骨折的愈合，最大限度减少伸膝装置的破坏，使关节功能恢复较好。

（5）缺点：两侧切口创伤较大，钢板取出时亦较费事。螺栓固定两髁时，需注意松紧适应，过紧时骨折部骨质压缩关节不平，过松时，关节面对位不良，易于塌陷。

五、康复指导

冰钳牵引超膝关节夹板固定期间进行股四头肌锻炼和膝关节伸屈活动。6 周后解除牵引，继续超膝夹板固定，开始不负重下地活动。至骨折临床愈合后，始可负重和拆除夹板。

很多病例骨折复位不佳，必然导致功能障碍。但有些病例手术固定后，对位对线尚称理想，仍然关节强直。其原因较为复杂，如固定时间过长，一般需 8～12 周的外固定，如愈合较迟或内固定欠佳，固定时间又需增加，必然影响关节功能。外伤或手术对伸膝装置的损伤切口太近大腿前侧，造成股四头肌粘连。感染亦可造成同样后果，表现关节、肌肉及软组织粘连、挛缩及运动障碍。髁间骨折有时出现髁状突骨折，关节软骨损伤，骨折线就在关节面上，修复的过程必然要产生关节粘连。有些病例经过多次手术；很多患者忽视早期功能锻炼等，都是影响膝关节功能的重要因素。

因此，在固定期内，重视早期功能练习，拆线后开始做股四头肌等长收缩运动，每小时运动 5 分钟，不固定关节主动活动，促进血液循环，拆除外固定后，行主动不负重练习膝关节屈伸活动，待 X 线片证实骨性愈合后，方能负重练习。6～12 个月后可能达到生活自理的关节活动范围，在 0～80°。一旦处理不当，骨折畸形愈合，关节而不平、增生等，终致膝关节强直而残废。

六、预后

骨折处因血运丰富，容易愈合，但因近关节及关节内骨折或治疗等破坏了伸膝装置，关节面不平等因素，可出现创伤性关节炎，膝关节僵硬、强直、骨化性肌炎，畸形愈合等。

（陈　峰）

第七节 膝关节韧带损伤

膝关节的完整主要靠侧副韧带、膝关节交叉韧带及周围肌肉的协同作用。侧副韧带包括内侧副韧带和外侧副韧带,交叉韧带包括前交叉韧带和后交叉韧带。

一、前交叉韧带损伤

前交叉韧带(ACL)最早被 Galen 所提及,距今已 1600 多年。前交叉韧带断裂是一种非常常见而又严重的伤病,多与运动有关。对于普通人群 ACL 亦同等重要,伤后同样的膝关节不稳和随之继发关节软骨、半月板损伤,导致关节退变和骨关节病的早期发生,严重影响膝关节运动功能和生活质量,治疗不当严重者会出现膝关节病废。

(一)损伤机制与病理

1.损伤机制

ACL 损伤多发生在一些膝关节异常活动的负荷中。它们常发生于落地、剪切动作及急转急停中。前交叉韧带损伤可分为部分断裂和全断裂。

(1)膝关节内翻伤或外翻伤:损伤时可伴有膝关节的内外旋转,以外翻、外旋伤最多见。

(2)膝关节过伸损伤:过伸可单独损伤前交叉韧带,但经常是先撕裂关节囊、后交叉韧带、再撕裂前交叉韧带。足球运动中的"踢漏脚",或膝前被撞引起膝关节突然过伸是最常见的受伤动作。

(3)膝关节屈曲位支撑伤:大腿前面被撞,股骨髁向后错位,或胫骨后面被撞向前错位。

2.病理

关于前交叉韧带断裂的部位,上下两端断裂及下端撕脱骨折较多见。青少年由于骨质发育未成熟,止点骨骺的强度弱于韧带,故下止点撕脱骨折发生率高。

(二)诊断及分型

1.病史

(1)急性损伤:ACL 断裂都有急性膝关节损伤史,并可根据受伤动作初加判断。受伤当时患者常有组织撕裂感,随即产生疼痛及关节不稳,不能完成正在进行的动作和走动。

(2)陈旧损伤:ACL 断裂 6 周以上属陈旧性损伤。陈旧性前交叉韧带断裂,典型的症状是关节不稳,有关节错动感,不能跑跳,不敢急转急停,关节反复扭伤。

2.体征

(1)Lachman 试验:患者平卧,膝屈 $15°\sim30°$ 位,检查者两手分别握住股骨下段与胫骨上段,然后用力使两髁上下错动。两侧对比,如果出现异常活动即属阳性。

(2)前抽屉试验:患者平卧,屈膝 $90°$,检查者双手握住胫骨上段向前拉,双侧对比,如有异常错动即属阳性。

(三)辅助检查

(1)KT 1 000 或 KT 2 000:即关节应力试验测量计,是相对客观的指标,可以用来评价慢性不稳定性关节的稳定程度。

(2)X线检查:单纯X线平片与应力位X线检查。

(3)MRI:对诊断ACL断裂非常有价值。MRI具有极高的敏感性和特异性,故被认为是前交叉韧带损伤后影像学检查的"金标准"。

(四)治疗

(1)前交叉韧带部分断裂:通常情况下制动固定即可。

(2)急性前交叉韧带完全断裂:由于前交叉韧带自愈能力差,目前对于ACL完全断裂的患者一旦发现,多主张手术治疗。除非前交叉韧带与止点部分的骨块一起撕脱,目前已不主张一期缝合,而是多主张行早期重建。近年来,随着关节镜的开展和应用,关节镜下重建前交叉韧带已经成为主要的治疗手段。

(3)陈旧性前交叉韧带断裂:目前主要的方法就是通过手术重建ACL恢复关节的稳定性。

1)关节外手术:通过紧缩膝内侧和外侧控制关节不稳活动的次级结构(如关节囊、副韧带)达到稳定关节的作用。这些手术可对膝关节功能有一定的改善,但效果不佳,创伤较大,目前应用的较少。

2)关节内手术:即通过移植物来重建前交叉韧带,是目前最主要最被广泛应用的方法,临床效果也得到了广泛的肯定,已基本成为ACL重建的标准治疗手段。

3)移植物的种类:移植物的种类多种多样,大致分为3种。①自体材料:如骨-髌腱-骨复合物、髂胫束、半腱肌和股薄肌腱等。②同种异体移植物:如异体骨-髌腱-骨复合物、异体腘绳肌腱,异体胫前肌腱,异体跟腱骨复合物、阔筋膜等。③人工材料:目前人工材料也在临床得到了应用,但因其易磨损,并有可能造成异物反应引发滑膜炎,而使最终效果不尽理想,故应用范围不广。

4)移植物的固定:如带有骨块的移植物可用下列方法有效固定。①界面螺钉固定;②克氏针或螺钉横穿骨道和骨栓固定;③粗的不可吸收缝线系住螺钉、钉栓或纽扣。

如软组织移植物常用以下方法固定:①带袢钢板;②软组织界面螺钉;③门形钉或螺钉。

5)ACL双束重建术:近年来有人提出了解剖双束重建前交叉韧带即前内束和后外束的方法,认为其可更好的恢复关节的生理功能,并且在临床上也取得了一些早期的较好的疗效,但更长期的和更客观的对比研究还有待进一步进行。

(五)并发症

1.感染

前交叉韧带重建术由于有移植物和内固定材料的存在,故术后有发生感染的风险。

2.神经血管损伤

比较少见,但取自体腘绳肌腱移植物时供体区容易发生隐神经的损伤而造成体表感觉异常。

3.术后韧带松弛或再断裂

ACL重建后再次断裂或韧带功能丧失,原因多种多样,往往需要行翻修术再次重建ACL。

4.术后骨道增宽

可能与骨道位置,手术操作,术后滑膜炎等生物和机械多因素有关。

5.膝前痛和跪地痛

多见于取自体骨-髌腱-骨复合体的患者,故对于一些需要经常跪地的患者通常不建议行骨-髌腱-骨复合体作为移植物。

6.术后关节粘连

与术前关节的功能和术后康复过程有关。

二、后交叉韧带损伤

后交叉韧带是膝关节内主要的稳定结构之一,对于膝关节的稳定性和功能起着非常重要的作用。后交叉韧带损伤后可造成膝关节后向不稳,产生临床症状,而影响日常生活、工作及运动。

(一)损伤机制

后交叉韧带损伤的损伤机制分为以下 4 种。

1.胫前伤

屈膝位胫骨近端前方受到由前向后的暴力,使胫骨突然后移,造成韧带的损伤或断裂。

2.过屈伤

高处坠落着地时膝关节过度屈曲,在股骨上形成后移力,造成韧带拉长并断裂,也可被股骨髁间窝和胫骨后侧平台的撞击所截断。

3.过伸伤

膝关节极度过伸,可造成后交叉韧带断裂或止点撕脱、后关节囊撕裂及胫骨平台和股骨髁前部的骨挫伤。

4.内外翻及旋转伤

内外翻加旋转暴力除导致后交叉韧带断裂外,常合并侧副韧带、后外侧结构及前交叉韧带断裂,引起多方向不稳。

(二)诊断

1.病史

急性伤就诊时多数诉伤时有响声,伴疼痛、活动受限等症状。陈旧伤的症状多集中于骨关节病症状,还有不稳及错动感,尤以下楼重,快速转向能力下降等。

2.查体

(1)一般检查:常可发现胫前挫伤、瘀斑及划伤,腘窝部可有肿胀及压痛,应注意检查足背动脉搏动及腓总神经。

(2)特殊检查:包括后抽屉试验、Lachman 试验、胫骨结节塌陷和股四头肌收缩试验。

3.影像学检查

(1)X 线检查:可以除外胫骨撕脱骨折及合并膝关节其他部位的骨折。

(2)MRI:对诊断急性后交叉韧带损伤非常有效,陈旧损伤显示为韧带的延长或过度弯曲呈 U 形。

4.关节松弛度测量计(KT-1 000 或 KT 2 000)

在外力作用下,测量胫骨后移双侧对比超过 3 mm 即可诊断后交叉韧带损伤。

5.分度

按损伤程度可分为单纯及联合伤(表 5-1)。

(三)治疗

后交叉韧带断裂后的治疗方法主要取决于损伤程度。

1.保守治疗

Ⅰ～Ⅱ度损伤保守治疗无须固定,保护下负重,早期活动度练习、股四头肌肌力训练和本体感觉训练,一般 4～6 周。如果仍有症状和不稳,则需手术。

表 5-1　后交叉韧带损伤的分度

类型*	定义	松弛度	胫骨平台
Ⅰ	PCL 拉长	＜5 mm	股骨髁前方 5～10 mm
Ⅱ	PCL 撕裂、MF 正常	5～9 mm	股骨髁前方 0～5 mm
Ⅲ	PCL 撕裂、MF 撕裂	＞10 mm	与股骨髁平行
ⅣA	PCL 及后外损伤	＞12 mm	股骨髁后方＞2 mm
ⅣB	PCL 及后内损伤	＞12 mm	股骨髁后方＞2 mm
ⅣC	PCL 及 ACL 损伤	＞15 mm	股骨髁后方＞5 mm

＊Ⅰ、Ⅱ、Ⅲ度为单纯损伤，Ⅳ度为联合伤。

ACL＝前交叉韧带；PCL＝后交叉韧带；MF＝半月板股骨韧带。

2.手术治疗

手术指征存在争议。联合伤是手术治疗的明确指征，手术时间应掌握在 10 天至 2 周之间。胫骨止点撕脱骨折则应急症行复位、螺钉或钢丝张力带内固定术。股骨止点撕脱也可以采用止点重建的方法。

(1)后交叉韧带加强术：此方法是在修补后交叉韧带同时加用双股可吸收 PDS 带或缝线等韧带加强装置(LAD)分担部分后交叉韧带前外束和后内束的负荷，起到加固作用，使损伤的后交叉韧带更好地愈合，防止它在愈合过程中被拉长，不过这种方法在后交叉韧带断裂的治疗中还处在早期试用阶段，最终效果尚不明确。

(2)后交叉韧带重建：①移植物的选择，后交叉韧带重建使用的移植物与前交叉韧带基本相同。②单束单骨道重建方法，单束重建技术的主要目的是重建后交叉韧带的前外束。股骨与胫骨骨道分别为单骨道。③双束双骨道重建方法，双束重建技术的目的是重建前外束和后内束，使重建的韧带在屈伸过程中的各个角度都起到限制胫骨后移的功能，较单束技术更有希望恢复正常的韧带性能。④胫骨嵌入技术，后交叉韧带重建后松弛的一个原因是膝关节屈曲过程中，移植物在股骨骨道和胫骨平台后缘的折角为锐角，称为"killer turn"，此处应力集中，易造成移植物磨损而失去原先强度，导致后向松弛。为解决这个问题有人提出了胫骨嵌入技术，即后路切开，后交叉韧带胫骨止点处做一骨床，将骨-髌腱-骨远端骨块嵌入骨床，螺钉固定，近端固定于股骨骨道。

(四)并发症

(1)感染：可能主要与后交叉韧带周围血运比较丰富有关。

(2)神经血管损伤：由于后交叉韧带胫骨骨道出口接近腘动脉，故在胫骨骨道钻取时有损伤腘血管的危险，操作时需要注意并应用挡板保护。

(3)术后韧带松弛或再断裂：主要与胫骨本身的重力对移植物有一个向后方向的应力，特别是在改建塑性过程中这种应力有可能会造成后交叉韧带移植物的松弛。

(4)术后功能障碍。

三、内侧副韧带损伤

膝关节内侧结构分为 3 层。第 1 层是深筋膜层，第 2 层是内侧副韧带，第 3 层结构由内侧关节囊及其增厚部组成。内侧副韧带是主要对抗膝外翻的结构，其次为前后交叉韧带。这些结构在外翻应力作用下都可能损伤,与损伤时关节的体位和暴力大小有关。

(一)损伤机制和病理

最常见的损伤机制是膝外侧受到直接撞击,导致膝外翻,引起内侧结构损伤。需要注意的是内侧副韧带的浅层和深层是可以在不同部位同时断裂的。

(二)诊断与分度

1.病史

患者有膝关节外翻受伤史,伤时可感到内侧有响声、撕裂感、内侧松动感,伴剧烈疼痛。

2.查体

由股骨内上髁至胫骨近端内侧沿韧带走行检查压痛,压痛最明显的部位就是损伤部位。有时可以触及韧带断端。可出现侧压实验阳性。

3.影像学检查

(1)X线检查:常规 X 线对内侧副韧带断裂的诊断意义有限,主要在于除外其他合并损伤。

(2)MRI:磁共振检查可以显示韧带周围水肿、韧带组织内的水肿和韧带的连续性中断。

4.损伤分度

主要为应力位 X 线片分度。

(1)Ⅰ度:内侧间隙宽度 0~5 mm。

(2)Ⅱ度:内侧间隙宽度 6~10 mm。

(3)Ⅲ度:内侧间隙宽度 11~15 mm。

(4)Ⅳ度:内侧间隙宽度 16~20 mm。

(三)治疗

对于单纯内侧副韧带损伤现在越来越倾向于保守治疗和早期康复训练,必要时可行手术治疗。

1.保守治疗

急性伤后需停止运动,抬高患肢。用弹力绷带或棉花夹板固定,再应用膝关节活动夹板固定 3~4 周,防止膝关节外翻。早期即可在可承受范围内负重,拄拐行走,进行屈伸活动度练习和股四头肌力量训练。

2.手术治疗

(1)急性期内侧副韧带断裂:手术主要是缝合断裂的断端,注意解剖层次,止点部位的损伤需要将断端缝合或固定在骨质上,有时候需要应用带线铆钉。

(2)陈旧内侧副韧带断裂且有关节不稳者可行韧带重建术,可以将松弛韧带的上或下止点向上或向下拉紧后重建止点,或用自体或异体肌腱重建韧带。

(四)并发症

单纯的内侧副韧带手术在关节外完成,创伤较小,并发症不多。切口有损伤隐神经分支的可能。由于创伤较大,如果不注意关节活动度锻炼康复的话,比较容易发生关节粘连,影响正常的关节功能。

四、外侧副韧带损伤

外侧副韧带损伤主要是由内翻旋转应力造成的,膝内侧的暴力作用于膝部或小腿内翻位倒地摔伤,常可引起膝外侧副韧带损伤,多见于腓骨小头止点处的撕裂。

（一）诊断

1.病史

患者有膝关节急性内翻旋转损伤病史。伤后外侧疼痛、肿胀。如果出现垂足、下肢感觉障碍，应考虑到腓总神经损伤的可能。

2.查体

（1）侧压试验：试验应在伸直位和屈膝30°位检查，与健侧对比。①Ⅰ度损伤：外侧无明显松弛，只有疼痛感；②Ⅱ度损伤：外侧松弛但有抵抗感；③Ⅲ度损伤：外侧松弛无抵抗感。

（2）外侧间隙开口感：Ⅱ度和Ⅲ度的外侧副韧带损伤均有外侧间隙开口感。

（3）外侧副韧带张力：屈膝内收内旋位（盘腿）检查外侧副韧带张力，正常为索条状硬韧感，如有损伤则张力较健侧下降，如完全断裂则不能触及韧带张力。

3.影像学检查

（1）X线：X线检查可以发现腓骨头的撕脱骨折。内翻应力位摄片可以观察外侧间隙的宽度，如果大于健侧则提示外侧副韧带损伤。

（2）MRI：可以显示外侧副韧带的形态。韧带损伤可见水肿和出血的高信号。

4.鉴别诊断

（1）后外结构损伤：损伤史类似，伤后有外侧肿痛，也可以有外侧不稳症状。

（2）后交叉韧带损伤：严重的外侧副韧带损伤经常合并后交叉韧带损伤。此时后抽屉和Lachman试验均为阳性。

（二）治疗

1.保守治疗

对于外侧副韧带部分损伤可以采用保守治疗。治疗包括夹板固定3周后逐渐活动度练习，关节周围肌肉力量训练等。

2.手术治疗

（1）急性断裂：外侧副韧带完全断裂均需手术治疗。如果断裂发生在上止点或下止点，断端距离止点不超过5mm，可以进行止点重建。如果实质部断裂可以采用直接缝合，但因张力不足，常需用周围组织加强。

（2）陈旧断裂：可以采用部分股二头肌腱、髂胫束、自体肌腱或异体肌腱移植重建。

（3）合并损伤：如果合并有交叉韧带损伤需同时处理。如果有腓总神经损伤，术中应探查其完整性，多为拉长变细，无须处理，断裂者则应行缝合。

（三）并发症

外侧副韧带邻近腓总神经，手术操作时需要对局部解剖熟悉，小心操作避免误损伤。

（陈　峰）

第八节　半月板损伤

半月板损伤是膝关节最常见的运动损伤之一，伤后会引起关节的疼痛、肿胀、交锁及活动受限，严重影响正常生活和运动。男女发病率之比约为2.5∶1。

一、损伤机制与病理

(一)解剖特点

内侧半月板呈C形,与内侧副韧带深层(关节囊韧带)和半膜肌相连,又借半月板髌骨韧带与髌骨相连,因而活动度小,易于损伤。外侧半月板呈O形,与胫骨平台结合并不紧密,体部与后角交界处又有腘肌腱裂孔,因而外侧半月板活动度相对较大,较内侧半月板不易损伤。

(二)损伤机制

基于半月板的解剖特点,通常的损伤机制是在膝负重时屈伸旋转扭伤造成。一方面半月板随股骨髁旋转移动,一方面又因膝关节伸屈而随胫骨移动,造成半月板的不一致运动,即所谓膝关节半月板的"矛盾运动",引起半月板撕裂而产生症状。膝过伸伤也可以造成半月板前角的挤压造成损伤。

(三)损伤病理

通常半月板损伤分为创伤型和退变型。创伤型指是直接由创伤性暴力造成半月板的损伤,退变性半月板损伤常继发于半月板退变、关节不稳后半月板长期磨损及退行性骨关节病。

二、诊断与分型

(一)诊断

1.病史

仔细询问病史和查体可以确诊75%的半月板撕裂。急性损伤因疼痛、肿胀无法检查,因此很难通过临床检查来确诊,需通过辅助检查来诊断。

2.查体

(1)关节活动度:一般无限制,如有交锁则活动度明显受限。

(2)浮髌试验和积液诱发试验:是检查关节积液的实验,可以阳性。

(3)股四头肌萎缩:应用皮尺测量双侧髌上10 cm处的股四头肌周径。一般有萎缩,以内侧头为主。

(4)关节隙凸和压痛:损伤侧关节隙可有突出感,为半月板损伤后不稳突出所致,有明显压痛。突出特别明显的应考虑到半月板囊肿的可能。

(5)麦氏征(McMurray试验):将小腿内外旋同时做屈伸动作,如出现关节隙疼痛和弹响视为阳性。此检查敏感性不高,约60%,因此阴性并不意味着没有半月板撕裂存在。

(6)摇摆试验:屈膝30°左右,一手握小腿,一手拇指按压关节隙,做内外翻摇摆动作,如果感到半月板进出或痛响者为阳性,提示半月板损伤后松动。

(7)过伸和过屈痛:半月板前角或后角损伤在过伸或过屈时会产生挤压疼痛。

所有体征的敏感性和特异性都不高,因此需要检查者从病史到查体综合判断。

3.影像学检查

(1)关节造影:向关节内注射碘油造影剂,如果半月板有撕裂则可显示撕裂的形态和部位。准确率约85%,因属于有创检查故目前应用较少。

(2)MRI:可以有效诊断半月板损伤,诊断准确率为90%。半月板在磁共振上显示的异常信号分为3度:Ⅰ度,半月板内点状信号;Ⅱ度,半月板内线状信号,不达上下关节面和边缘;Ⅲ度,半月板内线状信号,达关节面或边缘。Ⅲ度信号提示半月板撕裂。

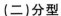

(二)分型

通常根据半月板损伤的形态分为纵裂、水平裂、斜裂、放射状撕裂(横裂)、瓣状裂、复合裂等6种。

1.纵裂

纵裂指半月板裂口沿纵轴走行,可为部分撕裂或全层撕裂。较大的纵裂致使半月板如桶柄样分离,嵌于股骨髁和胫骨平台间,称为桶柄样撕裂。

2.水平裂

水平裂为半月板裂,分上下两层,类似鱼口,又可称为"鱼口状撕裂"。

3.斜裂

斜裂均为全层撕裂,裂口由游离缘斜行走向边缘,在前角称为前斜裂,在后角称为后斜裂。

4.放射状裂

放射状裂与斜裂类似,其走行由游离缘垂直走向滑膜缘,即横裂、部分撕裂和全层撕裂均可能出现。

5.瓣状裂

瓣状裂指损伤处半月板残端如片状悬挂于半月板上,可继发于水平裂。

6.复合裂

复合裂指半月板同时出现上述几种损伤类型,表明损伤较严重。

三、治疗

半月板由于其特殊的解剖状态自愈能力较低,但由于半月板对关节软骨重要的保护作用,目前的治疗原则也是尽可能地保留半月板。

(一)非手术治疗

一般稳定型半月板纵裂,裂口<10 mm,或者非全层撕裂(<50%)多无症状,可以保守治疗。症状明显者则更应尽早手术治疗。

(二)手术治疗

1.半月板修补

对于红区或红白区>10 mm 的纵裂和达红区的横裂,半月板没有变性或形态异常,并且关节稳定,可以采用半月板修补手术,手术可以切开或者在关节镜下完成。

2.半月板部分切除

适用于未达红区的横裂、斜裂、水平裂、瓣状裂、半月板变性和不可修补的纵裂。原则是尽量保留正常的半月板组织。

3.半月板全切除

半月板损伤或变性范围广、严重,半月板严重的复合裂确实无法保留半月板组织时,需进行全切手术。

4.半月板移植

目前,公认的半月板移植的适应证包括:年龄不超过 50 岁;半月板全切或次全切除后患侧有疼痛等不适;关节间隙狭窄不超过 3 mm;镜下评估关节软骨损伤最好不超过 OuterbridgeⅡ度;关节稳定或者同时恢复关节的稳定性;力线良好或同时纠正力线。移植的半月板包括人工半月板(胶原半月板,CMI)、组织工程半月板、同种异体半月板等。

(三)盘状半月板损伤的治疗

盘状半月板是半月板的特殊解剖学变异,外侧多于内侧,盘状半月板由于损伤后往往伴有层裂或复合裂而失去修补甚至成型的机会,因而切除的情况比较多。

(四)半月板囊肿的治疗

半月板囊肿常发生于20～30岁男性,外侧较内侧更容易发生。发病原因尚存争议,临床表现为疼痛和局部肿物。查体可以发现关节隙肿物,质地硬韧,有压痛,随关节伸直而明显,屈曲而消失。半月板囊肿的主要治疗方法是手术。

四、并发症

(一)血管损伤

关节积血通常由于半月板切除损伤了半月板周围的滋养血管或入口部位浅层血管出血造成,一般均可自愈。

(二)神经损伤

关节镜常规前内侧入路有损伤隐神经髌下支的可能,会造成局部神经感觉障碍。因此当出现神经损伤时除去止血带麻痹或局部水肿压迫外还应考虑是否有在修补半月板时结扎或损伤神经的可能,此时可手术探查。

(三)半月板不愈合

由于半月板血运较差,不易愈合,故半月板缝合后有一定的不愈合率,需要再次手术处理。

(陈　峰)

第九节　髌　骨　骨　折

髌骨骨折约占全身骨折的1%,是相对常见的损伤。

一、损伤机制

引起髌骨骨折的原因可以分为直接暴力和间接暴力。需要强调,很多情况下髌骨骨折的产生是直接暴力、股四头肌收缩和关节塌陷共同作用的结果,难以分析损伤的确切机制。

二、分型

髌骨骨折按骨折线形状可以分为三大主要类型(图5-14)。

(一)横行骨折

该型占所有髌骨骨折的50%～80%,多累及髌骨中下1/3。有时累及髌骨上下极,此时极部骨块可有不同程度的粉碎性骨折。

(二)垂直骨折

该型多累及髌骨中外1/3,如果仅有髌骨内侧缘或外侧缘受累,不累及关节面,称为边缘骨折。垂直骨折较少有移位。

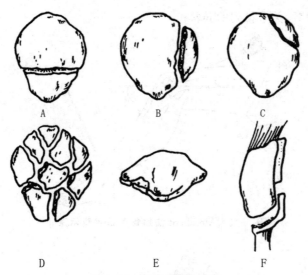

图 5-14　髌骨骨折的分型

A.横行骨折;B.垂直骨折;C.边缘骨折;D.粉碎性骨折;E.骨软骨骨折;F.袖套状撕脱骨折

(三)粉碎性骨折

该型通常合并移位,无移位者称为星状骨折或放射状骨折。

另外有两种特殊类型的骨折:骨软骨骨折多见于髌骨半脱位或脱位后,髌骨关节面与股骨髁撞击引起骨软骨损伤。另外,在骨骼未发育成熟的儿童或青少年可能发生髌骨袖套状撕脱,远端骨折块带有大片关节软骨。

三、临床表现

多见于 20～50 岁人群,男女比例约为 2∶1,双侧髌骨骨折罕见。临床表现为肿胀、疼痛和活动障碍,查体可有局部压痛、肿胀、皮下淤血,出血较多可有血肿形成,并有伸膝受限。

高能损伤引起的髌骨骨折往往同时伴有同侧的股骨干、股骨远端、胫骨近端骨折或髋关节后脱位,此时容易漏诊和误诊,应注意相应的症状及体格检查。

四、影像学检查

(一)X 线片

X 线片是诊断髌骨骨折的主要方法,主要有正侧位、斜位及切线位。侧位片对于横行骨折和粉碎性骨折的显示较满意,而且可以提供髌骨的全貌以及骨折块移位和关节面损伤程度的信息。切线位或称轴位,最常用的是 Merchant 法(图 5-15):患者仰卧位,屈膝 45°,膝关节略抬高,保持股骨和台面平行,X 线方向与桌面成 30°斜向下投射。

X 线片上的髌骨骨折不愈合有时需要与二分髌骨相鉴别。

侧位片评估髌骨位置的较可靠方法为 Insall 指数,即髌骨长度和髌腱长度之比,正常值>1.0,<1.0 提示高位髌骨或髌韧带断裂(图 5-16)。

(二)CT

CT 扫描能够发现 X 线片无法判断的隐匿性骨折和不完全骨折,并能从多个断面显示骨折的细节,适用于评估合并股骨远端或胫骨近段骨折的多发骨折和复杂骨折,同时可以清楚显示骨折不愈合、畸形愈合和髌股关节排列的异常。

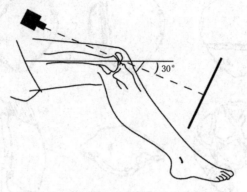

图 5-15 Merchant **法髌骨 X 线检查示意**

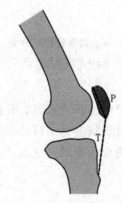

图 5-16 Insall **指数**
髌骨长度(P)与髌腱长度(T)之比

(三)骨扫描

髌骨的应力骨折常在骨质疏松的老年人于轻微创伤后发生。锝标记的磷酸盐复合物进行骨扫描对于诊断应力骨折很有价值,表现为相应区域出现"热区"。

五、治疗

髌骨骨折的治疗原则是尽可能保留髌骨,尽量恢复关节面的完整,修复损伤的髌骨支持带,保证伸膝装置的连续性,早期进行功能锻炼。

(一)非手术治疗

非手术治疗适用于无移位或移位距离<3 mm,且关节面台阶<2 mm,伸膝装置完整的病例。早期为减轻局部组织肿胀,可采取冰敷和弹性绷带加压包扎。

非手术治疗采用管型石膏或前后长腿石膏在伸直位固定 4~6 周。应早期行直腿抬高运动,以维持一定的股四头肌力量,一般可以带石膏部分负重。当 X 线片上出现骨折愈合和稳定的证据后,可以逐渐增加主动的功能练习。

(二)手术治疗

手术治疗的指征为:骨折块移位≥3 mm 或关节面不连续、台阶≥2 mm;粉碎性骨折合并关节面移位;开放骨折;骨软骨骨折移位至关节腔。

手术技术主要包括内固定,髌骨部分切除术,全髌骨切除术3种类型。

1.内固定(ORIF)

髌骨骨折内固定方法较多。AO/ASIF 推荐的张力带固定技术适于治疗髌骨的横行骨折。改良的张力带固定技术有多种,一种常用的方法采用 2 枚 2 mm 克氏针纵向平行穿过髌骨,可以防止骨折块的旋转和移位,进一步增加了固定的稳定性(图 5-17)。也可以采用 3.5 mm 空心钉代替克氏针,钢丝穿过空心钉并在髌骨前方形成横“8”字张力带加强,或采用纵向张力带分别固定,也可以达到良好的骨折固定(图 5-18)。注意避免空心钉的螺纹穿出对侧皮质,否则容易导致钢丝断裂。Lotke 和 Ecker 使用另一种改良的张力带技术,将钢丝直接穿过髌骨的纵行钻孔,并在髌骨前方进行“8”字捆扎达到张力带固定。

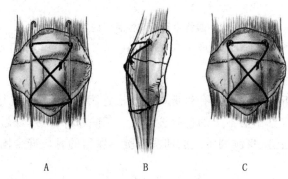

图 5-17　改良张力带固定技术,克氏针可防止骨折块旋转移位

A.2 枚克氏针纵向平行穿过髌骨,钢丝在髌骨前方成“8”字加强;B.克氏针尖端的弯钩压入髌骨内;C.将克氏针另一端多余的部分剪断

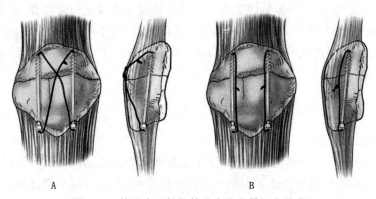

图 5-18　使用空心螺钉的改良张力带固定技术

A.空心钉固定,并用前方“8”字张力带加强;B.采用纵向张力带分别固定

对于骨质良好的简单横行骨折或移位的垂直骨折,采用 2 根松质骨拉力螺钉也可以实现固定要求。当髌骨中间部分粉碎性骨折较重,不能采用上述方法固定时,可去除中间碎骨,剩余两端骨折块用螺丝钉固定(图 5-19)。

随着新技术的发展和新材料的应用,目前已经有许多新的内固定方式应用于临床并取得了良好的近期和远期效果,如形状记忆骑缝钉、聚髌器等。镍钛聚髌器固定遵循了髌骨、髌股关节的解剖学及生物力学特点,利用其形状恢复力和由弧差产生的回弹力,组成了多维的以纵向为主的持续向心压应力。此种固定符合张力带原则,复位、固定兼备、可靠。具有手术创伤小、操作简单、术后可早期行膝关节功能锻炼、能有效防止膝关节粘连僵硬、利于关节功能恢复、取出方便等优点。

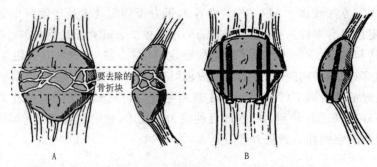

图 5-19 髌骨中部粉碎性骨折的固定技术

A.将粉碎的骨折块去除,骨折端修理平整;B.所示复位,用螺丝钉加钢丝环扎固定

2.髌骨部分切除

如果髌骨粉碎性骨折而无法对所有骨折块进行稳定固定,则考虑进行髌骨部分切除和伸膝装置修补术。这种情况多见于上下极的粉碎性骨折。切除粉碎部分,通过剩余髌骨纵行钻孔,作为肌腱或髌韧带缝合的通道,将髌韧带或股四头肌腱与保留的骨块缝合固定,然后对髌骨支持带进行重叠修复。

3.全髌骨切除

当骨折粉碎严重、无法保留主要的与股骨关节的连续性骨折块时,可行全髌骨切除术。虽然手术技术简单,术后制动时间缩短,但远期疗效并不满意,并发症较多,在行全髌骨切除时,将碎骨片仔细解剖并清除,保留尽量多的软组织。用不可吸收缝线修复伸膝装置,采用直接缝合或重叠缝合。术中缝线收紧之前,应保证膝关节可以弯曲到 90°而不对吻合口产生过分张力。如果没有足够的肌腱或韧带,可以行倒 V 字缝合术,填充缺损。术后膝关节伸直位石膏制动 3～6 周,并逐渐开始康复训练。

六、并发症

(一)膝关节活动障碍

髌骨骨折后膝关节活动障碍较为常见,主要是屈膝末期的活动度减低,另外行全髌骨切除术的患者伸膝末期力弱也很明显。随张力带手术的广泛开展,患者可以早期开始功能锻炼,因此骨折愈合后一般可以达到功能性的活动范围。

(二)感染

术后发生的感染需根据固定的稳定性和骨块血运情况进行处理。若固定牢固,血运良好,可行清创冲洗、放置引流、静脉应用足量抗生素。如果感染持续且有死骨形成,须将死骨完全清除,并行修补成形术,术后严格制动。

(三)内固定失败

可由内固定方式不合适、内固定不牢固、严重粉碎性骨折、不合适的负重运动及制动时间不足所致。轻微的移位可以通过延长制动时间促进骨折愈合,如移位过大或导致伸膝装置受损,则需要再次手术处理。

（四）创伤性骨关节炎

为髌骨骨折的远期并发症，常伴明显的髌股关节疼痛。治疗主要是非甾体抗炎药及理疗。

（五）骨折延迟愈合及不愈合

如果诊断骨折延迟愈合，需要一段时间的制动和观察。如果骨折仍未愈合，且患者不能耐受不愈合所致的功能受限，则需要再次手术重新固定。

（六）缺血性坏死

髌骨骨折术后的缺血性坏死少见，X线表现为坏死骨端密度增高。治疗无特殊，一般采取随诊观察，数年后可能出现再血管化。

（七）内固定物刺激

保留内固定物所致的疼痛与软组织受到金属尖端的刺激有关。如有必要可将内固定物取出，但必须在骨折完全愈合、膝关节活动度恢复的基础上进行。年轻人骨质坚硬，松质骨螺钉在骨质内数年后常难以取出。

（陈　　峰）

第十节　胫骨平台骨折

胫骨平台骨折是常见的膝关节骨折，发生率占全部骨折的 1%。

一、解剖

胫骨是主要负重骨，负重量占 85%，胫骨平台组成关节面，内侧平台稍大，在矢状和冠状面凹陷，外侧平台小，在上述两个平面凸起。内侧髁较强壮，因此外侧平台骨折多见，内侧平台骨折往往由较大的暴力引起，多合并软组织损伤，如外侧副韧带、腓总神经及腘动静脉等。

二、损伤机制

胫骨平台承受剧烈的内翻或外翻应力，同时承受轴向压力，这种损伤机制中，内外侧平台都会产生最常见的劈裂骨折、压缩骨折或劈裂压缩骨折。外力大小及方向、年龄、骨质量及膝关节屈曲程度决定骨折程度。

三、临床检查

胫骨平台骨折发生后，膝关节肿胀、疼痛、活动受限，直接暴力可造成局部软组织损伤或开放损伤，肿胀严重还须除外筋膜间室综合征，最后要检查膝关节韧带完整性。正侧位 X 线片是必需的，CT 三维重建可显示关节面的损伤情况。MRI 可显示半月板和韧带的损伤情况。血管造影可显示腘动静脉的损伤情况。

四、骨折分型

（一）AO 分型

根据 AO（骨折内固定研究学会）分型（图 5-20），胫骨平台骨折应属于 41B 和 41C 型。

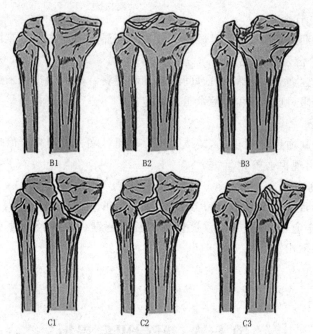

图 5-20 AO 分型

B 型为部分关节内骨折。B1 单纯劈裂,B2 单纯压缩,B3 劈裂压缩。C 型
为完全关节内骨折。C1 关节面及干骺端简单骨折,C2 关节面简单骨折,
干骺端粉碎性骨折,C3 关节面和干骺端骨折均粉碎性骨折

1.B 型为部分关节内骨折

B1:单纯劈裂;B2:单纯压缩;B3:劈裂压缩。

2.C 型为完全关节内骨折

C1:关节面及干骺端简单骨折;C2:关节面简单骨折,干骺端粉碎性骨折;C3:关节面和干骺端骨折均粉碎性骨折。

（二）Schatzker 分型

Schatzker 分型（图 5-21）在北美地区被广泛接受并使用,在我国也是临床工作中普遍使用的分型方法。

Ⅰ型:外侧平台劈裂骨折。

Ⅱ型:外侧平台劈裂压缩骨折。

Ⅲ型:外侧平台压缩骨折。

Ⅳ型:内侧平台骨折。

Ⅴ型:双侧平台骨折。

Ⅵ型:平台骨折累及干骺端。

五、治疗

依据现代的治疗观点,每个骨折病例都存在独特的病理解剖特点,个体化的有效治疗非常重要,每一种治疗方式都有其优点与局限性,在计划治疗方案时必须予以考虑。

（一）保守治疗

适用于无移位或轻微移位的骨折,特别是合并严重骨质疏松或其他疾患的患者,保守治疗的目的不是解剖复位骨折,而是恢复力线及膝关节活动,轻度的内外翻是可以接受的。固定可采取石膏、支具或夹板固定,骨折稳定可早期被动活动,但不能负重。

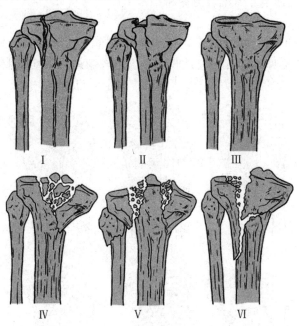

图 5-21　Schatzker 分型

Ⅰ型:外侧平台劈裂骨折;Ⅱ型:外侧平台劈裂压缩骨折;Ⅲ型:外侧平台压缩
骨折;Ⅳ型:内侧平台骨折;Ⅴ型:双侧平台骨折;Ⅵ型:平台骨折累及干骺端

(二)手术治疗

适应证包括:①骨折移位关节面不平整到一定程度则需要矫正,移位程度仍有争论,台阶>3 mm可引起局部接触压力增加;②关节不稳定(伸膝位内外翻>10°);③合并侧副韧带撕脱或断裂;④前交叉韧带撕脱骨折,骨折块足够大则固定,骨折块小或被膜下撕裂则延迟重建;⑤开放骨折合并血管损伤。

(三)手术概述

1.手术切口的选择

选择适宜的切口,良好显露手术操作区域,对于高质量手术至关重要。对于 Schatzker Ⅰ、Ⅱ、Ⅲ型骨折外侧切口一般可以满足显露固定需要,而 Schatzker Ⅳ、Ⅴ、Ⅵ型骨折常需要辅助内侧切口,单纯前正中入路对于显露平台的外后角不够满意。最常需用的是前外侧切口,可以充分显露外侧平台,通过适当向后推开,可显露平台的外后角,暴露平台时切开连在半月板上的冠状韧带,向上翻起半月板,显露塌陷的关节面。

2.关节面无创性解剖复位

可利用内外髁骨折裂缝,用窄骨刀撬起塌陷的关节面;或将骨皮质掀开后,直视下用嵌入器自下向上托起关节面。若平台边缘部分尚好,可采取"开窗"法,由开窗处以嵌入器向上顶起塌陷的关节面。缺损可采用自体髂骨植骨、异体骨或人工骨填充,复位时可采用克氏针在关节面下临时固定,复位过程中可采用C形臂机透视观察复位情况,恢复正常的胫股关节对合关系,注意内外侧关节间隙等宽,恢复关节面高度时可适当"超高",即"宁过勿欠"。近端拉力螺钉应平行于平台的关节面,通过植骨块或在植骨块的下方,拉力螺钉的松紧度应适可而止,过度加压会导致平台变窄,关节面向上拱起影响正常的应力分布。

3.有效的内固定

部分 Schatzker Ⅰ、Ⅱ、Ⅲ型骨折可采用单纯螺钉固定,但大多数胫骨平台骨折需要采用接骨板类固定器材。常用的接骨板有:L 形、T 形以及当前较新的内固定器材——LISS 等。基本要求是接骨板须塑形良好,与骨干良好贴合,达到稳定固定的目的(图 5-22,图 5-23)。

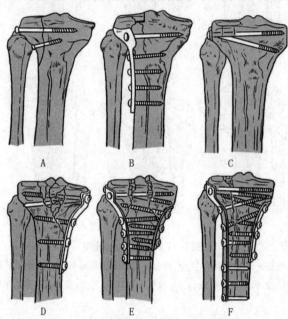

图 5-22　Schatzker Ⅰ～Ⅵ型胫骨平台骨折固定方式示意

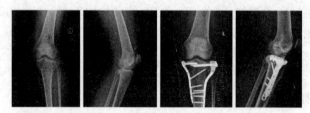

图 5-23　Schatzker Ⅴ型胫骨平台骨折切开复位内固定

4.处理并存的韧带、半月板损伤

内、外侧副韧带损伤必须一期修复,可直接缝合修补,要注意缝合松紧度,避免破坏膝关节动力平衡,防止发生关节不稳。关节囊损伤应一期仔细修补。半月板损伤比较常见的是周缘损伤和"桶柄样"裂,术中应尽可能行修补或修整术,尽量避免行全切术。

六、并发症

(一)膝关节僵硬

常见,与创伤、手术、术后固定有关。

(二)感染

与软组织损伤有关,经过严重损伤的软组织切开固定继发感染概率增加。

(三)筋膜间室综合征

少见,但后果严重,早期发现及时处理。

(四)畸形愈合

Ⅵ型常见。

(五)创伤性骨关节炎

由关节面不平整及关节软骨损伤造成。

(六)神经血管损伤

见于高能损伤。

(七)缺血坏死

骨块坏死可成为关节游离体。

(陈　峰)

第十一节　胫腓骨干骨折

　　胫腓骨干骨折约占全身骨折的 6.6%,发病高峰为 10~20 岁,开放骨折约占 1/4。其中以胫腓骨干双骨折最为多见,胫骨干单骨折次之,腓骨干单骨折最少见。胫骨的营养动脉,由胫骨干上 1/3 的后外侧穿入,在致密骨内下行一段距离后进入髓腔。胫骨干中段以下发生骨折,营养动脉易发生损伤。往往造成下骨折段血液供应不良,发生迟缓愈合或不愈合。胫骨上端有股四头肌及内侧腘绳肌附着,此二肌有使近侧骨折段向前向内移位的倾向。小腿的肌肉主要在胫骨的后面及外面,伤后肿胀消退后,易引起骨折移位。腘动脉在进入比目鱼肌的腱弓后,分为胫前与胫后动脉,此二动脉贴近胫骨下行,胫骨上端骨折移位时易损伤此血管,引起缺血性挛缩。胫骨内侧面,仅有皮肤覆盖,故骨折断端易刺破皮肤形成穿破性骨折。由于小腿解剖及生理特点,如处理不当,则可能出现伤口感染,筋膜间室综合征、骨折延迟愈合或不愈合等并发症,而遗留严重的后遗症。

一、病因、病理与分类

(一)病因

　　直接暴力或间接暴力均可造成胫腓骨干骨折。

　　(1)直接暴力:常常是交通事故或工农业外伤等所致。暴力多由外侧或前外侧而来,骨折多是横断、短斜面、蝶形、多段、粉碎。胫腓骨两骨折线都在同一水平,软组织损伤较严重。因整个胫骨的前内侧面位于小腿的皮下,易造成开放性骨折。

　　(2)间接暴力:常是生活或运动中因扭伤、摔伤所致。骨折多为斜形或螺旋形。双骨折时,腓骨的骨折线较胫骨为高,软组织损伤轻,开放性骨折则多为移位的骨折尖端自里而外穿出,故污染较轻。

(二)病理

　　骨折移位趋势既和外力有关,也和肌肉收缩有关。由于直接外力致伤时,外力方向多来自外侧,而扭转的间接暴力也多为身体内旋,小腿相对外旋,而小腿肌肉又在胫骨的外后侧,因此,胫腓骨双骨折的移位趋势多为向前内成角,或远骨折段外旋。而胫骨干单独骨折则往往出现向外成角移位。

(三)分类

通常最能指导临床治疗的分类是分为稳定型与不稳定型两种。一般地说,横断、短斜骨折属于稳定型;粉碎、长斜、螺旋骨折属于不稳定型。这种分类必须根据每个病例的不同特点,不能一概而论。ElliS、Eeissman、Nicoll 等人按照创伤的严重程度,将胫腓骨骨折分为 3 度。

(1)Ⅰ度:骨折无粉碎骨片或仅有极小的粉碎骨片。骨折移位程度小于骨干横截面的 1/5。软组织损伤轻,无开放性创口或仅有微小的开放伤口。

(2)Ⅱ度:骨折的粉碎性骨片较小。骨折移位程度在骨干横截面的 1/5~2/5。软组织有中等程度损伤。开放性伤口小,污染轻。

(3)Ⅲ度:骨折呈严重粉碎,完全移位。软组织损伤严重,开放性伤口较大,甚至有皮肤缺损,污染严重。

损伤的严重程度直接关系到预后,据统计轻度损伤者,正常愈合的病例占 90% 以上,而重度损伤正常愈合率低于 70%。

二、临床表现与诊断

闭合性骨折伤后患肢疼痛、肿胀、畸形,小腿的负重功能丧失,可有骨擦音和异常活动。损伤严重者,在小腿前、外、后侧筋膜间隔区单独或同时出现感觉异常、疼痛、肿胀、压痛、肌肉牵拉性疼痛、张力性水疱、皮温和颜色的变化、肌力和血运变化等,即属小腿筋膜间隔综合征的表现。X 线片可明确骨折类型、部位及移位程度。

三、治疗

治疗的目的是恢复小腿的长度和负重功能。因此,应重点处理胫骨骨折。对骨折端的成角畸形与旋转移位,应予完全纠正,避免影响膝踝关节的负重功能和发生关节劳损。除儿童病例不太强调恢复患肢与对侧等长外,成人应注意恢复患肢与对侧的长度及生理弧度。胫腓骨干骨折一般分为开放骨折和闭合骨折,稳定性骨折和不稳定性骨折。凡有严重早期合并症,如休克、筋膜间室综合征、神经血管损伤者,应主要处理合并症。骨折仅做临时性固定,待合并症好转时,再重点处理骨折。无移位的稳定性骨折,可用夹板或石膏固定;有移位的稳定性骨折复位,后用夹板或石膏固定。

不稳定性骨折,可用手法复位,夹板固定配合跟骨牵引。

(一)闭合性胫腓骨骨折的治疗

胫腓骨闭合性骨折可分为稳定型与不稳定型。有些骨折伴有邻近组织、血管神经的损伤。治疗时要根据骨折的类型特点,是否伴有其他并发症及其程度等具体情况,择优选用不同的方法。其基本目的是恢复小腿长度、对线和持重功能。治疗方法有闭合复位外固定、牵引、切开复位内固定 3 种。

1.闭合复位外固定

(1)手法整复:骨折后治疗越早,越易复位,效果也越好。应尽可能在伤后 2~3 小时内肿胀尚未明显时进行复位且容易成功。必要时可配合镇痛、麻醉、肌肉松弛剂,以利达到完全整复的目的。当骨折后肢体明显肿胀时,不宜强行复位。可给予暂时性制动,促进血液循环,减少组织渗出加肿胀消退,待肿胀消退后再行整复固定。复位手法包括牵引、端提、分骨挤按、摇摆等,然后以拇指及示指沿胫骨前嵴及内侧面来回触摸骨折部。检查复位是否平整,对线是否良好。复位满意后放置纸压垫以防止胫骨向内成角的趋势。

(2)小夹板固定:适用于胫腓骨中下段的稳定型骨折或易复位骨折,如横断、短斜和长斜骨折尤其以胫骨中段的横断或短斜骨折更为适宜。中 1/3 段骨折、夹板上方应达腘窝下 2 cm,下达内外踝上缘,以不影响膝关节屈曲活动为宜。下 1/3 段骨折,夹板上达腘窝下 2 cm,下抵跟骨结节上缘,两侧作超踝夹板固定。使用夹板时必须要注意加垫位置、方向,必须注意夹板松紧度,密切观察足部血运,疼痛与肿胀情况,必要时松解夹板,避免发生局部压疮及肢体坏死等严重并发症。本法以夹板固定为特点,以手法复位和功能锻炼为主,体现了"动静结合、筋骨并重、内外兼治、医患结合"的骨折治疗原则。通过夹板、压垫压力和布带约束力,肌肉活动产生的内在动力,间断性增强压垫的效应力,固定力得到增强,反复推挤移位的骨折端,残余畸形得以纠正,保护整复后骨折不再移位。沿小腿纵轴进行肌肉舒缩,可使断端之间产生生理性应力刺激,促进了骨折愈合。

(3)石膏外固定:石膏外固定在治疗胫腓骨骨折的应用上比较广泛。适用于比较稳定的骨折或经过一段时间牵引治疗后的骨折以及辅助患者进行功能锻炼(功能石膏)等情况。最常用的是长腿管型石膏固定。一般是在有垫的情况下进行的,打石膏要注意三点应力关系。固定期间要保持石膏完整,若有松动及时更换。因为肢体肿胀消退后易因空隙增大而致骨折再移位。在牵引治疗的基础上,肿胀消退后也可改用无衬垫石膏固定,保持与肢体之间的塑形。长腿石膏一般需固定 6~8 周后拆除。这种石膏固定,易引起膝、踝关节僵硬、下肢肌肉萎缩,较长时间固定还有能引起骨质吸收、萎缩的缺点。有学者提出小腿功能石膏,也称髌韧带负重装置(PTB)。即在胫腓骨骨折复位后,打一个起自髌上韧带,下至足趾的膝下石膏,在胫骨髁部、髌骨及髌腱部很好地塑形。可早期重行走,由小腿软组织与石膏间相互拮抗力量得以均衡地维持,膝关节自由活动不会引起骨端移位。这种石膏可避免长腿石膏因超膝关节固定引起的缺点。早期负重,也利于促进骨折愈合。有人主张在胫腓骨骨折临床愈合后,改用这种石膏协助功能锻炼,有学者认为骨折临床愈合后,若要进行外固定,又要解放膝、踝关节,采用小腿内外侧石膏夹板更为实用且操作简便。从这种意义上说,小腿内外侧石膏夹板也属于一种功能石膏。石膏固定期间发现骨折在石膏中成角移位,宜先采用楔形矫正法予以矫正,不必更换石膏。发生在胫腓骨中下 1/3 交界处以下的稳定型骨折,也可采用小腿"U"形石膏固定,操作方便利于活动及功能锻炼。骨骼穿针牵引配合石膏外固定,近年来逐渐被改良的各类骨骼穿针外固定支架或加压器所替代。

(4)骨骼穿针外固定器与功能位支架:最早由 Malgaigen 应用,逐步发展至今。适用于各种类型的胫腓骨骨折,尤其是有伤口、创面及软组织损伤严重、感染的病例。Hoffman 外固定支架、Rockwood 功能支架、伊力扎诺夫外固定支架;外固定器功能支架操作简便,调节灵活,固定可靠。伤肢能早期负重,功能锻炼,促进骨折愈合。这种治疗方法正逐渐被更多的人所接受并采用。其缺点是自动纠正侧方移位的能力差,骨骼穿针的同时,肌肉组织也被钢针相对固定而限制舒缩,引起不同程度的肌萎缩。此外,还有继发针孔感染的可能。

2.牵引

持续性牵引是骨折整复、固定的重要手段,有些不稳定的闭合性骨折,如斜形、螺旋、粉碎性骨折,闭合性复位不能达到要求时,或肢体肿胀严重,不适于整复时,可行一段时间牵引治疗,以达到骨折复位、对线的目的。治疗小腿骨折的牵引通常是骨牵引。牵引针可打于胫骨下端或跟骨之上,以跟骨牵引更为常用。跟骨牵引进针点是在内踝尖部与足跟下缘连线的中点,由内向外。内侧针孔应比外侧针孔略高 0.5～1 cm,使牵引的小腿远端轻度内翻,以恢复其生理弧度,使骨折更接近于解剖复位。牵引初时的整复重量为 4～6 kg,待肢体肿胀消退,肌肉张力减弱后,减到维持重量 2～3 kg。在牵引下早期锻炼股四头肌,主动活动踝关节与足趾。3～4 周后撤除牵引,施行夹板外固定,直至骨痂形成,骨折愈合。

3.切开复位内固定

非手术疗法对多数闭合性胫腓骨骨折都能达到满意的治疗效果。但切开复位内固定对保守疗法难以成功的胫腓骨骨折更不失为一种好方法。必须明确:手术内固定虽可防止成角和短缩,但骨折愈合速度并不加快,手术本身将冒感染、皮肤坏死等危险,应慎重施行,必须严格掌握适应证,在严格的无菌操作下手术。闭合性胫腓骨骨折有以下情况时适于手术治疗:①骨折合并血管、神经损伤需探查血管神经者,可同时行内固定;②无法复位的胫腓骨骨折,如有软组织嵌入;③胫骨多段骨折者;④肢体多发骨折为避免相互牵制和影响者;⑤胫腓骨骨折合并膝关节、踝关节损伤者。

(1)髓内针内固定:适用于胫骨多段骨折,现有用梅花形髓内针。髓内针的长短、粗细要与胫骨长度和髓腔相适宜。方法是:在胫骨结节内侧做一小的纵向切口,用粗钻头(9 mm 或9.5 mm)向胫骨下后方钻孔,然后改变钻入方向使之与髓腔保持一致。将髓内针向下插入骨洞,沿髓腔缓缓打入。复位骨折端,使髓内针通过骨折线,针尖达到胫骨远端干骺端。术后可给石膏托固定,2～4 周后可扶拐杖逐渐负重。髓内针应在骨坚强愈合后拔除。有一种称为 Ender 钉的多根弧形髓内钉。自 1969 年 Ender 应用于临床。多用于股骨上端骨折,也可用于胫骨骨折。骨折复位后,在 X 线监视下,将不锈钢钉 3～4 枚自胫骨结节向下插入,沿髓腔通过骨折线到胫骨下端,钉端呈扇形或餐叉样摊开。其优点是操作简便,失血少,很少感染。缺点是有时骨折复位不理想,钉子远端未散开,固定不稳,控制旋转能力差。近年正流行一种既能控制骨折后短缩、旋转,又进行闭合穿钉的交锁髓内钉。它除了可用于股骨骨折外,还可用于胫骨骨折。交锁髓内钉使手术趋向微创。新近由于一种新型的"远端锁钉机械瞄准系统"的出现,大大减少了术中使用 X 线机的次数。交锁髓内钉分为实心和空心两型,实心型直径较细,又称为不扩髓钉,而空心型髓内钉较粗,髓腔要求扩大。

(2)螺丝钉内固定:单纯螺丝钉内固定适用于胫腓骨的螺旋形或长斜形骨折,尤其是接近干骨端处的骨折。用 1～2 枚螺丝钉直接固定于复位后的骨折部。螺丝钉钻入的方向要与骨干的纵轴垂直,不可垂直于骨折线,否则会因骨折端的剪力而使骨折再移位。单纯螺丝钉内固定后,应辅以石膏固定 4～6 周。

(3)钢板螺丝钉内固定:为切开复位内固定中较常用的方法。适用于胫骨的斜形、横形、螺旋形等骨折,闭合复位不满意者,骨延迟愈合或骨不连者,骨折伴有血管、神经损伤需手术探查处理的病例。钢板有普通型和加压固定型。近年来有用钛合金材料制成,材质牢固,体轻,生物反应小。螺丝钉选用皮质骨螺丝钉。使用何种钢板应依据骨折的类型、程度等具体情况来选择。手术须在严格无菌条件下进行:取小腿前外侧骨折部为中心,稍向外侧凸做弧形切口,进入后应尽少剥离骨膜,尽可能减少周围组织损伤。清除断端组织,注意打通髓腔。复位时依胫骨骨嵴作为标志使其成为一条直线。如需植骨,可取自体松质(如髂骨)骨端周围植骨。置入钢板,以螺丝钉固定。选用加压钢板时应注意加压孔的位置和方向。从力学角度看,钢板应置于骨干的张力侧。胫骨前面位于皮下,后面肌组织、血管神经多,难以显露且损伤机会多。所以,钢板大多置于前外

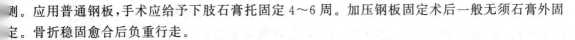

则。应用普通钢板,手术应给予下肢石膏托固定4~6周。加压钢板固定术后一般无须石膏外固定。骨折稳固愈合后负重行走。

4.功能锻炼

固定当天可做股四头肌收缩锻炼和踝关节屈伸活动。跟骨牵引者,还可以用健腿和两手支持体重抬起臀部。稳定性骨折第2周开始练习抬腿及膝关节活动,第3周开始扶双拐不负重锻炼。不稳定性骨折则在解除牵引后仍需在床上锻炼1周后,才可扶拐不负重锻炼,直至临床愈合,再解除外固定。

(二)开放性胫腓骨骨折的治疗

胫腓骨的开放性骨折是长骨干中发生开放性骨折最常见的部位。这是由其特殊的解剖、生理特点所决定的。整个胫骨的前内侧面位于皮下,外伤形成开放性骨折后,易发生污染、皮肤缺损、软组织损伤等,给治疗带来很大困难。若处理不当,很容易造成皮肤坏死、骨外露、感染、骨缺损、骨折迟缓愈合或不愈合甚至截肢的严重后果。因而,对开放性胫腓骨骨折的治疗必须加以重视和很好掌握。诊断开放性胫腓骨骨折多无困难。有胫腓骨骨折合并局部皮肤与软组织破损,骨折端与外界相通,即可诊断。有些情况下,通过皮肤创口可直视胫骨的骨折端。病史、体检已能确诊的开放性胫腓骨骨折,也必须摄X线片,以了解骨破坏的程度。

1.开放性胫腓骨骨折软组织损伤程度与损伤性质的关系

皮肤、软组织损伤程度是开放性胫腓骨骨折治疗的关键问题之一。损伤程度直接决定皮肤、软组织的损伤类型,因此,必须详细了解致伤外力的性质。

(1)间接外力:多产生斜形、螺旋形骨折,皮肤软组织的伤口为骨折端刺破,形成自内向外的开放性骨折。故具有伤口小,软组织损伤挫灭轻,无污染或仅有轻度污染,软组织与骨折易于愈合等特点。

(2)直接外力:常造成粉碎性骨折,皮肤软组织损伤严重,多见于以下几种情况。①硬器伤:由金属物品的撞击致伤,一般创口较小,出血少,有时有多处伤口,骨折多为横形、斜形或螺旋形,伤口污染相对较轻;②碾轧、捻挫伤:由车轮,机械齿轮挤压所致,损伤多为多段粉碎性骨折,形成开放创口,皮肤、软组织严重挫灭,甚至缺损。骨组织与皮肤及软组织分离;③火器伤:枪伤往往造成贯通伤,皮肤伤口入口小,出口大,伤口周围有不同程度烧伤。骨折多为粉碎性,常伴有骨缺损,有时可伴有血管、神经损伤。爆炸伤常造成严重的粉碎性骨折,骨块遗失、缺损,皮肤、软组织大面积损伤且程度严重,血管、神经损伤或裸露,创口污染严重,可能有各种异物在骨与软组织内存留。

2.开放性胫腓骨骨折的分类

(1)根据软组织损伤的轻重可分为3度。①Ⅰ度:皮肤被自内向外的骨折端刺破,伤口<2 cm。②Ⅱ度:皮肤被刺破或压碎,软组织有中等程度损伤,伤口>2 cm。③Ⅲ度:广泛的皮肤、软组织严重损伤及缺损,常伴有血管、神经损伤。

(2)开放性胫腓骨骨折的预后不仅与皮肤软组织损伤程度有关,亦与骨折程度有密切关系,骨折损伤程度不同其愈合能力差别很大。根据骨折损伤的程度可分为3度。①Ⅰ度:胫腓骨双骨折为横形、斜形、螺旋形并有轻度移位。②Ⅱ度:胫腓骨双骨折,其中胫骨为粉碎性并有明显移位或多段粉碎性骨折。③Ⅲ度:胫腓骨双骨折,胫骨严重粉碎性骨折形成骨质缺损。

3.开放性胫腓骨骨折的治疗

(1)全身治疗:发生开放性胫腓骨骨折常伴有创伤后的全身反应或其他部位的合并损伤,因而,全身治疗是必不可少的主要治疗环节,其中包括止血、止痛、抗休克:开放性胫腓骨骨折伤口有活动性出血,应及时止血。但对较大的出血伴有肢体远端血运障碍者,其出血点不易轻易结扎,可使用局部压迫止血,同时积极准备手术探查修复损伤血管。如患者处于休克状态应及时输血、输液、抗休克治疗,适当应用止痛剂减少疼痛刺激,有利于休克的治疗。

1)应用抗生素预防感染:开放性胫腓骨骨折伤口往往被污染,细菌在伤口内一般经过6~8小时后形成感染。患者入院后即应行伤口污染物或分泌物的细菌培养或涂片检查,根据结果选用敏感抗生素。在未获得培养结果之前,应选用抗球菌和抗革兰氏阴性杆菌的联合抗生素。

2)特异性感染的防治:开放性骨折如遇伤口较深者,则有利于厌氧菌的生长繁殖,故应常规使用破伤风抗毒素血清1 500 U试敏后肌内注射,如试敏阳性则应脱敏注射。若发现感染伤口有气体溢出,肢体肿胀严重,触之有捻发音,组织坏死等情况,应考虑到气性坏疽的可能,可使用气性坏疽抗毒素血清,同时予以必要的隔离处理。

(2)局部治疗:彻底清创,适当固定骨折,闭合伤口,使开放性骨折转为闭合性骨折,是开放性骨折总的治疗原则。

1)彻底清创:良好的清创本身就是防止感染的重要手段。骨折发生后,在患者全身状况允许的条件下,应尽早施行清创术,以改善伤口组织条件,减少细菌数量。清创的首要原则是必须正确判断软组织的存活能力。对有些软组织失活较大的患者,不可为图能一期闭合伤口而简单清创,这样反而会带来更大的不良后果。

2)骨折的固定:治疗开放性胫腓骨骨折,同样有内固定和外固定两种固定方法。对于是否使用内固定目前仍有争论,有学者主张使用内固定,而固定趋向单纯化。针对某些病例的具体情况,伤口条件,在彻底清创的基础上,可视具体情况而定。内固定的基本适应证是:多段骨折;合并有血管、神经损伤需手术探查者;其他固定方法难以使骨折复位固定者。内固定常用的方法有单纯螺丝钉内固定,髓内钉内固定,钢板螺丝钉内固定。

治疗开放性胫腓骨骨折,外固定也必不可少,可根据具体情况进行选择。石膏外固定可作为内固定后的补充。单纯石膏外固定仅适用于Ⅰ度骨折且稳定者,伤口处开窗换药。对于有些损伤严重、创面较大,难以固定的开放性骨折,可首先行胫骨下端或跟骨结节牵引,使骨折在较长时间持续施力的条件下得到满意复位,同时利于创口换药,待创口闭合或缩小,骨折部纤维连结后,辅以石膏外固定。

外固定架在治疗胫腓骨开放性骨折上有良好的疗效。在十分严重的开放性骨折,软组织广泛挫伤甚至缺损,粉碎性骨折等情况时,更具有实用价值,往往是临床上唯一的选择,常用的有Bastini单边半干面外固定架,双臂外固定架,依里扎诺夫环形外固定架等。外固定架本身具有复位和固定作用,且穿针孔远离伤口,不易引起感染,减少骨折端植入金属异物,利于骨折愈合,同时又便于创面、伤口的处理。

3)闭合伤口:皮肤及软组织Ⅰ度损伤者,在彻底清创后可直接一期闭合伤口。缝合时必须注意,决不可因追求闭合而清创不彻底或勉强缝合,导致张力过大,将得到适得其反的结果。严重的火器伤、有较多无法取出的异物存留、就诊时间较晚、污染重或有明确感染等情况时,可暂时清创,以无菌敷料包扎,不宜一期闭合伤口。皮肤与软组织Ⅱ度损伤者,清创后皮肤软组织常有缺损,可采用筋膜蒂皮瓣、血管蒂皮瓣一期闭合伤口;或采用肌肉蒂肌瓣转移,同时植皮一期闭合伤口;或暂时先以肌瓣覆盖裸露的骨折部位,使骨折端不与外界相通,然后二期植皮闭合软组织创面。

骨折部裸露必须以健康软组织覆盖,针对不同部位的皮肤软组织缺损,可采用肌肉成形术的方法覆盖创面。小腿上 1/3 皮肤软组织缺损,取腘窝正中切口至小腿中段,将腓肠肌内侧头切开转至小腿上端皮肤及软组织缺损区。小腿中、下 1/3 段皮肤软组织缺损,取小腿内侧中下段胫骨内缘纵向切口,分离比目鱼肌,切断腱膜翻转修复小腿中段内侧软组织缺损。向下分离出屈趾长肌、拇外展肌,覆盖小腿下 1/3 皮肤缺损。

四、并发症

胫腓骨骨折有许多并发症,其中常见的有软组织损伤、感染、血管神经损伤、骨筋膜室综合征、骨延迟愈合或不愈合、骨髓炎、失用性骨萎缩、创伤性关节炎、关节僵硬强直等。可以通过预防及正确处理尽量减少这些并发症,直接关系到患者肢体功能的恢复情况。

(一)血管损伤

胫腓骨上 1/3 段骨折时易并发重要血管损伤。腘动脉向下延续为胫后动脉,同时分出胫前动脉穿过骨间膜上缘进入小腿前方。此处骨折块移位时,腘动脉较固定不能避开,易在分叉处受损。骨间膜的撕裂、局部肿胀等原因,也能导致胫前动脉的裂伤、受压、痉挛。开放性骨折合并血管扭伤较易确定,闭合性骨折轻度损害缺血不易判明。有些因骨折压迫,血管痉挛引起的缺血症状,可于骨折复位,痉挛解除后消失。对于闭合性损伤,若出现小腿与足部皮肤苍白、皮温降低、脉搏消失、伤肢感觉与运动功能障碍等表现,说明动脉供血中断现象已很明显,应行手术探查血管。

(二)神经损伤

胫腓骨骨折本身不易引起神经损伤。但也有些胫腓骨上端骨折,骨折端移位较大时可能伤及腓总神经。临床上较多的腓总神经损伤是来自于软组织肿胀及外固定物对神经的压迫,因此,在使用外固定时,必须注意腓骨小头的位置,应加以保护。发生神经损伤后,应立刻解除压迫,可暂行观察待神经功能恢复。多数患者可得到满意恢复或完全恢复的效果。少数患者伤后 3～4 个月仍无感觉、无运动功能恢复的迹象,应行神经探查术。

(三)骨筋膜室综合征

胫腓骨骨折中尤其以闭合性骨折而软组织有明显的挫伤者易出现骨筋膜室综合征。也有因外固定过紧而引起。小腿由胫骨、腓骨、骨间膜、肌间隔、深筋膜分隔成四个骨筋膜室,分别为前间隔室、外侧间隔室、后侧深间隔室和后侧浅间隔室。小腿骨折后最易引起小腿前筋膜室综合征。前骨筋膜室位于小腿前外侧,内有胫前肌、拇长伸肌、趾长伸肌、第三腓骨肌、腓总神经和胫前动脉、静脉。当发生胫前骨筋膜室综合征时,小腿前外侧发硬,压痛明显,被动伸屈拇趾时疼痛加剧。早期可出现第 1、2 趾蹼间感觉减退,继而发生胫前肌、拇长伸肌、趾长伸肌麻痹。足背动脉早期尚可触到,后期消失。

早期发现应解除外固定,抬高患肢。静脉滴注 20% 甘露醇,以改善微循环,减轻水肿。中药用桃红四物汤加泽泻、猪苓、茯苓、车前子、连翘等以活血利湿消肿。并严密观察病情。如病情继续发展加重,应彻底切开深筋膜给筋膜间室减压。如肿胀的组织膨出切口,肌肉张力仍未解除时,可行肌膜切开减压,如发现肌肉组织已坏死,应一并切除,以减少毒素吸收。切口先不缝合,先用无菌凡士林纱布包扎,待肿胀消退后延期缝创口。

(四)延迟愈合与不愈合

延迟愈合是胫腓骨骨折常见的并发症,发生率在 1%～17%,一般成人胫腓骨骨折经过 5～6 个月的治疗后,在骨折局部仍有肿胀、压痛、纵轴叩击痛、异常活动、负重行走骨折处仍疼痛。X 线片显示骨折端未连接,无明显骨痂形成,但骨折端无硬化现象,骨髓腔仍通者,即属于延迟愈合。

造成骨折延迟愈合的因素很多。常见的因素:胫骨骨折多在下 1/3 处血供不良;因过度牵引造成骨折断分离 0.3 cm 以上;多次手法复位,骨折对线对位仍不良者,内外固定不确实,骨折局部有异常活动出现;年老体弱,缺乏功能锻炼造成骨质疏松,功能性失用;周围组织感染;骨折端有软组织嵌插。

骨折延迟愈合,应针对病因进行正确的治疗,消除妨碍骨折愈合的因素,为骨折愈合创造良好条件,配合内外用药,骨折能够愈合的。骨折端有分离者,要去除牵引,在内外固定可靠的情况下,每天用拳叩击患肢足跟,使骨折端嵌插或紧密接触;并鼓励患者扶双拐下地练习患肢负重行走。骨折不愈合是指骨折愈合的功能停止,骨折端已形成假关节。X 线片显示骨折断端有明显硬化,骨髓腔封闭,骨质疏松,骨折端分离,虽有骨痂存在,但无骨连接。临床体征有局部压痛,负重痛,异常活动。

造成骨折不愈合的病因主要是内因。骨折过多地粉碎,甚至有骨缺损。骨折严重移位,对位不良,断端有软组织嵌入或血供受阻;开放性骨折合并感染。外因是对骨折处理不当,牵引过度或内固定时造成骨折端分离,手术时骨膜广泛剥离,或伴有神经血管的损伤。内外固定不恰当亦可造成不愈合。骨折愈合功能已停止的不愈合,应及时的采取有效的手术治疗。如有感染伤口,需在伤口愈合后 2~4 个月才能手术。术中要切除骨折断端之间纤维瘢痕组织及硬化的骨质,凿通髓腔,使骨折端成为新鲜骨折。矫正畸形,正确复位,坚强固定。植骨要松质骨和坚质骨并用。骨缺损多的,可选用同侧腓骨带肌蒂移位胫腓融合。术后采取适合的外固定。鼓励患者作踝膝关节功能锻炼。配合补肾接骨的中药内服,有助于骨折早日愈合。

(五)骨折畸形愈合

胫骨骨折的畸形容易发现,也便于及时纠正,发生率比较低。但也有因粉碎性骨折,软组织损伤严重者易并发畸形愈合,若早期发现应及时处理。在胫骨骨折复位后成角超过 5°者,旋转超过 5°短缩超过 2 cm 者,都应进行矫正。矫正治疗可根据骨折畸形的轻重、部位及愈合的坚固程度,可采取手法折骨、手术截骨、重新切开复位内固定加植骨术等方法。

手法折骨治疗方法适应于骨折虽已愈合,但还不坚固,可用手法将骨折处重新折断,把陈旧性的骨折,变为新鲜骨折,然后按新鲜骨折处理。手法折骨时不可用暴力,用力稳妥不可造成新的不必要的损伤。若骨折已超过 3 个月者,骨折部位已有骨性愈合,不能用手法折断者,可通过手术方法,将骨性愈合凿开,将骨髓腔打通。如骨干周围新生骨痂不多者,应植入松质骨,按新鲜骨折处理。

(六)失用性骨萎缩

绝大多数发生骨萎缩的患者为长期固定、卧床、不能持重者,其病因主要为缺乏应力刺激,骨质吸收、脱钙所致 X 线上表现为骨质大面积疏松,以近折端为重。较轻的骨萎缩患者可通过增加持重功能锻炼得以恢复或改变,严重的骨萎缩患者则需植骨,术后配合积极的持重功能锻炼。

(七)创伤性关节炎

膝、踝关节均可发生,多见于踝关节,且多继发于胫骨远端骨折。主要原因为骨折后复位不精确,固定不确实,以致膝、踝关节的运动轴面不平行。久之使关节功能紊乱,引起疼痛。预防创伤性关节炎最好的方法是确保骨折的良好复位。

(陈　峰)

第六章

脊柱疾病

第一节　上颈椎损伤

上颈椎损伤包括颈枕部、寰枢椎部位的损伤。尽管大多数致死性的脊柱损伤都发生在颈枕部，但由于该区域椎管容积大，脊髓所占容积相对较小，所以有幸能送到医院的患者如果有神经损伤也是轻度的。正由于神经损伤较轻，所以容易被漏诊。因此，对有头面部损伤及颈部软组织损伤的患者要注意排除上颈椎损伤。另外，上颈椎损伤常伴有相应脊柱的骨折。

一、枕骨髁损伤

枕骨髁骨折临床较少见，而且常常被遗漏。这种骨折可以是单独的，也可合并寰枕、寰齿关节或其他颈椎损伤。

（一）损伤机制

常由于高速减速伤所致，儿童极少见，多见于18～80岁。可以合并或不合并旋转、前后或侧方撕脱力。

（二）临床诊断

症状较轻者可以没有神经损伤，常常诉上颈部有明显的不适并有活动受限，可以直接损伤到第Ⅵ（展神经）、Ⅸ（舌咽神经）、Ⅻ（舌下神经）对脑神经或累及脑干腹侧。还可表现为椎基底动脉供血不足的症状，如：眩晕、恶心、呕吐和耳鸣等。症状严重者可以表现为完全性四肢瘫并有呼吸障碍。

（三）影像学诊断

由于面部解剖结构的遮挡，X线平片常常难以发现。如果患者伤后出现上述症状则应该怀疑枕骨髁损伤。穿过颌窦的寰枕关节前后位X线片可观察到该病变区域，寰枕部高分辨CT扫描，特别是三维CT重建，可清晰显示枕骨髁骨折形态及移位的程度，翼状韧带损伤可作为枕骨髁骨折可靠的影像学依据。MRI不仅能反映韧带的损伤，还有助于脑干、脊髓及椎动脉损伤的诊断。

（四）损伤分类

根据Anderson分类法可将枕骨髁损伤分为3型（图6-1）。Ⅰ型：枕骨髁粉碎性骨折，但没有或仅有轻微移位,常由轴向暴力所致;Ⅱ型:枕骨髁骨折波及枕骨大孔,很少发生韧带撕裂,系颅颈部直接暴力所致;Ⅲ型:是通过翼状韧带的枕骨髁撕脱骨折,系撕拉、侧屈、旋转暴力所致,该损害高度不稳定。Tuli 等又在此基础上将其分为两种类型。Ⅰ型为无移位骨折,属稳定性骨折。ⅡA 型为移位骨折,当 X 线片无不稳征象时为稳定性骨折,如 X 线片显示有不稳征象时为不稳定性骨折,属ⅡB 型。另外,贾连顺等又根据骨折特点将其分为两种类型。Ⅰ型为附着于枕髁部的翼状韧带牵拉导致的撕脱骨折。Ⅱ型承受纵轴暴力所致的压缩骨折(图 6-2)。

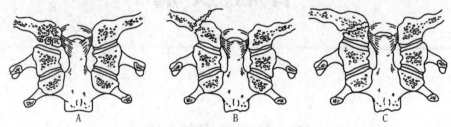

图 6-1　枕骨髁损伤的 Anderson 分类

A.枕骨粉碎性骨折;B.枕骨线形骨折延伸到髁部;C.枕骨翼状韧带撕脱骨折

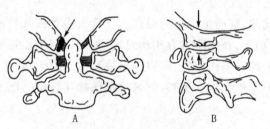

图 6-2　枕骨髁损伤的贾连顺分类

A.枕骨撕脱骨折;B.枕骨压缩骨折

(五)治疗原则

Anderson Ⅰ型及Ⅱ型枕骨髁骨折属稳定性骨折,用颈围外固定 2～3 个月,3 个月时拍摄颈椎过伸、过屈侧位 X 线片,以排除韧带损伤所致的慢性不稳定。Ⅲ型为高度不稳定性损伤,须尽早应用外固定,Halo-vest 架或硬质颈围领,并密切随访,以防止损伤后寰枕脱位。枕骨髁骨折很少需要手术治疗者,除非存在脑干压迫症状或显著失稳。泊子博加等 1992 年报道了该类损伤患者 34 例,均有脑干和椎动脉受压症状,因而做了枕骨大孔减压和寰椎后弓切除以减轻脑干受压症状。

二、寰枕部损伤

近年来,寰枕关节脱位或半脱位的临床文献报道增多,大多为儿童。多数患者在随访时,仍遗留明显的神经症状。据报道,幸存患者的 1/3 经历过漏诊。这一部位的骨性及韧带稳定结构包括寰枕关节囊和枕骨髁下关节面和寰椎侧块上关节面形成的关节。对称的翼状韧带附着在齿突和颅底枕骨大孔前缘,将枕部稳定在上颈椎,这一韧带为侧屈和轴向旋转时的稳定成分。

(一)损伤机制

寰枕部损伤机制为过伸损伤和轴向损伤,另有学者报道旋转暴力或伴有侧屈为损伤的主要原因。

(二)临床诊断

寰枕部损伤患者的神经症状与枕骨髁损伤类似,少数伴有高位瘫及呼吸衰竭。这一损伤幸存者,有第Ⅹ对脑神经(迷走神经)、脑干、上颈髓及颈1~3神经的损伤。颈椎过伸轴向牵张和过度旋转可导致单侧椎基底动脉系统损伤,可产生 Wallenberg 综合征,表现为第Ⅴ、Ⅸ、Ⅹ、Ⅺ同侧脑神经运动障碍,对侧痛、温觉障碍及同侧 Horner 征。可有枕骨下区疼痛、瘀斑、昏迷或有脑干受压症状。

(三)影像学检查

颈椎 X 线片检查可见颈2椎体水平椎前软组织肿胀(>7 mm)。正常侧位 X 线片上,齿突尖应和枕骨大孔前缘一致。两者距离用 Wholey 法测量,成人为9~10 mm,儿童为4~6 mm(图6-3),如果成人>15 mm 或儿童>12 mm 认为不正常。同时在屈伸位时相差应为<1 mm。枕骨大孔后下缘与齿突后上缘连线为 Wackenhoim 基线。

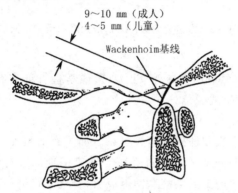

9~10 mm(成人)
4~5 mm(儿童)
Wackenhoim基线

图 6-3　枕骨与上颈椎矢状面测量关系示意图

Powers 比率包括4个点即 B、C、O、A。BC 为颅底枕骨大孔前缘与寰椎后弓前缘中点之距,OA 为枕骨大孔后缘与寰椎前弓后缘中点之距(图6-4)。BC/OA 为0.77,上限为1,如比率>1提示有寰枕向前半脱位或脱位。这种比率不能用于儿童,在儿童向后半脱位或轴向牵张时可造成错误的阴性结果。X 线平片对寰枕的敏感率为50%~75%。高分辨率 CT 断层或三维 CT 重建,尤其在矢状面上骨性标志更清楚,测量更精确。

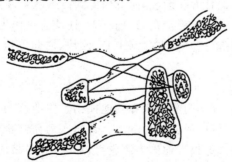

图 6-4　枕骨与寰椎的 Powers 比率示意图

(四)上颈椎失稳的诊断标准

(1)寰枕失稳:①单侧寰枕关节轴向旋转78°;②在寰枕屈曲、过伸时寰枕移位(枕骨基底与齿突顶点的距离)>1 mm。

(2)寰枢椎失稳:①C_1、C_2 寰齿侧间距(无论在左侧或右侧)>7 mm;②单侧 C_1、C_2 轴向旋转

＞45°；③C₁、C₂ 移位（寰齿前间隙）＞4 mm（图 6-5）；④C₂ 椎体后缘和 C₁ 后弓间距＜13 mm。

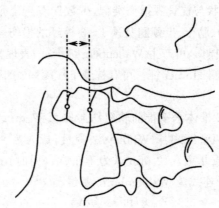

图 6-5　寰齿前间隙（AO），增大表示横韧带损伤

（五）损伤分类

Traynelis 等将寰枕关节损伤分为 3 型：Ⅰ 型，影像学检查证实有轴向牵张；Ⅱ 型，有向前半脱位或脱位；Ⅲ 型，向后半脱位或脱位。

（六）治疗

寰枕部损伤很不稳定，应当立即外固定较可靠。如果有必要复位以恢复正常排列或中枢神经减压，应用 1～1.5 kg 重量牵引，不应超过 2 kg。在牵引期间进行仔细 X 线片检查，进行一系列神经系统检查，尤其是颈部周围肌肉痉挛消退以后，寰枕部将进一步不稳定。寰枕部损伤不能依靠外固定达到永久稳定，应该行颈枕融合术来达到长期稳定的目的。

三、寰椎骨折

寰椎骨折由 Jefferson 等于 1920 年首次报道，亦称为 Jefferson 骨折。在颈椎损伤中，寰椎骨折占3％～13％，而在寰椎损伤中有 5％合并齿突损伤，C₁ 和 C₂ 在屈曲时主要稳定结构是横韧带。横韧带在寰椎骨折时可能断裂，这一韧带附着在寰椎侧块内结节及齿突之后，系十字韧带的一部分。横韧带向上延伸至枕骨大孔前缘，向下延伸到齿突后下方，分别称之为上十字韧带和下十字韧带。韧带的作用除了将齿突稳定在 C₁ 前部外，还使齿突作为 C₁,₂旋转的一个稳定的枢轴点。横韧带附近还有局部韧带，这些韧带起始于 C₁ 侧块，向前连接到横韧带，其协助寰椎屈、伸和侧偏时能稳定在齿突之上。

（一）损伤机制

寰椎骨折多发生于车祸，其次为坠落伤和其他损伤。主要应力为轴向压缩力通过枕骨髁到寰椎两侧块，继之，也有过伸、侧向或旋转力参与。轴向压力使寰椎失去张力而在其狭窄的部位骨折。可使关节突爆裂开来。如果过伸作为源应力，那么，后弓挤压在枕骨和 C₂ 后柱导致后弓骨折，常发生在较狭窄的椎动脉沟处。

（二）临床诊断

很少有神经损伤。当合并齿突骨折后移时，神经损伤发生率高。寰椎侧块的侧方移位可压迫舌咽神经（Ⅸ）、迷走神经（Ⅹ）和舌下神经（Ⅻ），也可损伤展神经（Ⅵ）和副神经（Ⅺ）。有可能损伤的外周神经有枕下神经、枕大神经。颈 1 侧块移位压迫而产生症状。大多数患者诉有枕下区不适，查体表现为上颈椎周围肌肉痉挛，颈部活动受限。

（三）影像学检查

正常情况下,上颈椎前、后位,开口位 X 线片表现为两侧块与齿突间的距离相等,两侧外缘与枢椎关节突外缘在一条直线上;侧位 X 线片表现为寰椎前结节后缘与齿突前缘即寰齿间距成人为 3 mm,这是恒定的 X 线标志。若上述参数发生变化,尤其是寰椎侧块向外滑动,则为骨折的诊断依据。同时需要注意,因颈椎过伸时枕骨撞击寰椎后弓导致椎动脉沟处单纯骨折,该骨折又能从侧位 X 线片显示。在侧位 X 线片上测得寰齿间距>3 mm,常提示合并横韧带撕脱伤。

寰椎骨折 X 线片特点:①寰椎两侧块移位,可同时向外侧分离移位,亦可不对称的移位。移位范围2～4 mm。②判断侧块移位应参照枢椎的棘突是否在正中,如果棘突在中央而侧块移位,表示不是因旋转而导致的侧块与齿突距离的差异。③断层摄片可了解更加详细的结构改变,如果寰椎侧块内侧有一小游离骨块,系横韧带撕脱所致。④咽后壁软组织肿胀阴影可在清晰的 X 线片上看到,表示该部有骨折出血的征象。

最敏感的方法是寰椎的 CT 断层扫描及三维 CT 重建,它能显示骨折块的分离状况,对确定稳定程度很有帮助。寰椎侧块内缘撕脱骨折是横韧带撕裂的征象。表明骨折不稳定。MRI 对脊髓损伤的判断有意义,并能清楚地显示横韧带。

（四）损伤分类

1.Levene 将寰椎损伤分为 3 类

Ⅰ型为双侧后弓骨折;Ⅱ型为相邻前后弓骨折,侧块浮动;Ⅲ型,寰椎骨折成 3～4 块的爆裂骨折(图 6-6)。

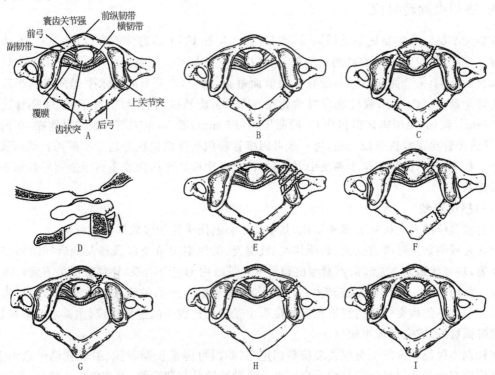

图 6-6　寰椎椎体和韧带的解剖及各种损伤类型示意图

A.寰椎椎体和韧带的解剖示意图;B.双侧后弓骨折;C.前、后弓四部骨折;D.颈 1 前下弓的过伸撕裂骨折;E.侧块粉碎骨折;F.单侧前后弓骨折;G.单侧前弓骨折;H.单侧块骨折;I.横突骨折

2.Segal 等改良分类

Segal 等改良 Gehweiler 的 5 部分寰椎分类法。Ⅰ型，前弓骨折；Ⅱ型，后弓骨折；Ⅲ型，侧块骨折；Ⅳ型，4 个部分爆裂骨折；Ⅴ型，横突骨折。

3.Landell 分类

Landell 将寰椎骨折分为 3 种类型。Ⅰ型，孤立的前弓或后弓骨折；Ⅱ型，前后弓双骨折，包括典型的 Jefferson 爆裂骨折；Ⅲ型，侧块骨折，骨折线可累及前弓或后弓，但不同时累及。

（五）治疗

非手术治疗主要有过伸位颅骨牵引、Halovest 支架固定等方法。牵引时间为 3 周，牵引重量3～5 kg，复位后继续固定 12～20 周。对伴有横韧带松弛或断裂的骨折颈围领固定 6～12 周，直至骨折愈合。如有必要复位，用轴向颅骨牵引，重量 4.5～13 kg，以改善骨序列。牵引维持5～8 周，直至骨折块有一定的强度，然后可换用外固定架或维持牵引到临床愈合。然后，摄 X 线侧位、过伸、过屈位片，以确定是否遗留慢性不稳定及是否需要手术稳定。

不伴有骨膜撕脱骨折的横韧带损伤是一种具有潜在危险的损伤。多数医师认为，需要立即手术稳定，因为其具有潜在的寰枢椎失稳导致瘫痪的危险。许多学者认为，伴有横韧带、副韧带和关节环的骨膜撕脱骨折的病例，给予适当外固定至骨折愈合即可。

在伴有横韧带中段损伤（不伴撕脱骨折）或影像学证实有不稳定存在时，应予外科手术稳定。手术分为寰枢椎融合和颈枕融合两大类。

四、寰枢椎旋转脱位

寰枢关节稳定的主要韧带是横韧带，它预防了 C_1 在 C_2 上病理性前移位，并使 C_1 在齿突周围枢轴。其次，稳定 C_1、C_2 旋转的副韧带，还包括翼状韧带和关节囊。C_2 的上、下关节突处在不同的垂直面上，上关节面向前倾斜没有下关节面垂直。C_1、C_2 关节面的水平倾向有利于这个单面的旋转运动，C_1、C_2 关节脱位始发时常处在 63°～65°旋转位，在这种情况下，上颈椎管比正常狭窄 7 mm。假如，由于横韧带损伤 C_1 向前半脱位 5 mm，那么，单关节突脱位可能在 40°的旋转位上，导致椎管比正常狭窄12 mm，进一步可因椎管容积下降而出现脊髓受压损伤。椎动脉在正常旋转中很少损伤，因为其位于侧块中，但病理性或极度旋转可损伤或受到压迫而导致脑干或大脑基底部缺血。

（一）损伤机制

寰枢椎脱位的发生机制有多种学说，其中感染和创伤学说为多数学者们所接受。

炎症过程例如上呼吸道感染、扁桃体炎、乳突炎、类风湿关节炎以及累及咽后间隙的强直性脊柱炎等，均可导致 $C_{1,2}$ 关节滑膜囊渗出和周围韧带结构无能。结果，导致寰枢关节旋转及寰齿半脱位。作用于 C_1、C_2 的异常旋转力，可来自侵犯胸锁乳突肌的肿瘤或眼或前庭功能异常所致的异常体位。不伴齿突骨折的寰枢椎后脱位可由于创伤过程中的过伸造成，尤其致寰椎横韧带、翼状韧带撕裂，形成寰枢椎半脱位。

在长期半脱位后可发生寰枢关节旋转固定，其病因可能系长期牵拉、关节囊韧带组织无力、组织瘢痕挛缩等阻止了关节的复位。也可见于长期胸锁乳突肌挛缩、关节创伤性脱位、周围韧带组织的脱位。

（二）临床诊断

病理性寰枢椎半脱位患者，常可提供有发病病史的过程。例如，有创伤的病史，近期上呼吸道感染史,主要呈"鹅颈畸形",四肢肌力轻度减退,步态不稳,巴宾斯基征阳性。若单侧向前方移位时,头部向健侧倾斜,伴有颈痛、僵直、活动受限及枕大神经痛。重者可有根性疼痛,若椎动脉受压可表现为眩晕、呕吐和视物模糊。急性发病者无颈肌或胸锁乳突肌痉挛,借此可与儿童斜颈畸形鉴别。神经症状可出现在寰枢椎失稳时,寰齿间距为 7.5 mm 或更大。在出现疼痛症状之前可表现为虚弱,尤其在不伴病理性旋转的情况下,在体检时可触及寰椎结节在咽后壁的不对称性突起。

长期旋转畸形后,可发展为扁平颅底或斜颈畸形。经长期随访发现,这种畸形经过适当治疗也可自发纠正。

(三)影像学检查

急性创伤期,在 X 线平片很难看清寰枢关节旋转畸形,因为患者的合作问题、体位问题以及软组织在骨性标志上的重叠均可使精细的骨性异常变得不清楚。这些问题均可导致延误诊断。尽管枕骨和寰椎之间在生理状态下不发生旋转运动,但在病理状态下常一起旋转。寰枢椎旋转＞50°时,C_2 棘突偏离中线,伴随着下颌和 C_2 棘突和头的偏斜均在中线的同一侧。

病理代偿的寰枢椎旋转,在前后位片上,枢椎棘突相对寰椎弓而旋转。在冠状面上看,如头向右偏斜,寰椎左侧块因向上并靠近齿突而使左寰枢间隙增大(图 6-7)。相反,右侧寰枢关节重叠,寰齿侧间距增大。

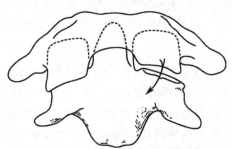

图 6-7 冠状位 C_1、C_2 脱位示意图

前后位和侧位 CT 断层片和轴位 CT 断层能更清楚诊断,不但可见到旋转,也可见到半脱位。寰枢椎的重要生理运动之一就是旋转,因而动力片包括张口位 X 线平片,寰枢平面的 CT 断层检查时,在头向一个方向旋转 15°～20°拍一次,向相反方向旋转再拍一次,以确定是否存在固定畸形。动态力学 X 线检查也有助于诊断,但不常规应用。

(四)损伤分类

旋转半脱位常以其病因学命名,为创伤性寰枢椎旋转脱位。Fielding 将长期存在固定畸形的患者根据其程度分为 4 种类型(图 6-8)。

Ⅰ型:最常见,横韧带完整。大多发生于儿童在生理旋转范围内发生固定畸形,没有软组织损伤的证据,一侧寰椎侧块向前旋转,另一侧向后旋转,寰齿前间距(AO)＜3 mm。

Ⅱ型:横韧带破坏。以一侧寰枢关节为旋转轴心,另一侧寰枢侧块向前旋转移位,寰齿前间距为3～5 mm,寰枢椎运动超出正常范围。

Ⅲ型:为Ⅱ型的加重状态,寰椎双侧关节面均向前移位,两侧块移位程度不同,寰齿前间距＞5 mm。

Ⅳ型:常见于严重类风湿或创伤较重的患者。一侧寰椎侧块向后旋转移位,通常伴有齿突骨折,两侧脱位不对称。

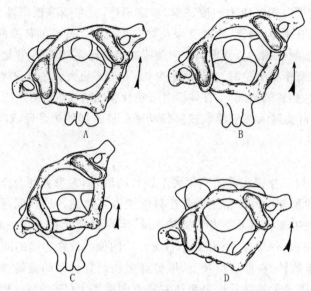

图 6-8　寰枢椎旋转性半脱位的 Fielling 分类示意图

A.一侧寰椎侧块向前旋转,另一侧向后旋转;B.寰齿前间距为 3～5 mm,寰枢椎运动超出正常范围;

C.寰椎双侧关节面均向前移位,两侧块移位程度不同,寰齿前间距＞5 mm;D.两侧脱位不对称

(五)治疗

寰枢椎旋转半脱位的治疗有赖于其病因、是否有神经损伤、患者的年龄及症状持续时间。幸运的是大多数患者通过卧床、颈围领等治疗而治愈。如在出现症状后 1 周内明确诊断,即给枕颌带牵引,重量1.5～2.5 kg,并用适当的止痛剂、镇静剂。症状超过 1 周,未超过 1 个月,或经上述治疗无效,则应给予颅骨牵引,重量由年龄和体重决定。轴向牵引有助于纠正屈曲、过伸畸形;但是,对旋转畸形作用甚微。应该注意,寰枕代偿性旋转畸形,不适当的牵引可使畸形加重。儿童,通常需牵引到 3 kg。成人牵引到7～8 kg。重量最大儿童可牵引到 7 kg,成人可牵引到 10～15 kg。一旦颈枕排列近中线,即已复位,再维持 1～2 周直至旋转畸形纠正。如症状持续时间短,通常在牵引 24 小时内即可复位,复位时患者常可听到"砰"的一声,症状立即缓解。之后,可用颈部外固定至关节囊愈合。外固定时间因复位前症状持续长短而定,一般来说,外固定应达 6 周,经动力学拍片证实关节的稳定性。

一些医师在全麻下复位或在咽后壁局麻下,通过张口直接顶触寰椎前弓而复位。这些复位方法虽然迅速有效,但有神经损伤的危险。

假如,半脱位合并病理性固定,寰齿间距成人＞3 mm,儿童＞5 mm。说明横韧带断裂,失去稳定性,需要外科手术稳定。

对于寰椎后脱位而齿突尚完整的患者,Moskorich 等推荐 3 步复位法,较为安全有效。第 1 步,轴向轻重量牵引,微屈曲使得齿突进入寰椎管内;第 2 步,轻度牵引,并轻度后伸使齿突前面与寰椎前弓后缘接触;第 3 步,维持轻量牵引 2 kg,然后,后路寰枢椎融合手术治疗。

假如与畸形有关的症状持续超过 1 个月,闭合复位和外固定成功的可能性不大,因而,许多医师予复位和后路寰枢椎融合术。一般来说,如果病史超过 3 个月,有失稳证据,或闭合复位失败,或复位后又复发,应行后路融合术。如融合部位不做内固定,则应继续牵引 1～2 个月,预防早期畸形复发。Clark 等推荐骨牵引后如有病理性寰枕旋转,则应行枕骨～颈 2 融合术;

Fielding 等认为应该行寰枢椎融合。

五、齿突骨折

齿突骨折占颈椎骨折的 5％～15％。男性为女性的 3 倍,平均年龄 45 岁。由于骨折骨不连发生率高,因而,许多学者研究其不愈合的危险因素。最初认为,齿突血供为血管网的末梢,因而,骨折后其近端缺血。尸体解剖和血管内注药研究均驳斥了这一假设,显示出齿突由骨内外血管网供血。Schiff 等通过注射研究证明,在齿突两侧及前后均有血管上行支存在,其为颈 3 椎体水平椎动脉的分支,这些血管穿入齿突内并且在尖部弓形吻合。另外,供齿突及其附着韧带的动脉分支也来自颈内动脉咽后壁上升血管及数支枕动脉。

(一)损伤机制

齿突骨折时前移位比后移位多一倍。但老年患者则相反,后移位更常见。中年人齿突骨折暴力为切应力所致,多见于车祸;老年人齿突骨折暴力小,往往从站立位摔倒而发生骨折,因为骨质疏松而易于骨折。横韧带是使齿突前移的屈曲应力点,寰椎前弓则是齿突后移位的应力点。骨折部位与受伤时上颈椎作用力及当时寰椎所处的位置有关。

(二)临床诊断

齿突骨折的症状无特异性,表现为广泛的枕下区不适、颈部紧张、颈椎周围肌肉痉挛,运动范围显著受限。由于上颈椎椎管宽大,因而,神经损伤概率很小,为 15％～25％。神经损伤可轻至枕大神经刺激,重到四肢瘫及脑干功能不全。老年患者一旦有神经症状则更为严重。在多发骨折死亡患者中,因齿突骨折脱位死亡者占 1.8％～3.3％。

(三)影像学检查

常规 X 线片包括侧位(图 6-9)及开口位 X 线片,临床上常因患者有神经症状或其他并发症,导致X 线片检查无法施行。当齿突骨折开口位 X 线片不能很好显示时,颈椎断层位片对诊断有价值。齿突横行骨折如行 CT 横扫可能造成漏诊,然而,三维 CT 重建可提高该类疾病的诊断率(图 6-10)。MRI 是检查软组织的最佳手段,用以检查韧带和脊髓是否损伤,而对横韧带的完整性评估影响着治疗的选择,还可以用于诊断和随访陈旧性齿突骨折。

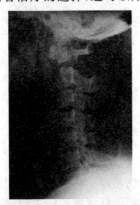

图 6-9　颈椎 X 线侧位片示齿突骨折　　　　图 6-10　三维 CT 示齿突骨折

(四)损伤分类

历史上曾经对齿突骨折有过不同的分型。

1.Schatzker 分类法

Schatzker 等依据骨折线位于副韧带的上方或下方,将齿突骨折分为高位齿突骨折和低位齿突骨折。

2.Aderson-D'Alonzo 的分类法

共分为 3 型:Ⅰ型是一种齿突尖部的斜行撕裂骨折,由翼状韧带或齿突顶部韧带牵拉所致,较少见,多伴有寰枕及寰枢连接部位的损伤;Ⅱ型最常见,骨折发生于齿突基底部或腰部,Ⅱ型如果骨折处前后骨皮质粉碎,称为Ⅱa 型;Ⅲ型为延伸到 L₂ 椎体内的骨折,骨折线可通过颈 2 上关节面(图 6-11)。另外,Eysel-p 等根据临床治疗需要,按骨折线为水平、前上向后下、后上向前下的走向,将Ⅱ型骨折分为 a、b、c 三个亚型,其中 c 型不宜行前路螺钉固定术(图 6-12)。

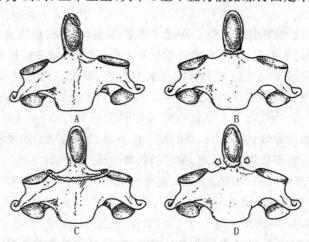

图 6-11　齿突骨折的 Aderson-D'Alonzo 分类

A.齿突尖部骨折;B.齿突腰部或基底部骨折;C.骨折线延伸到椎体内;D.前后皮质骨粉碎的骨折

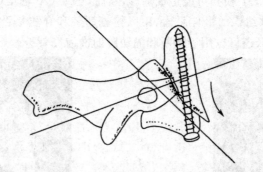

图 6-12　Eysel-p ⅡC 型骨折,不宜行前路螺钉固定术

(五)治疗

齿突骨折一旦确诊,应即给予处理,以防进一步脱位及损伤神经。应行颅骨牵引,重量应轻,2~5 kg。应予神经学和放射学观察,尤其是Ⅱ型骨折是显著寰椎分离或不稳定的标志。在急性骨折期,非手术和手术选择时要考虑患者年龄、骨折的类型、神经损伤情况、脱位方向和成角程度、是否延误治疗及复位后的稳定性。

Ⅰ型骨折:损伤在齿突后部时,应仔细分析有无寰枕失稳。如无寰枕失稳,则用颈部外固定3 个月,直至动力学拍片证实骨折稳定。

Ⅱ型骨折:对齿突基底部骨折治疗方法的选择观点不一致。许多学者主张立即外科稳定;相反,另一些学者主张先闭合复位外固定直至骨折愈合,或表现出延期愈合或不愈合,这型骨折不愈合发生率可高达88%,平均33%。Ekong等报道这类骨折年龄>55岁、脱位>4 mm的患者41%不愈合。Dunn报道128例均用Halo-vest架复位患者,他认为有高度危险的患者组,应早期后路融合,包括:骨折后脱位>3 mm;患者年龄>65岁;延误诊治>7天或不稳定骨折闭合复位后排列差者。

Ⅲ型骨折:一般愈合率高。因为,有更多的松质骨重叠,而且分离牵张的可能性很小。首先牵引4~6周。然后,外固定4~5个月至愈合,愈合率为78%~86%。然而,脱位>5 mm者不愈合率达40%。

年龄<7岁的齿突骨折称骺分离,即齿突基底部与枢椎体尚未骨化的软骨板的损伤,对此类骨折应给予颈围等保护治疗,即使骨折未完全复位,在以后的发育中也能获得重塑。

齿突骨折合并寰椎骨折很常见。这类骨折的治疗方法取决于齿突骨折的类型。许多学者推荐早期前路齿突螺钉固定,以防止寰枢椎旋转受限及长期外固定,尤其在外固定3个月后骨折仍然未愈合者。Meyer等主张,如果寰椎后弓完整,则行后路寰枢椎融合及椎板下钢丝固定。

学者们认为骨折愈合才是最终目的。稳定型的骨不连也有在轻微损伤后发生脱位的危险性,由假关节运动产生胼胝和骨痂肥厚压迫前方硬膜囊和产生颈椎病症状。因而,主张对所有骨不连者均应外科手术稳定。

六、创伤性枢椎骨折

创伤性枢椎骨折由颈2椎体的关节突间的崩裂所致。枢椎关节突的形态与下颈椎不同,其上关节突向前倾斜而与下关节突不在一个矢状面上。通常枢椎骨折部位发生在上、下关节突之间的部位,不经过椎弓根,这种骨折通常称为Hangman骨折,即绞刑骨折。所幸的是,这个部位的骨折使骨折块分离,同一平面椎管扩大,因而,很少损伤脊髓。

创伤性枢椎骨折占急性颈椎骨折的12%~18%。14%~33%的骨折常合并颈椎其他部位的损伤,如,寰椎后弓、齿突及颈2以下的颈椎骨折,除相关的脊柱损伤外,常合并机体其他部位的损伤,包括胸腔、头颅、气管、面部的损伤及头皮撕裂。尽管枢椎创伤性骨折的幸存者很少有神经损害,25%~40%的该损伤患者在事故现场立即死亡,死因多为所并发的脊髓和相关肌肉、骨骼及内脏损伤。

(一)损伤机制

创伤性枢椎骨折通常由坠落、车祸或跳水事故产生的加速或减速损伤所致。Wood-Jones于1912—1913年描述了因悬吊产生的致命性枢椎骨折的病因学及生物力学机制,他们分析了悬吊期间过伸牵引产生的特定位置。所幸的是,正如上面所提到的,这种损伤系加速或减速力所致,没有牵张力,因而,没有明显脊髓牵拉也不发生横切。

尸体和临床研究已明确,过伸是产生骨折的主要作用力。颈部过伸伴有颅颈部轴向压力使后部椎间关节压缩,伴有集中于枢椎关节突间的撕脱力。因而,关节突间部位常发生侧方骨折,但不对称,可能与颈椎旋转力有关。

(二)临床诊断

枢椎骨折的症状与体征和其他上颈椎损伤类似,没有特异性。沿枕大神经分布区不适,常提示头枕区可能也有损伤。

(三)影像学检查

普通 X 线片包括颈椎侧位 X 线片和过伸、过屈侧位 X 线片,但应注意,如果怀疑不稳定,后者检查应慎重。如果有 C_3 椎体前上缘的压缩骨折,在动力位片上呈现不稳,毫无疑问是Ⅱ型骨折。大部分Ⅰ型骨折,动力位片上可出现骨折线旁少许移位。CT 特别是三维 CT 重建可更清楚地观察到骨折线的走向,以及骨折线累及椎板的情况。MRI 检查可了解 $C_{2,3}$ 椎间盘的损伤以及前后纵韧带的完整性,另外,还可以观察到椎动脉的情况。

(四)损伤分类

1.Levine-Edwards 分类

目前,大多数学者采用 Levine-Edwards 改良的 Effendi 分类系统(图 6-13)。这一分类系统描述损伤到枢椎的部位和周围软组织的结果,不但包含了损伤机制,而且描述了中间结构的解剖,并指出治疗方法。该类骨折通常分为 3 型。

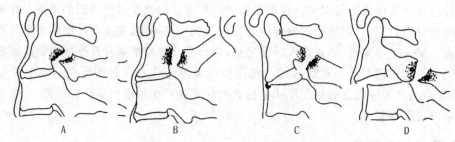

图 6-13 创伤性枢椎骨折的分类

A.Ⅰ型骨折;B.Ⅱ型骨折;C.ⅡA 型骨折;D.Ⅲ型骨折

Ⅰ型:骨折线通过上、下关节突之间,脱位<3 mm。在过伸、过屈侧位 X 线片上,没有成角畸形移位的加重。这种骨折系过伸及轴向暴力作用于骨性成分所致,不伴相邻软组织的损伤。

Ⅱ型:脱位>3 mm。而且,在侧位 X 线片上有成角畸形(图 6-14)。可伴有 C_3 椎体前上缘或 C_2 椎体后下缘的撕脱骨折(因后纵韧带牵拉所致),这种损伤机制与Ⅲ型类似。由于屈曲牵张力,致使后纵韧带和 $C_{2,3}$ 间盘由后向前的暴力使 C_3 椎体前纵韧带骨膜下分离。结果,骨折处成角并有 C_3 椎体前上缘的压缩性损伤。

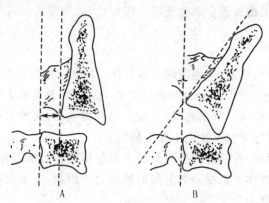

图 6-14 创伤性枢椎骨折的测量

A.移位的测量;B.成角的测量

ⅡA 型:骨折移位轻或无移位,但成角畸形很显著,可能导致屈曲牵张力使 C_2、C_3 后纵韧带断裂所致。Ⅱ型和ⅡA型骨折的病理解剖不清楚,但在侧位X线片上有两种不同的形态。

Ⅲ型:单纯屈曲暴力所致,使单侧或双侧$C_{2,3}$关节突骨折或骨折脱位。继之,在C_2上下关节突之间骨折或后柱骨折,后柱骨折常见为椎板骨折。

2.变异类型

文献中描述Hangman骨折有许多变异,重要的是认识每一类型骨折的特征以推断正确的病理解剖和安全有效的治疗。

枢椎侧块骨折:枢椎侧块骨折由轴向压缩和侧屈暴力所致。这种骨折属于稳定性损伤,很少导致神经症状,但长期随访有很多遗留伴有症状的关节变化。

枢椎椎体骨折:压缩力或牵张力均可导致枢椎椎体骨折,典型的骨折在X线侧位片上属于椎体前下部的骨折。这种骨折也可由过伸暴力所致,常称为滴泪骨折,系前纵韧带撕脱C_2椎体前下缘所致。有时,在侧位X线片上可见到椎前软组织肿胀影。

C_2椎板骨折:C_2椎板骨折可由过伸或压缩暴力所致,常合并有其他部位的骨折或枕颈部损伤。

(五)治疗

大多数枢椎损伤可经非手术治愈。而且大多数不伴有脊髓受压及损伤。Levine-Edward骨折分类的用处在于明确病理解剖及协助处理方案的制定。Ⅰ型属于稳定性损伤,坚强的颈胸支具固定2~3个月,但应拍动力X线侧位片以确定有无韧带损伤所致的不稳定存在。在随访中,约30%的患者遗留进展的伴有症状的椎间盘退变。这种损伤$C_{2,3}$椎间盘者几乎不能自行愈合。

Ⅱ型骨折可有显著移位及成角。颌枕带牵引或外固定架固定4~6周。背伸牵引重4~5 kg,如移位>4.5 mm,或成角>15°,则可增加到9 kg。可以在相当于$C_{4,5}$的后部垫一小枕,以协助恢复颈部前凸和骨折的复位,即使牵4~6周仍有最初脱位的60%和成角的40%患者不能完全复位。在临床上,如随访有慢性不稳定存在,或合并骨不连时,应行前路颈2、3融合术。如骨折已愈合,只是椎间失稳,则可行后路$C_{1~3}$或前路$C_{2,3}$融合术。

ⅡA型骨折由于其独特的病理解剖改变不能用牵引,以防过牵可能。用背伸转手法复位,坚强颈胸支具或Hallo-vest固定3个月。

Ⅲ型骨折伴有单侧或双侧关节跳跃脱位,很难闭合复位,通常经开放复位内固定。如骨折线位于上下关节突之间,$C_{2,3}$棘突钢丝固定即可,术后加外固定,也可在复位后用C_2椎弓根钉固定,再加前路$C_{2,3}$融合。

目前随着内固定技术的提高和人们对治疗时间的要求,手术治疗该类疾病的指征有所改变,这样可缩短治疗疗程。

(魏志宇)

第二节　下颈椎损伤

随着近年来在研究患者处理、早期复苏及康复方面的进展,脊柱脊髓损伤患者的预后大大改善了。

一、下颈椎损伤的分类诊断

准确的诊断对确定骨折类型、判定预后、确定恰当的治疗方法是很有意义的。

(一)下颈椎损伤后失稳

Nicoll 于 1949 年首先提出脊柱骨折后失稳这一基本概念。他分析了 152 例胸腰椎骨折的矿工,稳定性骨折包括椎体前侧缘的骨折和腰 4 以上的骨折,这些骨折的共同特点是具有完整的棘间韧带。稳定性骨折的患者不发生进行性加重的骨性畸形和神经损伤,并可以回归矿区工作;而不稳定性骨折损伤累及后部骨-韧带结构,畸形进行性加重或残疾加重,这类骨折包括伴有后部结构挫伤的骨折、半脱位、所有骨折脱位和 L_4 或 L_5 的后部结构损伤。

Holdsworth 于 1970 年进一步证实了尼孔尔(Nicoll)的观点,并提出了两柱理论,即依后纵韧带为界把脊柱分为前柱和后柱两部分。稳定性骨折为单纯的脊柱骨折,不稳定性骨折为两柱均损伤,他强调了对后柱骨-韧带结构进行仔细体格检查和 X 线片检查的重要性。目前,MRI 检查技术则可精确地确定下位颈椎后部韧带结构的损伤。

White 和 Punjabi 通过对尸体试验,提出用测量计分法来确定临床不稳定。他们对不稳定的定义是:"在生理负荷下脊柱功能的丧失,正常的脊柱功能指既没有脊髓和神经根的损伤和刺激,又没有畸形或疼痛的加重。"在尸体标本上,由前向后及由后向前逐渐切除韧带,每切一韧带即给一次负荷同时测量畸形,他们发现当所有后部韧带和一个前部韧带或所有前部韧带和一个后部韧带切除后,均可引起显著的移位。畸形定义为前后移位 3.5 mm 或以上,成角 11°以上。为了帮助临床不稳定的诊断,White 建议用评分法来确定下颈椎的稳定性,如总分超过 5 分,说明有临床失稳,这一评定法最初用于急性创伤。对不稳定者不一定都采取外科手术治疗,但至少应给外固定。尽管这一方法没有被统一采纳,但其可为临床不稳定的诊断提供客观的依据。

(二)Allen-Furguson 颈椎损伤的力学分类法

Allen-Furguson 等根据不同的 X 线片进行了分类。每一型又根据其损伤严重程度分为数个亚型。这一分类对临床对比性研究非常好,但很麻烦,加之在临床上很多患者骨折发生机制很难确定,因而,临床应用很有限。Denis 等发展了 Holdsworth 的两柱理论,将脊柱分为前、中、后三柱。其中中柱包括椎体后壁、后纵韧带和椎间盘的后 1/3。从理论上讲,中柱很重要,因为它是神经损伤的最常见部位,Mcafee 等强调了中柱的重要性并根据中柱受力方向将胸腰椎骨折分为 6 个类型。但三柱理论只适用于胸腰椎骨折的分类,对颈椎损伤应用价值很小。

(三)AO 分类系统

AO 组织根据受力向量将颈椎损伤分为 A、B、C 3 型。A 型为压缩性损伤;B 型为牵张损伤;C 型为由旋转和撕脱所致的多平面失稳。根据不同严重程度,每型又分为逐渐加重的数个亚型。这一分类系统与稳定性密切相关,而且,神经损伤发生率由 A 到 C 型渐进展。然而,目前尚未普遍用于颈椎损伤。

(四)泊尔曼(Bohlman)颈椎损伤分型法

鉴于目前尚缺乏统一的颈椎损伤分类系统,我们主张采用 Bohlman 分类法,按骨折机制分类的基础上再根据骨折形态学分为不同类型,该分类通常被用于诊断命名。为了颈椎损伤准确分类,必须仔细检查棘突间的触痛、肿胀及裂隙,并进行仔细的神经系统检查。X 线平片可评定前后柱损伤、骨折和半脱位。后部韧带的损伤常常是微小的,应细致观察 X 线片上棘突间隙的增宽,大多数患者应做 CT 或 MRI 检查,在分辨椎间盘突出和韧带损伤方面 MRI 更有用。

1.屈曲损伤

韧带损伤:头部迅速加速或减速在颈椎后部骨-韧带结构所产生的过屈和牵张力可导致这些韧带结构的损伤,韧带损伤的延伸可由后到前部贯通。在临床上,软组织损伤程度不同,最初很难区分是不重要的损伤还是严重损伤,轻微扭伤可产生疼痛但几乎没有远期影响。主要韧带的断裂可产生严重失稳,需要积极治疗以减少晚期疼痛和神经损伤的危险性。

韧带损伤主要表现为疼痛。常不在损伤当时出现,几天后炎症出现后才注意到,由于损伤初期 X 线片常常是阴性的,因而常发生延误诊断。在急性期没有放射学改变时要反复局部触诊。颈椎与胸腰椎不同,很难在棘突间触及裂隙感。

X 线平片可以只表现为轻微异常。局部后凸畸形表现为在单一椎间盘水平相邻终板成角或表现为棘突间距加大,由于患者伤后采取仰卧位,颈部过伸减少了畸形,使得偶尔不出现 X 线平片异常。棘突间距的增宽在 X 线前后位片上常常更为明显。屈曲-过伸侧位 X 线片可用于评定损伤和稳定性程度,但可引起脱位和脊髓损伤,因而在急性损伤应避免这一检查。在后部损伤看不清时,尤其在颈胸交界处,CT 矢状面断层重建是有用的。椎间关节轴向分离,棘突间距加宽,或椎间关节脱位提示有后部结构的损伤。MRI 检查对鉴别后部韧带损伤很有用处,异常表现包括棘突间或椎间关节高密度影与后纵韧带高密度垂线影不连续。White 分类标准用于鉴别损伤程度,其分数<5 分,为轻度扭伤,如>5 分应按主要韧带断裂处理。

单侧关节突脱位:单关节脱位是由过屈加旋转暴力所致(图 6-15)。虽然许多学者认为这是一种稳定性损伤,但是生物力学发现在单关节突脱位的同时有明显的韧带损伤。尸体解剖发现单关节突脱位与棘上和棘间韧带损伤有关,因此这些损伤有潜在的不稳定性。单侧关节突脱位可分为 3 型:单纯单侧关节突脱位;单关节突骨折脱位;单侧侧块骨折分离。

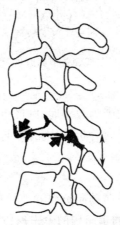

图 6-15　小关节脱位交锁示意图

X 线片特征是椎体前部 25% 半脱位。在侧位 X 线片上有时可见后成角或棘突间距加大,单侧关节突的骨折则往往需要 CT 扫描才能看到。侧块分离骨折由于同侧的椎弓根和椎板骨折所致,结果产生了游离侧块。在侧位 X 线片上和对侧及相邻节段相比,侧块异常旋转。MRI 检查证明单侧关节突脱位合并椎间盘突出的发生率为 10%~20%。

临床上,单侧关节突脱位合并脊髓损伤的情况很少见,尽管合并发育性椎管狭窄者合并脊髓损伤更多些,通常同侧同节段的脊神经根病变的发生率占该类患者的 50%。单纯单侧关节突脱位是稳定的,很难复位,复位后应向上倾斜关节突以防再脱位。

双侧关节突脱位:双侧关节突脱位因过屈暴力,通常也有轻微旋转暴力参与,更为严重的病例所有韧带结构牵张,导致除了神经血管以外的整个节段完全分离。双侧关节突脱位极不稳定,相应的后部结构损伤包括后纵韧带和椎间盘,常常只有前纵韧带是完整的,这有利于牵引复位恢复序列。如果软组织损伤很广泛,相应节段椎间盘突出发生率为30%~50%。大多数病例脊髓由于过度牵张和在尾侧椎体与近侧椎板之间的挤压而损伤,也有少数病例由于同时椎板骨折分离或椎管发育宽大而脊髓免受损伤。

从放射检查看,至少50%存在椎体脱位,也常伴有局部后成角或棘突间距增宽(图6-16),脱位的椎间隙异常狭窄说明相应椎间盘可能有突出。多数患者伴有后部结构包括双侧椎板、棘突和关节突的骨折。血管造影发现双侧关节突脱位病例的50%~60%伴有双侧椎动脉闭塞,但其临床意义尚未知晓,至少患者很少出现椎基底动脉缺血症状。当椎体脱位>50%或有牵张力存在时,神经损伤平面常比骨性损伤平面高或有神经损伤平面上升的危险。

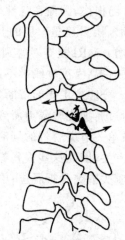

图6-16 双侧关节突脱位示意图

2.轴向压缩损伤

轴向压缩导致椎体骨折,合并屈曲暴力较小时,则产生边缘压缩骨折,轴向暴力较大时,产生爆裂骨折。在放射学上,发生爆裂骨折时骨折椎体粉碎,与胸腰椎骨折的形态改变类似。这类损伤的稳定性取决于相应后部成分损伤情况。

3.轴向压缩屈曲损伤

轴向压缩屈曲损伤即滴泪骨折,系曲轴向负载暴力加屈曲暴力引起的椎体骨折。剪力通过椎间盘、椎体、后移位向椎管,后部骨-韧带结构的牵张损伤使大多数患者合并棘突间分离和棘突及椎板骨折,这类损伤很不稳定而且常合并相应脊髓损伤。后纵韧带没有断裂者有利于牵引使骨折复位。

滴泪骨折应与过伸所致的椎体前下角撕脱骨折相鉴别,后者通常为良性骨折。粗略看容易把这种撕脱滴泪骨折与压缩滴泪骨折相混淆,结果,按后者进行不适当的治疗,因为多数撕脱滴泪骨折是稳定性的。

4.过伸损伤

过伸损伤常由于头部碰到障碍物或者老年患者坠落伤而产生。这种损伤在X线平片常被漏诊而导致晚期疼痛和失稳。从稳定角度看轻度骨折包括前纵韧带断裂、不伴关节突或椎体半说位的分离骨折是稳定的,例如,棘突椎板和侧块骨折。Jonsson 等用冷冻技术连续检查了22 例车祸死亡者,这些病例均有颅骨骨折。其中 20 例直接创伤面部或额部骨骼放射线检查阴性,但有许多隐匿性损伤。发现椎体前部血肿 4 例,椎体周围血肿 4 例,黄韧带断裂 8 例,椎间关节损伤 69 例,颈长肌断裂 2 例,钩突周围血肿 77 例,椎间盘突出 69 例,软骨终板撕裂 2 例,隐匿性骨折 2 例。他们的结论是对创伤患者一般常规摄 X 线片检查,在很大程度上低估了肌肉骨骼的损伤,尤其是过伸损伤。

在具有发育性颈椎管狭窄或颈脊柱炎的患者,过伸损伤导致颈椎的短缩可使椎间盘后部和黄韧带折叠(图 6-17),因而脊髓被挤压导致脊髓中央损伤,即中央损伤综合征。脊髓内主要传导束的排列为板层状,颈部的传导束靠中央,而腰骶部的传导束靠侧边,因而过伸损伤产生的脊髓中央损伤使临床上出现了下肢功能残留、而上肢损伤更为严重的特征。从预后看,中央损伤综合征患者,通常可恢复行走功能,但双手功能恢复很困难。

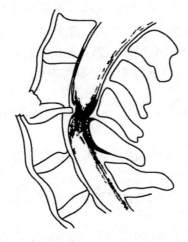

图 6-17 椎管狭窄并过伸性损伤致突出椎间盘和折叠的黄韧带损伤

在放射学上,颈椎管的大小可以采用 Pavlo 方法来测量,这一测量方法是通过测得椎管中矢状径和椎体前后径的比值来确定,如果该比值<0.8 可能有椎管狭窄,常称为狭小椎管,<0.6 则属于椎管狭窄,CT 或 MRI 检查更为准确。在脊髓损伤平面,椎间盘或椎体常常轻度后移,通常认为这种后移突出在伤前就存在。然而,有许多患者是过伸损伤产生的移位,移位虽然很小,但使椎管更加狭窄,致使脊髓持续受压。这种现象在急性过伸损伤患者是过伸损伤产生的移位,行MRI 检查可得到证实。颅骨牵引对这些半脱位的复位及移位的椎体复位都是有效的。

二、下颈椎损伤的治疗原则

(一)历史

古代文明认识到脊髓损伤的预后很差,建议不予治疗,因为患者难免要死。Hipocratee 等首先描述了胸腰椎骨折闭合复位方法,他的方法是让患者俯卧位,用臂及腿扣带扣紧进行牵引;一旦脊柱长度恢复即外科医师给予手法或杠杆复位。他痛斥了那些他称之为庸医的人们在城市中心公共场所采用把患者绑在梯子上,然后倒吊起来的复位方法。

公元 2 世纪有人建议切除椎弓进行脊髓减压。Paul 等在公元 7 世纪首次真正做了一例椎板切除减压手术;Ambrose 等给一脊柱损伤患者做了椎板切除减压,但未成功;Hadra 等首次应用内固定,他采用开放手术将银丝袢固定在棘突上;Harvey 等首先推荐通过切除椎板而进行脊髓减压,这一方法一直沿用至今。Davies 和 Bohler 明确认识到骨折复位比切除椎板能获得更好的脊髓减压。Rogers 等于 1942 年报道了一简单安全的棘突间钢丝固定及融合方法,使得融合率显著提高。之后,这一技术进行了不断改进,尽管棘突间钢丝固定技术后被其他固定方法所替代,但其后路植骨融合技术至今仍是一标准的手术方法。

Smith 和 Robinson 发明了前路脊髓减压技术;Bailey 等采用前入路处理骨折患者,前路及后路钛钢板新技术的应用使创伤获得了更坚强的内固定。

(二)发展趋势

对外科治疗作用的争议一直持续到近年。Guttmann 等认为外科治疗对神经功能恢复作用很小,有时甚至使损伤平面上升。他们分析的病例均行椎板减压手术,但目前椎板减压已基本放弃,适应证很少,除非椎板骨折压迫脊髓。近年来,对伴脊髓受压的脊髓损伤,采用手术直接切除压迫和减压并行节段内固定。因而,另一种观点认为外科治疗对神经功能的恢复有促进作用。至今,在颈椎损伤处理与方法的选择上外科观点有很大差异。John 报道了 31 位脊柱外科专家对 5 位提供了临床摘要和影像表现的脊髓损伤患者提出的处理方法。结果,处理观点存在很大的差异。颈椎损伤的治疗方法选择应该参考如下几个方面。

1.骨折类型和稳定性

这是最重要的参考因素,一旦进行适当分类就可根据骨折类型及其稳定性进行治疗。

2.脊髓和神经根是否受压

如有压迫持续存在,至少在 12 个月内手术减压都会增加神经功能的恢复。

3.骨性损伤还是韧带损伤

一般来讲,如果原始损伤是骨性的,经过非手术治疗常可愈合,而韧带损伤则愈合的可能性很小,需要外科治疗。

4.其他参考因素

患者的年龄、损伤相应的骨密度及手术后外固定治疗的有限性。

切记,对于颈椎损伤而无神经损伤的患者,最终保持神经功能的完整是最好的治疗结果。下颈椎损伤的治疗方法包括采用非手术治疗复位如颈围或 Halo-Vest 架固定等,或前路或后路减压融合加内固定。

颈椎骨折脱位的治疗目的是保护神经结构、复位固定骨折脱位以及提供远期稳定而无疼痛的脊柱。大多数患者应早期稳定脊柱,如果有必要则先行牵引复位,进行了体检和放射学检查之后,即可计划治疗方案。应该注意,有些病例损伤早期不好确定其稳定性,一定时期后才能确定并进行治疗,这样,可预防不必要的过度治疗。

(三)外固定矫形支具治疗

1.颈围领

颈围领不能严格限制颈部的运动,但舒适,对节段受力的稳定作用较小,适用于稳定性损伤尤其是老年患者。只要硬围领选择和应用适当,可治疗许多类型的损伤。包括 Philadephia 围领和 Miami 围领,适用于稳定型骨折术后固定。后者还有内垫,透气吸汗,易于调节。

2.颈胸固定支架

例如 Minerva 支架、Yale 支架或 Guillford 支架等。其通过适当的金属杆,上部通过颈枕垫支撑头面部,下方通过前后两个垫,贴于胸背部,并用经胸和肩两对皮带固定,有的支架可更换内

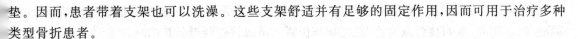

垫。因而,患者带着支架也可以洗澡。这些支架舒适并有足够的固定作用,因而可用于治疗多种类型骨折患者。

3.Halo-Vest 支架

Halo-Vest 支架是可提供最大程度颈部稳定的外固定装置。对上颈椎损伤除Ⅱ型齿突骨折外均可获得理想的固定效果。但该固定不适用于下颈椎不稳定性损伤。Whitehill 等报道了5例双关节突脱位的患者在 Halo-Vest 固定过程中复发脱位。Glaser 等也有类似报道,所有患者的10%和有关节突半脱位的 37% 的患者脱位复发,其并发症发生率高达 75%,尽管有些并发症不严重,这些并发症多与颅骨有关,包括颅骨钉松动、感染而失去固定作用,穿透颅骨及大脑脓肿。Anderson 等通过让颈椎不稳定损伤患者在 Halo-Vest 外固定后卧位和直立位的体位下分别拍侧位 X 线片,发现在体位变化后骨折节段平均移位17 mm,成角 7°。加之,由于 Halo-Vest 架限制了日常活动,有时很难被患者接受。

生物力学和机械力学研究,比较了各种外固定矫正器的稳定效果。Hiladephia 等发现对于整个颈椎范围内的活动来讲,软颈围领几乎没有复位作用,Hiladephia 颈围领可限制颈椎屈-伸运动的 71%,旋转运动的 54%;颈胸支架限制屈-伸运动的 88%,旋转运动的 82%;Halo-Vest 支架限制屈-伸运动的 96%,旋转运动的 99%。但对节段间的局部运动,所有支具都没有那么好的限制作用,因为颈椎有"蛇样运动作用"即一个节段的屈曲运动可被另一节段的伸直而代偿。

三、不同类型骨折的治疗

(一)轻度骨折

轻度骨折包括不伴有半脱位及椎体压缩骨折的棘突骨折、椎板骨折、侧块骨折及单纯前纵韧带的撕脱骨折。对可疑病例可通过 White 标准评定,这些轻度损伤的治疗包括使用硬质颈围领或颈胸支架固定6～8周,在佩戴支具后,出院前一定要戴支具直立行侧位 X 线片以确定损伤已稳定。然后每两周摄片一次。如果出现疼痛加重或神经症状,表明可能有骨折部位的移位,应随时准备修正最初稳定性损伤的诊断,并及时改变治疗。固定一定时期后,复查颈椎过伸、过屈侧位 X 线片,以观察是否愈合。

(二)过屈损伤

1.韧带损伤

韧带损伤可分为轻度损伤和严重损伤。轻度损伤指 White 评分标准在 5 分以下,没有椎体半脱位或椎间盘破裂,这类损伤可经前面所述外固定而治愈。严重过屈韧带损伤为不稳定性损伤,愈合的可能性很小,而且闭合复位后脱位常复发,因此,治疗应选择后路 Bohlman 三联钢丝固定融合术,如果棘突或椎板骨折则用侧块钢板或前路钢板固定。如果对严重损伤的诊断不能肯定,我们主张先用保守治疗,定时随访。

2.单侧椎间关节脱位

目前单侧椎间关节脱位的治疗上有争议,治疗原则如下。

如果患者为单纯脱位和复位过程困难,用 Halo-vest 支架固定 8～12 周或卧床 4～6 周,再佩戴颈胸支具 6～8 周。随访期间,注意监测颈椎序列,如果出现再脱位,则行颈椎后路融合手术。

如果合并关节突骨折或复位过程很容易,说明颈椎失去了对旋转的控制,很不稳定,应早期行后路单节段融合及侧块钢板固定术。

如果术前 CT 或 MRI 检查存在椎间盘突出或关节突骨折移位，使神经根管狭窄，则应该行前路椎间盘切除、椎间植骨融合术，也可根据患者的情况行神经根管扩大术。

如果闭合复位失败，则行开放复位，融合固定术，术后用硬质颈围领固定 6~8 周。

3.双侧椎间关节脱位

双侧椎间关节脱位又称颈椎跳跃性脱位。这种损伤很不稳定，最好的治疗方案为闭合复位和外科手术固定。如果企图用 Halo-vest 治疗则脱位复发率超过 50%。

双侧椎间关节脱位，处理上的分歧在于所伴随椎间盘突出的复位时机和方法。Eismont 等研究证明，这类损伤合并椎间盘突出的发生率为 10%~42%。理论上讲，在复位过程中突出的椎间盘仍有可能在近颅侧椎体后方，因而复位可使神经损伤进一步加重。他报道了 6 例合并椎间盘突出者，其中 3 例复位后神经功能加重，这 3 例是闭合复位无效后在手术过程中复位的。他认为，这一严重并发症的危险性是异常椎间隙狭窄，不能复位或复位困难，使复位过程中神经功能障碍加重。

Masry 主张复位应该限于损伤后 48 小时之内，超过 48 小时，神经损伤已稳定，而且有加重神经症状的风险。根据这一原则，他的高位截瘫患者中，Frankel 神经功能 B 级者，70% 的患者恢复了行走功能；Frankel C 级者，95% 的患者恢复了行走功能。

有学者曾对颈椎脱位复位后继发或加重了脊髓损伤的 30 例患者进行了报道，分析其损伤后神经功能恶化的主要因素有：①手法复位不当，其中 2 例在手术复位后立即瘫痪，另 2 例分别在复位后 1 小时和 7 小时发生瘫痪。因而，认为掌握适当的复位重量、方向及旋转角度很重要。②牵引过重、时间过长及方向不正确，均可因脊髓过度牵拉或脊髓水肿而损伤。③复位中，椎间盘突出、已突出的椎间盘及硬膜前血肿进一步压迫脊髓造成机械性损伤。因而，如果患者无神经损伤或不全损伤，在复位前应行 MRI 检查，如果存在椎间盘突出，在复位前应先行椎间盘切除手术，切除椎间盘后，再配合颅骨牵引下复位，并行椎间融合。如果复位困难则不可勉强，可行椎体次全切除及融合固定。如果患者为完全瘫痪或严重的不完全瘫痪，则最好在 48 小时之内尽快闭合性复位，以迅速直接或间接地使神经组织减压。复位后再进一步检查，复查 MRI，如果有继发椎间盘突出压迫存在，则应行前路椎间盘切除、植骨融合内固定术；如没有椎间盘压迫，则亦可行后路融合内固定术。

（三）轴向压缩损伤

轴向压缩损伤的特点为椎体粉碎及骨块向椎管内移位，包括压缩骨折和爆裂骨折。

1.压缩骨折

压缩骨折如果不合并其他骨性损伤或脊髓损伤时，枕颌带牵引 4~6 周，佩戴颈围领 6~8 周。如合并其他病理变化，则应根据具体情况，制定治疗方案。

2.爆裂骨折

爆裂骨折，又称粉碎性骨折。稳定型常不伴后柱的损伤，通常发生于 C_6 或 C_7 水平，骨折很容易通过牵引而复位，可用颈椎固定支具外固定。如伴有脊髓损伤则应行颈椎前路椎体切除减压、自体髂骨块植骨及钢板固定术。

（四）轴向压缩屈曲损伤

如果轴向负载暴力再加上屈曲暴力，则使后柱韧带结构损伤。滴泪骨折不稳定，可通过牵引复位，最好而且确切的治疗是前路椎体部分切除、自体髂骨块植骨及钢板固定。如果合并椎间关节脱位，则需要前后路固定术相结合。

(五)过伸性损伤

从传统观点看,伴有脊髓中央损伤综合征的过伸性损伤,常被认为与退变或发育性椎管狭窄有关,且不造成不稳定。然而,仔细观察 X 线片,可见这类患者颈椎中段常有 2～3 mm 的后移位,对于一个已狭窄的椎管,很小的后移位也可产生明显的脊髓受压。近年来,MRI 资料证明,急性纤维环破裂和椎间盘信号的存在提示半脱位是急性发生的,而不是因脊柱炎所致。伴有脊髓损伤的过伸性损伤急性期应给予牵引治疗,牵引的目的是稳定脊柱,间接使半脱位复位;拉长脊柱,将突出的椎间盘和折叠入椎管的黄韧带拉出椎管而使脊髓减压。

对所伴有脊髓损伤综合征的治疗是有争议的。许多患者经 3～5 周牵引和相继颈围固定而成功治愈。如果神经功能无恢复,则复查 MRI,如有脊髓压迫存在,应行减压手术。是前路手术还是后路手术取决于损伤累及的节段数、压迫部位和整体颈椎排列情况,大多数病例有 1～3 个椎间盘病变,可采用前路减压融合术。如果患者伴有 3 个节段以上病变,如伴有颈椎椎管狭窄或颈椎病,则行后路椎管扩大成形或椎板减压手术。如果有条件,应该选用颈椎管扩大成形术,而不是椎板减压术。近年来,对创伤患者常辅以后路融合加侧块钢板固定术。偶尔对脊髓前后部均有受压的病例分两步分别前、后入路减压。创伤性后脱位是一种罕见的过伸性损伤,椎体后移50%或以上,很难复位,最好行前路椎体切除减压,融合固定术。

四、下颈椎脱位的复位技术

下颈椎脱位有两种情况:一种是单侧关节突脱位;另一种是双侧关节突脱位。单侧关节突脱位患者因其椎管管径减少轻微,因而并发脊髓损伤者较少见;而且脱位加重的危险性较小,以至于有些学者认为没有必要复位和外科稳定性的处理。然而,双侧关节突脱位则应该尽早复位,这种脱位危及颈椎的序列,常伴有严重脊髓损伤。

颅骨牵引是治疗颈椎脱位的常规措施。一般可将复位方法分为 3 类:①在非麻醉下轴向牵引逐渐增加牵引重量;②在牵引的基础上根据不同脱位类型进行特定的手法复位;③手术开放复位,多采用后入路,也有少数采用前入路。

一旦复位成功,应早期行椎间融合尤其是双侧关节脱位者,因为椎间盘和韧带损伤所致的慢性不稳有继发再脱位的危险,Bohlman 等报道继发脱位发生率为 30%。

复位方法的选择尚存在争议。郝定均等通过对 400 例颈椎损伤患者复位的体会认为,对颈椎脱位的病例采用分步骤复位技术较为妥当,一种失败后再用下一种。

首先,患者在镇静药物下,局部麻醉,颅骨牵引复位。

颅骨牵引钳主要有两种:一种是 Grutckfield 牵引弓及其改进装置,目前在我国仍广泛应用,该牵引弓的缺点是钳孔可发生骨质吸收,继而可松动脱落;另一种是 Gardner-Wells 钳,在欧美广泛使用,优点是不需要手术切开钻孔,可立即应用,而且不易脱落。

牵引重量差异很大,Breig 等证用 5 kg 的重量,对一个三柱断裂的脊髓来讲,就可能被拉长 10 mm,可引起神经损伤的加重。Cotler 等证明,过度屈伸都对脊髓很危险,在此状态下,脊髓受到椎体后部的压迫。

患者用地西泮(安定)药物后肌肉相对松弛下来,牵引重量不宜过大。可用下列公式确定最大牵引重量:P＝4 kg(头颅重量)＋2 kg(每远离颅骨一个椎体)。例如,$C_7 \sim T_1$ 脱位的复位牵引重量应为:P＝4＋2×7＝4＋14＝18 kg。

从 4 kg 开始,每次增加 2～3 kg,每 10～20 分钟增加 1 次牵引重量,每 30 分钟拍颈椎侧位

X线片一次,头下加垫使颈椎微呈屈曲位 10°～20°,一旦上下关节突呈尖对状态,就可以将颈部放直。在此期间应监护神经功能,以及心率、血压等体征。这样复位一般不超过两小时。

如果牵引复位不成功,则第二步在局麻下行手法牵引复位。复位在 X 线机下监视进行,对双侧关节突脱位用侧位透视,单侧关节突脱位用斜位透视(图 6-18)。手法复位争取一次成功,最好不超过两次,以免刺激或压迫脊髓使神经症状加重。

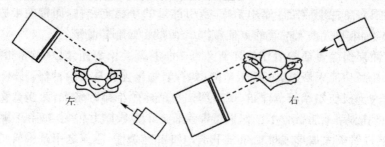

图 6-18　应用斜行投照关节突角的影像学表现示意图

单侧关节突脱位复位比较复杂,开始时将头偏离脱位侧,当透视下见脱位的上下关节突尖对尖时,将头倾斜向脱位侧,然后将颈部放置呈中立位(图 6-19),在这一过程中,影像监视很重要。

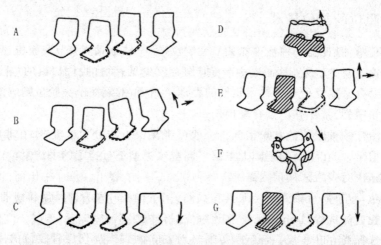

图 6-19　双侧(A～C)或右侧(D～G)关节突脱位的手法复位示意图
A.双侧脱位;B.屈曲牵张;C.背伸;D.右侧关节突脱位;E.屈曲牵张;F.左侧旋转;G.背伸

双侧关节突脱位在透视下颈椎微屈,手法牵引至上下关节突尖对尖时,将颈部变直呈中立位即可复位。

一旦颅骨牵引取出,操作就得特别小心,避免颈部活动,尤其在气管插管时要避免颈部过伸,最好用纤维管经鼻插入。

第三步,就是当手法复位失败时,继续维持颅骨牵引的同时,准备手术复位。近年来一些学者采用前入路手术复位,其理由是:①前路一次复位融合固定,没有必要让患者更多地经受痛苦;②前路椎间盘切除后,使手术复位更简单有效;③复位后,随即融合固定,立即获得了可靠的机械稳定性。

手术时患者呈仰卧位维持牵引,手术床调为头高足低位以对抗牵引,并用 C 形臂 X 线机侧位监测,前入路,先行相应节段椎间盘切除,然后手术复位。对双侧脱位,台下配合者在牵引状态下将颈部呈微屈状态,术者将撑开钳置入椎间隙尽量深的部位,其尖端达椎体矢状径的后1/3部撑开,在透视下见上下关节突尖对尖状态时,令台下配合者将头放为全水平位,同时,术者压迫近头侧椎体并松开撑开钳,使其复位。对单侧关节突脱位者,则撑开脱位侧并向对侧倾斜头部使关节突尖对尖时,使头部变为中立位即可复位(图 6-20)。然后用自体髂骨椎间植骨并用钢板固定。

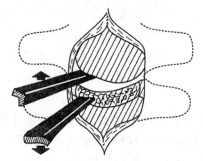

图 6-20　单侧关节突脱位手术复位示意图

对于伤后两周以上的患者,由于损伤处瘢痕、前脱位椎体后血肿机化等原因,使闭合复位面临两个问题:一是复位非常困难;二是复位后可因前移位椎体后的机化血肿被推入椎管压迫脊髓而使其功能恶化。因此,最好做 MRI 检查,以确定椎管内情况及是否手术复位,如无 MRI 检查条件,或 MRI 提示硬膜前方血肿或脱出的椎间盘,则行前路手术减压植骨融合及钢板内固定手术治疗。

（魏志宇）

第三节　胸腰椎损伤

一、概述

胸腰椎骨折与脱位占脊柱损伤的首位,伤情严重,治疗比较复杂,严重者常造成残废。胸椎遭受损伤的机会相对较少,胸廓的支撑、固定作用,将胸椎联合成一个整体,较小的暴力,由于胸廓的吸收作用而衰减,不至于引起明显损伤,因此临床所见的胸椎骨折,多由严重的直接暴力所致。巨大的暴力,往往同时造成胸廓损伤,治疗比较复杂,应首先处理直接威胁患者生命的合并伤,病情稳定后,再着手胸椎骨折的治疗;胸椎椎管较小,其内容纳脊髓,骨折块突入椎管或发生骨折脱位,脊髓缓冲空间有限,容易损伤,加之胸段脊髓血供不丰富,伤后神经功能的恢复可能性极小。腰椎椎管较胸椎椎管大得多,加之其容纳的主要为马尾神经,因而腰以下的腰椎骨折,发生完全性截瘫者少见,多保留下肢部分神经功能,早期减压复位,有望取得明显的手术效果。胸腰椎损伤最常发生在胸椎和腰椎交界处,因此临床上把 $T_{11} \sim L_2$ 称为脊椎的胸腰段。胸腰段具有较大的活动度,又是胸椎后凸和腰椎前凸的转折点,在脊柱屈曲时以胸腰段为弯曲的顶点,因此最易由传导暴力造成脊椎骨折。胸段骨折合并截瘫通常是脊髓圆锥与马尾神经混合伤,伤后主要神经症状表现为以双下肢瘫痪、括约肌功能障碍为主。

二、胸椎骨折

(一)发生机制

造成胸椎骨折的主要暴力包括间接暴力和直接暴力,常见于坠落伤、车祸和重物打击伤后。根据暴力的类型、方式和体位,损伤各不相同,常见的暴力类型有以下数种。

1.屈曲暴力

屈曲暴力致伤,脊柱的前部承受压应力,脊柱后部承受张应力。主要造成椎体的前缘压缩骨折,当暴力很大时椎体前缘压缩超过其高度的1/2,常伴有椎体后上缘骨折块突入椎管。椎体后缘高度往往无明显改变。

2.压缩暴力

在轴向压缩载荷的作用下椎体产生爆裂骨折,横断面上整个椎体的各径线均增大。骨折块向椎体左右和前后碎裂,椎体后部碎骨块突出进入椎管,造成脊髓神经不同程度的损伤。

3.屈曲分离暴力

常见于车祸中,又名安全带损伤。高速行驶的汽车发生车祸时,由于安全带的作用,下肢和躯干下部保持不动,上半身高速前移,造成以安全带附近脊椎为支点,脊柱后部结构承受过大的张力而撕裂,受累的结构以后柱和中柱为主。

4.屈曲扭转暴力

屈曲和扭转两种暴力同时作用于脊柱,损伤严重,椎体旋转、前中柱骨折,单侧或双侧小关节突交锁。

5.水平暴力

水平剪力往往较大,造成上下位椎体前后脱位,对脊髓和马尾神经的损伤严重,预后差。

6.伸展分离暴力

在胸腰椎比较少见,此种主要造成脊柱前部张力性破坏,黄韧带皱褶突入椎管,压迫脊髓。

(二)分类

根据 Dennis 的脊柱三柱理论,脊柱的稳定性依赖于中柱的形态,而不是后方的韧带复合结构。三柱理论的基本概念是:前纵韧带、椎体及椎间盘的前半为前柱;后纵韧带,椎体和椎间盘的后半构成中柱,而后柱则包括椎弓、黄韧带、关节突、关节囊和棘间、棘上韧带。椎体单纯性楔形压缩骨折,不破坏中柱,仅前柱受累为稳定性骨折。爆裂性骨折,前、中柱均受累,则为不稳定骨折,屈曲牵张性的损伤引起的安全带骨折,中柱和后柱均破坏,亦为不稳定损伤,而骨折脱位,由于前、中、后三柱均破坏,自然属于不稳定损伤。

1.根据暴力类型分类

(1)爆裂骨折:以纵向垂直压缩暴力为主,根据暴力垂直程度分下列几个类型:非完全纵向垂直暴力;椎体上下方终板破裂;椎体上方终板破裂;椎体下方终板破裂;合并旋转移位;椎体一侧严重压缩粉碎骨折。

非完全纵向垂直暴力:A 型,一般上、下终板均破裂。B 型,略前屈终板损伤,多见。C 型,略前屈终板损伤,少见。D 型,伴旋转损伤。E 型,略带侧弯伴一侧压缩。

爆裂骨折特点:两椎弓根间距增宽;椎板纵裂;CT 示突入椎管的骨块往往比较大,多数病例之椎体后上骨块突入椎管,椎管受压较重。严重爆裂骨折,脊柱三柱损伤,椎管狭窄严重,截瘫发生率高。

(2)压缩骨折:根据压缩暴力的作用方向,可分屈曲压缩性骨折和侧向压缩骨折,前者椎体前柱压缩,中柱无变化或轻度压缩,椎弓根间距正常,棘突无分离,属稳定性骨折,可用非手术方法治疗;后者造成椎体一侧压缩骨折,多伴有明显脊柱侧弯,临床比较少见。

(3)分离骨折:常见的主要有Chance骨折,椎体楔形变,椎后韧带复合结构破坏,棘突间距离增宽,关节突骨折或半脱位,而椎弓根间距正常。不论损伤是经骨-骨、骨-软组织,还是软组织,此种损伤均为三柱破坏,属不稳定骨折,需手术内固定。受压往往较轻,不伴脱位的病例,截瘫发生率较低;过伸分离骨折比较少见,由过伸暴力作用引起,严重者因后方黄韧带皱褶突入椎管压迫脊髓造成不全性截瘫。

(4)水平移位型骨折:引起本类骨折的暴力有水平暴力与旋转暴力。暴力主要集中于椎间盘,故多数为经椎间盘损伤,椎体之间的联结破坏,极易发生脱位,截瘫发生率高。根据暴力的特点,本类骨折又可分为两种类型:

剪力型:由水平暴力引起。水平移位型骨折脱位发生率高,多经椎间隙发生,椎体无压缩骨折,有时可伴有椎体前上缘小分离骨折,棘突间距不增宽,后凸畸形较轻,如伴有旋转脱位,往往有旋转移位、横突、肋骨和关节突骨折,脱位纠正后,损伤椎间隙变窄,截瘫恢复差。

旋转型:椎间隙变窄,可合并肋骨、横突骨折,并伴有脊椎骨折和关节突骨折,有时在脱位部位下一椎体的上缘发生薄片骨折,此骨折片随上一椎体移位;多数骨折伴有一侧关节突交锁。

2.根据脊柱骨折稳定程度分类

(1)稳定性脊柱骨折:骨折比较单纯,多不伴有中柱和后部韧带复合结构的损伤,骨折发生后,无论是现场急救搬运或是伤员自身活动,脊柱均无移位倾向,见于单纯屈曲压缩骨折。椎体的前部压缩,而中柱高度不变,后柱完整,此种骨折多不伴有脊髓或马尾神经的损伤。

(2)不稳定性骨折:脊柱遭受严重暴力后,发生骨折或骨折脱位,并伴有韧带复合结构的严重损伤。由于参与脊柱稳定的结构大多破坏,因而在伤员的搬运或脊柱活动时,骨折损伤部位不稳定,若同时伴有后纵韧带和纤维环后半损伤,则更加不稳。根据Dennis三柱理论,单纯前柱损伤为稳定骨折,如单纯椎体压缩骨折;中柱在脊柱稳定方面发挥重要作用,前柱合并中柱损伤,如椎体爆裂骨折,为不稳定性骨折;前中后三柱同时受累的Chance骨折、伴后柱损伤的爆裂骨折、骨折脱位,均为极度不稳定性骨折。

(三)病理变化

1.成角畸形

胸腰椎骨折大部分病例为屈曲损伤,椎体的前部压缩骨折,脊柱的中后柱高度不变,前柱缩短,形成脊柱后凸畸形,前柱压缩的程度越严重,后凸畸形越明显。当椎体前部压缩超过1/2,后柱的韧带复合结构受到牵张力。较轻者深筋膜、棘上、棘间韧带纤维牵拉变长,韧带变薄,肉眼观察,韧带的连续性尚存在前柱继续压缩,后柱复合结构承受的牵张力超过生理负荷,纤维发生部分断裂,严重者韧带撕裂,裂隙内充满积血,黄韧带和小关节囊撕裂,小关节可发生骨折或关节突交锁;骨折和软组织损伤的出血,渗透到肌组织内形成血肿,血肿机化后产生瘢痕,萎缩和粘连,影响肌纤维的功能,妨碍脊柱的正常活动功能并引起腰背疼痛。在椎体的前部,前纵韧带皱褶,在前纵韧带和椎体之间形成血肿,血肿压迫和刺激自主神经,使胃肠蠕动减弱,致患者伤后腹胀和便秘。

2.椎体后缘骨折块对脊髓神经的压迫

垂直压缩暴力造成椎体爆裂骨折,骨折的椎体厚度变小而周径增加,骨折的碎块向四周裂开

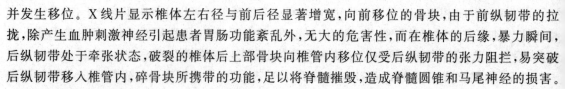

并发生移位。X线片显示椎体左右径与前后径显著增宽,向前移位的骨块,由于前纵韧带的拉拢,除产生血肿刺激神经引起患者胃肠功能紊乱外,无大的危害性,而在椎体的后缘,暴力瞬间,后纵韧带处于牵张状态,破裂的椎体后上部骨块向椎管内移位仅受后纵韧带的张力阻拦,易突破后纵韧带移入椎管内,碎骨块所携带的功能,足以将脊髓摧毁,造成脊髓圆锥和马尾神经的损害。

3.椎间盘对脊髓的压迫

屈曲压缩和爆裂骨折占椎骨折的绝大部分,而此种损伤都伴有椎体的屈曲压缩性改变,前柱的高度丧失均大于中柱,椎间隙呈前窄后宽形态,间隙内压力增高,髓核向张力较低的后方突出,当屈曲压缩的力量大于后纵韧带和纤维环的抗张强度,后纵韧带和纤维环相继破裂,椎间盘进入椎管内,使属于脊髓的有限空间被椎间盘所占据,加重脊髓的损伤。

4.来自脊髓后方压迫

Chance骨折或爆裂骨折,脊柱的破坏相当严重,黄韧带断端随同骨折的椎板,由后向前压迫脊髓的后部,未发生断裂的黄韧带,张于两椎板之间,有如绷紧的弓弦,挤压硬膜囊。在过伸性损伤中,黄韧带形成皱缩,凸向椎管,同样构成脊髓后部压迫。

5.骨折脱位椎管容积丧失

水平移位性损伤产生的骨折脱,对脊髓的损伤最为严重。在此种损伤中,暴力一般都比较大,脊柱的三柱均遭到严重破坏,脊柱稳定功能完全丧失。上位椎体向一个方向移位1 mm,相应下位椎体向相反的方向移动1 mm。脊髓的上、下部分别受到来自相反方向的压迫,脊髓内部的压力急剧增加,血供迅速破坏,伤后脊髓功能恢复的可能性极小。

6.脊柱成角、脱位导致脊柱损伤

慢性不稳定脊柱骨折脱位或成角,破坏了脊柱正常的负重力线,长期非生理情况下的负荷,导致成角畸形缓慢加重,引起慢性不稳定,对于那些骨折早期无神经压迫症状的患者,后期由于脊柱不稳定产生的异常活动造成迟发性脊髓损伤,此外脊柱成角本身可造成椎管狭窄,脊髓的血供发生障碍。

(四)临床表现

有明确的外伤史,重者常合并脑外伤或其他内脏损伤,神志清醒者主诉伤区疼痛,肢体麻木,活动无力或损伤平面以下感觉消失。检查见伤区皮下淤血、脊柱后凸畸形。严重骨折脱位者,脱位局部有明显的空虚感,局部触痛,常可触及棘突有漂浮感觉。由于损伤的部位及损伤程度不一,故神经功能可以是双下肢活动正常,亦可表现双下肢完全性瘫痪。神经功能检查,临床常用Frankel分级法。括约肌功能障碍,如表现为排便无力、尿潴留、便秘或大小便完全失禁。男性患者阴茎不能有意识勃起,被动刺激会阴或阴茎表现为不自主勃起,如脊髓颈胸段损伤而圆锥功能仍存在者;如为脊髓圆锥部的骨折脱位,脊髓低级性中枢遭到摧毁,勃起功能完全丧失。

(五)诊断要点

根据外伤史及外伤后的症状、体征可初步确定为胸腰椎骨折或脱位,并可依感觉、运动功能丧失而初步确定损伤节段,便于进一步选择影像学检查部位。X线平片是胸腰椎骨折的最基本的影像学检查手段,应常规应用。通常拍正侧位片,根据病情需要可加照斜位或其他位置。单纯压缩骨折正位片可见椎体高度变扁,左右横径增宽,侧位片可见椎体楔形变,脊柱后凸畸形,椎体后上缘骨折块向后上移位,处于椎间水平。爆裂骨折侧位片显示椎体后上缘有大块骨块后移,致伤椎椎体后上部弧形突向椎管内小关节正常解剖关系破坏。骨折脱位者侧位片显示两椎体相对位置发生明显变化,以上位脊椎向前方或前方偏一侧移位摄常见。CT扫描比普通X线检查能提供更多的有关病变组织的信息,因而优越性极大,有条件者应该常规应用。CT片可以显示骨折的类型和损伤的范围,用于单纯椎体压缩骨折,可以显示椎体后缘有无撕脱骨块,骨块是否对硬膜囊形成压迫,有助于决定治疗方法。爆裂骨折 CT 扫描可以观察爆裂的椎体占据椎管的程度,有助于决定采用何种手术方法减压,并为术中准确解除压迫提供依据。MRI 能够较清楚地显示椎管内部软组织的病损情况,在观察脊髓损伤的程度(水肿、压迫、血肿、萎缩)和范围方面较CT 优越,对脊柱后柱结构的损伤亦有良好显示,有助于判断脊柱稳定性。

(六)治疗原则

根据脊柱的稳定程度可以采用非手术治疗或手术治疗。非手术治疗主要用于稳定性脊柱骨折,目的在于通过缓慢的逐步复位恢复伤椎的解剖关系,通过脊柱肌肉的功能训练,为脊柱提供外源性稳定,从而避免患者晚期常见的损伤后背痛。手术治疗脊柱损伤的目的在于:解除脊髓神经压迫,纠正畸形并恢复脊柱的稳定性。手术早期稳定性由内固定材料提供,坚强的内固定可以保证患者早下地活动,防止长期卧床导致的各种并发症,加速创伤愈合,恢复机体的生理功能。脊柱稳定性的远期重建,依赖正规的植骨融合。

(七)治疗选择

1.非手术治疗

(1)适应证:用于稳定性脊柱骨折,如椎体前部压缩<50%,且不伴神经症状的屈曲压缩骨折,脊柱附件单纯骨折。

(2)方法:伤后仰卧硬板床,腰背后伸,在伤椎的后侧背部垫软垫。根据椎体压缩和脊柱后凸成角的程度及患者耐受程度,逐步增加枕头的厚度,于 12 周内恢复椎体前部高度。X 线片证实后凸畸形已纠正,继续卧床 3 周,然后床上行腰背肌锻炼。床上腰背肌锻炼为目前临床上较常用的功能疗法,腰背肌锻炼的目的是恢复肌力,为后期脊柱稳定性重建提供动力基础、预防后期腰背痛与骨质疏松症的出现,过早下地负重的做法不宜提倡,因为有畸形复发可能,尤其是老年骨质疏松的患者,临床上出现慢性不稳定者,大多源于此。

(3)优点:治疗方法简单,无须长时间住院,治疗费用较低。

(4)缺点:卧床时间长,老年患者易出现肺部并发症和褥疮,部分病例遗留晚期腰背痛和骨质疏松症,适应证较局限等。

2.手术治疗的目标和适应证

(1)手术治疗的目标:为损伤脊髓恢复功能创造条件(减压和避免再损伤);尽快恢复脊柱的稳定性,使患者能尽早起床活动,减少卧床并发症;植骨融合后提供长期稳定性,预防顽固性腰背痛的发生。

(2)适应证:适用于多数不稳定性骨折与伴脊髓有明显压迫的骨折、陈旧性骨折椎管狭窄、后凸或侧凸畸形者,近年来,随着微创脊柱外科技术的发展,适应证已进一步扩大,包括单纯压缩骨折、骨质疏松症所致压缩骨折等。

3.手术方法

(1)对有神经症状者应行脊髓神经减压术:脊柱骨折脊髓压迫的因素主要来自硬膜的前方,包括脊柱脱位,伤椎椎体后上缘压迫脊髓前方;压缩骨折,椎体后上角突入椎管压迫脊髓;爆裂骨折,骨折块向后移位压迫脊髓;单纯椎间盘突出压迫脊髓;脊柱呈锐弧后凸或侧凸畸形>20°,椎管受到压迫性和张力性两种损伤,故应采用硬膜前方减压,经一侧椎弓根的侧前方减压或经两侧椎弓根的环形减压或侧前方入路下直接减压。

(2)内固定:以短节段为主。Lcuque 棒或 Harrington 器械固定,由于节段过长,有一定的缺点,目前应用较少。减压完成后,应使患者维持于脊柱过伸位,在此基础上行内固定,可望使椎体达到良好的复位要求。目前应用的内固定器械包括后路与前路两大类,后路多采用短节段椎弓根螺钉系列,前路多采用短节段椎体螺钉钢板系列或椎体螺钉棒系列。

(3)植骨融合:脊柱融合的要点如下。

内固定只能提供早期稳定,后期的永久性稳定需依赖于植骨融合,因而植骨是处理胸腰椎骨折的一个常规手段,必须保证正规、确实的植骨操作。植骨数量要足够,由于植骨是在非生理情况下的骨性融合,因而骨量少,骨痂生成少,有限的骨痂难以承受生理活动所施加的载荷。植骨的质量要保证,异体骨应避免单独应用于脊柱融合,有不少失败的报道,有的后果相当严重,但在前路大量植骨时,自体骨量不够,可混合少量异体骨或骨传导活性载体。大块髂骨植骨质量可靠,并可起到支撑和承载作用,而火柴棒样植骨增加了生骨面积,能较早发生骨性融合,两者可联合应用。究竟是采用前路椎体间融合还是采用后路椎板、横突间融合应根据具体情况决定,决定因素取决于骨折类型、脊髓损伤程度、骨折时间、脊髓受压的主要来源以及患者的一般状况等。通常后路张力侧能同时做到固定与减压,但在脊柱稳定性方面远不如前路椎体间植骨。

三、单纯椎体压缩骨折

单纯椎体压缩骨折为稳定性骨折,临床比较常见,一般不伴有神经损伤,个别患者有一过性肢体麻木乏力,多能在短时间自行恢复,非手术方法治疗能取得良好的效果。

(一)发生机制

多为遭受较轻微的屈曲暴力作用,老年者骨质疏松多由摔倒臀部着地引起,临床病理改变主要体现为脊柱前柱压缩呈楔形改变,不伴有中柱的损伤,后柱棘间韧带部分损伤,少有韧带断裂及关节突骨折与交锁者;因中柱结构完整,椎管形态无改变,脊髓除少数因冲击作用直接损伤外,一般无明显骨性压迫损伤。如椎体压缩不超过 50%,脊柱稳定性无破坏。

(二)临床表现

伤后腰背部疼痛,脊柱活动受限。伤区触痛和叩痛(+),少数患者可见轻度脊柱后凸畸形,早期双下肢主动抬腿肌力减弱,这是由于髂腰肌、腰大肌痉挛,伤区疼痛等间接原因所致,不应与神经损伤相混淆。

(三)诊断要点

(1)明确外伤史及伤后腰背部疼痛、伤区触痛及叩击痛。

(2)X 线检查:正位片显示伤椎椎体变扁,侧位片示椎体方形外观消失,代之以伤椎前低后高呈楔形变。测量伤椎前缘的高度,一般不低于后缘高度的 50%,个别患者在伤椎后上缘可见小的撕脱骨块,骨块稍向上后移位,脊柱中柱、后柱完整性多无破坏。

(3)CT 扫描:可见椎体前上部骨折,椎体后部多数正常,椎管各径线无变化。

(4)MRI 示骨折区附近硬膜前方有局限性高密度改变,为伤区水肿、充血所致,脊髓本身无异常;后凸严重时可显示椎后软组织区水肿甚至韧带断裂。

(5)青少年患者,就与 Scheuermann 病相鉴别,后者又称青年性驼背、脊椎骨骺炎或脊椎骨软骨炎,其特点为胸椎长节段、均匀的后凸,相邻多个椎体楔形变。老年患者,尤其是老年妇女,应与骨质疏松胸腰椎楔形变相鉴别,后者无外伤史,骨质疏松明显,亦为多个椎体改变;MRI 检查椎体或椎后软组织的信号改变可鉴别。

(四)治疗选择

1.非手术治疗

(1)适应证:单纯椎体压缩骨折。

(2)方法:伤后立即卧硬板床,腰下垫枕,使伤区脊柱前凸以达复位之目的。腰背部垫枕厚度应逐步增加,应以患者能够耐受为度,不可操之过急,尤其是高龄患者,复位过于急促,可导致严重的消化道症状。垫枕开始时,厚度 5～8 cm,适应数天后,再增加高度,1 周后达 15～20 cm。

(3)优点:方法简单,有一定效果。

(4)缺点:不可能达到解剖复位,卧床时间相对较长。

2.手术治疗

少数骨折后腰背部疼痛严重,长时间不能缓解或老年患者不能耐受伤后疼痛和长期卧床者,可采用手术治疗行椎体成形或后凸成形术。

(1)优点:缓解疼痛快,卧床时间短。

(2)缺点:手术有风险,费用开支大。

(五)康复指导

患者伤后 1～2 周疼痛症状基本消失,此时即应积极行腰背肌功能锻炼。具体做法是:开始时采用俯卧位抬高上半躯体和双下肢(燕子背飞)的方法;腰部力量有所恢复后采用双肩(力量较强者头顶)顶住垫在床头板的枕头上,双手扶床,膝关节屈曲,双足着床,挺腹,将躯干中部上举,以获脊柱过伸,使压缩的椎体前部在前纵韧带、椎间盘组织的牵拉下复位,每天 3 次,每次 5～10 下,开始次数和高度要求不过于勉强,循序渐进,并定期摄片,观察骨折复位情况。一般 1 周后,多能获得满意的复位结果。练习间歇期间应坚持腰背部垫枕,维持脊柱过伸位。3 个月后,可下地练习行走。过早下地活动的做法极易造成患者畸形加重并导致远期顽固性腰背疼痛。

(六)预后

单纯胸腰椎椎体压缩骨折无脊髓、神经损伤,且属稳定性骨折,预后较好;但少数患者,特别是老年性骨质疏松症患者,可能遗留后凸畸形及晚期顽固性腰背痛。

(七)研究进展

多年来,胸腰椎椎体单纯压缩骨折的治疗一直主张非手术治疗、卧床为主,但随着人们生活水平的提高,生活质量的要求亦随之提高;近年来,压缩骨折后顽固性腰背痛的报道较多,过去较容易忽略的问题摆上了脊柱外科医师的工作日程,传统手术治疗因其较大创伤难以取得理想的疗效/代价比,微创脊柱外科技术的发展使单纯压缩骨折后期腰背痛的解决成为可能,经皮椎体成形强化、经皮椎体后凸成形等技术较好地解决了晚期后凸畸形和顽固性腰背痛的问题,使早期能够下床活动、防止肺部并发症的出现成为现实。

四、椎体爆裂骨折

椎体爆裂骨折是一类较严重的胸腰椎骨折,因骨折块占据椎管容积,腰以上节段损伤时,通常易出现完全性或不完全性截瘫,腰以下则多数无神经症状,部分出现不同程度的马尾和神经根损伤。

(一)发生机制

多为垂直压缩暴力致伤,病理改变表现为除前柱骨折外,中柱亦遭受破坏,椎体碎裂,向前后、左右移位,向后方椎管内移位的骨块造成脊髓或神经的损害。

(二)临床表现

损伤部位疼痛剧烈,就诊超过24小时者伤区明显肿胀。体查见棘突周围皮下大面积淤血、肿胀,棘突后凸畸形,伤区触痛剧烈。损伤平面以下感觉、运动和括约肌功能不同程度发生障碍。

(三)诊断要点

有严重外伤史及伤后腰背部疼痛、肿胀伴有损伤平面以下感觉、运动和括约肌功能障碍者应考虑胸腰椎爆裂骨折的可能。

1.正位 X 线片

正位 X 线片显示伤椎椎体高度降低,椎体横径增宽,椎板骨折,弓根间距增宽,椎体正常的解剖征象破坏。侧位片见椎体高度降低,以前方压缩尤为明显,伤椎上方之椎体向前下滑脱,椎间隙变窄,伤椎椎体后方向椎管突入,尤以后上方最剧,并常见有骨折块进入椎管内。可能有棘突骨折或关节突骨折,少数患者关节突骨折累及椎弓根。

2.CT 片

CT 片可清晰显示椎体爆裂,骨折块向四周散开,椎体的后缘骨折块向后移位,进入椎管。骨块向后移位严重的一侧,患者神经损伤症状亦重于对侧,如骨块完全占据椎管空间,脊髓神经多为完全性损伤;CT 扫描时应考虑手术治疗的需要,扫描范围应包括上位和下位椎体、椎弓根,以确定是否适合后路短节段内固定物的置入。

3.MRI 图像

MRI 图像显示脊髓正常结构破坏,损伤区上下明显水肿,对判断预后有指导性意义。

(四)治疗选择

根据胸腰椎爆裂骨折的病理机制:脊柱的前、中柱均受累,稳定性破坏;中柱的骨折碎块对脊髓造成直接损伤而导致完全性或不完全性截瘫。治疗目的应是重建脊柱稳定性,去除脊髓压迫,防止进一步及迟发性损伤,为脊髓损伤的康复和患者早期功能锻炼创造条件。治疗方法首选手术治疗,不能因完全性截瘫无恢复可能而放弃手术。

手术方法可以根据患者的情况、医院的条件和术者的经验,分别采用后路经椎弓根减压、椎弓根螺钉系统短节段固定和前路减压内固定。不论取何种方法均应同时植骨行脊柱融合,以获远期稳定。

1.后路经椎弓根减压、椎弓根螺钉系统内固定

常规后正中显露,显露伤椎横突,于上关节突、椎板、横突连接处行横突截骨。咬除椎弓后侧骨皮质,以椎弓根探子探清椎弓根走向,辨清外侧皮质后咬除,仅保留椎弓根内侧及下方皮质,术中尽量保留上关节突,经扩大椎弓根入口进入椎体,以各种角度刮匙行环形刮除椎体碎骨块及上下间隙椎间盘,自椎体后侧采用特殊的冲击器将椎管内碎骨块挤入椎体,减压完成,行椎弓根螺钉固定,并取松质骨泥行椎间隙植骨,融合的范围应包括上、下正常椎的椎板、小关节和横突。

(1)缺点:受减压通道的限制,减压操作较复杂,尤其是上下两个椎间盘的减压更难完成;植骨面的准备也不如前路充分,因此椎体间植骨的效果不如前路直接减压。

(2)优点:手术创伤小,时间短,尤适用于多处严重创伤的病例,能同样达到前方直接减压的目的。

2.前路减压植骨、内固定术

(1)适应证:胸腰椎骨折或骨折脱位不全瘫痪,影像学检查(CT、MRI、造影)证实硬膜前方有压迫存在,就骨折类型来说,最适用于爆裂骨折。陈旧性胸腰椎骨折,后路减压术后,仍残留明显

的神经功能障碍且有压迫存在者。胸腰段骨折全瘫者可酌情采用。

（2）禁忌证：①连续 2 个椎体骨折。②心肺情况差或伴有严重合并不能耐受手术打击者。③陈旧性骨折脱位成角畸形严重者；胸椎骨折完全性截瘫且 Mm 证实脊髓横贯伤损伤者。④手术区大血管有严重损伤者。

（3）手术要点。①全麻：患者侧卧位，手术区对准手术台腰桥，两侧垫枕，通常从左侧进入。②手术步骤：经胸腹膜后途径切除第 10 或 11 肋，自膈肌止点 1 cm 处，弧形切开膈肌和内侧的弓状韧带，到达伤椎椎体，结扎上下椎体之节段血管，推开腰大肌，可见白色隆起的椎间盘，压之有柔韧感，与之相对应的椎体则稍向下凹陷，触之坚硬。仔细辨认病椎、椎弓根和椎间隙，勿损伤走行于椎间隙的神经根和根动静脉。在椎体后缘椎弓根和椎间隙前部，纵行切开骨膜，骨膜下电刀切剥，将椎体骨膜以及其前部的椎前组织一并向前方推开。在椎体切骨之前宜先切除病椎上、下位的椎间盘，用锐刀顺纤维环的上下缘切开手术侧显露的椎间盘，以尖头咬骨钳切除手术侧纤维环及髓核组织，显露病椎的上下壁。以小骨刀切除大部分病椎，超薄枪钳将椎弓根及病椎后侧皮质、碎骨块一一咬除，减压完成后，用锐利骨刀切除病椎上、下及其相对应椎间盘的终板软骨，以利植骨融合。放下腰桥，必要时人工牵引以保证无侧凸畸形，用撑开器撑开椎体的前部以纠正后凸畸形，撑开器着力点位于椎体前半，不可使撑开器发生弹跳，避免误伤周围重要解剖结构。后凸畸形纠正满意后，在撑开情况下确定植骨块的长度及钢板（棒）长度，以不影响上下位椎间关节的活动为准，取自体三面皮质骨髂骨块植骨，松开撑开器，拧入椎体钉，安放动力加压钢板或棒，如 Kanaeda 器械。冲洗伤口后常规鼓肺检查有无胸膜破裂，再次检查植骨块位置，并在植骨块前方和侧方补充植入松质骨碎块、壁胸膜，牵回腰大肌。放置负压引流，伤口缝合如切开膈肌，应将膈肌原位缝合。术毕严格观察患者呼吸和口唇颜色，并连续监测血氧饱和度。必要时，患者未出手术室前即行胸腔闭式引流术，以防不测。术后卧床时间根据脊柱损伤程度而定，一般 2～3 个月，并定期拍 X 线片，观察植骨融合情况。

（4）优点：直视下前路椎管减压，操作相对容易；前路内固定更符合植骨的生物力学要求，融合率较高。

（5）缺点：手术创伤较大，伴多处严重创伤者，特别是严重胸腔脏器损伤患者难以耐受手术。

（五）康复指导

胸腰椎椎体爆裂骨折多伴有完全性或不完全性截瘫，康复治疗不应局限于手术恢复后，早期的主动功能锻炼及水疗、高压氧治疗、药物治疗及针灸均占据重要地位。鼓励咳嗽排痰，勤翻身防褥疮。

（六）预后

无论前路手术还是后路手术，减压、植骨融合的效果都是可以肯定的，脊柱的稳定性不难重建；预后与原发脊髓损伤的程度及继发病理改变的程度密切相关。通常不完全性脊髓损伤的恢复较好，完全性脊髓损伤较难恢复，圆锥部位的损伤引起的大小便失禁较难恢复。

（七）研究进展

胸腰椎爆裂骨折的诊断不难，治疗方法较统一，大多数学者一致认为首选手术治疗，但在术式的选择上争议较多。后路椎弓根螺钉系统的出现解决了脊柱三柱稳定性重建的问题，术后短期稳定性由坚强内固定提供，虽然通过后路椎弓根途径行椎体减压已不再是问题，但后路内固定的植骨融合效果不确切。吕国华等认为前路内固定更能满足椎间融合的生物力学要求，传统的侧前方减压植骨内固定创伤较大，采用胸腔镜或腹腔镜下辅助或不辅助小切口技术行侧前方减压、植骨、内固定取得良好疗效,且创伤较小。谭军等认为使用后路椎弓根螺钉系统仅仅能撑开爆裂骨折椎体的周围皮质骨,椎体中央塌陷的松质骨不可能复位,残留的骨缺损将由纤维组织替代,在生物力学性能上无法满足要求,他们主张在后路椎弓根螺钉撑开复位的基础上,后路病椎经椎弓根减压,运用自固化磷酸三钙骨水泥行伤椎加强。迟永龙等则采用后路微创技术行经皮椎弓根螺钉系统内固定,利用后路撑开技术使椎体高度在韧带张力作用下恢复,病椎以磷酸钙骨水泥加强;或采用经椎弓根椎体环形减压、椎体加强以重建脊柱稳定性。

总之,胸腰椎爆裂骨折的治疗进展相当快,从脊柱三柱理论的创立、椎弓根螺钉系统的发明到微创技术的具体应用,国内外学者做出了不懈的努力,使得手术过程逐渐向微创、快速化发展,术后疗效更理想。

五、胸腰椎骨折脱位

(一)发生机制

胸腰椎骨折脱位见于严重平移暴力致伤,多合并脊髓完全性损伤,脊柱严重不稳,术后脊髓功能恢复较差。

(二)临床表现

损伤部位疼痛剧烈,就诊超过 24 小时者伤区明显肿胀。体查见棘突周围皮下大面积淤血、肿胀,棘突排列有阶梯感,伤区触痛剧烈。损伤平面以下感觉、运动和括约肌功能不同程度发生障碍,部分患者合并椎前或腹膜后血肿,刺激胸膜或腹膜,引起呼吸困难或腹胀腹痛等症状。

(三)诊断要点

根据患者的临床症状、体征及影像学检查可确诊。X 线检查正侧位片可发现脱位椎体向左右或前后移位,正常脊柱序列严重破坏,伴有小关节、椎板或棘突骨折,有时可见椎体向前严重脱位而后部附件留在原位,伤椎的椎弓部可见很宽的裂隙。脱位超过Ⅱ度者,损伤平面的韧带复合结构均遭完全性破坏。MRI 可见脊髓连续性中断,部分脊髓或马尾神经嵌于椎板间隙间加权显示的高信号狭窄区为脊髓损伤水肿、出血所致。

(四)治疗选择

1.非手术治疗

脊柱稳定性完全破坏,非手术治疗很难重建稳定,不利于康复及损伤并发症的预防。伤后卧硬板床,腰下垫软枕复位或在伤后 4～8 小时行手法复位以利术中在正常的解剖序列下操作,前后移位虽可通过手术器械复位,左右移位术中复位较难,应在术前解决。

2.手术治疗

手术应尽早施行,如拖延时间过长,损伤区血肿机化、粘连形成,复位有一定困难,如反复应用暴力,有误伤血管的可能性。通常采用椎弓根螺钉系统复位内固定术:手术采用全麻,先取大块髂骨条,留作植骨。常规显露并行椎板减压,显露椎板过程中需防损伤暴露于椎板后方的散乱马尾神经,如发现硬膜有破裂应当缝合,不能缝合者,用蒂的骶棘肌瓣覆盖,术中清除椎管内的血肿和骨折块及卷入的韧带组织,切开硬膜,探查脊髓。准确置入椎弓根螺钉,不可完全依靠 RF 或 AF 器械固定,必须依靠体位、重力和手术组医师手法协助才能完全复位。复位时,将手术床头端升高30°～40°,助手根据脱位的方向,用狮牙钳夹持脱位平面上、下椎节棘突,施加外力,协助术者纠正脱位、恢复脊柱的正常排列。将切取的大块髂骨条修整,分别植于两侧椎板关节和横突间。

(1)优点:能及时加强脊柱的稳定性,解除对脊髓的压迫,有利于神经的恢复。

(2)缺点:手术有风险,技术要求较高,费用开支较大。

(五)康复指导

术后早期活动,2 小时翻身 1 次,防止并发症,1 周后半坐位,鼓励咳嗽排痰,同时加强四肢功能锻炼,尽早使用轮椅。

(六)预后

胸腰椎骨折脱位多伴有严重脊髓损伤,MRI 显示脊髓完全横断的病例,即使经过早期手术减压、固定,神经症状基本无恢复,手术内固定后,患者生活质量得到保证,早期可借助轮椅或功能康复器参加一般活动;长期卧床患者,因多种并发症的影响预后不佳。脊髓圆锥部位的损伤,最难恢复的是括约肌功能,马尾神经损伤多引起下肢的不完全性感觉、运动障碍。

(七)研究进展

胸腰椎骨折脱位是一种较严重的损伤,治疗的难度高,单纯后路短节段椎弓根螺钉系统复位内固定往往难以达到重建脊柱稳定性的目的,传统的方法是借助手法或体位复位使用椎弓根螺钉短节段固定,早期重建脊柱稳定性不成问题,但后期矫正度丢失、迟发性脊髓损伤的不良后果屡有报道。丘勇等使用后路钉钩系统联合复位内固定,取得较好的早期和远期疗效,解决了短节段固定脊柱骨折脱位力学强度不足的问题。与胸腰椎单纯骨折不同的是本类型损伤脊柱三柱均严重损伤,无论内固定的强度多高,远期疲劳无法避免,因此,植骨融合显得尤为重要,远期骨性融合是骨折节段稳定的根本保障。融合的方法包括后外侧横突、关节突、椎板间融合,融合的材料以自体颗粒状或火柴棒式松质骨最好,也可采用大块 H 形单面皮质骨材料。

(秦　军)

第四节　骶尾椎损伤

一、骶尾椎损伤机制及特征

骶骨骨折常与骨盆骨折伴发,单纯骶骨骨折很少见。骨盆骨折患者中骶骨骨折的发病率约为 35%。正常情况下骶骨抗压缩应力很强,而抗剪力和张力较弱;而在骨盆环完整时,除了直接暴力外骶骨只能受到压缩应力作用,所以骶骨骨折常伴发于骨盆骨折。骶骨骨折常常是单侧下肢或者单侧躯体的暴力沿髂骨间接作用于骶骨所致,最常见的应力是张力和剪力。

旋转力:伴发耻骨联合分离或者耻坐骨支骨折的严重暴力。作用于下肢的强大的过伸张力导致髂骨沿骶髂关节的水平轴旋转,如果骶髂关节不旋转(骶髂关节抗这种应力的能力很强),就会发生经 $S_{1\sim2}$ 的骶孔骨折。骨折后髂后上棘上移而髂骨不上移。反方向的髂骨旋转可见耻骨联合端上移,这种损伤相对少见。

杠杆作用:一旦骨盆环的前方被破坏,骨盆的两个半环产生明显分离,常见于碾压伤或者下肢极度外展。骶髂关节张开到极限,就会产生经骶骨翼的骨折;骨折常常介于第 1、2 骶孔水平之间。其机制类似于完全张开的合页将固定螺钉拔出。反方向的损伤导致耻骨联合端相互重叠,相对少见。

剪切力:坐位时暴力作用于膝部,使半侧骨盆直接向后移位。这种暴力更容易导致髋关节后脱位;但是如果受伤时髋关节轻度外展,就可能导致半侧骨盆向后向上移位,导致骶椎侧块承受剪切力而骨折。

具体到某一例患者各种应力结合到一起并占不同的比例,因此不可能精确地分析某种应力的作用。例如在坠落伤时,身体的重力和下肢、骨盆传导地面的抵抗力共同作用于骶骨水平,使骨盆沿水平轴旋转同时骶骨则受到来自身体重力的作用而产生垂直向尾侧移位的倾向,从而导致骶骨的横行骨折。

二、骶尾椎损伤诊断

(一)骶尾损伤的分类

目前尚无统一的骶骨骨折分类方法。骶骨骨折分类总体而言可以分为三种。

第一种分类方法是将骶骨骨折作为骨盆环损伤的一部分。Letournel、Tile 等将骨盆骨折按照损伤机制和骨盆的稳定程度分为 3 种类型,在此基础上发展成为 AO-ASIF 分类。①A 型骨折:单纯髂骨骨折或骶尾骨骨折,由于骨盆后弓仍保持完整,骨盆稳定性不受影响。②B 型骨折:由旋转暴力而致伤,骨盆环的完整性受到不完全破坏,骨折表现为旋转不稳。B1 型为单侧"翻书样"(open book)外旋损伤;B2 型为侧方挤压性内旋损伤,骶骨前方受到撞击而发生压缩骨折,同时合并对侧或双侧的耻骨支骨折;B3 型则损伤更为严重,表现为双侧的翻书损伤或内旋损伤。③C 型骨折:为一侧或双侧骨盆环的完全性断裂,不仅表现为旋转不稳,而且存在后方及垂直不稳。此时骶骨骨折已不应被作为孤立性损伤来对待,而是应将其作为不稳定性骨盆骨折的一部分来处理。

第二种骶骨骨折分类方法针对累及腰骶交界的骨折,这类骨折非常不容易诊断。腰骶韧带非常坚强,除非有骨质疏松,这个节段的损伤通常只发生于高能量外伤。Isler 根据主要骨折线相对于 $L_5 \sim S_1$ 椎小关节的位置,以及腰骶交界稳定性将这种损伤分为三型(图 6-21)。Ⅰ 型,$L_5 \sim S_1$ 椎小关节外侧的经骶骨翼的骨折,这种骨折不影响腰骶的稳定性,但是可能影响骨盆环稳定性;Ⅱ 型,经 $L_5 \sim S_1$ 椎小关节的骨折,这种骨折可能会影响腰骶稳定性及骨盆的稳定性,可伴有不同程度移位和神经损伤;Ⅲ 型:累及椎管的骨折,这类骨折都不稳定,如果是双侧骨折则可以导致腰骨盆分离,需要予以固定。

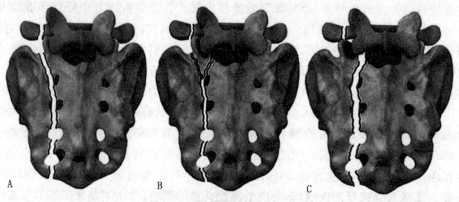

图 6-21　骶骨骨折的 Isler 分型

最后一种骶骨骨折分型强调骶骨的内在特征。根据 Denis 分区对骶骨骨折进行分类,即区(骶孔外侧)骨折、2 区(累及骶孔但未累及骶管)骨折和 3 区(累及骶管)骨折。

Roy-Camille、Strange-Vognsen 和 Lebch 将 Denis Ⅲ 区的横行骨折进一步进行分类（图 6-22）。Ⅰ 型损伤最轻，表现为后凸畸形而没有移位或者轻度移位；Ⅱ 型骨折表现为后凸畸形，骶骨不完全向前脱位；Ⅲ 型表现为骶骨完全脱位；Ⅳ 型骨折包含的范围比较大，包括伴有 S_1 椎体粉碎性骨折的全部上述 3 个类型的骨折，这种类型的骶骨骨折非常少见。Roy-Camille 的骨折分型仅考虑到发生于 $S_{1\sim2}$ 的横行骨折；但是在少数情况下，横行骨折也可以发生于 S_3 以下。根据横行骨折发生的位置，又将发生于 $S_{1\sim2}$ 的骨折称为高位骶骨骨折，发生于 S_3 以下的骨折称为低位骶骨骨折。

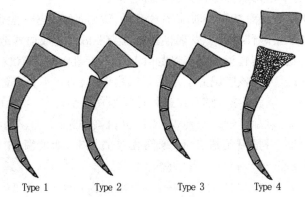

Type 1　　Type 2　　Type 3　　Type 4

图 6-22　骶骨骨折的 Ryo-Camille 分型

而 Gibbons 等则将 Denis Ⅲ 型骨折又分为两型：纵行和横行骨折。纵行常伴有严重的骨盆损伤；横行常见于高处坠落伤和交通伤，常伴有严重的神经损伤，又称为跳跃者骨折，或自杀者骨折。当横行骨折同时伴有纵行骨折时，根据骨折线的形状，可以将骶骨骨折分成 H、U、L 及 T 型骨折（图 6-23）。

此外，根据骶骨骨折的原因不同还可分为暴力性骨折和骶骨不全骨折（SIF）。骶骨不全骨折是指非肿瘤因素引起的骶骨强度下降而发生的应力性骨折，好发于 60 岁以上的女性。

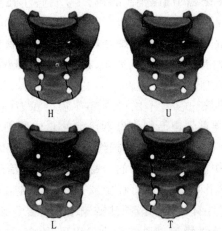

H　　U

L　　T

图 6-23　按骨折线形状对骶骨骨折进行分型

（二）物理检查

据报道，有 24%～70% 的骶骨骨折患者在首诊时被漏诊。骶骨骨折的延误诊断可能会对患者的预后产生不良影响。骶骨骨折的患者常常有多发损伤。对于高能量钝性损伤的患者必须进行全面的物理检查;尤其是对于有骨盆周围疼痛的患者更应该高度警惕骶骨损伤,应全面检查骨盆环的稳定性。

除了检查患者的运动和感觉功能以及下肢的反射,神经系统检查还应当包括肛门指诊,并记录肛门括约肌的自发收缩和最大主动收缩的力量,肛周 $S_{2\sim5}$ 支配区轻触觉和针刺觉的情况,以及肛周刺激收缩反射、球海绵体反射和提睾反射的情况。女性患者怀疑有骶骨骨折时应当考虑进行阴道检查。除了支配膀胱和直肠的神经受损外,外伤和骨折移位也可能会损伤支配生殖系统功能的神经。必要时需要请泌尿外科及妇科医师会诊。

骶骨骨折,尤其是伴有神经系统损伤时需要对双侧下肢的血供进行检查。除了评估远端的动脉搏动情况外,还应当测量踝臂指数。发现异常时应当考虑行下肢血管造影。

骨盆周围有软组织损伤时应当考虑到有骶骨骨折的可能性。如果有皮下积液,提示腰骶筋膜脱套伤,应当特别重视;因为经该区域的手术感染风险很高、切口不易愈合。

骶骨骨折的患者常常伴发胸腰椎骨折,在进行神经损伤评估时,应当全面地检查分析。

(三)影像学检查

常规的骨盆 X 线正侧位片表现为骶孔线、椎间盘线的异常,如模糊、中断、消失、结构紊乱、硬化、左右不对称等征象。

1.脊髓造影检查

脊髓造影解决了脊神经根不能显影的困难,同时理想的脊髓造影片也可对 S_1、S_2 以上脊神经根袖内的部分神经显影,而对于 S_2 以下骶神经根、硬脊膜外神经根、骶丛神经、坐骨神经均不能显影。

2.CT 检查

CT 检查能很好地显示骨结构,确定骨折部位,显示椎管形态及椎管内有无骨折块。

3.MRI 检查

MRI 较其他影像技术对神经、软组织有良好的显像,采用先进的 MRI 技术,使用适当的表面线圈和脉冲序列能够获得较清楚的周围神经影像。

4.放射性核素扫描(^{99m}Tc)

诊断骶骨不全骨折(SIF)的敏感性很高,表现为单侧或双侧骶骨翼上位于骶髂关节与骶孔之间核素异常浓聚。不过此种检查特异性差,炎症、肿瘤也可有浓聚征。

三、骶尾椎损伤的治疗

处理骶骨骨折患者时,必须首先遵循创伤患者诊治的总体原则。骶骨骨折时常伴有骨盆环的破坏、神经根损伤、马尾神经损伤以及脊柱的损伤,它们之间相互影响。总体而言,应当根据骨盆环和腰骶的稳定性、神经损伤情况以及患者的全身状况来制订治疗方案。

骶骨骨折应当初步分为以下四类:①伴有稳定或不稳定性骨盆环损伤。②伴有腰骶椎小关节损伤。③伴有腰骶分离。④伴有神经损伤及马尾神经或脊髓压迫。

(一)伴有骨盆环损伤的骶骨骨折

必须对骨盆环的稳定性进行评估。当存在明显的骨盆环不稳定时,需要对骨盆环进行初步的复位和固定;方法包括骨牵引、外固定架、骨盆固定带、骨盆钳等。这些方法都可以达到复位骨折、减少出血的目的。如果患者的血流动力学不稳定,可以考虑进一步行血管造影栓塞。

对于骨盆环稳定的患者,并且无神经损伤、软组织损伤也较轻,保守治疗效果比较好。具体方法:对于无移位的稳定骨折采用卧床休息,早期不负重下床活动;对于移位的骶骨骨折可手法复位后行骨牵引,牵引复位时需要准确地设计好牵引的方向和力量。牵引重量一般为患者自身体重的 1/5～1/4,牵引时间应在伤后 24 小时内完成且不少于 8 周。

(二)伴有腰骶椎小关节损伤的骶骨骨折

Isler 第一个提出了腰骶交界损伤与不稳定性骶骨骨折的关系。他提出骨折线经过 S_1 上关节突或者位于 S_1 上关节突内侧的垂直型骶骨骨折会影响腰骶交界的稳定性。他还发现腰骶交界损伤与半骨盆脱位有关。这种类型的损伤见于 38% 的垂直不稳定型骶骨骨折和 3.5% 的旋转不稳定型骶骨骨折。

但是 Isler 可能低估了伴有腰骶椎小关节损伤的骶骨骨折的发病率,因为限于那个时代的影像学检查条件,很多病例可能漏诊了。对于经骶孔的尤其是伴有移位的骶骨骨折,应当考虑腰骶交界损伤的可能,应当行进一步检查。一旦确诊,应进行手术固定。

(三)腰骶脱位的骶骨骨折

腰骶脱位,也称为创伤性腰骶前脱位,非常少见。临床表现为腰椎滑脱至骶骨前方,可能伴有双侧 L_5～S_1 椎小关节脱位、同侧的椎小关节骨折,或者经骶骨椎体的骨折。可能有多种受伤机制,都属于高能量损伤。

腰骶脱位非常少见、表现通常不典型,而且患者的病情通常都非常重,所以腰骶脱位在首诊时常漏诊。脊柱骨盆分离(也称为 U 型骶骨骨折)的损伤与此类似,治疗相当困难。它们的共同特征是骶骨与腰椎及骨盆分离,都是高能量损伤所致,患者存活的概率很小。这种损伤高度不稳定。

固定方法包括骶髂螺钉、接骨板螺钉及腰椎-骨盆桥接固定等。因为发病率很低,虽然各种方法都有一定的临床应用效果的报道,但是各种固定方法的优缺点及临床适应证目前还无法准确评价。

(四)伴有神经损伤和压迫的骶骨骨折

神经损伤的情况对治疗方法的选择也有指导作用。马尾神经完全横断的患者减压固定手术的重要性比马尾神经不完全断裂患者就差一些。

骶骨骨折手术治疗指征是:有神经损伤的表现同时存在神经压迫的客观证据,伴有软组织裂伤以及广泛的腰骶结构损伤。对于多发伤患者固定骶骨骨折后早期活动,可作为相对手术指征,有利于患者康复。手术的目的是稳定骨折、恢复腰骶对线、改善神经状态、充分的软组织覆盖以及改善全身状况。

(五)减压

骶骨骨折时神经损伤的程度不同;轻者可为单一神经根病变,重者可能马尾神经完全横断。横行骶骨骨折时马尾神经完全断裂的发生率是 35%。根据骶骨骨折的移位和成角情况,骶神经根可能会受压、挫伤或者受牵拉。因此可以通过骨折复位间接减压,也可以通过椎板切除或骶孔扩大来直接减压。对于马尾神经横断或者骶神经根撕脱的患者,单纯减压是没有意义的。

减压手术没有绝对的适应证,术后的结果也无法预测。然而在伴有神经损伤的骶骨骨折患者,骨折愈合后神经周围纤维化、骶管及骶孔内瘢痕的形成会令骶神经根减压更加困难。因此,神经减压最好在受伤后的 24～72 小时内完成。对于伴有足下垂的患者行保守治疗或者延期手术,75% 的患者预后差。尽管 L_5 神经根在骶骨水平位于椎管外,但是骶骨翼的骨折块向上向后

移位可能会导致 L_5 神经根受牵拉、压迫甚至卡压于骨折块与 L_5 横突之间,需要手术减压。

(六)固定

骨折的手术固定通常是与减压同时进行的,因为减压本身就可能会加重不稳定。固定手术指征包括伴有骨盆环或腰骶不稳定以及软组织裂伤的骶骨骨折。固定方法包括前方骨盆固定、骶髂螺钉、骶骨直接固定以及腰骨盆固定等。建议对大多数骶骨骨折患者采用骶髂螺钉固定。

对于需要手术固定的骶骨骨折,应当首先考虑到恢复骨盆前环的稳定性。利用接骨板、外固定架等固定骨盆前环,可以增加骨盆后方结构(包括骶骨)的稳定性。在俯卧位行后路手术时,前方固定还可以起到保护骨盆的作用。但是对伴有垂直不稳定骨盆骨折的骶骨骨折,单独固定骨盆前环并不能为骶骨骨折提供足够的稳定性,还应当手术固定骶骨骨折。

骶骨固定方法的选择不单纯取决于骨折的移位程度和生物力学需要,还应当考虑到局部软组织条件。理想的固定系统应当能够提供足够的生物力学稳定性,同时对软组织刺激小、软组织并发症(如伤口裂开、感染等)少。大多数骶骨骨折都可以用骶髂螺钉固定。

1.骶髂螺钉

最初设计用于骶髂关节损伤的骶髂螺钉在治疗垂直型骨盆后方损伤及骶骨骨折时非常有用,在 U 型骶骨骨折的治疗中也取得了很好的疗效,但是很少用于横行骶骨骨折。患者仰卧位或俯卧位,可以在透视条件下经皮植入螺钉。螺钉的植入高度依赖于透视成像。这种技术的安全性已经得到广泛验证。相对常见的并发症包括骨折复位的丢失和骨折复位不良,神经损伤或肠道结构损伤非常少见。考虑到骶孔可能会受损,应当避免加压。骶骨翼及骶骨斜坡的解剖存在变异,这种解剖变异可能会导致植入螺钉过程中的神经损伤。此外,经皮骶髂螺钉固定不适用于腰骶严重解剖异常以及无法闭合复位的患者。

2.骶骨棒

后路骶骨棒固定手术简单、安全、创伤小。缺点是:①过度加压可能致骶骨压缩骨折加重,损伤骶神经。②双侧骶髂关节脱位或骨折不适用。③髂后上棘损伤也不适用。骶骨棒适用于Denis Ⅰ型骨折,如用于 Denis Ⅱ型、Denis Ⅲ型骨折,骶骨棒的横向加压作用可能引起或加重骶神经损伤。骶骨棒加外支架治疗也可用于治疗 Tile C 型骨折,能够达到很好的复位固定,也可将骶骨棒穿过髂骨、骶骨,然后穿过对侧髂骨固定,用于双侧骶髂关节脱位或骨折、中度分离骨折,甚至产后骨盆带不稳定者。由骶骨棒和 CD 棒组合而成的 π 棒也可用于治疗骶骨骨折,由于有 CD 棒的纵向支撑对抗骶骨的垂直移位,骶骨棒无须加压过紧,对于Ⅱ、Ⅲ型骨折可使用在髂后棘内侧的螺帽防止过度加压,从而避免损伤骶神经。由于骶骨的复杂化和个体变化大,骶骨棒固定方法操作复杂、难度大、技术要求高,术前应仔细设计骶骨棒的通道。

3.三角接骨术

三角接骨术即联合应用椎弓根螺钉系统和骶骨横行固定系统(骶髂螺钉或骶骨接骨板),适用于治疗垂直剪力引起的骶骨骨折,提供了多平面的稳定,术后即可下床,疗效良好。对于垂直不稳定骶骨骨折治疗,三角固定接骨较单独应用骶髂螺钉固定更稳定。三角固定为静力固定,虽然固定牢靠,但可能产生应力遮挡效应而影响骨愈合,且手术创伤大。

4.接骨板

后路或前路接骨板固定骨盆前环骨折合并骶髂关节骨折,可采用后侧小块接骨板局部固定骶髂关节骨折,单纯后侧接骨板固定的抗分离及抗旋转能力与单枚骶髂螺钉固定相近,但比 2 枚骶髂螺钉固定差。也可采用 2 块 3～4 孔重建接骨板前路固定,前路接骨板固定可解剖复位,提

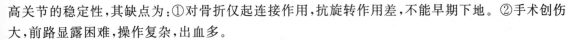

高关节的稳定性,其缺点为:①对骨折仅起连接作用,抗旋转作用差,不能早期下地。②手术创伤大,前路显露困难,操作复杂,出血多。

5.锁定加压接骨板

随着内固定器材的发展,锁定加压接骨板的出现,微创技术的要求及骨质疏松症患者的增多,近来出现了引入内支架治疗骶骨骨折的理念,将 LCP 用于骶骨骨折治疗。LCP 可用于骨质疏松症患者或骨质薄的患者(Denis Ⅱ型、Denis Ⅲ型骨折及粉碎性骨折)。LCP 固定创伤小,不足之处在于费用较高。

6.腰椎-骨盆桥接固定

在改良 Galveston 技术基础上发展而来的腰椎-骨盆固定技术包括 $L_3 \sim S_2$ 椎弓根螺钉、髂骨钉、骶髂钉、Jackson 棒、纵向的连接棒以及横联构成,适用于伴腰骶不稳定的骶骨骨折。通过腰椎-骨盆桥接提供腰骶及骶骨骨盆间的稳定性。患者可以不借助支具早期活动。手术过程中可以进行广泛的神经根减压,还可以与骶髂螺钉联合应用。对于腰骶交界部骨折以及 $L_5 \sim S_1$ 椎间盘突出的患者还可以行 $L_5 \sim S_1$ 的椎间融合。近年来,该方法得到不断改进,应用也越来越多,但是该技术对软组织条件要求高,内固定断裂、深部感染、切口愈合困难等并发症不容忽视。

(七)骶骨不全骨折的治疗

几乎所有学者都认为卧床休息是最好的治疗方法,可有效控制疼痛,一般 1 个月内疼痛缓解,6～12 个月内疼痛消失。同时应针对骨质疏松治疗。但也有学者主张早期下床活动,因为骶骨不全骨折属于稳定性骨折,不需手术,且患者多为老年人,卧床休息时间过长将导致肌肉、心脏、呼吸、消化、泌尿生殖、血管、内分泌等系统的并发症,严重影响 SIF 患者的治疗效果和生活质量,某些并发症甚至会导致患者死亡。在控制疼痛、严密监控的情况下,让患者借助支撑物早期下床活动将会有效减少上述并发症,并可减少患者的住院时间和费用。近年来兴起的骶骨成形术为 SIF 的治疗提供了新的选择;这项技术可以达到即刻缓解疼痛的目的,但是目前还没有随机对照的临床研究和长期临床应用结果的报道。

(八)尾骨骨折的治疗

1.非手术疗法

非手术疗法包括急性期和慢性期的治疗。

(1)急性期:卧床休息 3～5 天后逐渐下床活动,坐位时垫以充气物或海绵垫。对有骨折移位者,在局部麻醉下通过肛门指诊行手法复位(采取上下滑动、加压,以使远折端还纳原位),3 天后再重复 1 次。由于肛周肛提肌的牵拉作用,常难以获得理想复位。

(2)慢性期:可行理疗、坐浴等疗法,并注意局部勿多受压。病重者,可行骶管封闭疗法,每周 1 次,3～4 次为 1 个疗程。对症状顽固者,可酌情行尾骨切除术。

2.手术疗法

手术疗法主要为尾骨切除术。

手术病例选择:主要是尾骨损伤后长期疼痛且无法缓解的病例。其具体原因不明确,可能是由于瘢痕组织压迫尾神经所致。

(秦　军)

第五节 脊 髓 损 伤

一、脊髓损伤的定义与分类

(一)定义

脊髓损伤(spinal cord injury,SCI)是指由于外界直接或间接因素导致脊髓损伤,在损害的相应节段出现各种运动、感觉和括约肌功能障碍,肌张力异常及病理反射等的相应改变。

脊髓损伤的程度和临床表现取决于原发性损伤的部位和性质。脊髓损伤是脊柱骨折的严重并发症,由于椎体的移位或碎骨片突出于椎管内,使脊髓或马尾神经产生不同程度的损伤。胸腰段损伤使下肢的感觉与运动产生障碍,称为截瘫,而颈段脊髓损伤后,双上肢也有神经功能障碍,为四肢瘫痪,简称"四瘫"。

(二)病理生理

脊髓损伤后病理过程分为 3 期。①急性期:伤后立即出现组织破裂、出血,数分钟即出现水肿,1~2 小时肿胀明显,出血主要在灰质,毛细管内皮肿胀,致伤段缺血、代谢产物蓄积,轴突变性、脱髓鞘。②中期:损伤中心区坏死碎片被巨噬细胞移除,胶质细胞和胶原纤维增生。③晚期:大约半年后,胶质细胞和纤维组织持续增生,取代正常神经组织,完全胶质化。

病理上按损伤的轻重可分为脊髓震荡、脊髓挫裂伤和出血、脊髓压迫、脊髓横断伤。

1.脊髓震荡

脊髓震荡与脑震荡相似,是最轻微的脊髓损伤。脊髓遭受强烈震荡后立即发生弛缓性瘫痪,损伤平面以下感觉、运动、反射及括约肌功能全部丧失。因在组织形态学上并无病理变化发生,只是暂时性功能抑制,在数分钟或数小时内即可完全恢复。

2.脊髓挫伤与出血

脊髓挫伤与出血为脊髓的实质性破坏,外观虽完整,但脊髓内部可有出血、水肿、神经细胞破坏和神经传导纤维束的中断。脊髓挫伤的程度有很大的差别,轻的为少量的水肿和点状出血,重者则有成片挫伤、出血,可有脊髓软化及瘢痕的形成,因此预后极不相同。

3.脊髓压迫

骨折移位,碎骨片与破碎的椎间盘挤入椎管内,可以直接压迫脊髓,而皱褶的黄韧带与急速形成的血肿亦可以压迫脊髓,使脊髓产生一系列脊髓损伤的病理变化。及时去除压迫物后,脊髓的功能可望部分或全部恢复;如果压迫时间过久,脊髓因血液循环障碍而发生软化、萎缩或瘢痕形成,则瘫痪难以恢复。

脊髓压迫可分为原发性脊髓损伤与继发性脊髓损伤。前者是指外力直接或间接作用于脊髓所造成的损伤,后者是指外力所造成的脊髓水肿、椎管内小血管出血形成血肿、压缩性骨折以及破碎的椎间盘组织等形成脊髓压迫所造成的脊髓的进一步损害。

(1)原发性脊髓损伤。①脊髓休克:当脊髓与高位中枢断离时,脊髓暂时丧失反射活动的能力而进入无反应状态的现象称为脊髓休克。临床上主要指脊髓损伤的急性期,表现为弛缓性瘫痪,出现肢体瘫痪、肌张力减低、腱反射消失、病理反射阴性,休克期一般持续 2~4 周,随后肌张

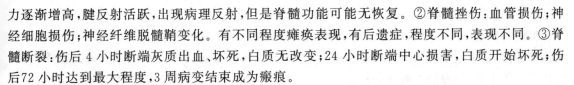

力逐渐增高,腱反射活跃,出现病理反射,但是脊髓功能可能无恢复。②脊髓挫伤:血管损伤;神经细胞损伤;神经纤维脱髓鞘变化。有不同程度瘫痪表现,有后遗症,程度不同,表现不同。③脊髓断裂:伤后 4 小时断端灰质出血、坏死,白质无改变;24 小时断端中心损害,白质开始坏死;伤后72 小时达到最大程度,3 周病变结束成为瘢痕。

(2)继发性脊髓损伤。①脊髓水肿:创伤性反应、缺氧、压迫均可造成脊髓组织水肿,伤后3～6 天最明显,持续 15 天。②脊髓受压:移位的椎体、骨片、破碎的椎间盘均可压迫脊髓组织,及时解除压迫后,脊髓功能有可能全部或大部恢复。③椎管内出血:血肿可压迫脊髓。

4.脊髓断裂(脊髓横断伤)

脊髓的连续性中断,可为完全性或不完全性。不完全性常伴有挫伤,又称挫裂伤。脊髓断裂后恢复无望,预后恶劣。

(三)病因分类

脊髓损伤是因各种致病因素(外伤、炎症、肿瘤等)引起的脊髓的横贯性损害,造成损害平面以下的脊髓神经功能(运动、感觉、括约肌及自主神经功能)的障碍。脊髓损伤可根据病理情况、致病因素及神经功能障碍情况进行分类。

1.外伤性脊髓损伤

外伤性脊髓损伤是因脊柱脊髓受到机械外力作用,包括直接或间接的外力作用造成脊髓结构与功能的损害。脊柱损伤造成了稳定性的破坏,而脊柱不稳定是造成脊髓损伤,特别是继发性损伤的主要原因。

(1)直接外力:刀刃刺伤脊髓或子弹、弹片直接贯穿脊髓,可造成开放性的脊髓损伤。石块或重物直接打击于腰背部,造成脊柱骨折而损伤脊髓。

(2)间接外力:交通事故、高处坠落及跳水意外时,外力多未直接作用于脊柱、脊髓,但间接外力可引起各种类型不同的脊柱骨折、脱位,导致脊髓损伤。间接外力作用是造成脊柱、脊髓损伤的主要原因。

2.非外伤性脊髓损伤

非外伤性脊髓损伤的发病率难以统计,有的学者估计与外伤性脊髓损伤近似。非外伤的脊髓损伤的病因很多,Burke 与 Murra 将非外伤性脊髓损伤的原因分为两类。

(1)发育性病因:发育性病因包括脊柱侧弯、脊椎裂、脊椎滑脱等。脊柱侧弯中主要是先天性脊柱侧弯,易引起脊髓损伤;而脊椎裂主要引起脊髓栓系综合征。

(2)获得性病因:获得性病因主要包括感染(脊柱结核、脊柱化脓性感染、横贯性脊髓炎等)、肿瘤(脊柱或脊髓的肿瘤)、脊柱退化性、代谢性、医源性等疾病。

(四)临床分类

1.完全性脊髓损伤

损伤后在病理上损伤平面的神经组织与上级神经中枢的联络完全中断。临床上表现为损伤的神经平面以下:①深、浅感觉完全丧失,包括鞍区感觉;②运动功能完全丧失;③深、浅反射消失;④大小便功能障碍,失禁或潴留。急性脊髓损伤的早期,常常出现脊髓休克,主要表现为肢体瘫痪、肌张力减低、腱反射消失、病理反射阴性。休克期长短各异,短则 2 周,长则可达 2 个月。休克期过后,损伤平面以下脊髓功能失去上运动神经元的抑制,表现出损伤平面以下肌张力增高、腱反射亢进、病理征阳性,即痉挛性瘫痪。但是患者仍然表现为全瘫,不能自主活动,感觉障碍,括约肌功能障碍。

2.不完全性脊髓损伤

损伤后损伤平面以下感觉与运动功能，或者括约肌功能不完全丧失。如损伤平面以下可以无运动功能，但是存有感觉，包括鞍区感觉，也可以保留部分肌肉的运动功能。而无感觉功能。包括以下4个类型：脊髓半侧损伤综合征（Brown-Sequard综合征）、中央型脊髓损伤、前侧型脊髓损伤、脊髓后部损伤。

（1）脊髓半侧损伤综合征：常见于颈椎或胸椎的横向脱位损伤，亦可见于锐器刺伤半侧脊髓，损伤了同侧的下行运动纤维（皮质脊髓束），也损伤了对侧传过来上行的感觉束（丘脑脊髓束）。临床表现为伤侧平面以下运动功能及深感觉障碍，对侧浅感觉和皮肤痛、温觉障碍。

（2）中央型脊髓损伤综合征：常见于颈椎后伸损伤和颈椎爆裂性骨折，脊髓受到前后方挤压，导致中央部位缺血（或出血）损伤，而周边相对保留。临床表现为运动感觉障碍，上肢瘫痪症状较下肢重，近端重于远端；圆锥部位神经功能大多保留，浅感觉多保留。

（3）前侧型脊髓损伤综合征：常见于颈椎爆裂骨折或者颈椎后伸损伤，损伤了脊髓前部，而脊髓后方未受到损伤。临床表现为损伤平面以下深感觉、位置觉保存，浅感觉和运动功能受到不同程度的损伤。

（4）脊髓后侧损伤：较少见，常见于椎板骨折向内塌陷压迫脊髓后部，而前侧脊髓未受到损伤，临床表现为脊髓深感觉障碍或者丧失，运动功能保留或轻度障碍。

3.无骨折脱位脊髓损伤

（1）颈椎无骨折脱位脊髓损伤：颈椎无骨折脱位脊髓损伤多见于中老年人，跌倒或者交通意外等导致头部碰撞，致头颈部过伸（或者过度屈曲）损伤。这类患者通常既往有颈椎病史或颈椎管狭窄的病理基础。临床多为不全性脊髓损伤的表现，严重时也可能出现完全性脊髓损伤。因为患者既往有颈椎病史，所以部分患者有肌张力增高、腱反射亢进、病理征阳性的上运动神经元损伤的表现。MRI能够显示狭窄的椎管和脊髓损伤的表现。儿童在车祸伤或者高处坠落伤时，颈椎过度屈曲和拉伸，也可能出现脊髓损伤，但是较少见。

（2）胸椎无骨折脱位的脊髓损伤：胸椎无骨折脱位的脊髓损伤主要发生于儿童和青壮年，多数因为严重的外伤、碾压伤和砸伤直接作用于胸腰部脊髓导致损伤，也可见于儿童的过度训练致伤。临床表现为损伤平面以下的脊髓功能障碍，多数为完全性脊髓功能障碍，可能与损伤时脊髓直接受损、脊髓血管缺血、脊髓内压力增高有关。

4.圆锥损伤

脊髓圆锥在第一腰椎平面水平，故腰第一腰椎体骨折脱位是圆锥损伤最常见的原因。损伤后出现鞍区、肛周、阴茎的感觉障碍，肛门括约肌和尿道括约肌功能障碍，球海绵体反射、肛门反射消失，患者出现大小便功能障碍。

5.马尾神经损伤

第二腰椎以下为马尾神经损伤，由于马尾神经相对耐受性好，而且是周围神经，故损伤的表现多数为损伤神经的支配区感觉、运动功能障碍或者大小便功能障碍。

二、脊髓损伤病理机制

目前普遍认为急性脊髓损伤包括原发和继发损伤两个阶段。既然原发性损伤已经发生，那么对于到医院治疗的患者。医师的目的就在于尽最大可能减少继发性损伤。

在原发损伤基础上发生的多种因素参与的序列性组织自毁性破坏的过程称为继发性损伤。

脊髓继发损伤是脊髓组织对创伤所产生的组织反应,组织反应可加重脊髓原发损伤。其程度取决于原发损伤的大小,一般不会超过原发损伤的程度。

(一)脊髓原发与继发损伤的定义

1.脊髓原发损伤

脊髓原发损伤指受伤瞬间外力或骨折脱位造成脊髓的损伤。根据损伤的程度,临床可见脊髓组织破碎或断裂,亦可见脊髓外形完整,但由于血管和组织细胞损伤,常导致出血、血管闭塞、循环障碍、组织细胞水肿等。

2.脊髓继发损伤

脊髓继发损伤指组织遭受外力损伤后,组织细胞对创伤发生的系列反应与创伤的直接反应分不开,包括出血、水肿、微循环障碍等。此外,还包括组织对创伤发生的生化分子水平反应等,如钙离子通道改变、自由基蓄积、神经递质内源性阿片增加、细胞凋亡加快、一氧化氮及兴奋性氨基酸增加等。组织的这些变化,使该处的组织细胞受到损伤,加重损伤。对继发损伤的两点说明:①继发损伤是在组织受伤后发生的生化分子水平的反应,是在受伤的生活组织中发生,组织破碎、细胞死亡,则无从发生反应。②脊髓原发损伤程度决定脊髓继发损伤程度。组织受伤重,其组织反应也重;组织受伤轻,其组织反应也轻。

(二)完全脊髓损伤的原发与继发损伤

1.完全脊髓损伤的组织病理学改变

在实验中,完全脊髓损伤模型的脊髓组织并未破裂,但损伤不可逆转。伤后30分钟,可见伤段脊髓灰质出血,有多个出血灶;伤后6小时,灰质中神经细胞退变、坏死;伤后12小时,轴突退变,白质出血,灰质开始坏死;伤后24小时,白质也坏死,致该节段脊髓全坏死,失去神经组织,以后则由吞噬细胞移除坏死组织,并逐渐由胶质组织修复,大约6周,达到病理组织改变的终结。这一完全脊髓损伤的过程是进行性加重的过程。

Tator将此过程分为损伤期、继发反应损伤期和后期。

Kakulas(1999年)将人体完全脊髓损伤的组织病理学改变归纳为3期。①早期:即急性期,伤后即刻发生组织破裂出血,数分钟出现水肿,1~2小时肿胀明显。出血主要在灰质,尚存的毛细血管内皮细胞肿胀,伤段血供障碍,细胞缺血坏死,轴突溃变。②中期:即组织反应期,在伤后数小时开始,代谢产物蓄积,白细胞从血管壁中移出成吞噬细胞,移除坏死组织及发生一系列生化改变,24小时胶质细胞增多,断裂轴突溃变,5~7天胶质增生。③晚期:即终期,坏死组织移除后遗留囊腔,胶质增生,有的囊腔内有胶质细胞衬里,有的伤段脊髓完全胶质化,约6个月后组织改变结束。

在临床上,24~48小时内手术常见的脊髓伤段改变:脊髓和硬膜断裂、硬膜破口、豆腐状脊髓组织溢出,说明脊髓伤段碎裂。亦可见脊髓和硬膜的连续性存在,伤段硬膜肿胀,触之硬,硬膜下脊髓呈青紫色出血、苍白缺血或脊髓稍肿胀,外观近于正常,背侧血管存在。

2.继发损伤与原发损伤的关系

发生完全脊髓损伤后,继发损伤的反应主要在脊髓伤段的两端紧邻生活组织处,可发生退变甚至坏死。

如脊髓断裂或碎裂节段原始有2 cm长度者,由于两端组织坏死,坏死长度可达3 cm。

(三)不全脊髓损伤的原发与继发损伤

1.不全脊髓损伤的病理组织学改变

不论实验观察、Kakulas人体不全脊髓损伤解剖所见,还是临床手术所见,不全脊髓损伤后脊髓伤段外观正常或稍肿胀,早期可见灰质中出血灶,从伤后即刻至伤后 24 小时,出血灶虽有所扩大,但未导致大片白质出血;晚期可见囊腔形成。严重的不全脊髓损伤,灰质发生坏死,部分白质保存;轻度不全脊髓损伤,灰质中神经细胞退变,大部分白质保存。因此,不全脊髓损伤多可恢复,但不能完全恢复。

2.不全脊髓损伤的继发损伤

在脊髓伤段及其邻近部位可发生继发损伤的组织反应,由于脊髓组织原发损伤轻,其组织反应也轻,继发损伤的程度也轻,并未超过脊髓原发损伤程度。这主要表现在:①在组织学上,伤后 24 小时,未见组织损伤加重;②继发损伤的动物实验模型均为不全脊髓损伤,伤后未治疗均有脊髓功能恢复,未见加重成完全脊髓损伤;③临床治疗的不全脊髓损伤,如治疗得当,患者均有不同程度恢复。

(四)继发性损伤的发生机制

研究较多的参与机制有血管机制、自由基学说、氨基酸学说、钙介导机制、电解质失衡及炎症等。

1.血管学说

在所有脊髓二次损伤机制中,血管学说的地位相对重要。其中比较明确的机制有微循环障碍、小血管破裂出血、自动调节功能丧失及氨基酸介导的兴奋毒性作用。脊髓损伤后损伤区域局部血流量立即降低,此时若不经治疗,则会出现进行性加重的缺血。脊髓损伤后进行性缺血的确切机制还不清楚,目前认为全身性因素及局部因素均参与了这一过程。严重脊髓损伤导致交感神经兴奋性降低,血压下降,从而使脊髓不能得到有效的局部血液供应。Akdemir 等通过实验性脊髓损伤后发现,损伤后几小时内脊髓血流量进行性下降,可持续 24 小时,且以脊髓灰质最为明显。他们经过病理学检查提示损伤区早期中央灰质出血,之后范围逐渐扩大并向周围蔓延,伤后 24～48 小时出血区及其周围白质发生与周围界限清楚的创伤后梗死。有研究显示,有强烈而持久缩血管作用的内皮素(ET)可能在急性脊髓损伤的继发性损伤中起重要作用,而利用药物改善局部血流,随着血流的恢复,坏死面积及功能丧失均明显减少。

2.自由基学说

脊髓损伤后由于局部缺血、缺氧,导致能量代谢障碍,兴奋性氨基酸积聚,自由基的增加,通过脂质过氧化损伤细胞膜的结构、流动性和通透性,使 Na^+-K^+-ATP 酶活性下降,细胞能量代谢失常,细胞内钙超载,最终导致组织坏死和功能丧失。普遍认为脊髓损伤急性期产生的自由基是引起继发性坏死的主要原因。自由基对细胞膜双磷脂结构进行过氧化作用,生成多种脂质过氧化物,损伤细胞膜,并引起溶酶体及线粒体的破裂。脊髓损伤后内源性抗氧化剂明显减少或耗竭,基础及临床研究认为预先给予抗氧化剂如维生素 E、MP 等可明显减轻组织损害。

3.电解质失衡学说

电解质的平衡对于维持机体生理功能有极为重要的作用,而脊髓损伤后局部内环境破坏,引起离子失衡,诱发脊髓的继发性损害。Ca^{2+} 是脊髓继发损伤连锁反应过程中的重要活性离子之一,发挥着极大的作用。脊髓损伤后,脊髓局部血流量进行性下降,脊髓缺血、缺氧,组织细胞膜上的 Ca^{2+} 通道超常开放,Ca^{2+} 大量内流并聚集在细胞内,而细胞内钙超载,会激活多种蛋白酶及磷脂酶 A_2,经过一系列生化反应,产生大量自由脂肪酸,通过脂质过氧化反应损害细胞器及膜结构,致细胞自溶,后者复又加重微循环障碍,形成恶性循环。

脊髓损伤后病理生理变化是一个由多种因素参与的复杂过程,众多机制均起作用。随着脊髓损伤基础与临床研究的不断深入，对损伤机制的不断明确，最终会探索出比较完善的脊髓损伤治疗方案，进一步改善患者的预后。

三、脊髓损伤诊断与治疗

(一)脊髓损伤的临床表现

在脊髓休克期间表现为受伤平面以下出现弛缓性瘫痪，运动、反射及括约肌功能丧失，有感觉丧失平面及大小便不能自解，2～4周后逐渐演变成痉挛性瘫痪，表现为肌张力增高、腱反射亢进，并出现病理性锥体束征。

胸段脊髓损伤表现为截瘫，颈段脊髓损伤则表现为四肢瘫，上颈椎损伤的四肢瘫均为痉挛性瘫痪，下颈椎损伤的四肢瘫由于脊髓颈膨大部位和神经根的毁损，上肢表现为弛缓性瘫痪，下肢仍表现为痉挛性瘫痪。

(二)脊髓损伤的神经学检查

1."瘫痪"的定义和术语

(1)四肢瘫：指由于椎管内的颈段脊髓神经组织受损而造成颈段运动和(或)感觉的损害或丧失。四肢瘫导致上肢、躯干、下肢及盆腔器官的功能损害，即功能受损涉及四肢。但本术语不包括臂丛损伤或者椎管外的周围神经损伤造成的功能障碍。

(2)截瘫：指椎管内神经组织损伤后，导致脊髓胸段、腰段或骶段(不包括颈段)运动和(或)感觉功能的损害或丧失。截瘫时，上肢功能不受累，但是根据具体的损伤水平，躯干、下肢及盆腔脏器可能受累。本术语包括马尾和圆锥损伤，但不包括腰骶丛病变或者椎管外周围神经的损伤。

(3)四肢轻瘫和轻截瘫：不提倡使用这些术语，因为它们不能精确地描述不完全性损伤，同时可能错误地暗示四肢瘫和截瘫，仅可以用于完全性损伤。相反，用 ASIA 残损分级较为精确。

(4)皮节：指每个脊髓节段神经的感觉神经(根)轴突所支配的相应皮肤区域。

(5)肌节：指受每个脊髓节段神经的运动神经(根)轴突所支配的相应一组肌群。

(6)感觉平面：通过身体两侧(右侧和左侧)各 28 个关键点(图 6-24)的检查进行确定。根据身体两侧具有正常针刺觉(锐或钝区分)和轻触觉的最低脊髓节段进行确定。身体左右侧可以不同。

2.感觉检查

感觉检查的必查部分是检查身体左右侧各 28 个皮节的关键点($C_2 \sim S_{4 \sim 5}$)。关键点应为容易定位的骨性解剖标志点。

3.运动检查

肌肉的肌力分为 6 级。

0＝完全瘫痪。

1＝可触及或可见肌收缩。

2＝去重力状态下全关节活动范围(ROM)的主动活动。

3＝对抗重力下全 ROM 的主动活动。

4＝肌肉特殊体位的中等阻力情况下进行全 ROM 的主动活动。

5＝(正常)肌肉特殊体位的最大阻力情况下全 ROM 的主动活动。最大阻力根据患者功能假定为正常的情况进行估计。

5^*＝(正常)假定抑制因素(即疼痛、废用)不存在情况下，对抗重力和足够阻力情况下全

ROM 的主动活动,即认为正常。

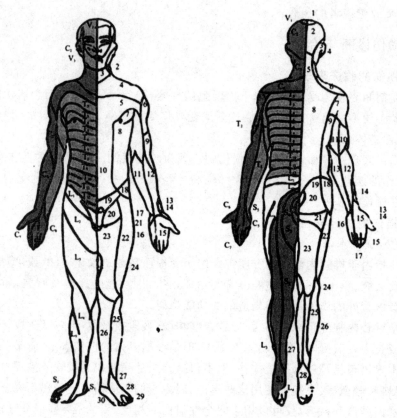

图 6-24 感觉关键点示意图

应用上述肌力分级法检查的肌肉(双侧)如下。选择这些肌肉是因为它们与相应节段的神经支配相一致,至少接受 2 个脊髓节段的神经支配,每块肌肉都有其功能上的重要性,并且便于仰卧位检查。

C_5 屈肘肌(肱二头肌、肱肌)。

C_6 伸腕肌(桡侧伸腕长和短肌)。

C_7 伸肘肌(肱三头肌)。

C_8 中指屈指肌(指深屈肌)。

T_1 小指外展肌(/b 指外展肌)。

L_2 屈髋肌(髂腰肌)。

L_3 伸膝肌(股四头肌)。

L_4 踝背伸肌(胫前肌)。

L_5 足跀长伸趾肌(足跀长伸肌)。

S_1 踝跖屈肌(腓肠肌和比目鱼肌)。

4.Frankel 脊髓损伤分级法

目前临床上应用较多的还有 Frankel 脊髓损伤分级法(表 6-1)。

(三)脊髓损伤的诊断

在临床上诊断并不很困难。根据患者提供的病史、症状,经过全面系统的神经功能检查,再结合 X 线片、CT 和 MRI 等影像学资料,以及诱发电位辅助检查,可得出完整的结论。

表 6-1　Frankel 脊髓损伤分级法

等级	功能状况
A	损伤平面以下深、浅感觉完全消失,肌肉运动功能完全消失
B	损伤平面以下运动功能完全消失,仅存某些包括骶区感觉
C	损伤平面以下仅有某些肌肉运动功能,无有用功能存在
D	损伤平面以下肌肉功能不完全,可扶拐行走
E	深、浅感觉,肌肉运动及大小便功能良好。可有病理反射

(四)脊髓损伤的治疗

1.合适的固定

防止因损伤部位的移位而产生脊髓的再损伤。一般先用颌枕吊带牵引或持续的颅骨牵引。

2.减轻脊髓水肿和继发性损害

(1)地塞米松:10～20 mg 静脉滴注,连续应用 5～7 天后,改为口服,每时 3 次,每次 0.75 mg,维持 2 周左右。

(2)甘露醇:20% 甘露醇 250 mL 静脉滴注,每天 2 次,连续 5～7 次。

(3)甲泼尼龙冲击疗法:每千克体质量 30 mg 剂量一次给药,15 分钟静脉注射完毕,间隔 45 分钟后,再以 5.4 mg/(kg·h)维持。脊髓损伤 3 小时内维持 23 小时。脊髓损伤 3～8 小时内维持 47 小时。

(4)高压氧治疗:据动物实验,伤后 2 小时进行高压氧治疗效果最好,这显然不适合于临床病例根据实践经验,一般伤后 4～6 小时内应用也可收到良好的效果。

3.促进神经恢复药物

(1)神经营养因子(NTFs):目前临床较为常用的为鼠神经生长因子(恩经复):18 μg 肌内注射,1 次/天,4 周 1 个疗程。

(2)神经节苷脂(Ganglioside,GM-1):每天 20～40 mg,遵医嘱一次或分次肌内注射或缓慢静脉滴注。在病变急性期(尤急性创伤):每天 100 mg,静脉滴注;2～3 周后改为维持量,每天 20～40 mg,一般 6 周。

4.手术治疗

手术治疗的目的是解除对脊髓的压迫、减轻神经的水肿和恢复脊椎的稳定性。手术的途径和方式视骨折的类型和致压物的部位而定。如果外伤后诊断明确,有明确的骨折脱位压迫神经,原则上无绝对手术禁忌证的情况下急诊手术,可以尽可能挽救患者的神经功能,即便患者神经严重损伤,估计无恢复的希望,也可以稳定脊柱,便于术后护理,大大减少术后并发症。

5.陈旧性脊髓损伤的治疗

实际上是陈旧性脊椎损伤合并脊髓损伤。临床上超过 2 周甚至 3 周,除非手术切开,已不能通过间接整复骨折脱位者为陈旧性脊椎骨折脱位合并脊髓损伤。

陈旧性脊髓损伤分为稳定型和不稳定型,功能障碍主要由不稳定所致。不稳的发生可以是急性、亚急性或慢性,并可引起临床症状和影像学异常进行性加重。不稳定型损伤伴有临床症状者一般需要手术治疗,其目的是:①解除疼痛症状;②改善神经功能;③维持脊柱稳定性,在可能情况下纠正畸形。

四、早期药物治疗与预后评估

（一）脊髓损伤与早期药物治疗的关系

1.脊髓损伤早期药物治疗

治疗的时间窗非常短暂。从病理组织改变看，伤后 12 小时灰质坏死，24 小时伤段脊髓坏死，因此用甲泼尼龙（MP）治疗的时间应控制在伤后 8 小时之内，此时组织的反应已开始，用药可减轻继发损伤。

2.完全脊髓损伤早期药物治疗效果

美国国家急性脊髓损伤研究所（NASCIS Ⅲ）对 499 例脊髓损伤进行治疗，其中完全脊髓损伤占51.5%，分别用 MP 24 小时、48 小时和 lirilazadmesylate（TM）治疗，在 6 个月时，按 ASIA 运动评分，MP 24 小时组为 1.7 分，MP 48 小时组为 4.6 分，TM 组在两者之间，可见完全脊髓损伤，早期药物治疗的效果非常有限，仅有 1 块肌肉功能有所恢复。

据临床观察，完全脊髓损伤早期药物及手术治疗后，颈脊髓损伤可见到 1 个神经根恢复，胸腰段可见腰丛神经根恢复，而胸脊髓伤未恢复。这也说明完全脊髓损伤的药物治疗效果有限。这是因为脊髓已受到完全程度的损伤，继发损伤的作用已经很小。在颈脊髓，同序数神经根是从同序数颈椎的上缘离开颈椎，当颈椎骨折致脊髓损伤时，同序数颈脊髓与其神经根不在损伤的中心而在损伤的上部，损伤相对较轻，故可能恢复。在胸腰段，腰丛（$L_2 \sim L_4$）的脊髓在 T_{12} 平面内，L_1 椎体平面为骶髓，当 T_{12}、L_1 骨折脱位时，L_1 骨折，T_{12} 向前脱位，损伤了 T_{12}、L_1 之间的 L_5 与骶髓及其间的腰丛神经根。因为神经根为纤维组织，较脊髓更耐受损伤，所以当脊髓完全损伤时，神经根不一定完全损伤。另外，由于 $L_2 \sim L_4$ 脊髓在 T_{12} 椎管内，它们同时向前移位，不一定损伤，故 $L_2 \sim L_4$ 神经根有可能恢复。

3.不全脊髓损伤早期药物治疗效果

NASCIS Ⅲ 对 48.5% 的不全脊髓损伤患者进行治疗，治疗后 6 个月 ASIA 运动评分：MP 24 小时组为 25.4 分，MP 48 小时组为 28.9 分，TM 组在两者之间，较完全脊髓损伤好。这主要由于脊髓损伤较轻、可逆，抑制继发损伤，有利于脊髓功能恢复。我们在临床中见到较重的不完全脊髓损伤患者（仅保留骶区肛门感觉，上下肢伤平面以下皆瘫），经 MP 24 小时治疗及手术减压后 1 年，上下肢感觉和运动均恢复，排尿功能正常，但遗留病理反射。需要说明的是，虽然在实验研究中许多继发损伤因素分别被抑制后，脊髓功能恢复较对照组佳，但在临床中许多继发损伤因素被抑制后并未见到功能改善，这可能与继发损伤的因素多而我们仅抑制其中一部分，且所占比例或所起作用又较小有关。因此，治疗脊髓继发损伤应采用多方法联合治疗。

（二）脊髓损伤的预后

一般情况下，完全性四肢瘫患者如果损伤超过 1 个月时感觉和运动仍完全丧失，则下肢运动功能几乎没有恢复的可能。也有学者认为患者伤后完全性截瘫 48 小时而无丝毫恢复者，其功能将永久丧失。完全性脊髓损伤患者的大部分神经恢复发生在损伤后 6～9 个月，损伤后 12～18 个月则为进一步恢复的平台期，随后恢复的速度则迅速下降。不完全性截瘫患者损伤 1 个月后肌力 1 或 2 级的肌肉在 1 年后有 85% 肌力提高到 3 级。故目前的临床上，不管是颈椎还是腰椎或者胸椎，对于不完全瘫痪的患者预后较为乐观，而完全性瘫痪的患者，L_2 以下的损伤，可能有部分恢复，也可能由于神经损伤严重无任何恢复。

五、脊髓损伤的展望

脊髓损伤的发病率高,给患者和家属带来严重的身体负担和经济负担,也消耗了大量的医疗资源。目前,对于脊髓损伤的治疗是全世界迫切需要解决的问题。从研究损伤的机制,到干细胞治疗,到转基因治疗,投入了大量的人力和资金。另外,为了脊髓损伤的康复治疗,各种先进的支具也逐渐得到研究发展。我们相信,经过不断地完善和改进,伴随着科学技术的发展,在治疗脊髓损伤上必将取得更大的突破,使更多的截瘫患者站起来成为可能。

(秦　军)

第六节　颈椎管狭窄症

一、概念

颈椎管狭窄症是指颈椎管存在先天性或发育性骨性狭窄的基础上,颈椎间盘退行性改变引起颈椎间盘膨出或突出,相邻椎体后缘和小关节突骨赘形成,后方黄韧带肥厚内陷等,使位于颈椎管内的颈脊髓和神经根产生压迫和刺激从而引起临床症状者称为颈椎管狭窄症。

颈椎管狭窄症和过去一般的颈椎病概念的不同就在于存在骨性狭窄因素,也相对地强调了这一因素。过去的研究提示了骨性狭窄的存在对于手术方式的选择有重要的参考意义。例如,如果存在颈椎管的较为广泛的骨性狭窄,当一个间隙的椎间盘突出时,即使临床表现只是来源于此间隙的压迫,也应该首先考虑行后路的广泛的椎管扩大成形术,再考虑一期或二期行前路减压、植骨融合内固定术。但是这并不是说骨性狭窄是脊髓压迫的主要原因,相反,实际上单纯因为骨性结构狭窄而出现临床症状的病例比较少见。反而,由于退行性改变出现间盘的膨出,骨赘形成,黄韧带松弛和异常椎间活动大多是出现症状的主要原因,骨性狭窄只是次要的原因。但这次要的因素却往往是潜在的危险因素,是颈椎管狭窄症发病的基础。通常有颈椎管骨性狭窄的患者,颈椎退变后更容易出现临床症状,而且往往出现严重的症状。白种人的椎管一般比黄种人要粗,因此出现脊髓性压迫的比例小;亚洲的黄种人就比较容易出现脊髓压迫。井上将正常人和轻、中、重三种颈髓压迫症的人群进行比较后发现:症状越重者颈椎管的直径越小,正常人的椎管最宽。

将"颈椎管狭窄症"从"颈椎病"的诊断中分离出来,目的在于强调它的先天因素,潜在危险和手术方式的选择等方面的特殊性,从而引起临床医师的足够注意。

二、分类

颈椎管狭窄和腰椎管狭窄在解剖学基础和发病特征上是不同的,但在神经组织受压这一点上是相同的,只不过前者是脊髓受压,后者是马尾和神经根受压而已。以腰椎管狭窄为参照,现在提出了颈椎管狭窄症的分类方法。

(一)先天性颈椎管狭窄

1.特发性狭窄

很少有退行性改变,也不伴有椎间盘突出和后纵韧带骨化,但是可以有明显的脊髓压迫的症状。Wolf 等 1956 年首先报道颈椎管前后径的大小和脊髓压迫症有相关性。1964 年 Hinck 报道了由于先天性颈椎管狭窄导致脊髓压迫的病例,确立了本症的概念。

正常人第 5 颈椎的椎管前后径平均 16.7 mm(管球距离胶片 1.5 m,胶片上测量)。椎管的前后径随着年龄的增长而增大,但是 3 岁以后的变化很小。一般胶片的测量值 14 mm 以下被认为是颈椎管狭窄,脊髓型颈椎病的 10％伴有这样的骨性椎管狭窄。

2.软骨发育不良

软骨发育不良常常合并骨性椎管狭窄。一般腰椎部发病比较多见,很少部分的病例出现在颈椎。单纯 X 线可见 $C_{2\sim7}$,的椎管前后径<13 mm,呈现骨性椎管狭窄,MRI 可见椎间盘的变性,CT 可见椎管面积狭小,椎间关节肥厚。

(二)获得性颈部椎管狭窄

1.退行性变

(1)中央区狭窄:不伴有先天性骨性狭窄,由于骨质增生造成骨性椎管狭窄的脊髓性颈椎病。

(2)外侧区椎管狭窄:不伴有先天性骨性狭窄,由于骨质增生造成骨性椎管狭窄的神经根性颈椎病。

2.混合性

骨性狭窄合并颈椎间盘突出症或后纵韧带骨化症。

3.医源性

广泛手术减压后形成瘢痕压迫,比较少见。

三、影像学诊断

(一)X 线诊断

骨性椎管狭窄是本病存在的基础,这包含两个概念,一个是椎体中部的椎管前后径狭窄,是由于发育性的因素造成的。另一个是椎管以椎体边缘为主的骨增生部位的椎管狭窄,通过观察颈椎 X 线的侧位片可以判断这样的情况。

1.颈椎移行部和上位颈椎

这一部位的狭窄常常和先天性畸形、类风湿关节炎有关。寰枕融合、软骨发育不良经常可以造成颈椎管狭窄和不稳定而引起脊髓压迫症状。类风湿关节炎可以引起寰枢椎或枢椎下的半脱位导致上位颈椎管的狭窄。

2.下位颈椎

下位颈椎主要应该注意是否存在骨性椎管狭窄。一般 $C_{4\sim6}$ 是椎管最狭窄的部位。通常认为椎管直径在 14 mm 以上为正常,12～14 mm 为相对狭窄,12 mm 以下为绝对狭窄。但是 X 线片的测量只是对骨性椎管大小的判断,黄韧带肥厚以及颈椎不稳等因素也必须考虑。动态 X 线片和 MRI 可以对这些因素进行分析。

除了椎管前后径外,有学者认为棘突前缘和椎间关节后缘之间的距离<1 mm 也提示颈椎管狭窄。Lintner 等则认为椎管前后径和椎体前后径的比值(canal-body ratio,CBR)<0.9 提示椎管狭窄。

椎管狭窄可以分为发育性椎管狭窄,先天性椎管狭窄,动态性椎管狭窄。先天性椎管狭窄主要表现为椎弓根短小,代表性的疾病有:Down 综合征、Morquio 病、软骨发育不全等。

动态性椎管狭窄(dynamic spinal canal stenosis:DSCS)是指椎管在中立位以外的某一个位

量时发生狭窄，主要表现在后伸位的时候，X线片显示在颈椎最大后伸位时，上位椎体的后下缘和下位椎板的前上缘之间的距离＜12 mm可以诊断为动态性颈椎管狭窄。造成脊髓压迫的机制是颈椎后伸时局部出现钳夹现象。一般多发生在椎管相对较窄的颈3～6之间。发生部位也可以出现脊髓损伤的异常电位。

(二)MRI诊断

MRI可以反映出脊髓本身的受压状况，以及受压部位局部的髓内信号的改变。因此MRI可以用来判断脊髓压迫的程度，脊髓受压后的形态和髓内信号改变。

1.压迫因素

椎管前后径＜12 mm者为椎管狭窄。MRI上可以看到T像上脊髓前后的蛛网膜下腔变薄或者消失，椎管正中部分前后径减小，相对于脊髓椎管的容积变小。横断像上可以看到脊髓扁平化，脊髓在椎管内的相对体积增大。由于MRI的空间分辨能力比较低，骨性狭窄的程度定量分析不如X线片和CT准确。

2.脊髓信号的变化

脊髓受压部位可以出现T_2像上高信号的改变，但这一般与临床治疗效果没有直接的关系。如果患病时间比较短，脊髓轻度受压，高信号可能表示脊髓的一过性水肿，预后较好。如果压迫时间较长且压迫程度较重，高信号可能反映了脊髓的软化、溶解等不可逆性的病理改变。特别是如果同时T_1真像上出现低信号区，则表示局部坏死，空洞的形成，是预后不良的标志。望月等的研究认为如果T_2像上的高信号区域位于脊髓中央和前方，并且局限于一个椎间水平，预后一般较好，如果高信号区域位于脊髓的广泛区域，则预后不良。

3.Gd-DTPA加强影像

Gd-DTPA的增强影像可观察到脊髓血管床丰富的部位和血-脑屏障出现功能障碍的部位。此外，脊髓内出现脱髓鞘改变和纤维化等的部位也可能会被钆造影后影像增强。椎管狭窄的脊髓压迫部位出现造影增强可能表示预后不良。

(三)CTM

CTM是在脊髓造影的基础上进行CT检查。脊髓造影后1小时，在颈椎的间盘和椎体上下缘以及在椎体的中部进行CT扫描。CTM可以清晰地判断脊髓受压后的形态变化，比单纯的CT检查更为有用。CTM还可以看出脊神经根的走行和受压情况。CTM上脊髓受压后的形态变化通常表现为：正常脊髓呈现椭圆形，轻度压迫表现为扁圆或凹圆形，中度压迫为蝴蝶形，严重压迫使脊髓呈三角形。临床上可以用脊髓扁平率来判断脊髓受压的程度。脊髓扁平率是脊髓前后径和左右宽度的比值。扁平率45％以下容易出现脊髓压迫症状，30％以下表示预后不良。

四、临床表现

(一)脊髓压迫症

一般首先出现脊髓中央灰质受压的临床表现，随着压迫的加重逐渐出现周围白质受压的症状。灰质受压表现为髓节性功能障碍，可以出现上肢某些部位的麻木，感觉减退，肌力下降，腱反射降低或消失，有时需要和神经根损伤相区别。一旦白质受累就会出现受损部位以下的腱反射亢进，出现病理反射，严重的会出现痉挛步态，下肢的肌力下降和感觉障碍。

虽然不排除有多节段脊髓受压的可能，但临床上大多数病例是由于一个部位的压迫所致。

因此这一部位的定位诊断在临床上尤为重要。颈椎间隙和颈髓的位置有一定的对应关系。$C_{3/4}$ 为 C_5 髓节，$C_{4/5}$ 为 C_6 髓节，$C_{5/6}$ 为 C_7 髓节，$C_{6/7}$ 为 C_8 髓节。每个体节有固定的支配区域。

C_5 髓节：感觉支配区在肩部，肌肉主要为三角肌。反射为非典型的三角肌反射。如果白质同时受累，会出现全指尖的麻木，$C_{5\sim8}$ 区域的感觉障碍，三角肌以下的肌肉萎缩，肱二头肌以下腱反射亢进，Hoffmann 反射阳性，手指灵巧运动障碍。

C_6 髓节：感觉支配区在前臂的外侧和拇指，肌肉主要为肱二头肌，反射也以肱二头肌腱为主。如果白质同时受累，会再现 1～3 指的麻木，$C_{6\sim8}$ 区域的感觉障碍，肱二头肌以下的肌肉萎缩，肱三头肌以下腱反射亢进，Hoffmann 反射阳性，手指灵巧运动障碍。

C_7 髓节：感觉支配区在中指，肌肉主要为肱三头肌，反射也以肱三头肌腱为主。如果白质同时受累，会出现 3～5 指的麻木，$C_{7\sim8}$ 区域的感觉障碍，肱三头肌以下的肌肉萎缩，Hoffmann 反射阳性，手指灵巧运动障碍。

C_8 髓节：感觉支配区在小指和前臂的内侧，肌肉主要为骨间肌，没有相应的腱反射区。如果白质同时受累，不会出现手指的麻木，会有 C_8 区域的感觉障碍，骨间肌萎缩，Hoffmann 反射阴性，可能会有手指灵巧运动障碍。

(二)颈神经根压迫症

颈部神经根受压，首先表现为沿着神经根分布区域的疼痛，经常相当严重，如同放电样的感受，神经根受压很少会两侧上肢同时出现。为了减缓疼痛，患者常常将上肢高举，或将手放在脑后，这样可以缓解神经根的压力，减轻疼痛。神经根障碍的特点还可以表现为颈后伸，或侧后伸时诱发沿着受累神经根区域的串痛，临床表现为 Spurling 征阳性。神经根障碍不同于单纯髓节障碍的表现，髓节多为双侧，神经根基本是单侧的。神经根障碍的部位：$C_{3/4}$ 椎间为 C_4 神经根，$C_{4/5}$ 椎间为 C_5 神经根，$C_{5/6}$ 椎间为 C_6 神经根，$C_{6/7}$ 椎间为 C_7 神经根。

熟练掌握脊髓和神经根压迫的特点，对于医师迅速掌握病情非常重要。在此基础上再结合影像学的结果，就会对患者的病情有一个比较准确的把握，以利于进一步制定正确的治疗方法。切记，不要一上来就根据影像学的结果做出诊断和治疗。

五、电生理检查

(一)肌电图(EMG)

颈椎管狭窄症的脊髓灰质和神经根障碍可以在 EMG 上发现异常，常常表现为静息状态时出现纤颤电位，阳性锐波。灰质障碍可能出现前角细胞损伤的巨大阳性波。主动收缩时也会出现异常。但是白质障碍很难判断。周围神经传导速度也会在脊髓受压较长时间的病例出现延迟。如果测量 H 波或 F 波会出现 H 波较易诱发，F 波迟延的现象。

(二)体感诱发电位(SSEP)

由于 SSEP 主要反映周围神经的感觉支和脊髓后索的部分，在这些部位出现障碍时可以看到 SSEP 的异常。

(三)节性脊髓诱发电位(SEPs)

这是通过手指的刺激在脊髓不同部位记录的电位，虽然可能反映出脊髓内后角神经细胞的电位变化，但是定位诊断同样困难。

(四)脊髓刺激诱发电位(SCEP)

这是一种很实用性的,易于判断的诱发电位。它是将导管白金电极通过硬膜外导针插入脊髓硬膜外腔,在硬膜外刺激和记录的电位。一般颈椎从颈$_7$和胸$_1$棘突间隙,胸椎从胸$_{12}$腰$_1$棘突间隙刺入。SCEP 主要用于脊髓白质障碍的定位诊断,它可以清晰的记录一大一小两个阴性电位为主的波形(一般称为 N_1,N_2),非常稳定,重复性好,容易量化。能够反映出椎间隙和椎体中间部位的脊髓功能变化,比 MRI 更快更早期地发现脊髓损伤的部位。

(五)运动诱发电位(MEP)

在清醒状态下可以进行磁刺激 MEP,麻醉下可以进行电刺激 MEP 的测定。主要弥补以上方法无法直接观测运动神经状况的不足。磁刺激 MEP 可以发现脊髓灰质和神经根的运动系统的障碍,在鉴别诊断时很有帮助。

六、颈椎管狭窄症的治疗

由于颈椎管狭窄症常常表现为脊髓的压迫症状,非手术治疗时间不宜过长,以免延误最佳手术时间。脊髓压迫的最好治疗方法就是迅速解除压迫。手术方法主要包括前路减压、植骨融合内固定术和后路的椎管扩大成形术。单节段的椎管狭窄比较少见,多是由于椎管本身的骨性狭窄,在此基础上由于椎间盘退变引起骨性增生和(或)间盘突出使得椎管进一步狭窄。明显单节段或双节段椎间盘突出引起的神经受压可以考虑前路减压融合手术,也可考虑行人工椎间盘置换手术。

(一)前路减压固定手术

麻醉采用全麻,仰卧位,头略后伸,取颈前横切口,由胸锁乳突肌内缘、颈动静脉鞘与食管气管之间的间隙入路达椎体前缘。用标记针刺入病变间盘,拍 X 线片确认病变节段后,切除间盘和终板软骨。以 Caspar 牵开针打入上下健康椎体并向上、下牵开。用微型磨钻和刮匙切除椎体前方 1/4 及后方骨和后纵韧带骨化灶等,彻底解除对脊髓的压迫。用磨钻修整间隙上下椎体面成平行,并有新鲜出血。测量间隙大小后,切割 ProOsteon200 成相同大小和形状的植骨块,植入间隙内,松开椎体牵引。若两间隙减压,则以相同方法处理另一间隙。再以颈椎前路钢板螺钉固定。患者术后 24～48 小时拔除引流,2～3 天后戴费城颈托下地活动。术后 2 个月内颈托固定颈部。

(二)棘突纵割式颈部椎管扩大人工骨桥成形术

全麻后用面托或 Mayfild 颅骨固定器固定头部。暴露后将从 C$_2$ 棘突止点切下的半棘肌用丝线标记。咬骨钳剪去 C$_{6\sim7}$ 较高棘突顶端并修整平齐。通过特制硬膜外导管把特制线锯导入 C$_7$ 椎板下硬膜外,并从 C$_3$ 椎板上缘导出。在保持颈前凸条件下,小心将棘突从正中锯开。对于有后凸患者实行分段切割,对有椎管内严重狭窄或粘连,线锯难以导入的节段,使用纤细钻石磨钻从正中割开棘突。沿小关节内侧在两侧椎板上用磨钻各做一纵沟槽,深至椎板深层皮质。用组织剪和刮匙分开棘突,开门扩大椎管并去除两侧压迫粘连的组织。见硬膜囊后移搏动明显后,切割 Pro Osteon CHA 成梯形状,桥接于各割开的棘突间,用 10 号丝线绑缚固定牢固。使颈稍后伸后,将两侧半脊肌交叉缝合于 C$_2$ 棘突,逐层关闭切口。术后 3 天内卧床,用沙袋两侧固定头颈部。3 天后拔除引流,患者戴费城颈托下地活动。术后 2～3 周颈托固定。

(秦 军)

第七节 胸椎管狭窄症

椎管狭窄是导致脊髓、马尾神经和神经根压迫性损害的常见原因之一。发生在腰椎最多,其次为颈椎,胸椎少见。退变性胸椎管狭窄症是近年来才被逐渐认识的一种疾病,主要累及椎间关节-椎间盘水平,该处关节囊、黄韧带、后纵韧带骨化及椎体增生,椎间盘膨隆,造成椎管狭窄和脊髓压迫症状,这些变化与脊椎退行性变是相一致的。有关胸椎管狭窄症的报道较少,欧美文献仅仅有极少数病例报道,日本发病率较高,国内近年来也有不少病例报道。该病相对较为少见,临床较易漏诊和延误诊断。

黄韧带骨化(OLF)现象最早是于 1912 年提出的。1920 年 Polgar 首例报道黄韧带骨化的侧位 X 线表现,以后人们对此进行了大量深入的研究工作。目前黄韧带骨化症已被认为是导致胸椎管狭窄、脊髓损伤的重要临床疾病之一。

一、流行病学

黄韧带骨化多见于亚洲人,尤其是日本人,发病率为 5%～25%;黑种人、高加索人也有少量报道,但在白种人中极罕见。该病为老年性疾病,50～70 岁发病率高,并有随年龄增长发病率增高的趋势;男性发病较多,男女比例为(2～3):1。

二、发病机制

到目前为止胸椎管狭窄症的确切病因尚不完全明确,几十年来围绕其发病机制不断探索,现认为可能与以下几种因素有关。

(一)慢性退行性变

临床统计研究表明,黄韧带骨化老年人多发,且以下胸段居多,同时常伴其他病理变化如后纵韧带骨化、小关节肥大、椎体增生等,这些特点与脊柱其他部位慢性退变是相一致的;同时发现,部分脊柱退行性变病例中胸椎黄韧带骨化、后纵韧带骨化发生率高。病理学研究也发现,黄韧带退变过程中弹力纤维减少、大量胶原纤维增生,在此基础上逐渐发生软骨样改变、钙化,直至骨化。但是,该观点很难解释为何颈椎黄韧带骨化极为少见。

(二)积累性劳损

另外一些学者认为,由于下胸段活动度较大,黄韧带在附着点处受到较大的反复应力而致慢性积累性损伤。反复的损伤、修复,最终导致黄韧带骨化。临床病理学研究结果显示,黄韧带骨化往往始于黄韧带的头侧、尾侧附着部,长期受力致弹力纤维断裂、胶原纤维增生,甚至在受力明显的部位发生黏液样变性;病变黄韧带显示反复替代及软骨化生过程,继而通过软骨内成骨导致黄韧带骨化。

(三)代谢异常

目前研究较多的是氟与黄韧带骨化间的关系,其可能的作用机制为:氟可激活腺苷酸环化酶,从而使细胞内 cAMP 含量升高,引起细胞质内钙离子浓度显著升高,最终导致软骨细胞钙化、骨化。低磷血症也被认为与黄韧带骨化有关,但机制尚不明确。

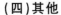

（四）其他

炎症、家族性因素等也被认为是本病的发病机制之一，因为临床观察到不少家族聚集现象，但迄今仍缺乏充分证据。

三、病理

根据术前X线片、CT、MRI检查、手术所见及术后病理检查，胸椎管狭窄的病理改变足多种多样的，有先天性的，如椎管发育不良、椎弓根短缩；遗传性的骨代谢异常如Paget病；维生素D抵抗性骨病；也有后天性的，如肾病性的骨代谢异常，氟骨症。临床上最多见的是反复的应力损伤因素，局部的退行性改变所致胸椎管狭窄是基本病理改变，包括黄韧带肥厚（HLF），黄韧带骨化，关节突肥大，椎板增厚，椎间盘突出，后纵韧带骨化，硬行膜增厚等等类型。

从影像学上，退行性胸椎管狭窄的主要病理改变为：黄韧带肥厚，部分出现钙化或骨化。可厚达1～1.5 cm，有的出现双椎板样改变，甚至与上下椎板融成一体；椎板增厚硬化。厚达1.5～2 cm；关节突增生肥大，增生骨赘向椎管内突入；椎体后缘骨赘向椎管突入。椎间盘突小和OPLL多并存；椎管矢状径和横径减小，椎管变形，硬膜外脂肪消失，硬膜外粘连紧带、硬膜增厚。脊髓受损、硬膜囊变形或呈节段性环形凹陷，搏动减弱或消失。这些改变与颈、腰椎管狭窄退行性变相似，故退行性胸椎管狭窄应当是脊柱退行性变的一个组成部分，由于胸椎管在正常情况具有相对较窄的解剖学特点。即使其退生程度与颈、腰椎相同，亦可能最先造成胸段椎管脊髓及神经根的压迫性损害，而且由于缺乏有效缓冲空间，与颈、腰段相比，压迫与缩窄程度往往较严重，无缓解期、常呈缓慢的进行性发展，因长期缺血生性造成永久性瘫痪。此外，胸椎相对较为固定，韧带及关节囊的病理性骨化倾向较易形成，与颈、腰段相比，除形成更严重的狭窄外，其范围住往较为广泛，常累及4～6个脊椎，氟骨症则受累范围更加广泛。

四、临床表现

胸椎管狭窄疾病临床主要表现为脊髓不全压迫造成的胸段脊髓缺血、感觉和运动传导障碍等一系列综合征，大部分患者起病呈隐袭性，少数可有诱因，如腰背部扭伤，受凉、过度劳累，手术麻醉等，症状表现多样：①胸椎压痛，伴或不伴放射痛，后伸受限伴疼痛。②下肢感觉异常，如下肢麻木、无力、脚踩棉花感；下肢肌力减弱，肌张力增高，出现肌紧张、折刀样痉挛，僵硬，无力，行走困难，且进行性加重。③间歇跛行史，行走数十米至数百米或久立后症状加重，平卧时症状减轻。④胸腹部束带紧迫感。⑤大小便功能障碍。⑥痉挛步态，有些患者甚至不能站立。

体格检合方面以胸段脊椎受压表现为主，脊柱相应节段压痛，少数有后凸畸形，胸椎不同平面以下存在不同程度的感觉、运动障碍，出观感觉减退平面，双下肢痉挛步态，大小便异常等不全瘫痪。神经反射亢进，病理反射阳性，腹壁和提睾反射减弱或消失，膝、踝反射活跃或亢进，髋、踝阵挛，Babinski征阳性；神经根刺激症状，如胸背部束带感，疼痛；脊髓、马尾循环障碍，出现神经源性间歇性跛行，括约肌功能障碍，二便困难；晚期脊髓完全性压迫，出现截瘫，二便失禁等。

五、影像学检查

影像学检查是胸脊髓压迫症定位、定性诊断的最主要手段，仅依靠感觉平面、反射或棘突叩击痛等临床检查，往往并不确实。

（一）X线检查

X线检查是必须的，可排除脊柱肿瘤和骨性病变，疑有胸椎管狭窄症的患者应常规行X线检查。一般多表现为胸椎不同部位不同程度的退变征象，正位片病变部位椎间隙变窄，有不同程度的椎体缘唇样骨质增生，椎间隙内多模糊不清，椎板轮廓难以分辨；在侧位X线可见胸椎退行性改变，如关节突肥大，椎体骨赘形成，甚至呈竹节样改变，椎间隙可有轻度变窄，椎间孔投影中可见骨化影，可呈钩形或鸟嘴状高密度影。连续几十节段黄韧带骨化时椎管后壁呈锯齿状引起节段性狭窄，这一点从 $T_1\sim L_2$ 所有平面均可发生，特别是 $T_{9\sim12}$ 节段。氟骨症病例可见胸椎骨密度明显增高，韧带广泛骨化，结合流行病学及生化可诊断。

（二）CT检查

对脊柱脊髓疾病的诊断具有定性和定位作用，可清晰显示椎管狭窄的程度、病变的具体部位及骨化形态，更清楚地揭示出椎管、硬膜囊、蛛网膜下腔和脊髓的相互关系，显示病变更为明确。CT扫描主要表现为起于椎管后外侧壁即椎板下缘或关节突前内侧的单侧或双侧板状或结节状骨化块，突入椎管内，形态表现为棘状、结节状、板块状、隆突状骨化。双侧型的骨化块可相互部分融合并与椎板和后关节囊融合，椎管狭窄程度上比单侧重。但大的单侧骨化块亦可封闭半侧椎管，造成严重椎管狭窄。后纵韧带骨化和关节突肥大可进一步加剧椎管狭窄，严重时，椎管呈二叶草或窄菱形。脊髓横断面上，压迫重的地方脊髓变细，密度增加。图像横扫可显示增生肥大的关节突，由于椎板增厚和黄韧带骨化造成椎管狭窄时，不是每个扫描层面都与椎管垂直，CT片上显示的椎管狭窄常较实际更严重。

（三）MRI检查

在无MRI截瘫之前，常规做脊髓造影，以观察脊髓受压节段，主要表现在正位片上见束腰状、"V"形或"U"形改变。在侧位片L梗阻端表现为"V"形边缘及从椎管的后下方向前上方斜坡样、擦边样而过的改变。造影检查可清晰显示韧带的骨化影，并可见椎管变形、变小、硬膜囊受压，呈搓衣板样、毛刷样或蜡笔样。亦可显示椎间关节、肋结节关节、前纵韧带、后纵韧带的退变、增生、融合、骨化等。椎间关节增生肥大内突，椎板增厚、黄韧带肥厚，OPLL出现。双层骨样板改变，不完全梗阻，矢状径和横径减小，硬膜外脂肪消失，脊髓受压变形，充盈缺损为多节段性，呈"串珠"状，多见于椎间盘椎间关节平面脂肪消失，脊髓受压变形，充盈缺损为多节段性，呈"串珠"状，多见于间盘-椎间关节平面椎管变形。完全性梗阻时，梗阻端平直或呈斜坡状。

胸椎间盘退行性变和骨赘形成时，可见椎间隙变窄，椎间盘成分减少，信号减弱，有的出现后方椎间盘成分消失，局部信号变弱。受累节段的椎体前、后缘均见低信号的突出物，以后缘为主，后缘突出呈弧形，其信号与皮质骨相似，有的可见"包壳"样改变，即突出物表面信号明显减弱，而中央部传信号增强。黄韧带骨化，黄韧带信号明显减低，矢状面上造成脊髓的节段性压迫，形态似"锯齿样"。比较重的韧带钙化在某些矢状面可占据大部椎管。后纵韧带骨化，可见受累节段的椎体后方正常低密度影增厚，超过正常胸椎后缘"黑线"影，椎管在此部位更显狭窄。胸髓受压和受损时，受累节段的致狭窄因素对胸髓压迫，使胸髓局部弯曲，变扁或呈凹陷向侧移位，多节段狭窄者，脊髓多节段扭曲变细。受压节段的脊髓信号以增强为主，T_2 像较 T_1 像更有利于观察脊髓压迫。

六、诊断

正确的诊断首先依靠详细的病史及全面的神经系统检查。本病相对较少，基层医院常延误诊治,强调早期诊断尤为重要。依据症状和体征,特别是神经学检查和 X 线、CT、MRI 及电生理检查,可以做出诊断并可与胸椎间盘突出症相鉴别。在临床上,胸椎黄韧带骨化多表现为胸椎管狭窄而引起的一系列脊髓、神经根压迫的症状和体征,病程长短不一。其初始症状一般为双下肢麻木、僵硬、无力以及感觉异常,常伴有胸部束带感、胸部扩张受限及背部僵硬,间歇性跛行也是临床常见症状。病变在中、上胸段可有明显的上运动神经元瘫痪的体征,但在下胸段常表现为上、下神经元同时瘫痪的体征,少数患者甚至表现为膝以上痉挛性瘫痪、膝以下软瘫。感觉障碍可为横断性或神经根性。双上肢检查正常可排除颈段病变。

(一)病史和发病年龄

胸椎管狭窄症的病史一般均较长,系慢性发病。多为中年以上发病,发病率男多于女。

(二)症状与体征

多数患者早期表现为进行性双下肢麻木、无力、僵硬不灵活,间歇跛行,胸腹部束带感。X 线平片检查多误认为"骨质增生",常行非手术治疗直至病情严重。检查早期 X 线片,除一般退行性变外,多已有明显的黄韧带肥厚,骨化,后纵韧带骨化等。

影像学检查对诊断胸椎黄韧带骨化有重要作用。高质量胸部平片和侧位断层片,CT 或磁共振检查对早期诊断是很必要的。应注意识别黄韧带和后纵韧带骨化,这是椎管狭窄的主要因素。X 线平片有利于鉴别后纵韧带骨化及脊柱炎症、肿瘤等;侧位片可见椎板间隙处形成向椎管内占位的三角形骨化影,但受肩带的重叠及肝脏阴影的影响,常使对上、下胸段的判断受到一定程度的限制,而且对病变早期及板状型骨化的诊断较为困难。椎管造影只能提示梗阻的程度,对病因学诊断无价值,且具有创伤性,目前已很少采用。

(三)鉴别诊断

腰椎间盘突出症患者发病年龄较轻,大多在 20～40 岁,病史较短,很多患者可以明确发病日期,有人在明确的轻微损伤后发病;由于椎间盘突出多偏向一侧,故脊髓受压症状多在一侧肢体,或两侧轻重不一,脊髓受压程度也较胸椎管狭窄者为轻,几乎无全瘫者;影像学检查特别是 MRI 检查可提供重要诊断依据,腰椎间盘突出多累及单个椎间隙,个别有两间隙椎间盘突出者,在 MRI 上显示清楚,无脊髓后方受压的病变,可与胸椎管狭窄症相鉴别。

此外,该病须与黄韧带钙化症相鉴别,多数学者认为,黄韧带钙化症与黄韧带骨化过程中的钙化是两个截然不同的病理过程。黄韧带钙化症仅见于颈段,女性多见,大体观多呈圆形或椭圆形;光镜下可见钙盐沉着于纤维中,钙化灶周围有较多的多核巨细胞、组织细胞及淋巴细胞浸润,表现为肉芽肿样异物反应;与以骨小梁、骨髓结构为特征的骨化完全不同。

七、治疗

通常认为,非手术治疗胸椎管狭窄均无效,手术治疗是目前唯一有效的方法,病情进行性加重,一经确诊应立即手术治疗。

造成胸椎管狭窄症的后方因素主要为肥厚的黄韧带、椎板以及肥大的关节突;而前方因素主要为胸椎间盘突出和后纵韧带骨化(OPLL),但单独的 OPLL 压迫脊髓而无后方病理改变者少见。因此,胸椎管狭窄手术治疗,主要为后路椎板切除减压手术。对于退行性改变为主的,包括黄韧带骨化(OLF)、关节突增生(HAP)、后纵韧带骨化(OPLL)、椎板增厚等类型为主要病理解剖改变的胸椎管狭窄疾病,手术行后路全椎板切除减压是比较简单、直观、彻底的方法,手术的疗效也较满意。对合并有胸椎间盘突出压迫脊髓者宜采用后路减压,再辅以侧前方减压、椎间盘髓核摘除术。

八、术后脊柱稳定性和功能恢复

整块半关节突椎板切除术后,经 2~8 年的随访,未发现胸椎不稳的情况。原因是外半关节突关节仍存在,还有肋椎关节保护,故胸椎的稳定性可以胜任日常生活。一般情况下不需要行内固定。至于术后效果则与术前脊髓本身的情况和手术减压程度有关,术前未完全截瘫、MRI 脊髓信号正常者,手术减压充分,常可获得优良效果。术前截瘫严重,脊髓本身有软化灶者,仅中等恢复,但较术前进步明显;个别未按整块半关节突椎板切除术操作者,脊髓损伤加重。因此,椎板整块切除,可减少或防止脊髓损伤加重的发生。

氟骨症性胸椎管狭窄症是地方性慢性中毒性疾病,动物试验表明氟在异位骨化的化学诱导中起重要作用,氟可激活细胞腺苷酸环化酶、从而使细胞内 cAMP 含量升高,导致细胞质钙浓度升高、软骨细胞变性、钙化。表现为骨质密度增高,椎板及小关节突增生、肥厚。椎板内韧带(特别是黄韧带)肥厚、骨化、从而导致椎管狭窄,造成脊髓受压的症状,临床表现为椎管狭窄症状。

对于胸椎黄韧带骨化引起的椎管狭窄和脊髓损害,至今仍无有效的非手术治疗,一旦诊断已明确,即应尽早手术治疗。黄韧带骨化主要侵犯脊椎的后部结构,胸椎椎板切除减压是比较合理的方法。但是其手术效果往往不如腰椎和颈椎好,这是因为其病理因素较颈腰段复杂,手术操作也困难。

术后效果与术前病程长短、脊髓压迫与脊髓损伤程度、病变累及节段、狭窄程度、是否并发后纵韧带骨化以及手术方法等诸多因素有关。狭窄或瘫痪较重而时间较长者,除了致压物使脊髓直接受压而造成损伤外,还由于局部血循环障碍、缺血缺氧时间较长,可以导致脊髓组织发生不可逆性的继发性损伤。术前 MRI 上胸髓受压和受损程度越轻,症状进行性加重时间越短,术前生活仍可自理者,术后效果往往越好。而多节段受累,脊髓已有软化、囊变、萎缩变性,症状进行性加重时间长,术前生活需他人照顾者,术后往往效果不理想。

(秦　军)

第八节　腰椎管狭窄症

各种原因导致腰椎椎管、神经根通道、椎间孔的变形或狭窄而引起马尾神经、腰骶神经根受压而产生临床症状的病症,称为腰椎管狭窄症,又称为腰椎管狭窄综合征。多发生于 50 岁以上的中老年人,男性较女性多见。

一、病因病理

腰椎管狭窄症的病因可分为原发性和继发性椎管狭窄两大类。原发性椎管狭窄指因先天性和发育性因素,导致腰椎骨性椎管发育异常,椎管狭窄,表现为腰椎管的横径和矢状径均匀一致性的狭窄,多见于侏儒症、椎弓根短缩等患者。此种类型腰椎管狭窄症临床较少见。继发性腰椎管狭窄主要是由于椎间盘退变,腰椎椎体间失稳,关节突关节松动增生、内聚的腰椎退行性变,腰椎骨质增生,椎板继发性增厚,黄韧带松弛、肥厚、内陷等诸多因素共同导致的腰椎椎管、神经根管和椎间孔等内径缩小,椎管容积减少,病变达到一定程度后,可引起硬膜囊、神经根、马尾受压而产生腰腿痛症状。也可能因为椎管容积减少,致椎管内外血循环障碍,静脉充血,血管丛增生等间接压迫硬膜囊或神经根而产生神经压迫症状。临床上以退行性变致继发性椎管狭窄症患者为多见,原发性椎管狭窄症患者少见。

临床上多采用 Nelson 分类法指导腰椎管狭窄症的诊断和分型。

(一)按解剖部位分类

分为中央型(主椎管)狭窄和侧方型(侧隐窝)狭窄。中央型狭窄以硬膜囊及其中的马尾神经受累为主,而侧方型狭窄则以神经根受累为主。

(二)按病因分类

分为原发型椎管狭窄和继发型椎管狭窄。

1.原发型椎管狭窄

原发型椎管狭窄为先天性因素所致,骨性椎管发育障碍,致椎管容积减少,马尾、神经根受压迫而导致。

2.继发型椎管狭窄

继发型椎管狭窄系由于后天退变或其他原因,导致椎管容积继发性减少,按继发性椎管狭窄的主要发生来源,继发性腰椎管狭窄又可分为四个方面。

(1)退行性脊椎骨质增生,黄韧带肥厚,后纵韧带增生钙化,侧隐窝狭窄,椎间盘病变等。

(2)创伤因素所致脊柱骨折脱位遗留的脊柱畸形。

(3)椎弓峡部裂致椎体滑脱。

(4)脊柱侧弯以及其他脊柱骨病如 Paget's 病、氟骨症等。

二、临床表现

(一)症状

多见于 40 岁以上的中老年,以男性多见。起病缓慢,常有慢性腰痛史,疼痛常反复发作,一般症状较轻。中央型椎管狭窄主要感觉腰骶部疼痛或臀部疼痛,很少有下肢放射痛。患者常诉直腰行走困难,而弯腰骑自行车无障碍,该型患者最典型的表现是神经性间歇性跛行。侧隐窝狭窄与神经根管狭窄的症状大体相同。表现为相应的神经根受刺激或压迫症状。根性神经痛往往比腰椎间盘突出症严重,可从腰臀部向下放射,常为持续性,活动后加重,体位改变对疼痛影响不如中央型明显,间歇性跛行也不典型。

(二)体征

检查时常可发现患者主诉的症状严重且多,而客观体征少,两者往往不相符。神经未受持续性压迫时,多无明显体征。腰椎无畸形,腰部可无压痛,而后伸或侧屈位时,可诱发症状。前屈时症状消失,直腿抬高试验阴性。发生持续性压迫后,可出现受压的马尾神经或相应神经根支配区的感觉、肌力减退,腱反射减弱或消失。直腿抬高试验可为阳性。

(三)影像学及实验室检查

1.X 线检查

在腰椎正侧位 X 线平片上,常表现为腰椎生理弧度的改变,可以是生理前凸的增大或减少。还可显示椎间隙狭窄、关节突增生内聚,椎体边缘骨质增生等退变表现,部分患者表现为腰椎滑脱、不稳或椎间关节半脱位等。在 X 线片上还可测量椎管的大小,一般认为,椎管横径

＜20 mm,矢状径＜12 mm,可以认为有腰椎管狭窄的存在。因为 X 线片存在放大倍率的差异,现多在 CT 片上行椎管各径的测量,更为准确。

2.椎管造影

椎管造影是诊断腰椎管狭窄的有效方法,表现为不同程度的充盈缺损,严重者完全梗阻,完全梗阻者呈幕帘状、笔尖状或弹头状,也有呈毛刷状的充盈缺损。腰椎滑脱引起的椎管狭窄,可在滑脱节段显示台阶状或肘拐状的硬囊形态改变。椎管后侧黄韧带增厚者,表现为锯齿状充盈压迹,有时呈藕节状改变。椎管造影可以显示硬膜囊的整体形态,且可通过体位及投照位的变化,显示出神经根袖的形态和位置变化。但对侧隐窝的显示不理想,也不能显示椎管的断面及神经根形态。

3.CT 检查

CT 检查可以清楚显示椎管的形态和椎板厚度,并能进行比较精确的椎管大小及椎板厚度测量。CT 能显示椎间盘突出的程度、范围和方向,对侧隐窝狭窄、黄韧带肥厚等均可以清楚显示。如结合椎管造影检查,则能提供更多信息。椎板厚度超过 8 mm,黄韧带厚度超过 5 mm,可认为是增厚。CT 片在测量侧隐窝时,侧隐窝前后径应＞5 mm,侧隐窝前后径＜3 mm,可以认为是侧隐窝狭窄。

4.MRI 检查

MRI 检查可以对脊柱进行矢状面、冠状面、横断面多个方向角度的检查扫描。在 MRI 检查中可以显示出硬膜囊压迫的节段、程度的部位,同时可以有效显示黄韧带的肥厚、硬膜外脂肪的消失减少、神经根的压迫与位置等。所以,MRI 是检查腰椎管狭窄的有效方法。

三、诊断与鉴别诊断

(一)诊断要点

1.症状

长期慢性腰臀部疼痛不适,间歇性跛行,腰过伸受限,且逐渐加重。

2.体征

体格检查早期无明显异常,后期可出现坐骨神经受压的体征。

3.影像学检查

腰椎 X 线片、椎管造影、CT 检查、MRI 检查可明确诊断及椎管狭窄的程度。

(二)鉴别诊断

1.腰椎间盘突出症

大多见于中青年人,病程相对较短,多以腰痛及下肢放射痛为主要症状,下肢症状单侧者多见,直腿抬高试验阳性。不似腰椎管狭窄症以中老年人为多,主要表现是间歇性跛行,直腿抬高试验多阴性,而腰过伸受限则明显。X 线检查腰椎间盘突出症可见到腰椎疼痛性侧弯,但骨质退变多不如腰椎管狭窄症患者明显,且腰椎管各径的测量在正常范围。CT 或 MRI 检查是鉴别两者的重要手段,腰椎间盘突出症主要表现为椎间隙水平间盘的突出与对硬膜囊和神经根的压迫,而黄韧带厚度、侧隐窝前后径、椎板厚度等多在正常范围,关节突增生内聚也不如腰椎管狭窄症者明显。

2.腰椎滑脱症

部分腰椎滑脱症患者也可表现为腰椎管狭窄症的症状。但在间歇性跛行等典型症状出现之

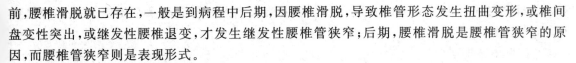

前，腰椎滑脱就已存在，一般是到病程中后期，因腰椎滑脱，导致椎管形态发生扭曲变形，或椎间盘变性突出，或继发性腰椎退变，才发生继发性腰椎管狭窄；后期，腰椎滑脱是腰椎管狭窄的原因，而腰椎管狭窄则是表现形式。

3.血管源性腰背痛

动脉疾病或周围血管疾病可引起下肢痛，有时与坐骨神经痛很相似。但血管源性下肢痛不会因活动而疼痛加重，而腰椎管狭窄症患者的下肢痛多在活动后出现。臀上动脉血流不足引起的臀部间歇性疼痛，行走时出现或加重，站立时减轻，但不会因弯腰或下蹲等减轻。小腿后方肌肉的间歇痛可因周围血管疾病引起，并有坐骨神经刺激症状，也有行走加重、站立减轻的特征，但不会因站立而使疼痛症状完全消除，也不会因下蹲、弯腰等动作而全部缓解。

4.腰背肌、筋膜源性腰背痛

腰背肌筋膜炎、棘上韧带损伤、棘间韧带损伤、第三腰椎横突综合征、臀上皮神经卡压综合征、梨状肌综合征等，系腰背部局限性非特异性纤维织炎，常有反射性腰背痛。腰背肌筋膜炎的腰背部疼痛虽然广泛而散在，但以肌、筋膜损伤劳损处为主，所以多表现为肌、筋膜附着点附近的局限性明显疼痛和压痛，多有外伤史，在局限性压痛点附近行痛点封闭可以止痛。此外，腰背肌筋膜炎经过休息或治疗，大多可以逐渐好转或自愈，这种情况在腰椎管狭窄症是很少见的。

5.腰椎不稳引起的腰腿痛

腰椎不稳或腰椎失稳引起的腰背痛或腰腿痛，腰椎不稳的主要原因有椎间盘、椎间关节、椎间韧带的退变，外伤和脊柱手术后的医源性不稳，峡部裂和滑脱。腰椎不稳常见的症状是局限的腰背痛，伴有一侧或双侧臀部、大腿后侧的牵涉痛，严重的患者可伴有坐骨神经的刺激或压迫症状。多数患者主诉易发生腰扭伤，轻微活动或偶然用力不当，即可出现腰痛、活动受限及僵硬感，经过休息，逐步轻微活动腰痛或经过腰椎牵引、推拿按摩后腰痛及活动受限即可解除。这种腰部轻微活动即可能诱发的腰部突发疼痛及活动受限，有些类似膝关节半月板损伤引起的关节交锁症状，是腰椎不稳的重要临床特征。X线检查可见椎间隙不对称性变窄，脊柱序列排列不良，在腰椎过伸过屈侧位上可能观察到明显的椎体前后滑移，还可见到椎弓根的轴向旋转及棘突正常序列的紊乱中断等。

四、治疗

（一）非手术治疗

1.卧床休息

早中期患者或急性反复发作者，卧床休息可以改善局部静脉回流，有利于炎症反应的消退，有利于缓解椎管狭窄的症状，同时因休息可以缓解腰背肌紧张，也有利于消除肌肉源性疼痛不适。一般休息2～3周可以缓解腰腿痛。这也是其他治疗的基础。

2.腰围保护

可以协助缓解肌肉劳累。多在患者下床活动及站立时应用，卧床休息时不用。

3.腰功能锻炼

要注意加强腰背肌、腹部肌肉功能锻炼，以增强脊柱的稳定性。

4.手法推拿按摩

可以通过手法治疗达到舒筋散寒、化瘀止痛、松解粘连、松弛肌肉的作用。一般采用患者俯卧位，行腰痛部按法、揉法、点穴法、擦法等手法，患者平卧主要是行点穴法。同时配合腰部关节活动、牵抖法和双下肢关节活动等手法治疗。因患者大多为中老年人，骨质退变，手法治疗过程中不可使用暴力。

5.抗炎止痛药

在疼痛症状较重时，内服吲哚美辛、布洛芬等消炎镇痛剂有利于病情的好转，但使用这些药物要注意胃肠道及心血管安全性，有可能影响患者的凝血功能。

6.封闭治疗

可应用泼尼松龙 12.5 mg，0.5%～1%普鲁卡因 100～200 mg 混合后行腰部痛点封闭或椎管内封闭治疗，术后配合卧床休息、手法推拿按摩或腰椎牵引，每周 1 次，2～3 次为 1 个疗程，对早中期患者有效。

(二)手术治疗

1.手术指征

对于病程长，疼痛剧烈，影响日常生活；或保守治疗无效，反复发作，间歇期明显缩短；并有神经功能损害尤其是马尾神经压迫出现部分或完全瘫痪的患者；以及腰椎间盘突出合并腰椎管狭窄，腰椎峡部裂或腰椎滑脱合并腰椎管狭窄；腰椎 CT、MRI 或造影检查有明确的椎管狭窄，且狭窄压迫部位与临床症状相符合的患者，均应考虑行手术治疗。

2.手术目的

解除椎管内、神经根管、椎间孔等处的致压物，解除硬膜囊、马尾神经和神经根的压迫症状，同时要尽量保留正常的骨与软组织结构，维持和重建脊柱的稳定性。

3.手术方式

常用的手术方式有椎板成形术、椎板切除减压术，多配合内固定及植骨，以重建脊柱的正常生理序列和稳定性。手术要参照术前检查的神经定位、CT 和 MRI 检查显示的狭窄范围来考虑减压范围。术中减压有效的标志之一是硬膜囊的搏动恢复。

（赵善润）

第九节　颈椎间盘突出症

与外伤性颈椎间盘突出症不同，目前大家所称谓的颈椎间盘突出症的主要病因和发病机制是颈椎积累性劳损、颈椎退行性病变。除少数患者呈急性发作外，大多数患者病情呈缓慢进行性加重，病理改变最终广泛波及颈椎骨关节与韧带结构，如椎体边缘骨赘形成，钩突关节及小关节突关节增生肥大，项韧带、后纵韧带及黄韧带肥厚，局灶性钙化，甚至骨化，椎间盘突出的椎间隙失稳，椎体退行性滑移等一系列病理改变，进而侵压相邻的神经根、脊髓、椎动脉、或激惹颈交感神经丛，引发一组复杂的多样性临床症状和体征。急性发作者常无颈椎骨质增生等退行性改变，一些专家称之为"软性"突出，而伴有明显骨关节退变者被称为"硬性"突出。Scovill 分析了 741 例颈椎间盘突出症，指出颈椎间盘突出常合并峭状骨质增生，所谓颈椎病实际上就是缓慢颈椎退变椎间盘的晚期病理。颈椎病是一种症状性称谓。1945 年 Brain 将颈椎间盘突出或膨出伴有骨赘形成诱发的神经根、脊髓、椎动脉等一组复杂症状的综合征称为颈椎骨关节病，我国将其译为颈椎病。近十几年来，随着 CT 和 MRI 的广泛普及以及对颈椎病的发病机制的深入研究，发现颈椎病一词是包括多种独立疾病的模糊统称,缺乏以病理特征命名的准确性和其命名内涵与独特病理改变相一致的科学性。颈椎病不仅包括已发生继发改变的颈椎间盘突出症,还包括颈椎管狭窄症、颈椎后纵韧带骨化症、黄韧带骨化症、颈椎退行性不稳等一些明确分类的颈椎退行性疾病,但颈椎病又不包含"软性"颈椎间盘突出症。有人将两者以年龄划分也是不科学的,60岁以上老年人颈椎退变比较严重,但多椎间盘突出造成不全瘫者并非少见,以骨赘形成来划分两者,并以骨赘形成解释颈椎病的发病机制也随着病理解剖和临床研究的深入而被质疑。如过去常以钩突关节增生肥大压迫椎动脉造成供血不全,但近年来人们已认识到,椎间盘突出和颈椎先稳造成椎动脉供血不全的临床表现远比钩突关节增生肥大的概率高得多。颈椎病一词目前仍流行,是习惯的延续。把颈椎间盘突出视为颈椎病同一种疾病的不同病理改变阶段也不准确和科学,因为多节段椎间盘膨出最终演变成"颈椎病"实际上是颈椎管狭窄症,并不少见。

一、病因及发病机制

颈椎间盘位于第2颈椎至第1胸椎间,共6个,呈前厚后薄之盘状,即为使颈椎椎体相连呈生理前凸状,又使颈椎各节有一定的活动度,可视为颈椎最大的关节。由于下位颈椎处于重量较大的头颅和相对固定的胸椎之间,所以颈椎间盘在平衡承重和适应头颅屈伸旋转等活动中比其他部位更容易发生劳损和退行性改变。成年人下位颈椎间盘已没有血液供应,其营养主要通过可控性强的透明软骨板微孔自椎体压力渗透和弥散,并通过透明软骨板微孔将代谢产物再向椎体静脉窦渗出,这种组织液的双向扩散,恰似一安全阀控制,保证了椎间盘的新陈代谢。除此之外由前后纵韧带的血管提供了纤维环表层的营养。髓核是一种由交织成立体网状的胶原纤维及充填其内的丰富的蛋白多糖、少量的软骨细胞所构成的胶冻样物质。蛋白多糖的硫酸软骨素链是亲水基团。椎间盘的弹性和张力取决于透明软骨板的通透性和髓核的含水量,随着劳损和年龄增大,硫酸软骨素逐渐退变成硫酸角质素,含水量自婴幼儿期90%左右下降至60~70岁的60%左右。一些研究结果表明突出的椎间盘呈一系列组织学、生物化学改变,如早期的纤维环纤维肿胀,细胞数减少且肥大,无核或核坏死,部分弹力纤维横向或纵向断裂,后期椎体边缘软骨细胞增多,钙化等病理改变。随着年龄的增加,小血管渗透能力也下降,纤维环弹力纤维失营养变性.在劳损中不断自内向外断裂,整个椎间盘的弹性及张力下降,髓核破裂或游离,导致椎间盘的突出或膨出。这种退行性病变是潜移默化的,头颈部外伤可加速或促进这种退行性病变的进程,演变成椎间盘的急性和严重的突出,短期内症状加重或突然出现不同程度的瘫痪。若这种退变缓慢发展,慢性椎间盘突出,就会导致严颈椎高度降低,相应的椎间关节和钩突关节负重加大,解剖和生物力学关系紊乱,颈椎失稳和异常活动,椎体上下缘骨赘形成和关节肥大增生。前后纵则带和后方的韧带松弛,并不断被牵拉、撕裂和自骨性组织上分离,不断的出血机化,产生骨赘和后纵韧带及黄韧带的肥厚。慢性椎间盘突出者,术中可见后纵韧带受髓核的免疫化学刺激和撕裂出血,而形成局限性钙化灶甚至骨化、突出的椎间盘、骨赘和肥厚钙化的后纵韧带复合物,会对神经、脊髓等重要功能组织产生机械性压迫或动力性磨损。可随着脊柱前柱的退变演变。后方关节突肥大增生,黄韧带肥厚钙化内突,构成节段性椎管狭窄,从前后左右挤压椎管内神经组织,使之在机械性受压的同时,脊髓血供缺乏或终止,从而产生变性、水肿,严重者产生囊性改变。

颈椎的先天畸形,如融合椎、生理前凸过大等可因应力失衡,导致融合椎节上、下椎间盘的劳损概率增大而过早突出。

颈椎外伤后,颈椎间盘纤维环受暴力直接作用而撕裂破损,髓核组织急性疝出,造成急性脊髓损伤。车祸及坠落伤不仅造成颈椎骨折脱位,而且同时造成急性和亚急性椎间盘突出的灾难性结果已屡见不鲜。

除 Lanurelle 认为颈髓 4～8 节灰质前角基底的外侧中间柱存在交感神经细胞,并发出节前纤维外,一般认为颈髓并无节前纤维发出,而起源于 $T_{1～2}$ 的脊髓灰质的外侧中间柱,出脊髓后升至颈部换元,形成上、中、下交感神经节和连接三个节的交感神经干。颈上节发出灰交通支加入第 1～4 颈神经前支并随其分布。还发出灰交通支到面神经、舌咽神经、迷走神经和副神经中,发出的咽支在咽的侧面与喉上神经相汇合,形成咽丛、心支终于心深丛。颈中节发出的灰交通支加入第 5、6 颈神经,发出心支至心深丛,另有锁骨下袢支,沿锁骨下动脉下行,然后再上行止于颈下交感神经节。颈下节位于椎动脉后面,常在第一肋颈处形成星状神经节,发出灰交通支参与第 7、8 颈神经组成。从颈下节还发出较大支在椎动脉周围形成椎动脉丛,发出的心支到心深丛。

交感干发出体壁支随颈神经而行,参与脊膜支返回椎间孔成为窦椎神经的一部分,分布于颈椎间盘纤维环浅层、后纵韧带和硬膜外之间的疏松结缔组织和血管中,同时还供应硬脊膜、椎体后骨膜等。颈椎间盘的巨大突出或多间隙突出均会造成颈源性眩晕和眼、耳、心等功能异常。

二、临床表现

(一)流行病学资料

颈椎间盘突出症多发生于 40～50 岁,突出部位以 $C_{5～6}$、$C_{4～5}$ 为最多。据 5 家医院手术治疗的颈椎间盘突出症共 1 176 例,30～40 岁占 22%,40～50 岁占 41%,50～60 岁占 28%,60 岁以上 9%。单一节段突出者占 18%,2 个节段 37%,3 个节段者 43%,4 个节段者 2%,突出部位:$C_{5～6}$ 约占 98%,$C_{4～5}$ 占 96%,$C_{6～7}$ 占 21%,$C_{3～4}$ 占 9%,$C_{2～3}$ 占 0.9%,$C_7～T_1$ 占 45%。相邻 2～3 个节段突出者占 71%,跳跃型占 11%。首发症状:颈椎间盘突出引起的颈、肩胛角内上区及上肢痛者相当常见,多在门诊处置,无法统计。1 176 例手术病例中 29 例因髓核疝入椎管内上肢剧痛难忍而手术。42 例因颈椎间盘突出颈源性眩晕行经皮激光椎间盘减压术。余下 1 105 例中 13% 先双手麻木后发展成为四肢麻木,双腿乏力、发紧僵硬笨拙或不能行走。87% 先自脚向上逐渐麻木无力步态蹒跚艰难,发展成四肢不全瘫,病程 1 天～3 年,平均6.1 个月。

(二)临床分型及表现

目前尚无标准的分类方法,根据突出的部位、方向、位置节段多寡,病理程度等有不同的分类。

1.突出部位

根据突出部位可分为上位颈椎间盘突出和下位颈椎间盘突出,前者指 $S_{3～4}$ 以上椎间盘突出,占 18% 左右,并常同下位突出并存。

2.突出方向

根据突出的方向可分为前突出、后突出、椎体内突出、侧突出。多节段巨大前突出伴骨赘者可同气管一起前后压迫食管引起吞咽困难,较大的凸入椎管内的椎间盘组织可压迫神经根或脊髓。多节段椎体内突出在颈段少见,但可引起颈椎的不稳定和相应临床症状。

3.突出节段

根据突出的节段多寡可分为单节段突出和多节段(2 个节段以上)突出。

4.后突出位置

根据后突出的位置可分为侧方突出、极外侧突出和中央型突出。

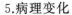

5.病理变化

根据病理变化程度可分为突出型、椎体后缘突出型、后纵韧带下突出型和硬膜内突出型。

突出型是指局部纤维环虽完整但变薄，髓核连同变薄的纤维环局部凸起，此型是最常见的；椎体后缘突出型指髓核突出或游离于椎体后缘和后纵韧带前方，向上位椎体后方或下位椎体后方挤压；后纵韧带下突出型指游离的髓核块刺破后纵韧带，部分挤入椎管内，直接挤压神经根或硬膜囊，术中取出游离髓核块后，可见后纵韧带局限性裂口和硬膜，但硬膜完整。游离髓核块突破后纵韧带，硬膜挤入硬膜下腔非常少见，称为颈椎间盘硬膜内突出。迄今国内外文献报道不足50例。其发生机制尚不清楚，可能突出的椎间盘组织长期牵拉顶压后纵韧带，使之变薄，水肿，变脆，当颈部突然活动椎间盘压力骤然升高，脱水坚韧的游离髓核块（一般附有剥脱的软骨板）锐缘刺破薄弱的后纵韧带和与之粘连水肿脆弱的硬膜疝入硬膜下腔，常可导致急性四肢瘫，也有文献报道从侧方进入硬膜囊，导致亚急性神经损害者。

6.临床表现

根据临床表现可分为下列多种类型，由于这种分型易于掌握和指导临床治疗而广为采纳。

(1)神经根型：此型发病率最高，文献报道其发病率约为颈椎间盘突出症的90%，临床症状：颈痛，甚至急性斜颈，反复长时间"落枕"是本型的早期症状。上肢和手麻木疼痛，颈部酸软无力胀痛。或颈痛剧烈不敢转头，伴有肩胛区内上角针刺样、放电样、抽搐样疼痛，30%上的患者因枕大神经受刺激同时存在枕后耳后疼痛。颈部侧屈过伸、咳嗽、打喷嚏，甚至大声说话时均能诱发颈肩臂的疼痛加剧。严重者手内在肌萎缩，动作笨拙，精细动作困难。体征可见一侧颈肌痉挛，颈部活动受限。患肢浅感觉、肌力和腱反射异常，或存在手内肌（主要为骨间肌、大小鱼际肌等）萎缩，突出的节段不同，所累及的颈神经根各异，临床表现也不同（表6-2）。

表 6-2　颈椎间盘突出症神经根型的症状和体征

突出间隙	受损神经根	疼痛部位	感觉异常	肌力减退	腱反射减弱
$C_{4\sim5}$	C_5	颈肩胛内上缘肩部和上臂外侧	上臂外侧三角肌	肱三角肌和（或）二头肌	肱二头肌
$C_{5\sim6}$	C_6	颈、肩、肩胛内缘，上臂外侧，前臂桡侧，偶尔前胸	前臂桡侧拇指	肱二头肌	肱二头肌桡骨膜
$C_{6\sim7}$	C_7	与上相似，前臂背侧	前臂外侧中、示指	肱三头肌桡侧伸腕肌	肱二头肌桡骨膜
$C_8\sim T_1$	C_8	累及前臂尺侧	小指及四指尺测	手内在肌及尺测伸腕肌	无

臂丛神经牵拉试验阳性（或称 Eaton 征）。方法：检查者一手搬压患侧头部，一手握患肢手使其背伸，随着将患侧上肢外展90°，两手同时向相反方向推拉加压，有上肢放射痛或麻木感者为阳性。

椎间孔加压试验阳性（或称 Spurling 征）。方法：患者坐位，颈部稍后伸向患侧倾斜，检查者站在患者背后，双手合掌于患者头顶缓缓向下加压，出现颈痛和患肢放射痛或肩胛区背部放射痛者为阳性。

椎间孔分离试验阳性。方法：患者端坐，检查者以弯曲的前臂于患者下颌处向上牵引，上肢麻木疼痛消失或缓解者为阳性。

(2)脊髓型：该型以四肢不全瘫，或下肢无力、发紧，行走困难为主要临床体征。占颈椎间盘突出症的 5%～9%，某医院临床统计资料显示，本型多累及中年，40～60 岁者占该型的 80% 以上，30～40 岁者占 11%，60 岁以上者占 7%～8%，男女之比约为 2∶1。大多数患者（约 90%），隐匿缓慢发病，无颈痛史和颈部活动受限。先双脚麻木继之膝关节发软、无力，走路似"无根"，踏棉花感。麻木渐自足小腿向上蔓延，双腿发紧，平卧时两腿"抽筋"，步态蹒跚，双手麻木，持物不能，甚至手屈伸均受限，笨拙。少数人（5%～7%）先颈肩酸痛、双手麻木，握拳乏力，渐累及双下肢，行走困难。个别人无明显外伤史，短期内骤然出现四肢麻痹，呈急性或亚急性发病。颈部按摩或突然转头时诱发四肢全瘫者，偶有发生。该型患者均表现为上运动神经元损害表现，即四肢肌张力增高，屈膝呈折刀样感，髌阵挛和踝阵挛阳性，腱反射亢进，可引出病理反射（Hoffmann 征、Babinski 征等阳性）平胸骨角水平以下躯干及下肢浅感觉迟钝。相当一部分患者在脊髓长索损害的同时，颈神经根也不同程度的受损害和压迫。临床出现上运动神经元损害的体征外，还会出现早期根性神经疼痛症状，晚期手内在肌和上肢萎缩，手指伸屈功能不全，精细动作困难，表现为上下运动神经元损害并存。少数患者颈部过屈或过伸时出现沿颈背部向躯干或上肢的触电样剧痛称为 Lhermitte 征，提示脊髓已有变性。

颈椎间盘突出症所引发的脊髓损害可大致分为以下几种。①脊髓横贯性损害：约占 70%，一般而言脊髓对缓慢进展的中央型突出物机械性压迫有惊人的耐受能力，临床仅表现为程度不一的上运动神经元损害体征，即不完全性痉挛瘫，四肢肌力一般均在 4 级以上，也很少出现括约肌功能障碍。但此种患者遭受头颈部外伤，即使很轻微，也会因颈髓突然受到后纵韧带下突出的游离髓核、硬膜内突出的髓核块钳夹挤压，发生急性颈髓损伤，突发四肢全瘫。②脊髓半横贯损害：（约占 29%），患者通常一侧上下肢肌力减弱，而对侧躯干浅感觉明显迟钝。少数浅感觉障碍和肌力下降同存一侧，对侧浅感觉和上运动神经元损害体征并不明显，呈不典型的 Brown-Sequard 综合征。③脊髓前角损害：（约 1%）仅表现为四肢痉挛瘫，肌无力（3 级以下），但无明显的躯干四肢浅感觉异常。这可能与突出物直接侵压脊髓前动脉与大根动脉（Adamkiewiec 动脉）吻合交界区造成血管痉挛栓塞所致，脊髓前动脉供血的脊髓前角区发生缺血变性。长期的挤压，多节段巨大的椎间盘突出、颈椎不稳、硬性椎间盘突出伴黄韧带肥厚等会使脊髓发生缺血，变性和萎缩，病情呈渐进性恶化。若病情急骤加重常常提示脊髓髓内水肿、囊性变，MRI 表现为受压变细节段呈 T_2 高信号，Wada 等研究结果认为这种 MRI T_2 高信号影像可能主要表明灰质区的囊腔样变或坏死，其存在与脊髓病严重程度和术后疗效并不相关。多节段线状高信号的患者常常出现上肢肌肉萎缩，故一些学者认为 MRI T_2 高信号存在意味着脊髓内病变是不可逆的，例如神经胶质增生或囊腔样变。而另一些研究者则认为是一种可逆性变化，如水肿等。

（3）颈源性眩晕型：多节段椎间盘突出或外侧突出型患者常会出现眩晕、头痛、四肢无力、猝倒等一系列椎-基底动脉供血不全症状。过去过分强调这种颈性眩晕系由钩突关节增生肥大直接压迫椎动脉所致。近年来研究结果表明椎间盘退变、颈椎失稳和椎间盘突出，激惹椎旁交感神经丛导致椎动脉痉挛是更常见的病因。间歇性发作，牵引可以缓解症状，临床表现也支持和符合颈椎间盘突出的流行病学特点。

（三）影像学检查

1.X 线检查

应摄取颈椎正侧、双斜位 X 线平片，以判定颈椎序列、曲度是否异常，各椎间隙高度的变化、椎体缘骨赘形成与否、钩突关节及小关节突关节增生程度等。发现异常改变部位和临床体征相符者，应加做颈椎 CT 和 MRI。X 线平片虽无确诊价值，但可排除颈椎肿瘤、结核等疾病，有一定

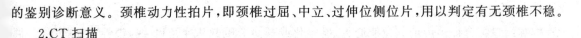

的鉴别诊断意义。颈椎动力性拍片,即颈椎过屈、中立、过伸位侧位片,用以判定有无颈椎不稳。

2.CT 扫描

根据临床表现及 X 线平片提示的线索,可选择颈椎数个节段进行颈椎 CT 扫描,CT 扫描可清楚地显示椎间盘突出的类型、骨赘形成与否,是否合并后纵韧带骨化和黄韧带钙化或骨化,小关节突的增生肥大程度。根据要求可分别使用软组织窗和骨窗成像来观察椎间盘和骨性结构的异常表现。CT 扫描对脊髓损害程度不如 MRI 清楚,常需做 CTM。CT 矢状位不能显示椎间盘突出的形态,易因扫描节段不充分而遗漏,但过长的节段不必要的扫描存在放射性损伤的弊病,所以观察矢状位脊髓损害程度常常使用 MRI。目前已有椎动脉三维 CT 血管成像的报道,扩展了 CT 临床应用价值。

3.MRI 检查

MRI 可从矢状位、额状位及轴位,三维立体的对椎间盘突出的节段、程度、形态及脊髓受压损害的病理改变进行影像学检测观察,尤其从矢状位揭示椎间盘向椎体后缘上、下、游离突出状态,疝入后纵韧带及硬膜内突出的现象,脊髓髓内出血、水肿、囊变病灶以及脊髓萎缩变细等病理形态,MRI 是一种无创性无放射性损伤的有诊断及鉴别诊断意义的直观而清楚的一项检查。

4.磁共振血管成像(MRA)

MRA 是一种利用流动效应和相位效应两个基本成家原理的时间飞跃法(TOF)和相位对比法(PC)进行颈部血管成像的一种磁共振新技术。为了更好地获得信噪比,椎动脉 MRA 多采用颈前表面线圈,并在扫描层面或层块上方设置一预饱和带,以射频脉冲抑制颈部静脉信号。同时应用最大信号强度投影(MIP)和多层块部分重叠技术,使椎动脉形态清晰显影,避免了血管重叠,中断等弊病。目前已成为诊断椎动脉畸形,病理性狭窄迂曲扭变的主要方法,同 CT 血管造影(CTA)、数字减影血管造影(DSA)相比,MRA 不需应用任何含碘造影剂,无放射线损害,无介入性损伤。

5.脊髓造影

脊髓造影是一种利用顺向(小脑延髓池)或逆向(自腰椎穿刺)在蛛网膜下腔注入 X 线不透性碘剂形成间接影像来判断脊髓受压节段部位、程度,并能区分脊髓受压是否因椎管内肿瘤所致。但对比剂可引起一些副损害、严重不良反应,目前已有被 MRI 所取替的趋势。

6.肌电图检查

通过肌电图波形、传导速度的异常程度来解释临床表现的辅助性检查。在鉴别运动神经元性疾病与脊髓性颈椎间盘突出症方面有一定的应用价值。

三、诊断与鉴别诊断

典型的颈椎间盘突出症的各型临床表现和颈椎影像学表现相符,诊断即可确立。但需与下列疾病相鉴别。

(一)肩关节周围炎

肩关节周围炎为肩关节周围软组织长期劳损粘连所致,主要表现为肩关节疼痛,主动及被动受限,但上肢运动、浅感觉及腱反射正常。值得提出的是约 1/3 神经根型颈椎间盘突出症患者,因肩关节失神经营养而合并肩关节周围炎。此种患者除肩关节周围炎表现外,尚有颈痛,上肢神经学检查有异常表现。

(二)胸廓出口综合征

胸廓出口综合征多因前斜角肌肥大、纤维化或颈肋卡压臂丛神经和(或)锁骨下动脉所致,偶尔也可由第 7 颈椎横突过长引起。主要临床表现为尼神经和(或)正中神经支配区疼痛、麻木、无力,甚至出现肌肉萎缩、浅感觉异常,皮肤发凉苍白等。患肢血压降低,桡动脉搏动减弱,尤其令患者深吸气后屏气,头转向患侧,上肢高举时桡动脉消失(Adson 试验阳性)。此可与颈椎间盘突出症相鉴别,并可经影像学证实。

(三)腕管综合征

腕管综合征主要临床表现为手指和腕部麻木、无力,严重者累及前臂,腕部 Tinel 征阳性。大鱼肌可能萎缩,但无颈痛和上肢反射异常。

(四)肺癌

肺尖部非典型肺癌可侵袭臂丛,出现肩部和上肢疼痛麻木,疼痛较剧烈。若胸片显示肺癌征象和出现 Horner 征,鉴别诊断并不困难,颈椎 MRI 可以区分两类疾病。

(五)椎管内肿瘤

早期可存在神经根刺激症状,后期出现因肿瘤体椎管内占位导致脊髓损害的临床表现。仅凭物理检查难以区分,颈椎 MRI 可资鉴别。

(六)颈椎后纵韧带骨化(OPLL)

神经根受累,脊髓受压表现同颈椎间盘突出症难以区别。颈椎 CT 具有诊断及鉴别诊断的价值。OPLL 患者颈椎 MRI 常常显示多椎间盘退变或突出,但脊髓受压变形的前缘和突出退变椎间盘尾端并不直接相触,之间有一不规则低信号或无信号区,应严格地加以识别和区分。

(七)颈椎管狭窄症

其临床症状与体征酷似颈椎间盘突出症,但其多椎间盘退变膨出、后纵韧带及黄韧带肥厚钙化、关节突肥大,脊髓多节段前后受压等。椎管矢状径<10 mm,为其影像学诊断及鉴别诊断的特征。

(八)癌性非转移性脊髓病

癌性脊髓病分为转移性和非转移脊髓病。前者系癌肿直接浸润转移至脊髓。后者病灶处无肿瘤细胞,其脊髓灰白质、后索、侧索均可受累,呈炎症、变性及脱髓鞘改变。可分为侧索变性型、亚急性坏死型及肌萎缩侧索硬化型脊髓病。年龄大,原因不明的脊髓病者,应高度怀疑。脊髓 MRI 有助于区分颈椎间盘突出所致的脊髓病抑或是非转移性癌性脊髓病。

(九)肌萎缩性脊髓侧索硬化症

此病系脊髓前角细胞、脑干运动核和皮质脊髓束受损害的一种原因不明性疾病。因其多发生于颈膨大处,不典型者易与颈椎间盘突出导致的脊髓病相混淆,影像学有时亦难以区分。前者仅表现为上运动神经元损害表现,但缺乏躯干部浅感觉障碍,有明显上肢肌萎缩伴肌束震颤,侵犯延髓者吞咽困难,电生理异常。

(十)糖尿病性脊髓病

约 70%糖尿病患者全身小血管及微血管病变,管腔狭窄甚至完全闭塞,若累及脊髓营养血管会导致局限性营养障碍性脊髓病。血尿糖异常者若出现上运动神经元损害症状,应考虑此病的存在。MRI 常有椎间盘退变的影像学改变,故应严格区分两类预后不同的疾病。

(十一)颈脊髓血管畸形

一种先天性疾病,起病于胚胎期,中年以后发病,80%为动静脉瘘,其次为毛细血管瘤,常与

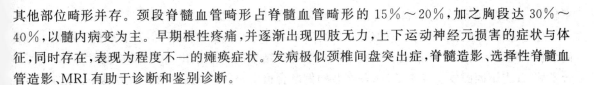

其他部位畸形并存。颈段脊髓血管畸形占脊髓血管畸形的 15％～20％，加之胸段达 30％～40％，以髓内病变为主。早期根性疼痛，并逐渐出现四肢无力，上下运动神经元损害的症状与体征，同时存在，表现为程度不一的瘫痪症状。发病极似颈椎间盘突出症，脊髓造影、选择性脊髓血管造影、MRI 有助于诊断和鉴别诊断。

四、治疗

(一)非手术治疗

对单纯外侧性颈椎间盘突出导致的神经根性疼痛和颈源性眩晕型颈椎间盘突出、失稳者应先采取非手术治疗。

方法有适当休息、卧床、枕头疗法、颈部理疗牵引，应用脱水药、止痛药和神经营养药等，颈源性眩晕者可加用血管扩张剂、中药制剂等。理疗牵引对于根性疼痛的颈椎间盘突出症有良好的疗效，绝大部分患者可经过非手术治疗症状好转或治愈。复发可能性存在，但缺乏复发率的确切统计数字。

(二)手术治疗

手术治疗的适应证为：①神经根性疼痛严重、经牵引理疗等非手术治疗无效者。②剧烈的根性疼痛，上肢或手内在肌萎缩者，或 CT 和 MRI 证实为游离髓核疝入后纵韧带或硬膜下腔者。③颈性眩晕、非手术治疗无效者。④脊髓受压，出现明显的上神经元损害体征者。手术方法有微创和开放性手术两种。开放性手术有经颈前路、经颈后路和经颈侧路三种。

1.经颈前路间盘切除植骨固定术

无论是否伴有骨赘形成的颈椎间盘突出症，经颈前路彻底切除突出的椎间盘组织和骨赘，(包括完全摘除后纵韧带下或硬膜内突出的游离髓核)，并同期植骨融合，重建颈椎稳定性。当机械性压迫来自脊髓前方时，行前路减压是合理和有效的。为达到彻底减压的目的，必须切除一切突出物包括增生的椎体边缘骨赘，充分显露出该节段后纵韧带。长期椎间盘突出、失稳和骨质增生物侵压，后纵韧带可发生肥厚和局限性钙化，甚至骨化，前路手术可一并切除，显露硬膜，使减压更充分更彻底。对多间隙椎间盘突出病例，过去因植骨块过长，易塌陷移位或假关节形成，令许多医师却步，而行后路减压术。尤其是多节段椎间盘突出伴颈椎不稳者后路手术不仅进一步加重了颈椎不稳定，而且仅仅让脊髓后移，疗效也不确切。

文献提示，多椎间盘突出后路减压，术后优良率不足 60％，并随时间推移，优良率逐渐下降。目前国内外一些学者采用钛网钛板复合内植物固定的方法获得了满意疗效。其优点是：①立即获得颈椎节段稳定效应，便于术后患者的护理与术后康复。②植骨愈合率极高，颈椎术后矫正的生理曲度和高度维持不变，从而消除了多节段椎间盘突出前路植骨的种种并发症。③仅一个切口，用取自颈椎的骨松质加压填塞钛网内，避免了取自体髂骨带来的另外创伤和诸多并发症。④大大缩短了手术时间和患者术后卧床制动牵引时间和住院天数。钛网钛板价格昂贵，有无金属遮挡效应，有待观察研究。对合并老年骨质疏松症的患者而言，有无金属切割椎体现象尚需长期的随访观察。单一间隙和大部分两个间隙植骨融合率高，此类患者仍应取自体髂骨移植。

前路单节段或双节段颈椎间盘切除术是否必须植骨融合仍有争论，有人作了前瞻性研究和疗效评定，认为研究结果支持不需植骨融合，椎间盘切除后可自发融合，颈椎稳定性不受影响。一些学者报道不植骨病例比植骨病例疗效好，术后自发性融合率达 28％～75％。但许多学者的长期随访结果表明，不植骨融合者比植骨融合者疗效差，术后椎间高度丢失，后凸成角畸形发病率较高,且术后颈痛较常见,甚至神经功能恶化,故强调必须植骨融合。

理论上植骨融合节段上下间隙可因应力转移导致进行性退变加速,但发病率仍不清楚,目前尚无长期随访的可靠资料报道。一些术后长期随访结果的报道指出,多节段椎间盘切除植骨融合术后,其上下间隙发生异常活动,并有些病例融合椎上一椎体向后滑移,故力劝不要过长节段融合。但切除已经突出的椎间盘,行脊髓彻底减压并植骨融合重建颈椎稳定是治疗的需要。

缓慢突出的颈椎间盘患者,常伴有椎体不同程度的失稳,小关节突关节和钩突关节(Luschka关节)和椎体边缘反复累积性损伤,引起骨赘形成或肥大增生。严重失稳者会导致颈椎退行性前后滑移,黄韧带肥厚钙化并向椎管内凸起,后纵韧带反复被剥起,增生肥厚局限性钙化甚至骨化也较常见。有学者采用前路椎间盘后纵韧带一期切除,直接显露硬膜,并牢固的固定(钛板或植骨),获得近期与远期均满意的疗效,不用再后路减压。前路减压植骨融合后,脊髓前移和节段性融合,肥厚钙化的黄韧带不会在活动中突入椎管,且逐渐会缩小变薄。因此一次性前路手术时可以解除脊髓压迫症状。在过去100余例此类手术中,并未发现肥厚钙化甚至骨化的后纵韧带与硬膜粘连,亦并未发生神经系统损伤并发症,术后患者四肢立即轻松,长期随访结果也令人满意。

随着钛板设计工艺的提高,单皮质螺钉已取代了双皮质螺钉,神经损伤的危险性、断钉及松动等并发症已大大降低。生物力学试验结果表明,同时行前路钛板固定,可防止植骨块的松动、移位和脱落,有效地限制椎间隙高度的丢失,提高了融合率。尤其在长节段的植骨融合和外伤性颈椎间盘突出症手术例、合并颈椎不稳的颈椎间盘突出者中附加钛板固定可明显提高颈椎的生物力学强度和稳定性。术后不需强迫患者用外固定支具或牵引来防止颈椎异常活动。慎重挑选优质合适的钛板,精细的手术操作可以避免一些潜在的并发症发生。

2.后路椎间盘切除术

单一节段的后侧方"软性"椎间盘突出导致顽固性颈肩背痛者,伴有神经根管骨性狭窄者,继往已行前路手术但根性症状依然存在者,以及气管切开插管,前路手术无法进行者,均可考虑后路椎间盘切除术。但多节段或中央性突出者不宜选用后路。椎间盘突出伴骨赘形成者后路手术疗效也不显著。过分显露神经根、广泛的小关节切除,过多的椎板减压,势必造成医源性颈椎不稳,并继发后凸畸形,长期随访结果证实,减压上方的节段常出现新的卡压并引起神经功能的恶化。同时操作不当可损伤椎动脉、神经根。术后硬膜外血肿在颈椎后路手术中并不罕见,术后已恢复良好的神经功能再度恶化,需急诊剖开切口,冲洗血肿,寻找并处理活跃的出血点或小血管,神经功能会完全恢复至第一次术后水平。拖延等待期待血肿自然吸收会导致神经功能部分或全部的丧失。后路手术创伤面瘢痕化,与硬膜粘连也是一个令人头痛和棘手的难题。且术后减压节段上下端再出现退变和狭窄,压迫脊髓并不比前路少见。曾有报道术后颈枕压迫致瘫痪加重,再次手术已无改善。

3.侧前方椎动脉减压术

因椎间盘巨大外侧方突出(可伴有或不伴有骨赘),颈椎失稳导致的椎动脉受压牵扯,导致颈源性眩晕者,前路减压固定是一种常常奏效的办法。少数患者因钩突关节增生肥大,直接压迫椎动脉或横突孔狭小时,有人主张行侧前方椎动脉减压术,包括横突孔开大、钩突关节部分切除。侧前方手术显露有多种术式,典型的入路有两种。

(1)按欲显露的椎动脉水平行颈部横切口,沿胸锁乳突肌外缘和颈阔肌内缘间进行剥离,再分离胸锁乳突肌内侧缘,使其完全游离,在副神经穿过该肌的上方(相当于乳突肌起点3～4 cm

处)横断,并向上翻转,可见到臂丛神经和副神经自前斜角肌中斜角肌间隙,即颈外侧区进入斜方肌深面,分离疏松结缔组织,即可显露椎动脉、横突和钩突关节。

(2)亦可按胸锁乳突肌内侧缘纵行切开颈阔肌,结扎切断二腹肌后,分开气管食管和颈动脉鞘之间的间隙,将气管等拉向左侧,颈动脉鞘拉向右侧,显露颈长肌,至骨膜下剥离颈长肌或将其结扎切断,向上、下牵拉,既可充分显露椎动脉及横突和钩突关节、椎间盘侧方。根据需要可用咬骨钳切除横突孔前方及部分前结节。亦可用气动钻开大横突孔壁。如若切除部分肥大增生的钩突关节,可选用骨刀切除或气动钻磨削。无论使用何种方法,都要保护好椎动脉及其毗邻的神经。

4.并发症

(1)椎动脉损伤:将是一场灾难,出血凶险不易控制,应选用无损伤线修补,以防术后附壁血栓形成和脱落。椎动脉单侧结扎会产生怎样的后果,尚难预料。曾遇到1例椎动脉刀伤病例,出血凶险,后经介入栓塞,患者却无任何神经症状。椎动脉构成脑基底动脉环供应大脑后部及延髓的血液,同时椎动脉变异较大,两侧粗细常常不一致,若为粗大主要供血血管损伤就会产生颈髓及延髓症状,中枢性视力障碍。

(2)交感神经损伤:椎动脉下段有交感神经丛包绕,颈长肌表面也分布走行交感神经干,任何粗暴的操作或牵拉、钳夹、切断、术后都会产生 Horner 综合征。

由于颈源性眩晕的发病机制尚不清楚,颈源性眩晕患者颈椎双斜位 X 线片钩突关节增生肥大并不多见。多数患者是因为多发或巨大颈椎间盘突出,颈椎节段性失稳,前路减压牢固固定使这些患者术后眩晕甚至耳鸣耳聋得以好转。经皮激光椎间盘减压术也获得了良好的疗效,说明因钩突关节增生挤压椎动脉狭窄或横突孔狭小使椎动脉供血不全的病例非常少见。

(赵善润)

第十节　胸椎间盘突出症

胸椎间盘突出症临床上较少见,由于它症状复杂,临床表现多样,因而诊断比较困难,往往会延误诊断。近年来随着诊断方法的改进,如 CT、MRI 的应用,使得胸椎间盘突出症能够获得早期诊断,另外还发现了一些临床无症状的胸椎间盘突出患者。目前对胸椎间盘突出症的自然病史仍不十分了解,临床上对于造成脊髓压迫的胸椎间盘突出症患者首选外科手术,近年来随着手术方法和技巧的改进,手术治疗胸椎间盘突出症的疗效也不断得到提高。

一、概述

1838 年,Key 报道了第一例胸椎间盘突出症导致脊髓压迫。1911 年,Middleton 等报道了第二例胸椎间盘突出症;1922 年,Andson 采用后路椎板切除的方法第一次尝试通过外科手术的方法来治疗胸椎间盘突出症;1934 年,Mixter 和 Barr 报道了 4 例胸椎间盘突出症,其中 3 例进行外科手术治疗的患者中2例出现了截瘫,因而他们认识到这种疾病治疗是比较困难的。在这以后,有很多的文献对胸椎间盘突出症进行了更加详细的描述。普遍认为后路椎板切除的方法治疗这种疾病的疗效难以预料而且风险很大。1960 年,Hulme 首先采用肋横突切除入路治疗了

6 例胸椎间盘突出症患者,他们的经验证明肋横突入路是一种比后路椎板切除术更为安全和有效的方法。Arc 等回顾了 49 例手术治疗的胸椎间盘突出症后发现,肋横突切除入路治疗胸椎间盘突出症的症状改善率为 82%,另外有 14% 的患者无改善,4% 患者症状加重。1958 年,Crafood 等报道了第一例经胸入路治疗的胸椎间盘突出症,他们对椎间盘进行了开窗,但没有过多地摘除椎间盘和进行脊髓减压,结果手术效果良好。Perot 等在 1969 年进行了经胸的脊髓减压来治疗胸椎间盘突出症,结果获得良好疗效。1971 年,Carson 等报道了后外侧入路的方法治疗胸椎间盘突出症,1978 年,Patterson 等对 Carson 方法进行了改进。上述所有手术方法都在不断地改进中,近年来,一些学者尝试通过胸腔镜摘除突出的胸椎间盘,这为胸椎间盘突出症的治疗提供了另外一个途径。上述每种方法都有它本身的优点和缺点,除了后路椎板切除的方法外所有方法都可以接受。

二、病因与病理机制

(一)病因

大多数学者都认为退行性变是胸椎间盘突出症的主要原因,因为胸椎间盘突出往往是发生在退变较大的胸腰段。Videman 等发现在 $T_{11\sim12}$ 节段上往往可以看到中度及重度的骨质增生,在 $T_{8\sim12}$ 的上位终板常见有不规则的改变出现,胸腰段终板的改变往往是在中央,而不像腰椎终板的改变常在周边。创伤在胸椎间盘突出症发生中的作用仍存在争议。胸椎间盘突出症患者中有 14%~63% 存在外伤史。在 10 个随机的研究中,平均为 34%,在一些患者中外伤因素是确定的,而另外一些患者中外伤可能只是加重或者诱发因素。外伤的程度可从小的扭伤到重的摔伤及严重的车祸。还有一些学者认为休门病可以加重椎间盘的退变,促使胸椎间盘突出症的发生。

由于本病的复杂性,很多患者没有被认识到或表现为无症状。胸椎间盘突出症发病的实际情况目前仍不十分清楚。胸椎间盘突出症发病年龄最年轻的 11 岁,最大 75 岁,大多数患者在 40~60 岁发病,男性和女性无明显差别。胸椎间盘突出症发生率比较低,Logue 在 250 个椎间盘切除术患者中,只有 11 个是胸椎间盘突出症(4%),Otani 等在 15 年间的 857 个椎间盘切除术患者中有 11 个是胸椎间盘突出症(1.8%),在尸体标本研究中,Perry 发现 11% 的尸检标本中有胸椎间盘突出,总的来说,症状性的胸椎间盘突出只占所有椎间盘突出的 0.15%~4%,手术治疗的胸椎间盘突出症又只占到所有手术椎间盘的 0.2%~1.8%。胸椎间盘突出症合并神经功能损害在总的人群发病率约百万分之一。MRI 的出现使胸椎间盘突出症的诊断和治疗发生了飞跃,使早期诊断和治疗成为了可能,现在它已经代替了脊髓造影,成为胸椎间盘突出症诊断和治疗中一个必不可少的工具。在 1950 年,Love 等在 26 年中才发现了 17 例胸椎间盘突出症患者,而在 MRI 出现以后,Ross 等在 2 年中就发现了 20 例患者,通过 MRI 检查,Wood 等在 90 例无症状的患者中发现 66 例有一个或多个胸段椎间盘表现解剖异常,其中突出 33 例(37%),膨出 48 例(53%),纤维环撕裂 52 例(58%),脊髓异常 26 例(29%)。年龄和胸椎间盘突出发生率之间无显著的关系。胸痛和无症状人群中的胸椎间盘突出发生率无显著差异。而 Williams 等则认为,胸椎间盘突出十分常见,可以认为是 MRI 上的一个正常变异。

儿童的椎间盘钙化被认为是一个自限性的疾病,最终可出现疼痛缓解、钙化吸收,通常发生在颈椎,半数患者之前有外伤或上呼吸道感染病史。Nicolau 等回顾了儿童突出钙化胸椎间盘的自然史,也证实该病患者症状能自发改善,钙化可自行吸收,但并非所有患儿病程都是良性的,其中有两例患者出现了脊髓压迫,需要手术。成人椎间盘钙化在胸腰段脊柱最为常见,通常无症状,除非发生椎间盘突出,它在无椎间盘突出人群中的发生率为 4%～6%,而在椎间盘突出人群中的发生率为 70%。

(二)病理机制

胸椎间盘突出症产生神经损害的病理机制是继发于直接的机械性压迫和脊髓缺血性损害。Logue 的报道支持直接的压迫可促使神经损伤,他报道了一例 14 个月后死亡的进展性截瘫患者,尸检可见脊髓发生明显的扭曲,但脊髓前动脉和静脉却搏动良好。另外齿状韧带限制脊髓的后移也可使神经结构容易受到损害。1911 年,Middleton 和 Teacher 报道了一例患者,他在提重物的时候突然发生严重的背痛,20 小时后突然出现从胸到脚的剧痛,然后发生瘫痪,16 天后死于尿毒症,尸检发现突出的胸椎间盘压迫脊髓,病检发现该部位压迫后出现变性,一根血管栓塞并有出血。胸椎间盘的突出可以引起脊髓前动脉栓塞的现象也支持血管损伤的机制。血管缺血损害可以解释那些出现短暂性麻痹的患者以及那些神经受累平面明显高于突出椎间盘突出水平的患者,这些患者有时可以看到突出物很小,但产生明显的神经功能损害,这个机制还可以解释那些完全减压后神经功能仍然没有恢复的患者,以及那些慢性胸椎间盘钙化却突然出现瘫痪的患者。Doppman 等对急性硬膜外包块行椎板切除术的患者进行血管造影,发现如果在减压后脊髓血管通畅了,尽管脊髓仍存在扭曲,但神经功能可恢复正常,如果动静脉仍阻塞,则动物仍然表现为截瘫。胸椎管径小,管腔基本被脊髓占满,该段脊髓的血供不太丰富等特点使胸髓容易受到损伤,在 $T_{4\sim9}$ 段特别容易受到损害。另外,胸椎间盘突出常见于中央,经常钙化,可与硬膜粘连或突入硬膜并导致脊髓损害。

三、临床表现和诊断

(一)临床表现

胸椎间盘突出症患者的临床表现多样,没有确定的综合征,症状和体征依赖于突出物在矢状位和横切位的位置以及另外一些因素如:病变大小、压迫持续时间、血管损害程度、骨性椎管大小、脊髓健康状况等,患者症状的特点为动态性和进展性。Tovi 描述了常见的发病顺序,即胸痛、感觉障碍、无力,最后出现大小便功能障碍,另外他们还发现如果开始为单侧发病的,则病程发展缓慢,有稳定期,有时还有间歇性缓解,而相反在开始就表现为双侧症状的患者病情往往是呈进展性的,而且是不可逆的。

Arce 和 Dohrmann 复习了文献报道的 179 例患者的起始症状,57% 为疼痛,24% 为感觉障碍,17% 为运动障碍,2% 表现为小便功能障碍;到就诊时,90% 患者出现脊髓压迫,61% 出现感觉及运动功能障碍,30% 出现大小便功能障碍。Brown 等报道的 55 例患者中,早期症状 67% 表现为束带样的胸痛,20% 为下肢的功能障碍,从轻度的感觉异常(4%)到严重的肌无力(16%),还有部分患者表现为肩胛区疼痛(8%)和上腹部疼痛(4%)。伴有下肢症状的胸椎间盘突出症的病史特点是进展性的,几乎所有的患者因为进行性的神经功能障碍和持续的疼痛而最终需要手术治疗。Arseni 等认为有两类症状模式:一类是有外伤史的年轻患者,背痛之后可迅速产生脊髓病变;另一类是中年之后的患者,主要是由于退变所致,没有明确的外伤史,脊髓压迫进展缓慢。

患者的胸背痛可以在中央、单侧或双侧,决定于突出的部位,还有一些患者可能没有胸痛表现,咳嗽和打喷嚏可以加重疼痛。如果突出在 T_1 平面,则有可能累及颈部和上肢,类似于颈椎间盘病变,可以引起上肢麻木、内源性肌无力以及 Horner 综合征等。当突出位于中胸椎时,疼痛可以放射到胸部和腹部,类似于胸心及腹部疾病,使症状变得更加模糊。Epstein 报道的 4 例患者中,一例进行了不必要的开胸心包囊肿切除术,另一例进行了子宫和输卵管卵巢切除术,第三例患者几乎误诊为子宫内膜异位症而拟进行剖腹探查术。下胸部椎间盘突出可以放射到腹股沟,容易与尿管结石及肾疾病相混淆,突出椎间盘可导致马尾及远端脊髓压迫引起下肢疼痛,症状可类似于腰椎间盘突出症。

胸椎间盘突出症的患者也可出现明显的感觉功能障碍而运动障碍表现不明显,如果患者有感觉、运动、括约肌及步态异常时,应该进行仔细的神经系统检查,以排除胸椎间盘突出症。3/4 的胸椎间盘突出症患者发生在 $T_8 \sim L_1$ 之间,最常见于 $T_{11 \sim 12}$(26%~50%)。上胸椎发生椎间盘突出的可能性较小。突出多发生于胸腰段的原因是由于该节段的活动度较大,$T_{11 \sim 12}$ 发生率高于 $T_{12} \sim L_1$ 可能是由于小关节的方向不一样,Malmivaara 认为在抗旋转力方面,矢状位的关节面高于冠状位关节面,故 $T_{11 \sim 12}$ 暴露于更大的应力下,发生变性的可能性更高。

胸椎间盘突出根据突出的位置分为中央型、旁中央型和侧方型。根据症状可分为症状性胸椎间盘突出和无症状性胸椎间盘突出。大约 70%患者为中央型或者旁中央型,Awwad 在比较症状性和无症状胸椎间盘突出症患者时发现,在无症状性突出患者中 90%为中央或旁中央,而在症状性突出的患者中 80%为中央或者旁中央型,但是影像学上却没有明确的特征可以区分症状性和无症状性的胸椎间盘突出。Abbot 等认为:侧方型的突出可引起神经根压迫,但很少或不存在脊髓压迫,上胸段或中胸段的中央型突出往往可导致脊髓病变,T_{11} 或 T_{12} 平面的突出可以压迫圆锥马尾,导致下肢的牵涉痛和括约肌功能障碍。胸椎间盘突出到硬膜囊内发生率较低,Love 报道的 61 例患者中有 7 例突入到前侧硬膜囊内。Epstein 等复习文献后发现硬膜囊内胸椎间盘突出只占 5%,其发生率低的原因是由于胸段的硬膜囊很少与后纵韧带及纤维环相连,另外椎间盘突出到硬膜囊内的患者发生脊髓半切综合征或截瘫的可能性较大。

(二)影像学检查

1.脊柱 X 线平片

只有在椎间盘出现钙化时 X 线平片上才有较大的价值,而钙化的椎间盘并不一定就是突出的椎间盘,但是却提示椎间盘突出的诊断。Baker 等认为椎间盘钙化有两种模式,一种是椎间隙后方的广泛钙化;另一种是突入到椎管内。这种情况由于钙化病灶很小而容易忽视,通过对成人腰椎间盘的研究证实:沉积物可能是焦磷酸盐或羟基磷灰石钙。对存在后凸畸形合并有椎体楔变或终板不规则改变的腰痛或神经功能障碍患者应该仔细检查以排除椎间盘突出的可能性,还有一些表现如椎间隙狭窄、增生等改变都是非特异性的改变,对诊断有一定的帮助。

2.脊髓造影

因胸椎后凸畸形和纵隔结构的重影,胸椎脊髓造影十分困难。脊髓造影是把水溶性的造影剂注入椎管中,拔除针之后通过体位调整造影剂的流动,然后进行前后位和侧位片的拍片,突出椎间盘表现为在突出节段的充盈缺损,中央突出产生卵圆形或圆形的充盈缺损,大的突出可以表现为完全性的阻塞,侧方型的突出表现为三角形或半圆形的充盈缺损,脊髓被推向对侧。脊髓造影时脑脊液的测量无特异性的诊断作用,蛋白含量的增加通常少于 50%,通常在 50~100 mg/dL,有时也可以达到 400 mg/dL。

3.CT 检查

CT 检查是胸椎间盘突出症诊断的一个极有价值的方法,与标准的脊髓造影相比,CT 不仅提高了敏感性和精确性,而且能够探测椎间盘的硬膜囊内浸润。CT 对椎间盘钙化的诊断也有帮助,在脊髓造影之后再进行 CT 检查则更为灵敏。CT 诊断椎间盘突出的标准是椎体后方的局灶突出并伴有脊髓受压或移位。

4.MRI 检查

MRI 的出现给胸椎间盘突出症的诊断和治疗带来了革命性进步,一些有条件的医院对于需要手术的患者术前均进行 MRI 检查,但也有一些医院还是采用 CT 检查或脊髓造影。MRI 检查无创、快速、无放射线、对患者无损害,其敏感性和特异性都很高,而且可以得到矢状位的胸椎图像,是目前诊断胸椎间盘突出症最好的方法。MRI 是一种技术性很强的检查,其图像的表现和质量与操作者的专业知识以及所采用的扫描序列有很大的关系。但 MRI 也有其本身的缺点,比如脑脊液的流空现象、钙化椎间盘信号丢失、心脏搏动伪影等等。另外,造影剂增强检查对于鉴别椎间盘突出和小的脑膜瘤很有价值,突出物质往往不增强,而脊髓脑膜瘤则出现增强现象。尽管 MRI 能够获得良好的矢状位和横切位的图像,但胸椎间盘突出症患者的 MRI 图像还是应该紧密结合临床表现进行分析,有研究报道椎间盘严重突出引起脊髓变形的现象可以在无症状患者中见到。

(三)鉴别诊断

在脊髓造影发明之前,只有少数的胸椎间盘患者得到了正确诊断,即使在脊髓造影出现之后,术前的确诊率也只有 56%。随着影像学技术的进步,现在几乎所有的患者在术前均可获得确诊。胸背痛的鉴别诊断包括脊柱肿瘤、感染、强直性脊柱炎、骨折、肋间神经痛、带状疱疹、颈椎或腰椎间盘突出等疾病,另外还要注意排除胸腹脏器及神经官能症的可能。如果患者出现了脊髓损害的表现,则还需要与中枢神经系统的脱髓鞘和变性类疾病如多发硬化和肌萎缩侧索硬化症、椎管内肿瘤、脑肿瘤、脑血管意外等进行鉴别。在休门病合并胸椎间盘突出症的患者需和硬膜外囊肿及成角畸形引起脊髓压迫的患者进行鉴别。

四、治疗

有关胸椎间盘突出症患者非手术治疗疗效的长期随访研究很少。1992 年,Brown 等报道了 55 例患者 2～7 年的随访结果,这些患者中 11 例有下肢症状,治疗方法采用卧床休息、非甾体类镇痛药、理疗等,结果 15 例患者最终采取了手术,其余 40 例患者采取非手术治疗方法获得成功,其中 31 例恢复到了病前的活动功能,在开始表现有下肢症状的 11 例患者中有 9 例最终采取了手术,55% 的手术患者突出水平在 T_9 以下,而 48% 的非手术患者突出水平在 $T_{6\sim9}$ 平面。

胸椎间盘突出症的手术指征为:①进行性的脊髓病变。②下肢无力或麻痹。③根性痛经非手术治疗无效。

Brown 等报道根性痛的患者 77% 经过理疗后可获得改善,如果突出是极外侧,只有神经根受压,脊髓无压迫,主要表现为根性痛,则需要根据疼痛严重程度决定是否进行手术治疗,但也有报道认为侧方型的突出也可以压迫脊髓的主要供血动脉,造成严重的神经功能损害。突出物的大小和临床表现的严重程度无明确关系,小的突出也应该引起足够的重视,因为它也可以迅速产生严重的不可逆性损害。在出现脊髓病变和下肢功能障碍的患者,大多数人主张进行早期手术减压,但在一些患者中,尽管由于延误了治疗而出现严重的神经功能损害,经过手术治疗后也往往可以取得良好的效果。

外科手术治疗胸椎间盘突出症的时间不是很长。后路椎板切除椎间盘摘除术是早期的尝试,但由于这种方法造成神经损伤的风险很高而最终被放弃。Arce 和 Dohrmann 复习了 135 例行后路椎板切除椎间盘摘除术的患者,其中 58% 获得改善,10% 无改善,28% 症状加重,4% 死亡。而且行后路椎板切除术后症状无改善或加重的患者再行前路手术后症状亦无改善。只有在T_{11}侧方突出、神经损害小的患者在症状开始的早期行后路椎板切除可获得较好的疗效。现在虽然仍偶尔有人建议通过后路椎板切除来治疗侧方的病变，但大多数的学者均认为不能采用后路手术来治疗胸椎间盘突出症。另外还有学者报道单纯行后路减压而不进行椎间盘摘除可以获得较好的效果，但也有一些研究报道应用这种方法产生了灾难性的后果，动物试验也发现对脊髓前方的硬膜外肿块单纯进行后路椎板切除减压后可引起神经功能损害加重。

肋横突切除入路摘除突出椎间盘是治疗胸椎间盘突出症的有效方法。患者俯卧位，采用旁中央切口，将椎旁肌向内侧牵开或横行切断，然后将突出椎间盘侧的肋骨靠近脊柱部分切除，胸膜向前侧方推开，切除横突及肋骨颈和头，肋间神经向内找到椎间孔，咬除部分椎弓根暴露硬膜囊，再于椎体和椎间盘后部开一个洞，轻轻地将椎间盘片段取出而不损伤脊髓。

经胸入路脊髓减压是另外一种治疗胸椎间盘突出症的方法，它的优点是能更为直接地看到病变，便于切除中央型及硬膜囊内突出的椎间盘，它的缺点是开胸手术可以引起很多潜在的并发症。虽然常规开胸手术的并发症较多，但通过这个入路摘除突出胸椎间盘的相关并发症却报道很少，有报道认为其并发症发生率与肋横突切除入路相当。在文献报道的 53 例经胸入路摘除突出椎间盘患者中 52 例获得改善，1 例无变化。在 Bohlman 等报道的经胸或肋横突切除入路治疗的胸椎间盘突出症患者中，两例效果不佳患者都是采用肋横突切除入路的，因而他们认为经胸手术暴露更为清楚，手术效果更佳，是首选的手术方式。一些学者建议在术前行血管造影以确定大动脉及主要脊髓供血动脉的位置，如果这些动脉就在胸椎间盘突出的水平，则应避开动脉侧，而从对侧进入。另外在分离神经根孔时要十分小心，避免动脉损伤，通常在椎间孔部位的侧支循环很丰富，即使大动脉被结扎，脊髓同样可以获得足够的血供，在一些术中结扎了主动脉和神经根孔之间的动脉的患者中也没有观察到有缺血症状。手术时患者取侧俯卧位，侧方的椎间盘突出最好从突出的同侧进入，中央型的突出可以从任何一侧进入，上胸椎或中胸椎部位可以从右侧进入，这样容易避开大血管和动脉，大动脉统计学上有 80% 在左侧，如果突出在下胸椎，则可采用左侧切口，因为主动脉比下腔静脉更容易推动，另外左侧也可以避开肝脏。根据突出的平面，需要切除相应的肋骨，使之能容易到达手术部位。在胸椎的 X 线片上相应的椎间隙水平画一根水平线，被它平分的肋骨应该被切除，通常在中胸椎或下胸椎应该切除一到两根肋骨，在上胸椎因为肩胛骨的原因，往往需要切除第 5 或者第 6 肋骨，然后再向头侧暴露，椎体和椎间盘的切除范围根据患者的情况决定，可在椎间盘后部开小窗或完全切除椎间盘及邻近椎体。

一般认为经胸入路更为安全，因为它能够提供最大限度的显露，可完全切除突出的椎间盘而不会影响到椎间孔的血管。对每个患者减压都要特别小心，防止对脊髓造成损伤。如果合并休门病或者减压对脊柱的稳定性造成了影响，则需要行融合术。当只切除一小部分的骨质或者椎间盘时不需要融合，椎间盘被完全切除时则需要进行融合。除了提供稳定性之外，融合可能减少因为变性节段所产生的局部疼痛。胸椎间盘突出症复发的报道极少，从理论上来说，完全的椎间盘切除及融合术是防止复发的最好方法。在手术结束时，应该放置胸腔闭式引流，如果进行了融合，还需要对胸腰椎进行内固定或外固定。

Otani 等报道了一种改良的经胸入路方法，在肋骨切除后，将胸膜从胸壁上分离，这样就可以从胸膜外进入椎间盘前方，这种入路的疗效与直接经胸的入路相似，只是该方法术后无须放置胸管，但能否减少术后并发症的发生则不太清楚，因为本身经胸入路并发症的报道就很少。

1971 年，Carson 等报道了一种后外侧入路的手术方法，采用 T 形切口切开椎旁肌，切除突出椎间盘邻近椎体的全椎板及相应的内侧关节突和横突,斜向到达硬膜外腔的前方进行椎间盘切除。1978年,Patterson和Arbit对该入路进行了改良,他们采用中线的直切口,切除突出椎间盘尾侧椎体的关节面和椎弓根,先将椎间盘中间部分掏空,然后将椎间盘和骨质压入到空洞中再摘除,在前路减压后再进行全椎板切除。Lesoin等则采用了更为广泛的暴露,他们将横突、关节面和邻近椎弓根均切除,由于手术切除范围较多而需要进行融合固定,在没有融合而后外侧减压的患者有畸形发生的报道,文献报道的45例后外侧减压患者中,40例改善,3例无变化,1例加重,1例死亡。有学者认为硬膜囊内的椎间盘突出也可采用这种方法治疗,手术更为简单,但这种方法术中会对脊髓造成一定的牵拉。

通过胸腔镜来治疗胸椎间盘突出症的优点是创伤很小。Regan等报道的36例患者中,30例表现为难治的根性痛,6例表现为脊髓损害或出现麻痹,手术平均时间为187分钟,失血量从235~1 060 mL,住院时间最短为3~4天。经过6个月的随访,64%的患者疼痛改善,2例麻痹改善,4例脊髓功能改善,术后并发症包括肺不张、渗出和心动过速等。由于该方法需要特别的技术和工具,因而目前胸腔镜的应用仍受到限制。

除了椎板切除术外,上述所有的方法均为行之有效的方法。应该根据疾病的具体情况采用相应的手术方法。后外侧入路对于侧方的病变特别是并发椎管狭窄的处理是较理想的方法。经胸入路对于中央型的突出可以获得良好的显露,上胸椎的病变经胸入路手术困难,可以通过肋横突切除入路手术。

总的来说,症状性胸椎间盘突出症较少见,通常影响中年患者,由于本病症状复杂,没有明确的综合征,故诊断较为困难。随着诊断方法的改进,现在发现无症状的胸椎间盘突出增多,但是本病自然史目前还不清楚,症状性胸椎间盘突出患者病程为进行性的,开始时表现为疼痛,然后出现感觉、运动、步态及括约肌功能障碍,还有一些患者只表现为疼痛,另外有一些患者则表现为无痛的脊髓病变。大多数的胸椎间盘突出症发生在下胸椎,中央型的突出较侧方型的突出多见。在大多数的患者中,退行性变是病因,约1/3的患者有外伤史,还有人认为休门病也是病因之一。目前胸椎间盘突出症患者神经功能损害的机制被认为是直接的机械压迫或供血不足。本病鉴别诊断较困难,需要仔细检查加以区别,影像学检查在本病的诊断和治疗中十分重要,平片只有在钙化时才有一定的帮助,脊髓造影可以帮助定位和诊断,CT、CTM和MRI是胸椎间盘突出症的标准诊断工具。后路椎板切除术已经不用于本病的治疗,因为它会加重神经损伤并对以后前路手术的效果产生影响,肋横突切除、开胸或者后外侧入路都是可以选择的方法。具体手术入路的选择应该根据突出的部位以及医师的经验来决定,对于减压破坏了脊柱稳定性以及合并休门病的患者,融合是必需的,而且在所有的患者中都证明是有益的。另外胸腔镜可能是未来的发展方向。胸椎间盘突出症手术的预后较好,对出现脊髓压迫或者难治性根性痛患者应该进行手术治疗,虽然目前该病的手术疗效肯定,但是神经损伤的风险仍很高。

(陈焕峰)

第十一节　腰椎间盘突出症

腰椎间盘突出症又称腰椎间盘纤维环破裂症,是指腰椎间盘发生退行性变,或外力作用导致椎间盘内外应力失衡,使椎间盘之纤维环破裂,髓核突出于纤维环之外,压迫脊髓(圆锥)、马尾、血管或神经根而产生的腰腿痛综合征。

腰椎间盘突出症的主要临床症状是腰腿痛,即是腰痛并伴有单侧或双侧下肢放射性痛。腰椎间盘突出症好发于 20～40 岁青壮年人,男性多于女性。下腰椎椎间盘突出最多见,占腰椎间盘突出的 90％ 以上,其中又以 $L_{4\sim5}$ 椎间盘突出最为多见,约占全部腰椎间盘突出症的 60％。

一、病因病理

腰椎间盘连接相邻两个腰椎椎体之间,椎间盘的外周有坚韧而富于弹性的纤维软骨构成的纤维环,中心部位为乳白色凝胶状、含水丰富而富于弹性的髓核组织,其上、下各有一层透明软骨构成的薄层软骨板。纤维环及软骨板的前部因为有前纵韧带的附着而增强,但纤维环的后部及后外侧较为薄弱,且与后纵韧带的附着也较为疏松。使其成为椎间盘结构上的薄弱环节。髓核组织在幼年是呈半液状的胶冻样,随着年龄的增长,髓核的含水量逐渐减少,而其内的纤维细胞、软骨细胞和无定形物质逐渐增加,髓核逐渐变成颗粒状脆弱易碎的退变组织。成人腰椎间盘无血管供应,其营养来源主要依靠椎体血管与组织液渗透,营养供给差,自身修复能力极低。此外,椎间盘形成椎体间的一个类似气垫结构的微动关节,具有吸收椎体间震荡力,缓解脊柱纵向震动以及通过自身形变参与脊柱的旋转、前屈、后伸、侧屈等运动方式。因此,椎间盘压应力大,而且活动多,容易受伤及劳损退变。在腰椎间盘退变的基础上,由于腰椎压应力大,或腰椎在不良姿势下活动,或准备不充分的情况下搬重物,或猝倒臀部着地等,纤维环破裂,髓核在压应力下突出于纤维环之外,压迫神经根等而产生临床症状。因为发病前多有明显的椎间盘退变,很多患者也可能在打喷嚏、咳嗽等轻微外力作用下发病或无明显外力作用下发病。腰椎间盘突出症可分如下类型。

(1)腰椎间盘突出:根据突出之椎间盘髓核的位置方向可分为中央型、后外侧型、极外侧型。中央型椎间盘突出从后纵韧带处突出,可能穿破后纵韧带,位于硬膜囊的前方,主要压迫马尾神经,也可压迫单侧或双侧神经根;后外侧型突出之髓核位于后纵韧带外侧椎间孔附近,压迫单侧神经根或马尾神经以及血管;极外侧型髓核从椎间孔或其外侧突出,压迫单侧神经根。

(2)根据突出之髓核与神经根的关节分为肩上型、肩前型、腋下型。此分型将神经根与硬膜囊的关系比作稍外展的上肢与躯干的关系,如突出之髓核位于神经根上方,则为肩上型,位于神经根前方则为肩前型,位于神经根内下方则为腋下型。

(3)根据椎间盘的破损程度病理情况由轻至重可分为纤维环呈环状膨出、纤维环局限性膨出、椎间盘突出型、椎间盘脱出型、游离型椎间盘五种类型。

二、临床表现

(一)症状

1.腰痛和放射性下肢痛

其特点为:持续性腰背部钝痛;疼痛与体位、活动有明显关系,平卧位减轻,站立加剧;疼痛与腹压有关;下肢痛沿神经根分布区放射,故又称根性放射痛。

2.肢体麻木

主要是脊神经根内的本体感觉和触觉纤维受刺激之故,其范围取决于受累神经根。

3.跛行

主要原因是在髓核突出情况下,可出现继发性腰椎椎管狭窄症。

4.肢体发凉

由于椎管内交感神经纤维受刺激,引起血管收缩,尤以足趾明显。

5.肌肉麻痹

由于神经根严重受压致使所支配肌肉出现程度不同的麻痹。

6.马尾神经症状

可见于中央型髓核突出者,表现为会阴部麻木、刺痛,排便及排尿障碍,阳痿及双下肢坐骨神经受累症状。严重者可出现大、小便失控及双下肢不全性瘫痪等症状。

(二)体征

1.腰部僵硬或畸形

腰部生理前凸减小或消失,甚至表现为反曲,腰前屈活动时诱发或加重腰腿痛症状。部分患者表现为腰椎向一侧侧弯。腰椎侧弯可以弯向患侧,也可弯向健侧,是身体的保护性姿势。一般而言,当突出之椎间盘位于受压神经根内下方时(腋下型),腰椎向患侧弯曲;而突出之椎间盘位于受压神经外上方时(肩上型),腰椎弯向健侧。同时,所有腰椎间盘突出症患者均可表现为腰部肌肉僵硬痉挛,以患侧为重。

2.腰椎活动范围受限

急性期患者因腰部肌肉痉挛紧张,而出现腰椎各方向活动受限,前屈受限尤为明显。慢性期主要表现为腰椎前屈和侧屈活动受限为主,如被动弯腰时腰腿痛加剧。

3.压痛、叩击痛与放射痛

在病变节段腰椎间棘突旁开 $1\sim2$ cm 处常有固定压痛,检查时可能因肌肉痉挛疼痛而多广泛压痛,但在病变节段间隙有一个固定不移且最明显的压痛点。叩击病变部位也会再现疼痛。同时,压痛及叩击痛可以向患肢后侧沿大腿向下达足跟或足底出现放射痛。

4.直腿抬高试验及加强试验阳性

正常人下肢直腿抬高可达 $70°$ 以上无明显下肢后侧疼痛。腰椎间突出症患者直腿抬高常低于 $60°$。加强试验是在直腿抬高出现下肢后侧放射痛后,稍放低下肢至刚好不出现下肢后侧疼痛,然后背伸患者踝关节,引出下肢后侧疼痛者为阳性。另外,有部分患者,在健肢直腿抬高时可引出患侧下肢后侧放射痛,提示巨大的中央型或腋下型椎间盘突出。

5.股神经牵拉试验阳性

患者俯卧位,出现腹股沟以下及大腿前侧疼痛者为阳性。椎间盘突出。屈膝使足跟靠近臀部,然后使髋关节后伸,此为股神经受压迫的征象,多见于 $L_{2\sim3}$ 椎间盘突出。

6.屈颈试验阳性

患者平卧位,双下肢伸直,使其颈部被动屈曲,下颌向胸骨靠拢,出现下肢后侧疼痛者为阳性。其机制为通过屈颈使硬膜囊向近侧滑动,在病变部位出现神经根紧张。

7.仰卧挺腹试验阳性

患者仰卧位,双手放于腹部或身体两侧,以头枕部和双足跟为着力点,将腹部及骨盆用力向上挺起,出现腰痛或患侧下肢放射痛为阳性。

8.腱反射异常

$L_{2\sim3}$ 椎间盘突出常出现患侧膝腱反射减弱或消失,L_5 和 S_1 椎间盘突出侧常出现跟腱反射减弱或消失。若腱反射消失,说明病程长或神经根受压严重。

9.皮肤感觉减退

依椎间盘突出的水平,压迫不同的神经根,可能出现不同部位的皮肤感觉减退。一般而言,L_3 神经根受压,大腿前侧及膝前内侧皮肤感觉减退;L_4 神经根受压,小腿前内侧及足内侧缘皮肤感觉减退;L_5 神经根受压,小腿前外侧及足背皮肤感觉减退;骶神经腿受压,小腿后侧、足底及足外侧缘皮肤感觉减退。

10.肌力减退及肌肉萎缩

股神经受累,股四头肌肌力下降或萎缩,为 L_3 神经根损害;L_4 神经根损害,跛长伸肌肌力下降;L_5 神经根损害,踝背伸肌力下降;S_1 神经根损害,跛长屈肌及小腿三头肌肌力下降或肌肉萎缩。

三、影像学及实验室检查

(一)X 线检查

腰椎 X 线征可显示腰椎生理前凸减小或消失甚至反曲,腰椎侧弯,椎间隙减小等;此外,还可见到关节骨质增生硬化,要注意有无骨质破坏或腰椎滑脱等。

(二)CT 检查

CT 检查可显示在椎间隙,有高密度影突出椎体边缘范围之外,还可以显示对硬膜囊、神经根的压迫;见到关节突关节增生、内聚等关节退变表现。

(三)MRI 检查

MRI 检查可从矢状位、横断面及冠状面显示椎间盘呈低信号,并突出于椎体之外,还可显示硬膜外脂肪减少或消失,黄韧带增生增厚等。

(四)腰椎管造影检查

腰椎管造影检查是诊断腰椎间盘突出症的有效方法,可显示硬膜囊受压呈充盈缺损,多节段椎间盘突出显示"洗衣板征"。但因属有创检查,现已渐被 MRI 取代。

四、诊断与鉴别诊断

(一)诊断要点

1.症状

腰痛和放射性下肢痛。

2.体征

有坐骨神经受压的体征。

3.影像学检查

有明显的腰椎间盘突出,且突出的节段、位置与上述症状体征相符。

(二)鉴别诊断

1.急性腰扭伤

有明确的腰部受伤史,以腰痛及活动困难为主,部分患者可伴有臀部及大腿后部疼痛。临床检查可见腰部肌肉紧张,多处压痛,腰部活动受限以屈伸及旋转活动受限为主。直腿抬高试验多正常,没有下肢的定位感觉障碍及肌力下降。X 线检查可见到生理前凸减小、轻度侧弯等,CT、MRI 检查多无明显阳性发现。休息或保守治疗后疼痛缓解。

2.腰椎管狭窄症

多为中老年患者,病程较长,其临床特点可概括为:间歇性跛行、症状重体征轻、弯腰不痛伸

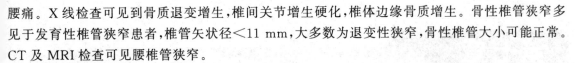

腰痛。X线检查可见到骨质退变增生,椎间关节增生硬化,椎体边缘骨质增生。骨性椎管狭窄多见于发育性椎管狭窄患者,椎管矢状径<11 mm,大多数为退变性狭窄,骨性椎管大小可能正常。CT及MRI检查可见腰椎管狭窄。

3.梨状肌综合征

因梨状肌的损伤、炎症或挛缩变性,致坐骨神经在梨状肌处受压。主要表现为臀部及腿痛,多单侧发病,查体腰部正常,压痛点局限在臀部"环跳穴"附近,梨状肌紧张试验阳性,直腿抬高试验及加强试验多阴性。

五、治疗

(一)非手术治疗

1.卧床休息

对于所有明确腰椎间盘突出症的患者,均应卧硬板床休息,尤其是初次发病时。

2.腰椎推拿按摩治疗

腰椎推拿按摩治疗常与腰椎牵引配合,可以在非麻醉下施行手法或配合硬膜外麻醉后推拿,主要手法有按摩法、按压法、斜扳法、旋转复位法、摇滚法等。

3.对症处理

可用吲哚美辛、布洛芬等非甾体抗炎药药物内服,以消炎止痛。对于慢性期患者,可行神经根封闭、椎管内注药等治疗。

4.功能锻炼

急性期休息,慢性期或缓解期主要进行腰背伸肌肉锻炼,可用飞燕点水式、五点支撑、三点支撑、四点支撑等锻炼,平时久坐久站可用腰围保护等。

(二)手术治疗

对于经过3~6个月以上系统非手术治疗无效;症状加重影响工作生活,出现麻木、肌肉萎缩,或马尾神经综合征,或巨大的中央型椎间盘突出,应考虑行手术治疗。手术方式可以是椎板开窗减压髓核摘除术、经皮髓核摘除术,或半椎板减压髓核切除术,以及全椎板减压椎间盘切除植骨融合内固定术等。内固定及融合的指征主要有:急性腰椎间盘突出合并长期迁延而显著的背痛;退变性腰椎间盘突出,局限于1~2个节段,合并有显著的背痛;减压术后合并腰椎不稳;椎间盘病变合并神经弓发育缺陷;临床与影像学检查显示显著的节段不稳。

六、健康指导

指导患者正确功能锻炼,防止肌肉萎缩、肌力下降。术后早期,可做深呼吸和上肢的运动,以防并发肺部感染和上肢失用综合征。下肢可做静力舒缩,屈伸移动,直腿抬高练习,以防发生神经根粘连。根据患者情况进行腰背肌的锻炼。术后7天开始可为"飞燕式",1~2周以后为"五点式""三点法"每天3~4次,每次动作重复20~30次。循序渐进持之以恒。指导患者出院后注意腰部保暖,减少腰部扭转承受挤压,拾物品时,要保持腰部的平直,下蹲弯曲膝部,取高处物品时不要踮脚伸腰,以保护腰椎。加强自我调理保持心情愉快,调理饮食,增强机体抵抗力。出院后继续卧硬板床,3个月内多卧床休息。防止身体肥胖减少腰椎负担。

(陈焕峰)

第七章

骨与关节感染性疾病

第一节　化脓性关节炎

一、概述

化脓性关节炎是化脓性细菌引起的关节内感染。儿童多见,青少年次之,成人少见。常为败血症的并发症,也可因手术感染、关节外伤性感染、关节火器伤等所致。一般病变多系单发,儿童亦可累及多个关节,发病者男多女少,最常发生在大关节,以髋、膝多发,其次为肘、肩和踝关节。

二、病因病理

(一)病因

现代医学认为本病最常见的致病菌为金黄色葡萄球菌,约占85%。其次为溶血性链球菌、肺炎球菌和大肠杆菌等。婴幼儿化脓性关节炎常为溶血性链球菌引起。感染途径最常见的是血源性感染,细菌从身体其他部位的化脓性病灶经血液循环播散至关节;或从关节邻近的组织的化脓性感染蔓延而来;也可为关节开放性损伤、关节手术或关节穿刺继发感染。

(二)病理

化脓性关节炎的病理变化大致可分为三个阶段。其病变的发展为逐渐演变过程,而无明显的界限,有时某一阶段可独立存在,每一阶段的长短也不尽一致。

1.浆液性渗出期

关节感染后,首先引起滑膜充血、水肿、白细胞浸润;关节腔内浆液性渗出,多呈淡黄色,内含有大量白细胞。此阶段无关节软骨破坏。如能治疗得当,关节功能可恢复正常。

2.浆液纤维蛋白性渗出期

炎症继续发展,渗出液增多,因细胞成分增加,关节液混浊黏稠,内含脓性细胞、细菌及纤维蛋白性渗出液。关节感染时,滑膜出现炎症反应,滑膜和血管对大分子蛋白的通透性显著增高。通过滑膜进入关节腔的血浆蛋白增加,关节内有纤维蛋白沉积,常附着关节软骨表面,妨碍软骨内代谢产物的释出和滑液内营养物质的摄入,如不及时处理,关节软骨失去滑润的表面,关节滑膜逐渐增厚,进而发生软骨面破坏,关节内发生纤维性粘连,引起关节功能障碍。

3.脓性渗出期

渗出液转为脓性,脓液中含有大量细菌和脓性细胞,关节液呈黄白色,死亡的多核白细胞释放出蛋白分解酶,使关节软骨溶解破坏,炎症侵入软骨下骨质,软骨溶解,滑膜破坏,关节囊和周围软组织发生蜂窝织炎,形成关节周围软组织脓肿。如脓肿穿破皮肤,则形成窦道。病变严重者,虽经过治疗,得以控制炎症,但遗留严重关节障碍,甚至完全强直于非功能位。

三、临床表现与诊断

(一)病史
一般都有外伤史或其他部位的感染史。

(二)症状与体征
1.全身症状

急骤发病,有寒战、高热、全身不适等菌血症表现。

2.局部表现

受累关节剧痛,并可有红肿、热、压痛,由于肌肉痉挛,关节常处于屈曲畸形位,久而久之,关节发生挛缩,甚至脱位或半脱位。

四、实验室检查

(一)血液检查
白细胞计数增高,中性粒细胞比例增加;血培养可为阳性。

(二)关节穿刺
关节穿刺和关节液检查是确定诊断和选择治疗方法的重要依据。依病变不同阶段,关节液可为浆液、黏稠混浊或脓性;涂片可见大量白细胞、脓性细胞和细菌,细菌培养可鉴别菌种并找到敏感的抗生素。

(三)影像学表现
X线片及CT三维扫描早期见关节肿胀、积液、关节间隙增宽;以后关节间隙变窄,软骨下骨质疏松破坏;晚期有增生和硬化,关节间隙消失,关节呈纤维性或骨性融合,有时尚可见骨骺滑脱或病理性关节脱位。

五、诊断

本病早期根据全身、局部症状和体征,实验室检查及影像学检查,一般可以做出化脓性关节炎的诊断。但某些病例须与风湿性关节炎、类风湿性关节炎、创伤性关节炎和关节结核鉴别。

(一)风湿性关节炎
风湿性关节炎常为多关节游走性肿痛,抗"O"检查常阳性,关节肿胀消退后,无任何后遗症。关节液细菌检查阴性,抗风湿药物有明显效果。

(二)类风湿性关节炎
类风湿性关节炎常见为多关节发病,手足小关节受累,RF检查常为阳性。关节肿胀、不红。患病时间长者有关节畸形和功能障碍。血清及关节液类风湿因子试验常为阳性。

(三)创伤性关节炎
有创伤史,发展缓慢,负重或活动多时疼痛加重,可有积液,关节活动有弹响,休息后缓解,一般无剧烈疼痛。骨端骨质增生。多发于负重关节如膝、髋关节。

（四）关节结核

起病缓慢，常有低热、盗汗和面颊潮红等症状，全身中毒症状较轻。关节局部肿胀疼痛，活动受限，但多无急性炎症症状。早期 X 线片可无明显改变，以后有骨质疏松、关节间隙变窄，并有骨质破坏，但少有新骨形成。必要时行关节液检查或滑膜活检有助于区别。

六、治疗

原则是早期诊断，及时正确处理，内外同治，保全生命，尽量保留关节功能。

（一）全身治疗

全身支持疗法，改善全身状况。患者卧床休息，补充足够的液体，注意水、电解质平衡，防止酸中毒；给予足够的营养，如高蛋白质、多维生素饮食；必要时，少量多次输以新鲜血，以减少全身中毒症状，提高机体抵抗力。

（二）抗生素治疗

抗生素的应用是治疗化脓性关节炎的重要手段。应及早采用足量、有效、敏感的抗生素，并根据感染的类型、致病菌种、抗生素药敏试验结果及患者机体状态选择抗生素，并及时调整。若未找到病原菌，应选用广谱新型抗生素，如头孢菌素等。不可为了等待细菌培养及药物敏感试验结果而延误病情，以免失去有效抗生素治疗的最佳时机。抗生素的使用至少应持续至体温下降、症状消失后 2 周。

（三）局部治疗

早期患肢制动，应用夹板、石膏、支具固定或牵引等制动，限制患肢活动，可防止感染扩散，减轻肌肉痉挛及疼痛，防止畸形及病理性脱位或在非功能位强直，减轻对关节软骨面的压力及软骨破坏。一旦急性炎症消退或伤口愈合，即开始关节的主动及轻度的被动活动，以恢复关节的活动度。关节已有畸形时，可应用牵引逐步矫正。不宜采取粗暴的手法，以免引起炎症复发及病理骨折等并发症。后期 X 线片显示关节软骨面已有破坏及骨质增生，关节强直已不可避免时，应保持患肢于功能位，使其强直于功能位。

（四）手术治疗

根据病变轻重、发展阶段及时选择外科处理。对于关节内脓液形成，应尽早切开排脓。如关节破坏严重，功能丧失，必须使关节强直固定在功能位，以免关节非功能位强直而严重影响功能。对于关节强直在非功能位者，在炎症治愈 1 年后，才可行手术矫形或关节成形术，以防止炎症复发。

1.关节穿刺及冲洗

关节穿刺除用于诊断外，也是重要的治疗措施。其目的为吸出关节渗液，及时冲洗出纤维蛋白和白细胞释出的溶酶体等有害物质，避免对关节软骨造成不可逆的损害，术后局部注入抗生素或行关节腔灌注冲洗。也可用关节镜进行冲洗。

2.关节切开引流术

经过非手术治疗无效，全身和局部情况如仍不见好转，或关节液已成为稠厚的脓液，或较深的大关节，穿刺难以成功的部位，应及时切开引流，用大量的生理盐水冲洗，去除脓液、纤维块和坏死脱落组织，注入抗生素，伤口用抗生素滴注引流或做局部湿敷，以控制感染和防止关节面软骨破坏，缓解疼痛，防止肌肉挛缩和关节畸形。

3.关节矫形术或关节成形术

严重的化脓性关节炎,未及时采取有效的措施,遗留严重畸形,有明显功能障碍者,可以考虑行矫形手术或关节成形术。对于关节强直于功能位无明显疼痛者,一般无须特殊治疗;如果关节强直于非功能位或有陈旧性病理脱位者,须行矫形手术,如关节融合、截骨矫形术或关节成形术等。手术须在炎症治愈1年后才可以进行,以防止炎症复发。

（杨树彬）

第二节　化脓性骨髓炎

一、急性化脓性骨髓炎

急性化脓性骨髓炎是指由化脓性细菌引起的骨膜、骨质和骨髓组织的一种急性化脓性炎症。本病的病变范围不仅涉及骨髓组织,且常波及骨膜、密质骨和松质骨等部位;如不及时正确治疗,可反复发作或转为慢性骨髓炎,遗留畸形、强直、残废等,严重影响功能和健康,甚至危及生命。本病最常见于3～15岁的儿童和少年,男多于女,男女比例约4:1。好发于四肢长骨的干骺端,尤以胫骨上段和股骨下段的发病率最高(约占60%),其次为肱骨、桡骨及髂骨,桡骨、尺骨、跖骨、指(趾)骨次之,脊柱亦偶有发生,肋骨和颅骨少见。

(一)病因病理

1.病因

急性化脓性骨髓炎是由化脓性细菌引起的骨与周围组织的感染。最常见的致病菌是金黄色葡萄球菌,占75%以上;其次为乙型链球菌和白色葡萄球菌,偶有大肠杆菌、铜绿假单胞菌和肺炎球菌等。化脓性骨髓炎的感染途径主要有以下三种。

(1)血源性感染,细菌从体内其他感染灶,如疖痈、脓肿、扁桃体炎、中耳炎等经血行到达骨组织,在身体抵抗力差或细菌具有高度感染力的情况下发病,这是最常见的途径。此外,不少患者局部骨骼感染灶不明显,但出现脓毒血症,应该注意这可能是脓胸、肺脓肿、心包炎、脑脓肿、肝脓肿、髂窝脓肿等的严重感染的一种表现,应全面检查,防止漏诊。

(2)创伤性感染,细菌从伤口侵入骨组织,如外伤引起的开放性骨折,或因穿透性损伤到骨组织,或因术口感染累及骨组织,造成感染。另外,临床上扭挫伤等闭合性损伤的所致局部组织的损伤,形成血肿,导致局部血流不畅,细菌易于停聚引起感染。

(3)蔓延性感染,由邻近软组织直接蔓延扩散导致,如指(趾)端感染引起的指(趾)骨骨髓炎,齿槽脓肿累及的上、下颌骨等。化脓性骨髓炎的发生,细菌毒力的大小是外在因素,全身情况或局部骨骼抵抗力是内在因素。

血源性骨髓炎:好发于儿童长骨的干骺端,此阶段是人体骨生长最活跃的时期,干骺端有很多终末小动脉,循环丰富,血流缓慢,细菌易于停留、聚集、繁殖,形成栓塞,使血管末端阻塞,导致局部组织坏死,感染化脓。

2.病理

骨质破坏、坏死和由此诱发的修复反应(骨质增生)同时并存为本病的病理特点。早期以骨质破坏和坏死为主,晚期以增生为主。

病理过程:①脓肿形成,骨内感染灶形成后,因周围为骨质,引流不畅,早期多局限于髓内,随着病情的进展,骨质被侵蚀破坏,脓肿沿着局部阻力较小的方向四周蔓延。脓肿蔓延途径如下(图7-1)。脓肿向长骨髓腔蔓延。因骨骺板抵抗感染的能力较强,脓液不易穿破骺板进入关节腔,多向骨髓腔扩散,致使骨髓腔受累。髓腔内压力增高,可再沿中央管扩散至骨膜下层,形成骨膜下脓肿。脓液突破干骺端的坚质骨,穿入骨膜下形成骨膜下脓肿;压力进一步增高时,突破骨膜流入软组织。也可沿中央管侵入骨髓腔,穿入关节,引起化脓性关节炎。成人骺板无抵御能力,脓肿可穿破干骺端骨皮质进入关节,形成化脓性关节炎。②形成死骨,骨膜被脓肿掀起时,该部的骨皮质失去来自骨膜的血液供应(严重影响骨的循环);而进入骨髓腔和中央管的脓液,亦可形成血栓和脓栓,栓塞管内通过的滋养血管,阻断骨内血供;最终造成骨坏死,形成死骨。坏死区的分布和大小,视缺血范围而定,严重时可发生整个骨干坏死。③包壳形成,在脓肿和死骨的形成过程中,由于骨膜剥离,骨膜深层成骨细胞受炎性刺激而产生大量新骨,包裹于死骨外面,形成"骨性包壳",可替代病骨起支持作用,大量骨坏死时,成为维持骨干连续和稳定的唯一保证。通常包壳上有多个小孔与皮肤窦道相通,内有死骨、脓液和炎性肉芽组织,往往由于引流不畅,成为骨性无效腔。小块死骨可被吸收或经窦道排出,大块死骨则不能排出或吸收,导致无效腔不能闭合,伤口长期不愈,成为慢性骨髓炎。

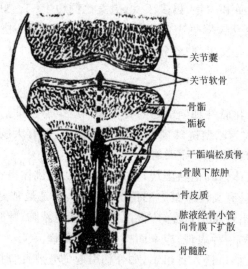

图 7-1　脓肿蔓延途径

关节囊
关节软骨
骨骺
骺板
干骺端松质骨
骨膜下脓肿
骨皮质
脓液经骨小管向骨膜下扩散
骨髓腔

(二)临床表现与诊断

1.病史

患者体质常虚弱,有的曾有感染灶,有的曾有局部外伤史。

2.症状与体征

(1)全身症状:起病急,开始即有明显的全身中毒症状,多有弛张型高热,可达 39～40 ℃,有时并发寒战、脉搏快、口干、食欲缺乏,可有头痛、呕吐等脑膜刺激症状,患儿烦躁不安,严重者可有谵妄、昏迷等败血症表现。外伤引起的急性骨髓炎,除有严重并发症或大量软组织损伤及感染外,一般全身症状较轻,感染较局限而少发生败血症,但应警惕并发厌氧菌感染的危险。

(2)局部症状:早期有局部剧烈疼痛和搏动性疼痛,肌肉有保护性痉挛,惧怕移动患肢。患部

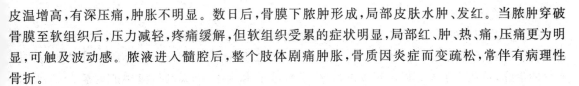

皮温增高,有深压痛,肿胀不明显。数日后,骨膜下脓肿形成,局部皮肤水肿、发红。当脓肿穿破骨膜至软组织后,压力减轻,疼痛缓解,但软组织受累的症状明显,局部红、肿、热、痛,压痛更为明显,可触及波动感。脓液进入髓腔后,整个肢体剧痛肿胀,骨质因炎症而变疏松,常伴有病理性骨折。

3.实验室检查

白细胞计数及中性粒细胞明显升高,一般伴有贫血,白细胞计数可高达 $10 \times 10^9/L$,中性粒细胞可占 90% 以上。早期血培养阳性率较高,局部脓液培养有化脓性细菌,应做细菌培养及药物敏感试验,以便及时选用有效药物。如骨穿刺抽得脓液、混浊液或血性液体涂片检查有脓细胞或细菌,即可确诊。

4.影像学检查

X 线片在起病 2 周内多无明显异常,故阴性结果不能排除急性骨髓炎。2 周后,髓腔内脓肿形成,松质骨内可见小的斑片状骨质破坏区,进而累及骨皮质甚至整个骨干。因骨膜被掀起,可出现骨膜反应(层状或葱皮样)及层状新骨形成。

如感染继续向髓腔内和骨干方向扩展,则骨皮质内、外侧面均出现虫蚀样改变、脱钙以及周围软组织肿胀阴影,有时出现病理骨折。CT 检查可提前发现骨膜下脓肿,明确其病变范围。MRI 在骨髓炎早期即可显示病变部位骨内和骨外的变化,如骨髓损坏、骨膜反应等,此种改变要早于 X 线片和 CT 检查。骨扫描对早期诊断骨髓炎有重要价值,但由于其局限性,有时阴性并不能排除骨髓炎诊断。

5.鉴别诊断

(1)软组织炎症:软组织炎症时全身中毒症状较轻,而局部红肿较明显,压痛表浅,且其病变多居于骨骼之一侧,因此压痛只限于一个或两个平面。

(2)急性化脓性关节炎:化脓性关节炎红热、肿胀、压痛在关节间隙而不在骨端,关节活动度几乎完全消失,有疑问时,关节腔穿刺抽液检查可明确诊断。早期 X 线表现为关节间隙增宽,随着病变的发展关节间隙变窄甚至消失。

(3)风湿性关节炎:为风湿病的一部分,起病缓慢,全身情况(如发热)和局部症状(关节肿痛)均较轻,常为多关节游走性,血沉、抗“O”等血液检查呈阳性。

(4)恶性骨肿瘤:特别是尤文肉瘤,常伴发热、白细胞增多、X 线示“葱皮样”骨膜下新骨形成等现象,须与骨髓炎鉴别。鉴别要点:尤文肉瘤常发生于骨干,范围较广,全身症状不如急性骨髓炎重,但有明显夜间痛,表面可有怒张的血管。局部穿刺活检,可以确定诊断。

(三)治疗

早期诊断,及时应用大剂量有效抗生素,中药辨证施治,内服外用和适当的局部处理,全身支持治疗是治疗成功的关键。

1.全身治疗

加强全身支持疗法。对症处理患者的高热,纠正酸中毒,予补液、营养支持治疗,必要时输血,增强患者的抵抗力。出现感染性休克者,积极抗休克治疗。

2.抗生素治疗

早期采用足量、广谱的抗生素,多主张联合用药。常用的抗生素主要有青霉素类、头孢类、氨基糖苷类、喹诺酮类、磺胺类以及甲硝唑、万古霉素、克林霉素、利福平等,应根据感染类型、致病菌种、抗生素药敏试验结果及宿主状态选择抗生素,并及时调整。

3.手术治疗

手术治疗的目的:一是引流脓液,减少毒血症症状,二是阻止其转变为慢性。手术方式主要有钻孔引流和开窗减压两种(图7-2)。一般而言,多数急性化脓性骨髓炎患者,经过早期、及时、有效的治疗,可免于手术。但出现以下情况,应考虑手术治疗:①大剂量应用抗生素2~3天后,全身症状和局部症状仍不能控制,甚至加剧者,或全身症状消退,但局部症状加剧,行诊断性穿刺时在骨膜下或骨髓腔内抽吸到脓液或渗出液者,应早期切开排脓引流。②脓汁已经在骨髓腔内广泛扩散并有死骨形成者,应考虑行开窗排脓和死骨摘除术。

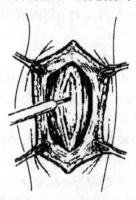

图7-2 开窗减压术

二、慢性化脓性骨髓炎

慢性化脓性骨髓炎是整个骨组织发生的慢性化脓性炎症,多数是由急性感染消退后遗留的慢性病灶或窦道引发,少数一开始呈慢性过程。本病的病理特点是感染的骨组织增生、硬化、坏死、包壳、瘘孔窦道、脓肿并存,反复化脓,缠绵难愈,病程可长达数月、数年,甚至数十年,易造成病残。

(一)病因病理

(1)病因:本病的致病因素与急性化脓性骨髓炎相同,大多数慢性骨髓炎是因急性化脓性骨髓炎治疗不当或不及时,病情发展的结果。这是一个逐渐发展的过程,一般认为发病4周后为慢性期,但时间只作参考,若急性炎症消退后,仍有死骨、窦道、无效腔存在,即为慢性骨髓炎。究其发病原因主要有二:一是急性感染期未能彻底控制,反复发作演变成慢性;二是系低毒性细菌感染,在发病时即表现为慢性骨髓炎。慢性骨髓炎的致病菌为多种细菌的混合感染,但金黄色葡萄球菌仍是主要的病原体。此外,革兰阴性菌也占很大的比例。由骶尾部压疮引起者多为葡萄球菌、大肠杆菌、铜绿假单胞菌及奇异变形杆菌等多种细菌引起的混合感染,在人工关节置换或其他异常存留引起的慢性骨髓炎者,其致病菌多为阴性凝固酶葡萄球菌。近年来,真菌引起的感染也屡有报道。

(2)病理:从急性化脓性骨髓炎到慢性化脓性骨髓炎是一个逐渐发展的过程。如在急性期未能得到及时适当的治疗,形成死骨,虽脓液穿破皮肤后得以引流,急性炎症逐渐消退,但因死骨未能排出,其周围骨质增生,成为无效腔。有时大片死骨不易被吸收,骨膜下新骨不断形成,可将大片死骨包裹起来,形成死骨外包壳,包壳常被脓液侵蚀,形成瘘孔,经常有脓性分泌物自窦道流出。

慢性骨髓炎病灶无效腔内含炎性肉芽组织和脓液。无效腔、死骨及附近瘢痕组织等病灶内,由于缺乏血液供应,局部药物的血药浓度低,无法清除病菌导致病菌残留。窦道常时愈时发,因

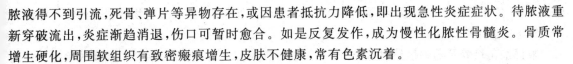

脓液得不到引流,死骨、弹片等异物存在,或因患者抵抗力降低,即出现急性炎症症状。待脓液重新穿破流出,炎症渐趋消退,伤口可暂时愈合。如是反复发作,成为慢性化脓性骨髓炎。骨质常增生硬化,周围软组织有致密瘢痕增生,皮肤不健康,常有色素沉着。

(二)临床表现与诊断

1.病史

多有急性化脓性骨髓炎、开放性骨折、手术史或战伤史。

2.症状与体征

炎症静止期可无全身症状,长期多次发作使得骨失去原有的形态,肢体增粗及变形。皮肤菲薄、色泽暗,有多处瘢痕,稍有破损即引起经久不愈的溃疡;或有窦道,长期不愈合,窦道周围皮肤常有色素沉着,窦道口有肉芽组织增生。有时有小块死骨片自窦道排出。急性感染发作时,局部红肿、疼痛、流脓,可伴有恶寒、发热等全身症状,急性发作约数月、数年一次,反复发作;常由于体质不好或身体抵抗力低下情况下可以诱发。

3.影像学检查

X线片见受累骨失去原有外形,骨干增粗,骨质增生、增厚、硬化,骨腔不规则、变窄或消失,有大小不等的死骨,如是火器伤偶可见金属异物存留。死骨致密,周围可见一透亮带,为肉芽组织或脓液将死骨与正常组织分离所致,此为慢性骨髓炎特征,死骨外包壳常被脓液侵蚀形成瘘孔。CT片可以显示出脓腔与小型死骨。部分病例行窦道造影可以充分显示窦道和脓腔。

4.并发症

(1)关节强直:病变侵犯邻近关节,关节软骨被破坏,使关节呈纤维性或骨性强直,或因长期制动固定所致。

(2)屈曲畸形:多因急性期患肢未做制动牵引,软组织瘢痕挛缩所致。

(3)患肢增长或短缩:多见于儿童患者,因炎性刺激骨骺,或骺板破坏,导致过度生长或生长障碍。

(4)关节内外畸形:多为儿童患者因骨骺或骺板受累致使发育不对称所致。

(5)病理性骨折或脱位:感染造成骨质破坏可致骨折,慢性骨髓炎的受累骨质虽粗大但脆弱,易发生骨折,局部肌肉牵拉又可导致脱位。

(6)癌变:窦口皮肤长期不愈,反复的炎性刺激可致癌变,常为鳞状上皮癌。

5.鉴别诊断

(1)硬化性成骨肉瘤:一般无感染史,X线片示恶性膨胀性生长、骨质硬化并可见放射状骨膜反应,病变可穿破骨皮质进入软组织内。

(2)骨样骨瘤:以持续性疼痛为临床特点的良性骨肿瘤。位于骨干者,皮质上可见致密阴影,整段骨干变粗、致密,其间有小的透亮区,即"瘤巢"1 cm左右,肿瘤可见小死骨,周围呈葱皮样骨膜反应。位于骨松质者,也有小透亮区,周围仅少许致密影,无经久不愈的窦道。病理检查有助于鉴别。

(3)骨结核:发病渐进,可有结核中毒症状,X线片示以骨质破坏为主。一般不易混淆,结合病史、病程、症状体征及X线片等可以鉴别。但当慢性骨髓炎和骨结核合并混合感染时,两者均有经久不愈的窦道,X线片均可见死骨和骨质增生硬化,不易区分,有时须靠细菌学和病理学检查加以鉴别。

(三)治疗

慢性骨髓炎的治疗原则是尽可能彻底清除病灶,摘除死骨,清除增生的瘢痕和肉芽组织,消灭无效腔,改善局部血液循环,为愈合创造条件。由于此期患者体质多虚弱,病变部位病理复杂、血供不畅,单用药物不能奏效,必须采用中西医结合、内外同治、手术和药物相结合的综合疗法。

1.药物治疗

根据细菌培养及药物敏感试验,选择大剂量的有效抗生素,进行为期6～12周的治疗。并配合全身的营养支持治疗,予高蛋白、高营养、高维生素饮食等,必要时输血。

2.手术治疗

(1)手术指征:凡有死骨、无效腔、窦道流脓,且有充分新骨形成包壳,可替代原有骨干而支持肢体者,均应手术治疗。术前、术后、术中应给予足量有效的抗生素。术前改善全身情况,如予高蛋白饮食、输血等,增强抵抗力。

(2)手术禁忌证:①慢性骨髓炎急性发作期不宜做病灶清除术,应以抗生素治疗为主,积脓时宜切开引流。②大块死骨形成而包壳尚未充分生成者,过早取掉大块死骨会造成长段骨缺损,该类病例不宜手术取出死骨,须待包壳生成后再手术。但近年来已有在感染环境下植骨成功的报告,因此可视为相对禁忌证。

(3)手术方法:①病灶清除术,即碟形凿骨术(图7-3),切除窦道,摘除死骨,清除肉芽组织、坏死组织及瘢痕组织,然后用骨凿凿除骨腔边缘部分骨质,使骨腔呈碟形。应注意不可去除过多骨质,防止骨折发生。如行病灶清除术后骨腔较大,可将附近的肌肉做带蒂肌瓣填充术(图7-4)或滴注引流法以消灭无效腔。②骨移植术,对于骨缺损较大的慢性骨髓炎患者可根据骨缺损的情况,选择开放性网状骨移植或带血管的游离骨移植术填充缺损,术后可行闭式持续冲洗或植入用庆大霉素-骨水泥珠链(图7-5),进行局部抗生素治疗,以消灭骨无效腔。③病灶切除术,病骨部分切除,不影响功能者,可局部切除。如腓骨中上段、髂骨、肋骨、股骨大粗隆、桡骨头、尺骨下端和肩胛骨等部位的骨髓炎。④截肢术,指征为病程较长的慢性骨髓炎患者,受累骨质广泛,肢体严重畸形,患肢失用,功能完全丧失或周围皮肤有恶变者。应用极少,要严格把握指征。

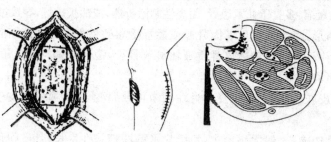

图 7-3　碟形凿骨术

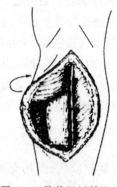

图 7-4　带蒂肌瓣填充术

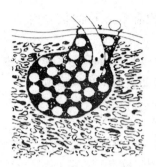

图 7-5　庆大霉素-骨水泥珠链植入

三、慢性化脓性骨髓炎的特殊类型

(一)慢性局限性骨脓肿

慢性局限性骨脓肿是指一种侵犯长骨端松质骨的孤立性骨髓炎。多见于儿童和青年,胫骨上端和下端,股骨、肱骨和桡骨下端为好发部位。

1.病因病理

一般认为是低毒性的细菌感染所致,或因身体对病菌抵抗力强而使化脓性骨髓炎局限于骨髓的一部分。致病菌常为金黄色葡萄球菌、柠檬色葡萄球菌、白色葡萄球菌。脓肿的内容物,初期为脓液或炎性液体,中期脓液逐渐为肉芽组织代替,后期肉芽组织周围因胶原化而形成纤维囊壁。

2.临床表现与诊断

(1)病史:患者可能有肢体干骺端急性炎症发病史。

(2)症状与体征:病程往往迁徙性,持续数年之久。患肢轻度肿胀、疼痛、时轻时重,可有压痛、叩痛,症状可反复发作,长期存在。当劳累或轻微外伤后,可引起急性发作,疼痛加剧,肿胀加重及皮温升高,并可累及邻近关节。罕见有皮肤发红,使用抗生素后炎症表现迅速消退。

(3)实验室检查:血常规可见白细胞计数增高和中性粒细胞核左移。脓液细菌培养常为阴性。

(4)影像学检查:X线片可见长骨干骺端或骨干皮质显示圆形或椭圆形低密度骨质破坏区,边缘较整齐,周围密度增高为骨质硬化反应,硬化带与正常骨质明显分界。

本病需与干骺端结核相鉴别,结核发于干骺端时,破坏广泛,周围边缘不整齐,密度不增高,骨破坏腔内可见死骨,并易侵犯关节,而本病多不破坏关节。

3.治疗

(1)抗感染治疗:确诊后使用广谱抗生素。

(2)手术治疗:手术时间为在两次急性发作的间歇期。术前术后都需要使用抗生素。手术方法为凿开脓肿腔,清除脓肿,彻底刮除腔壁肉芽组织,缝合伤口,必要时根据病情、部位配合滴注引流。

(二)硬化性骨髓炎

硬化性骨髓炎又称加利骨髓炎,是一种由低毒性感染引起,以骨质硬化为主要特征的慢性骨髓炎。本病多发于长骨的骨干,如胫骨、股骨、腓骨、尺骨等部位,尤以胫骨为好发部位。

1.病因病理

(1)病因:病因尚未完全明确。一般认为是骨组织的低毒性感染,有强烈的成骨反应,产生弥漫性骨质硬化;亦有认为系骨组织内有多个小脓肿,骨内张力很高,因此患者常因病变部位酸胀疼痛而就诊。

(2)病理:本病的主要病理变化过程以骨质硬化改变为主,髓腔变窄甚至消失,没有骨或骨髓化脓、坏死,无死骨形成。在病灶内亦不易发现致病菌。

2.临床表现与诊断

(1)病史:患者可能有损伤病史。

(2)症状与体征:慢性骨髓炎起病多为慢性过程,患处酸胀、疼痛,时轻时重,多有夜间疼痛加重。局部肿胀不明显,多无红肿、发热,症状可反复,劳累或久站、行走多时,疼痛加重。

(3)实验室检查:病灶中细菌培养一般为阴性。白细胞计数可有改变,血沉可有加快。

(4)影像学检查:X线片可见局限或广泛的骨质增生硬化现象。骨皮质增厚,髓腔狭窄甚至消失,病骨密度增高,常呈梭形。在骨质硬化区内一般无透明的骨破坏,病程长的病例中,可见小而不规则的骨质破坏区。多无软组织肿胀。

本病需与硬化性骨肉瘤、尤文肉瘤、畸形性骨炎、骨梅毒等相鉴别。

3.治疗

抗生素抗感染治疗,缓解急性发作所致的疼痛。对于部分病例,非手术治疗难以奏效者。需手术治疗。

(1)抗感染治疗:确诊后使用广谱抗生素。

(2)手术治疗:非手术治疗无效者可行手术治疗,凿开骨皮质,切除增生硬化的骨组织,并清除肉芽组织或脓液,贯通闭合的骨髓腔,以解除髓腔内张力,缓解疼痛。

(杨树彬)

第三节　风湿性关节炎

风湿性关节炎属变态反应性疾病,是风湿热的主要表现之一。多以急性发热及关节疼痛起病,典型表现是轻度或中度发热,游走性多关节炎,受累关节多为膝、踝、肩、肘、腕等大关节,常见由一个关节转移至另一个关节,病变局部呈现红、肿、灼热、剧痛,部分患者也有几个关节同时发病,不典型的患者仅有关节疼痛而无其他炎症表现,急性炎症一般于2～4周消退,不留后遗症,但常反复发作。若风湿活动影响心脏,则可发生心肌炎,甚至遗留心脏瓣膜病变。约80%患者的发病年龄在20～45岁,以青壮年为多,女性多于男性。

一、临床特点

(一)症状

(1)风湿性关节炎的局部典型症状:关节疼痛,多由一个关节转移至另一个关节,常对称发病。

(2)风湿病的全身多种症状:如风湿病处于急性期或慢性活动阶段,则可同时出现其他多种急性风湿病的临床表现,如上呼吸道感染史、发热、心肌炎、皮肤渗出型或增殖型病变、舞蹈病、胸膜炎、腹膜炎、脉管炎、肾炎等;如风湿病处于慢性阶段,则可见到各种风湿性心瓣膜病的改变。

（二）体征

表现为游走性关节炎，多由一个关节转移至另一个关节，常对称累及膝、踝、肩、腕、肘、髋等大关节，局部呈红、肿、热、痛的炎症表现，但永不化脓，部分患者数个关节同时发病，亦可波及手足小关节或脊柱关节等。

急性游走性大关节炎，常伴有风湿热的其他表现如心肌炎、环形红斑、皮下结节等，血清中抗链球菌溶血素"O"凝集效价明显升高，咽拭子培养阳性和血白细胞增多等。

二、诊断要点

（1）病史：发病前 1～4 周可有溶血性链球菌感染史。

（2）临床症状与体征。

（3）实验室检查：白细胞计数轻度或中度增高，中性粒细胞稍增多，常有轻度贫血。尿中有少量蛋白、红细胞和白细胞。血清中抗链球菌溶血素"O"多在 500 单位以上。血沉多增快。

（4）X 线表现：风湿病伴关节受累时，不一定都有阳性 X 线征象。有的患者，其关节 X 线全无异常表现，有的患者则受累关节显示骨质疏松。有时风湿性心脏病患者的手部 X 线与类风湿关节炎的变化很相似，易出现掌骨头桡侧骨侵蚀面形成钩状畸形。

本病的诊断目前仍采用 1965 年修订的 Jones 标准，即以心肌炎、多发性关节炎、舞蹈病、环形红斑及皮下结节为主要诊断依据，以既往风湿热史或现在有风湿性心脏病、关节痛、发热、血沉增快、C 反应蛋白阳性或白细胞计数增多及心电图 P-R 间期延长作为次要依据。凡临床上有以上 2 项主要表现或 1 项主要表现加 2 项次要表现，并近期有乙型链球菌感染和其他证据等而做出诊断，如果抗"O"增高或咽拭子培养阳性者可以明确诊断。

三、治疗思路

现代医学对本病的治疗主要是针对急性风湿病，使用青霉素控制链球菌感染，水杨酸制剂解热消炎止痛改善症状，合并有心肌炎者考虑用肾上腺皮质激素。

（1）一般治疗：急性期应卧床休息，加强护理，加强营养。症状消失及实验室检查正常 2 周后方可逐渐增加活动。

（2）控制乙型链球菌感染：成人青霉素肌内注射 80 万 U，每天 2 次，共 10～14 天。青霉素过敏者，可改用红霉素、螺旋霉素等治疗。

（3）控制症状药：①非甾体抗炎药。可内服西乐葆（痛博士）、美洛昔康胶囊、尼美舒利、扶他林（双氯芬酸钠）缓释片等。复合制剂：科洛曲片等。②糖皮质激素。消炎作用强，用于有心肌炎或其他抗风湿药无效时。常用量：甲泼尼龙 40 mg/d；地塞米松 5～10 mg/d；氢化可的松；200～300 mg/d。

（杨树彬）

第四节　类风湿关节炎

类风湿关节炎（RA）是一种慢性系统性炎性关节疾病，伴全身性症状，病因和发病机制不明，主要特征是多关节、对称性受累，滑膜病变，如炎症持续，可导致关节破坏、畸形，终至功能障碍、致残。关节外表现有类风湿结节、动脉炎、神经病变、巩膜炎、心包炎、淋巴结肿大,肝脾大也常见。均属 RA 病变整体中不可分的部分,强调其系统性,而为一独立的疾病。

一、发病情况

发病率 0.3%～1.5%,女性多发,是男性的 2～3 倍,任何年龄均可发病,有家族趋向。最初多关节发病约 70%、小关节 60%、大关节 30%,单关节则多侵及膝(50%),最终小关节发病居多。

二、病因

内分泌、代谢、营养、遗传及环境因素可能对病程有影响,但与病因无关。

类风湿因子(RF)是针对人类 IgG Fc 段 $C-r_2$ 及 $C-r_3$ 同源区抗原决定簇产生的特异性抗体,在 RA 血清中有更高的阳性率,但无诊断意义,仅作参考(表 7-1)。

表 7-1　RF 在各种疾病的发生率

疾病	RF 检出率(%)
类风湿性关节炎	79.6
SLE	28.9
干燥综合征	95.0
PSS	50.0
冷球蛋白血症	90.0
MCTD	25.0
多发性肌炎	20.0
皮肌炎	10.0
巨球蛋白血症	28.0
少年性类风湿性关节炎	10.0
急性细菌性心内膜炎	40.0
慢性肺间质纤维化	35.0～60.0
硅肺	30.0～50.0
肝硬化	53.8
慢性肝炎	36.7
急性肝炎	28.9
肝癌	27.8
结核	10.0
60 岁以上老年人	15.0～50.0

三、病理

最早是微血管损伤改变,滑膜下组织水肿,滑膜细胞增生,小血管炎性变和血栓机化而闭塞,晚期滑膜水肿、增生、肥厚。

节段性血管改变是一固有特征,静脉扩张,毛细血管阻塞,血栓形成,血管周围出血,滑膜中淋巴细胞多是 T 细胞和抗体形成细胞、滑膜下层浆细胞主要含 IgG,具抗免疫球蛋白活性。

随病变进展,血管翳侵蚀,破坏软骨、终至关节融合(图 7-6、图 7-7)。

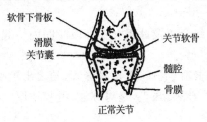

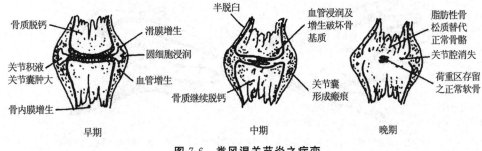

图 7-6　类风湿关节炎之病变

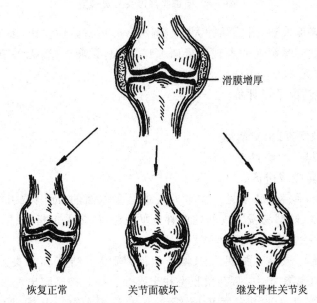

图 7-7　类风湿关节炎的结局

急性期:滑膜增厚,继之软骨面破坏根据病变程度和治疗可有不同归宿

四、发病机制

(1)炎症和组织损伤,使免疫复合物的反应沉积,经趋化吸引作用,血管翳侵犯软骨。

(2)细胞免疫作用,T 细胞处于激活状态。

(3)滑膜中有巨噬细胞和带刺样树突的细胞,有 DR(La)抗原,功能为递呈抗原,产生白介素-1,诱导抗体生成,刺激滑膜细胞,软骨细胞和破骨细胞形成破坏软组织、软骨和骨的化学物质。

(4)血管翳破坏性最大,溶解胶原和蛋白聚糖。

五、临床表现

一定时间出现的种种表现的组合以及此组合在一段时间内引起不同后果,本病多慢性发作,偶有急性,病程长,可持续 10 年。

开始时,有疲乏、衰弱、消瘦、贫血、肌痛、手足发麻等,随之出现小关节肿痛,常发生于小骨关节近端手指(趾),关节疼痛、压痛、红肿、强直,呈对称性,滑膜增厚,功能受限,终致畸形和肌萎缩(图 7-8)。

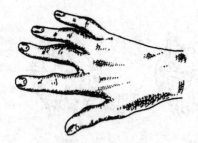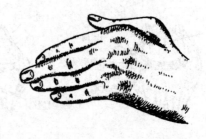

早期类风湿关节炎一近侧指间关节肿大　　晚期类风湿关节炎一掌指关节肿大,手指尺侧偏斜

图 7-8　手部类风湿关节炎病变

一般常有晨僵,轻度发热,淋巴结肿大,少数(约 1/5)可有急性发作,多为间歇性发作症状,随时间推移,转为持续性。缓解期的表现为晨僵＜15 分钟,无疲乏感,无关节痛,活动时无压痛或疼痛、软组织不肿、血沉＜30 mm/h。

慢性期依据功能情况予以评价。

1 级:正常。

2 级:功能受限中度,可正常活动。

3 级:功能受限明显,不能自理。

4 级:不能工作,轮椅或卧床。

可累及任何关节,手、腕、膝多见。关节外表现是多方面的,周围软组织,皮下结节(20%～25%)无症状性,肘、枕、骶部易发。皮肤的血管炎呈现色斑,多见于指腹、甲褶。腱鞘炎(65%)见于手腕。滑囊炎、肌萎缩、韧带松弛均可发生。

心脏可出现急性心包炎。肺偶有胸膜炎积液,胸膜下结节和肺炎。如多发肺结节即称 Caplan 综合征,多见于煤矿工人,眼有角膜炎和干燥综合征。神经则出现多神经炎。

被认为是血清阳性 RA 的并发症 Fehy 综合征,也称成人的 Still 病,见于慢性 RA,有肝淋巴结肿大、贫血、血小板下降、中性粒细胞下降,发热、易疲乏,易感染革兰氏阳性菌。

实验室检查血沉快,抗"O"、RF 均阳性,滑液有改变(表 7-2),活检显示炎性变。

表 7-2　关节液的改变

关节情况	白细胞总数($\times 10^{-6}$L)	多核白细胞数($\times 10^{-6}$L)	黏液蛋白凝块
正常	…～60	…～6	良好
类风湿关节炎	500～230 000	3～97	不佳
淋菌性关节炎	1 600～250 000	50～100	不佳

关节情况	白细胞总数($\times 10^{-6}$L)	多核白细胞数($\times 10^{-6}$L)	黏液蛋白凝块
风湿性关节炎	1 000～50 000	2～98	良好
结核性关节炎	500～100 000	2～80	不佳
Reiter 综合征	1 000～35 000	25～90	不佳
创伤性关节炎	50～8 000	3～90	良好
痛风性关节炎	1 000～70 000	0～99	不佳

X 线早期显示关节周围软组织肿胀,随后出现脱钙、骨质疏松(近关节端而非骨干中部,随后加重乃至广泛脱钙),稍晚关节软骨破坏,关节间隙变窄、囊变、肌萎缩、可发生半脱位或脱位,晚期脱钙更重,关节间隙消失,强直。

六、诊断与鉴别诊断

本病晚期受累关节已严重破坏并畸形,结合发病情况、临床表现和 X 线显示,诊断并不困难,但在早期,单关节受累,则较困难,必须仔细鉴别。

美国风湿学会的诊断标准将 RA 分为四类即典型、肯定、大概和可能。标准共 11 条,典型 RA 应有7 条,1～5 关节症状和体征至少持续 6 周,若在"除外"项内有任何一条,也不能定为典型 RA。肯定 RA 应有 5 条,1～5 关节症状和体征至少持续 6 周,若在"除外"项内有任何一条,不能算是肯定 RA。大概 RA 应有 3 条,1～5 条中至少有一条持续 6 周,若"除外"项内有任何一条,不能认为是大概 RA。可能 RA 应有两条,关节症状至少 3 周,若在"除外"项内有任何一条,即不算是可能 RA。

所订 11 条标准(1958)如下。

(1)晨僵:持续 15 分钟。

(2)检查时至少一个关节在活动时疼痛或压痛。

(3)至少有一个关节肿胀,是软组织肥厚或积液,而非骨质增生,不少于 6 周。

(4)至少有另一关节肿胀,无关节症状的缓解期,间隔时间不超过 3 个月。

(5)对称性关节肿胀,同时侵及机体两侧同一关节,近侧指间、掌指或跖趾关节受累时,不要求绝对对称,远侧指间关节受累不在此标准内。

(6)在骨隆突处,肢体伸侧或关节旁有皮下结节。

(7)典型 RA 的 X 线变化不仅是退行性变(骨质增生),而是有周围的骨质疏松(脱钙)。

(8)凝集试验阳性,或链状菌凝集试验阳性。前者要求在两个实验室内用任何方法能找出类风湿因子,而此实验室的水平表明对正常对照组阳性不＞5％。

(9)滑液内的黏液素沉淀不良即黏蛋白凝结差,混浊液内呈碎片。

(10)滑膜有典型的组织学改变,表现有以下 2 或 3 个以上的变化,即:①显著绒毛肥厚、表层滑膜细胞增生,排列呈栅栏状。②慢性炎性细胞明显浸润,主要是淋巴细胞或浆细胞并有形成淋巴样结节的倾向。③在表面或组织间隙内有坚实纤维蛋白的沉积、细胞坏死灶。

(11)皮下结节内典型的组织学变化,表现为肉芽肿病灶,并有细胞坏死的中心区,中层呈栅栏状增生的巨噬细胞,外围是纤维化和炎性细胞浸润,主要位于血管周围。

本病常以多种形式出现,因而需要与其鉴别的疾病很多,包括强直性脊柱炎、感染性关节炎、关节结核、痛风、血清阴性关节炎等(表 7-3～表 7-5)。

表 7-3　类风湿关节炎的鉴别

	类风湿关节炎	风湿性关节炎	淋菌性关节炎
年龄	多在 15 岁以后生育期女性	第一次发作多在 15 岁以前,可见于任何年龄	常见于 20～40 岁可见于任何年龄
性别	多在女性	男女无差别	男性多见
发作史	亚急性或慢性	急性	急性
上呼吸道感染	常见	80%～90%可见	10%
淋病史及症状	—	—	+
局部皮肤	无炎症、发凉	有炎症	有炎症
疼痛、高热	±	++	+
皮下结节	10%～20%有	15%	—
腱鞘炎	+	—	++
游走性症状	+	+	—
侵及肺及胸膜	少	常见	无
浆液性结膜炎	无	极少	可见
关节永久性破坏	可见	无	常见且严重
X 线表现	晚期关节强直	软组织肿胀	骨质破坏
关节液化验	无菌(±)	无菌	淋菌(25%)
淋菌椎体固定试验	—	—	+(80%)
溶血性链球菌凝集试验	+	—	—
心动电流图	—	可有心脏病变	—
水杨酸钠疗效	暂时好转	良好,迅速有效	无效
磺胺类及抗生素疗效	稍有效	无	良好

表 7-4　类风湿关节炎与骨关节炎的鉴别

类风湿关节炎	骨性关节炎
无外伤史	每有外伤史
多在 20～40(<35)岁发病	50～60(>35)岁发病
患者多瘦长,体重不足	多肥胖、过重
常有前驱症状	无
无血管硬化	有
急性发作,渐转为慢性	慢性
可有全身感染症状	无
多侵及近侧指间及掌指关节	多侵及远侧指间关节
多数性对称性	少数关节发病,不对称,多负重关节
常有局部病灶	无
有皮下结节(10%～20%)	无
游走性关节痛	无游走性

续表

类风湿关节炎	骨性关节炎
进行性病程	可停顿或轻度进行性
关节周围软组织肿胀	无
有关节积液	无
肌萎缩明显	无或少
关节畸形、强直	无强直
血常规白细胞增高,贫血,血沉快	正常
溶血性链球菌凝集试验阳性	阴性
X线显示骨质疏松,关节间隙狭窄,骨性强直	骨质致密,骨赘形成

表 7-5 类风湿关节炎与痛风性关节炎的鉴别

	类风湿关节炎	痛风性关节炎
性别	女与男之比(2~3):1	多发于男性
年龄(岁)	20~45	>35
发作史	迟缓	急性
病程	长	有间歇期
家族病风史	—	+
前驱症状	++	—
侵及多个关节	+	最初常为单个关节
疼痛	轻,休息后好转	剧痛
对称性关节发病	+	—
关节梭形肿大	+	肿大,不对称、不整齐
侵及踇趾	—	多数侵击
皮下结节	5%	—
伴发鹰嘴滑囊炎	—	+
肌萎缩	常见	少见
关节强直	+	—
痛风石		50%
血尿酸	正常	发作时增高
秋水仙碱疗效	无效	症状消退
链球菌凝集试验	±	—
X线改变	骨质疏松	骨质破坏区

七、治疗

(一)一般原则

(1)认识其为全身性疾病,发病情况差异很大,治疗应个体化,并争取患者与家属的配合,方易奏效而有成。

（2）治疗目的为缓解疼痛、控制炎症，减少药物不良反应和保护肌肉关节功能，使回归生活。

（3）"金字塔"治疗方案，基本内容包括环境、休息、营养、社会服务、理疗、职业疗法、骨科处理、药物控制等（图7-9）。

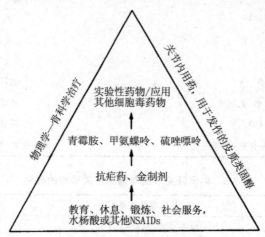

实验性药物/应用
其他细胞毒药物

青霉胺、甲氨蝶呤、硫唑嘌呤

抗疟药、金制剂

教育、休息、锻炼、社会服务，
水杨酸或其他NSAIDs

物理学—骨科学治疗

关节内用药，用于发作的皮质类固醇

图7-9 金字塔治疗方案

（二）药物治疗

1.药物及其分类

（1）一线药物：作为首选，主要有水杨酸类和其他非甾体抗炎药（NSAIDs）2类，药物可抑制环氧化酶（Cox），缓解炎症反应，减少前列腺素和缓激肽水平，达到缓解症状。

NSAIDs各人反应不同，因人而用。对病情进展无作用，不能阻止其恶化，但能缓解症状，有止痛、抗炎、解热即对症治疗作用。

NSAIDs的毒副作用主要是消化道溃疡，可高达15%～35%，故主张不同时用2种以上这类药物，避免加大不良反应，或应用其中的Cox2抑制剂，高危、低血容量、应用利尿剂者慎用。

常用药物有多种：①水杨酸类，常用阿司匹林（乙酰水杨酸），已有肠溶制剂可减少胃黏膜不良反应。非乙酰化水杨酸类有三硅酸胆碱镁、二氟尼柳（二氟苯水杨酸）。②吲哚类，普通型25 mg；缓释型75 mg。偏头痛（50%）栓型50 mg。苏灵达对肾前列腺素抑制作用小。托美丁（痛灭定）对肠胃和CNS作用小，可用于幼年型RA。③丙酸衍生类，不良反应少，常用芬必得（布洛芬）、萘普生（半衰期长）、芬布芬（苯酮酸）、酮洛芬、速布芬。④灭酸类，甲氯芬那钠。⑤喜康类，吡罗昔康（炎痛喜康）半衰期长（30～86小时）。⑥吡唑酮类，保太松已少用。

（2）二线药物：为慢性作用药（SAARDs）。

1）改变病情药（DMARDs）。①金制剂：抑制炎症，改变RA病程，对血清阳性和早期效果好。如硫化葡萄糖金，第1周10 mg肌内注射，第2周25 mg，以后每周50 mg，总量超过1 g时减为每隔1周1次，然后每3～4周1次。不良反应大，可有皮疹、剥脱性皮炎、口腔溃疡、粒细胞减少、血小板减少、再障、蛋白尿。金诺芬（瑞得）3 mg，2次/天口服持续3～5个月。②抗疟药：羟氯喹200 mg，2次/天。氯喹250 mg，2次/天。③青霉胺500～750 mg，1次/天，维持量250～500 mg，需监测血尿。④其他：布西拉明：为半胱氨酸的衍生物，类似青霉胺，毒性小，抑制淋巴细胞浸润，调节免疫功能，用量100 mg/d，增至300 mg，3次/天，稳定后100 mg/d，持续1年。雷公藤：雷公藤总贰300 mg，3次/日。

2）细胞毒药物。①甲氨蝶呤（MTX）为叶酸类似物，有免疫抑制作用，抑制滑膜炎症，

5～25 mg/w。②环磷酰胺 50～100 mg,2 次/天。③硫唑蝶呤 1.5～3.0 mg/(kg·d),分 2 次服。

(3)三线药物:主要为糖皮质激素,有抗炎和免疫抑制作用,不能阻止关节破坏的进展。适应于控制活动性 RA 而一线药物无效、肝肾功能损害不宜一二线药物、合并关节外病变者。开始剂量应<15 mg/d,逐渐减至 7.5 mg/d,可全身或关节内注射。

(4)四线药物:即免疫抑制剂。RA 发病与免疫有关,免疫抑制剂可阻断不良反应并干扰炎症形成,从而改变 RA 进展,可口服Ⅱ型胶原,抗 TNF-α 单克隆抗体,抗 IL-1 单克隆抗体等。

2.联合治疗

联合治疗发挥各类药物作用以提高疗效,药物选用要求合理,现已不提倡,但联合 2 种以上一线药物,以免加重不良反应,一般多用一线二线药物或二三线药物联用,二线药作用慢,一三线药控制炎症,联合是有效合理的。

3.治疗方案

(1)先确定 RA 活动情况,再进行治疗(图 7-10)。①缓进性 RA:开始用 NSAIDs、小剂量糖皮质激素或羟氯喹。②侵袭性 RA:早用 DMARDs,一般用 MTX。

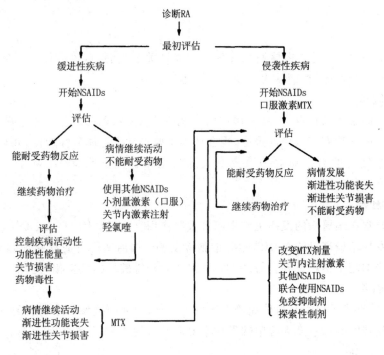

图 7-10 RA 的治疗

(2)综合治疗:早期 RA 重在药物治疗,联合用药,进入慢性期则需采用综合治疗,可行滑膜切除以阻止病情进展,术后结合 DMARDs 和功能锻炼,配合理疗。

(三)物理措施

包括理疗、体疗和支具(夹板、手杖)。

(四)特殊并发症的治疗

(1)类风湿性血管炎:发病率<1%,主要皮肤表现,对症处理。

(2)Felty 综合征:有肝脾大,粒细胞减少(<2 000/mol),治疗用药 MTX,金制剂,可考虑脾切除。

（3）寰枢椎半脱位：牵引或支具。

（五）手术治疗

可采用非介入性药物滑膜切除，用药^{32}P、^{198}Au或^{90}Y、^{165}Dy关节内注射，以杀死滑膜细病胞，软骨已有破坏者不宜用。Ⅰ、Ⅱ期RA可行滑膜切除，减轻负荷，但滑膜1～3年可再生。关节内注射激素也可消炎。

根据具体情和病变可采用多种手术，如髋人工关节置换、腕关节的尺骨小头切除，膝部截骨或融合术，以重建功能、纠正畸形、获得稳定。

（杨树彬）

第五节　银屑病关节炎

一、病因

银屑病关节炎（PsA）是与银屑病相关的一种炎性关节疾病，可见于任何年龄，无性别差异。其发病机制尚未完全明确，目前认为主要与以下因素有关。

（一）遗传因素

此病常有家庭聚集的特点，一级家属内的患病率为30％，单卵双生子的患病危险性可高达72％。本病在国内外均有家族史的报道，现在认为主要是常染色体显性遗传，并且伴有不完全外显率。目前已经确定的与银屑病关节炎有关的组织相容性抗原有HLA-A1、B16、B17、B27、B39、CW6、D7等。

（二）免疫因素

免疫机制异常在银屑病的发病机制中起着重要作用。现已证明HLA-DR$^+$角朊细胞者其银屑病关节炎的发病率较高，HLA-DR$^+$角朊细胞常发现于银屑病患者的皮损细胞和滑膜细胞中，而在正常的皮肤细胞中很难见到。另外HLA-DR4则和骨破坏的发生相关。

（三）感染因素

细菌、病毒的感染可以引起机体免疫系统发生变化，从而间接参与银屑病关节炎的发生。银屑病在人类免疫缺陷病毒感染人群中的发病率要高于普通人群，另外在银屑病的斑块内发现有抗链球菌抗体的升高。

（四）环境因素

季节变换、寒冷、潮湿、紧张、抑郁、创伤等现已均被认为是银屑病关节炎的促发因素。

二、病理

银屑病关节炎患者的滑膜组织活检，在早期可见细胞轻度增生、肥大，并伴有纤维素样渗出。中期可见细胞水肿、纤维组织增生、小血管生成、淋巴细胞浸润。晚期则出现组织纤维化，残留血管管壁增厚。用免疫荧光法可发现病变的滑膜处有IgG、IgA的沉积。

三、临床表现

(一)关节病变

银屑病关节炎除了引起四肢外周关节病变外还可引起脊柱关节病变。根据其临床特点可以大致分为五类,这几种类型可以合并存在,部分类型间能相互转化。

1.单关节炎或少关节炎型

此种类型最多,大约占70%,常侵犯手、足近端和远端指(趾)间关节,也可累及腕、髋、膝、踝等大关节,不对称分布。由于常伴发滑膜炎及腱鞘炎,所以受累指(趾)会形成典型的腊肠状指(趾),并伴有指(趾)甲的病变。此型可转化为多关节炎型。

2.对称性多关节炎型

这种类型所占比例大约为15%,病变最常累及近端指(趾)间关节,也可累及远端指(趾)间关节和肘、腕、膝、踝等大关节,其中有些患者血清类风湿因子可呈阳性,此时与类风湿关节炎较难鉴别。

3.远端指间关节型

此型占到5%~10%的比例,病变主要累及远端指间关节,是最典型的银屑病关节炎,常伴有银屑病的指甲病变。

4.残毁性关节型

这种类型所占比例较小,为5%,这是银屑病关节炎较为严重的类型。受损的指、掌、跖骨可有溶骨性改变,指节间形成望远镜式的套叠影像,关节可出现强直、畸形。这种类型的皮肤银屑病往往比较严重,而且好发于青壮年。

5.脊柱病变型

此型约占5%,主要为年龄大的男性,病变主要累及脊柱及骶髂关节,常为节段性,伴有韧带骨赘形成。病变严重时会形成脊柱融合、骶髂关节融合等,也可引起寰椎不全脱位。

(二)皮肤病变

银屑病关节炎的皮肤病变最好发于头皮和四肢的伸侧,特别是在肘、膝部位,常呈散在分布。尤其要特别注意隐匿部位的皮损,比如头发、会阴、臀等这些不易检查到的地方。皮损情况主要表现为丘疹或斑块、形状为圆形或不规则形。表面为银白色的鳞屑,去除鳞屑后其下为发亮的薄膜,除去薄膜后可见点状出血。这种特征对诊断银屑病有重要意义。因为存在银屑病与否是和其他炎性关节病最重要的区别,其中35%的患者其皮肤病变的严重程度和关节炎病变的严重程度相关。

(三)指(趾)甲病变

据统计银屑病关节炎患者中有80%伴有指(趾)甲异常,这可为早期诊断提供重要线索。由于甲床和指(趾)骨存在着共同的供血来源,指(趾)甲的慢性银屑病性损害会引起血管改变,而最终累及其下的关节。现已发现骨骼的改变程度与指甲变化的严重程度相关,并且两者常常发生在同一指(趾)。常见的指甲变化有点状凹陷、变色、横断、纵嵴、甲下角化过度、甲剥离等。

(四)其他表现

除了典型的病变,在银屑病关节炎中,还可伴发有其他系统的损害,例如:结膜炎、急性前葡萄膜炎、干燥性角膜炎、巩膜炎;炎性肠病和胃肠道淀粉样病变;以主动脉瓣关闭不全、持久性传导阻滞、心脏肥大为特征的脊柱炎性心脏病;还可伴有发热、消瘦、贫血等全身症状。

(五)并发症

银屑病关节炎可并发肌肉失用性消耗和特发性消耗、胃肠道淀粉样变性、伸侧肌腱积液、主动脉瓣关闭不全、肌病和眼部炎症性改变。还可与其他血清阴性的多关节炎相重叠,如银屑病性关节炎-贝赫切特综合征、银屑病性关节炎-克罗恩病、银屑病性关节炎-瑞特综合征、银屑病性关节炎-溃疡性结肠炎。也可引起致命的并发症,比如严重感染、消化性溃疡及穿孔等。

四、辅助检查

(一)实验室检查

本病尚无特异性的实验室检查,病情活动时有血沉加快,C反应蛋白升高,IgA、IgE增高,补体增高等。滑液性状为非特异性反应,仅有白细胞轻度增加,主要以中性粒细胞为主。类风湿因子常呈阴性,但有5%～16%患者会出现低滴度的类风湿因子,有2%～16%患者抗核抗体低滴度阳性。约有半数患者的HLA-B27阳性,这种情况常与骶髂关节和脊柱受累显著相关。

(二)影像学检查

1.周围关节炎

影像学上可有骨质破坏和骨质增生的表现。手和足的小关节可呈骨性强直,指间关节破坏常伴有关节间隙增宽,末节指骨茎突的骨性增生和末节指骨吸收改变,近端指骨破坏变尖和远端指骨骨性增生的改变,会形成"带帽铅笔"样改变。受累指间关节间隙会变窄、融合、强直和畸形。长骨骨干出现绒毛状骨膜炎。

2.中轴关节炎

此种影像学多表现为单侧骶髂关节炎,可见关节间隙模糊、变窄、融合等。脊柱椎间隙变窄、强直,不对称性的韧带骨赘形成,以及椎旁骨化,比较典型的是相邻椎体的中部之间的韧带骨化连接形成的骨桥,常呈不对称分布。

五、诊断

银屑病患者若有关节炎的表现即可诊断银屑病关节炎。由于部分患者银屑病变出现在关节炎之后,所以此类患者的诊断相对较为困难,应注意临床和放射学检查,如有银屑病的家族史,要注意寻找隐蔽部位的银屑病变,注意受累关节的部位,以及有无脊柱关节病等。在做出银屑病关节炎的诊断前应先排除其他疾病。

(一)类风湿关节炎

二者均有小关节炎的表现,但银屑病关节炎常伴有银屑病的皮损和特殊指甲病变、指(趾)炎、起止点炎等,常侵犯远端指间关节,类风湿因子多为阴性。有特殊的X线片表现,如笔帽样改变和部分患者的脊柱和骶髂关节病变。类风湿关节炎则多为对称性小关节炎,多累及近端指间关节和掌指关节、腕关节。可有皮下结节、类风湿因子多呈阳性,X线片以关节侵袭性改变为主。

(二)强直性脊柱炎

侵犯脊柱的银屑病关节炎,其脊柱和骶髂关节病变常不对称,可呈现"跳跃"式病变,常发病于年龄较大的男性,症状也较轻,并伴有银屑病皮损和指甲的典型改变。而强直性脊柱炎患者的发病年龄较轻,脊柱和骶髂关节的病变常为对称性,并无皮肤及指甲病变。

(三) Reiter **综合征**

此病常有非特异性眼结膜炎、尿道炎、关节炎(特别是下肢大关节)以及皮肤病变。此病患者可伴有蛎壳样的银屑病皮疹,其关节症状也和银屑病关节炎相似。对于这类不典型病例常需一段时期的随访才能进行确诊。

(四) **痛风**

痛风引起的关节炎多起病较急,常于夜间发作,白天减轻。痛风关节炎常反复发作,形成慢性痛风,最后产生关节畸形。根据临床症状、痛风石排出物、高尿酸血症、滑膜液检出尿酸盐结晶可进行鉴别。

(五) **骨关节炎**

对于仅有远端指间关节受累的银屑病关节炎常需与骨关节炎进行鉴别。骨关节炎无银屑病皮损和指甲病变,但可有赫伯登结节和布夏尔结节,无银屑病关节炎的典型 X 线改变,而且发病年龄多为 50 岁以上老年人。

六、治疗

(一) 一般治疗

适度休息,注意关节功能锻炼,避免过度疲劳和关节损伤,忌烟、酒和刺激性食物。

(二) 药物治疗

1. 非甾体抗炎药

非甾体抗炎药主要适用于轻、中度活动性银屑病关节炎患者,具有抗炎、止痛、退热和消肿的作用,对皮损和关节破坏无效。治疗剂量需个体化。只有在一种足量使用1～2周无效后才可更改为另一种。应避免两种或两种以上同时服用。老年人宜选用半衰期短的药物,对于有溃疡病史的患者,选用选择性 COX-2 抑制剂,减少胃肠道的不良反应。

2. 慢作用抗风湿药

(1)甲氨蝶呤:对皮损和关节炎均有效。可口服、肌内注射和静脉注射,每周 1 次,7.5～10 mg,若无不良反应、症状加重者可逐渐增加剂量至 20～25 mg,待病情控制后逐渐减量至维持量 5～10 mg,每周 1 次。不良反应是肝毒性、白细胞减低及黏膜损害,服药期间需定期查血常规和肝功能。

(2)柳氮磺吡啶:对皮损和关节炎均有效。治疗量大于类风湿关节炎,逐渐加量,最大可达3～4 g/d,主要不良反应有消化道不良反应、肝功能异常、男性生殖系统影响等。服药期间应定期查血常规和肝功能。

(3)来氟米特:多用于中重度的患者。

(4)青霉胺:口服适宜量,见效后可逐渐减至维持量。青霉胺的不良反应多,长期大剂量可出现肾损害和骨髓抑制等,及时停药多能恢复。治疗期间应定期复查血、尿常规和肝肾功能。

(5)硫唑嘌呤:对皮损和关节炎有效,按每天常用剂量起服用,见效后给予维持量。服药期间应定期复查血常规和肝功能等。

3. 糖皮质激素

糖皮质激素多用于病情严重和一般药物治疗不能控制的患者。因其不良反应多,突然停用可诱发严重的银屑病类型和疾病复发,因此必须严格按照原则使用。

4.阿维A酯

阿维A酯(依曲替酯)属芳香维甲酸类。口服适宜剂量,待病情缓解后逐渐减量,疗程为4~8周,肝肾功能不正常及血脂过高、孕妇、哺乳期患者禁用。由于该药有潜在致畸性和体内长期滞留的特点,所以女性患者在服药期间和停药后至少1年内不宜怀孕。用药期间注意复查肝功能及血脂等。另外长期使用可使脊柱韧带钙化,因此中轴病变的患者应避免使用。

5.雷公藤

雷公藤多甙对皮损和关节炎有效,每天分3次饭后服。

6.生物制剂

目前最常用的为肿瘤坏死因子α抑制剂。如依那西普、英利昔单抗和阿达木单抗,可用于对慢作用抗风湿药反应差或病情中重度的银屑病关节炎。

7.局部用药

(1)关节腔注射糖皮质激素类药物:在急性单关节或少关节炎型可考虑使用,但不宜反复使用,同时避开皮损处,过多的关节腔穿刺容易并发感染,还可并发类固醇晶体性关节炎。

(2)皮损的局部用药:根据皮损的类型、病情等选用药物。如外用的糖皮质激素一般用于轻、中度银屑病,使用不当或滥用特别是大剂量情况下可导致皮肤松弛、变薄和萎缩。焦油类制剂易污染衣物,有异味,一般可在睡眠时使用。外用药除引起皮肤激惹现象,较少有其他不良反应。

(三)外科治疗

对于部分已经出现关节畸形和功能障碍的患者可采用关节成形术,用来恢复其关节功能。目前髋、膝修复术已获成功。但在外科手术后的关节僵硬仍是个尚未解决的问题。

七、预后

本病病程较漫长,可持续数十年,甚至迁延终身,且易复发。银屑病患者的预后一般较好。若关节受累广泛,皮损严重,则致残率高。急性关节炎本身很少引起死亡,但糖皮质激素和细胞毒药物治疗可引起致命的并发症,如严重感染、消化性溃疡及穿孔等。

(杨树彬)

第六节　反应性关节炎

反应性关节炎是指继发于身体其他部位感染的急性非化脓性关节炎。肠道或泌尿生殖道感染后的反应性关节炎最为常见。近年来,对于链球菌感染及呼吸道衣原体感染后反应性关节炎已有不少报道,并被认为是反应性关节炎的两种不同类型。

一、病因

引起反应性关节炎的常见微生物包括肠道、泌尿生殖道、咽部及呼吸道感染菌群,甚至病毒、衣原体及原虫等。许多反应性关节炎患者的滑膜和滑膜白细胞内可检测到沙眼衣原体的DNA和RNA,以及志贺杆菌的抗原成分。而衣原体热休克蛋白(HSP)、耶尔森菌HSP60及其多肽片段均可诱导反应性关节炎患者T细胞增殖。

二、病理

研究表明反应性关节炎患者的滑膜组织、滑膜液及其沉淀物中存在致病微生物。反应性关节炎滑膜的病理改变为非特异性炎症,炎症因子参与其病理过程。韧带及关节囊附着点的炎症病变是病变活动的常见部位。有研究认为,骨骼上的肌腱附着点可能是反应性关节炎最初的免疫及病理反应发生的部位之一,并且是肌腱炎发生的病理基础。

三、临床表现

反应性关节炎是一种全身性疾病。一般发病较急,临床表现轻重不一,可为一过性单关节受累,也可出现严重的多关节炎,甚至伴有明显的全身症状或眼炎及心脏受累等关节外表现。

(一)一般症状

常见的全身症状有疲乏、全身不适、肌痛及低热。少数患者可有中度发热。

(二)关节症状

反应性关节炎的主要表现为关节受累,其程度轻重不一。轻者可仅有关节疼痛,重者则出现明显的多关节炎,甚至活动受限。出现关节局部红肿、疼痛、皮温增高,或伴有皮肤红斑。典型的表现为渐进性加重的非对称性单关节或少关节炎,以下肢关节受累最为常见,如膝、踝和髋关节。肩、肘、腕及手足小关节也可受累,足小关节的腊肠趾比较常见。在部分患者,可出现下腰背及骶髂关节疼痛。

(三)肌腱端炎

肌腱端炎是反应性关节炎的常见症状之一。表现为肌腱在骨骼附着点局部的疼痛及压痛。以跟腱、足底肌腱、髌腱附着点及脊柱旁最易受累。重症患者可因局部疼痛使活动受限或出现肌肉失用性萎缩。

(四)皮肤黏膜

皮肤黏膜病变在反应性关节炎比较常见。最具特征性的表现为手掌及足底的皮肤溢脓性角化症。主要见于淋球菌感染等性交后反应性关节炎。

部分患者可出现旋涡状龟头炎、膀胱炎及前列腺炎,表现为尿频、尿急、尿痛及血尿等相应症状和体征。女性患者尚可有宫颈炎及输卵管炎。结节性红斑仅见于部分患者,以耶尔森菌感染者为主。口腔溃疡是反应性关节炎的另一常见表现,多为浅表无痛性小溃疡,可发生于腭部、舌缘、口唇及颊黏膜。

(五)肠道病变

肠道感染为反应性关节炎的诱发因素之一。患者于发病前数天至数周可有腹泻史,部分病例在出现关节炎时仍有肠道症状。肠镜检查可见肠黏膜充血、糜烂或类似溃疡性结肠炎及克罗恩病样外观。此期患者的便培养多无细菌生长。

(六)泌尿道表现

患者可有尿频、尿急、尿痛等泌尿系感染的症状,且多发生于关节炎之前。但是,许多患者可无明显自觉症状。

(七)眼损害

眼损害在反应性关节炎常见,可以是首发症状。患者可出现结膜炎、巩膜炎、角膜炎,甚至角膜溃疡。此外,可有内眼炎如虹膜炎及虹膜睫状体炎,可表现为畏光、流泪、眼痛、内眼受累及视力下降。

(八)内脏受累

反应性关节炎偶可引起心脏传导阻滞、主动脉瓣关闭不全、中枢神经系统受累及渗出性胸膜炎。个别患者可出现蛋白尿及镜下血尿，一般无严重肾损害。

四、辅助检查

实验室检查对反应性关节炎的诊断并无特异性。但是，对判断其病情程度，估计预后及指导用药有一定意义。主要的实验室检查项目包括以下几种。

(一)血液学

血沉和 CRP 在急性期反应性关节炎可明显增高，进入慢性期则可降至正常。血常规检查可见白细胞、淋巴细胞计数增高，或出现轻度贫血。在部分患者可见尿中白细胞增高或镜下血尿，很少出现蛋白尿。

(二)细菌学检查

中段尿、便及咽拭子培养有助于发现反应性关节炎相关致病菌。但是，由于培养方法、细菌特性及取材时机的不同，常出现阴性培养结果。因此，测定血清中抗细菌及菌体蛋白质抗体对鉴定细菌类型十分重要。目前，反应性关节炎诊断中，可进行常规抗体检测的微生物包括沙门菌、耶尔森菌、弯曲菌、衣原体、淋球菌、伯氏疏螺旋体、乙型溶血性链球菌。此外，以 PCR 检测衣原体及病毒的方法在反应性关节炎诊断中亦很有意义。

(三)HLA-B27 测定

HLA-B27 阳性对反应性关节炎的诊断、病情判断乃至预后估计有一定参考意义。但是，HLA-B27 测定阴性不能除外反应性关节炎。

(四)自身抗体及免疫球蛋白

反应性关节炎患者的类风湿因子、抗核周因子及抗核抗体均阴性，而血清免疫球蛋白 IgG、IgA、IgM 可增高。这些指标测定有助于反应性关节炎的诊断及鉴别诊断。

(五)关节液检查

关节液检查对反应性关节炎诊断及与其他类型关节炎的鉴别具有重要意义。反应性关节炎的滑液中可有白细胞及淋巴细胞增高，黏蛋白阴性。关节液培养阴性。利用 PCR、间接免疫荧光及电镜技术可在部分患者的滑膜及滑液中检测到菌体蛋白成分。

五、诊断

(一)分型

1.典型反应性关节炎

反应性关节炎的诊断主要靠病史及临床特点。实验室及影像学异常，对诊断有参考意义，但不具特异性。对于起病较急的非对称性下肢关节炎应首先考虑反应性关节炎的可能，若结合患者前驱感染史，并排除其他关节炎，一般可确定诊断。

2.不典型反应性关节炎

不典型的病例需仔细询问病史及查体。一过性或轻症患者的肠道及泌尿道感染史或不洁性接触史往往对诊断很有帮助。不少患者无明显膝关节疼痛，但体检却有膝关节积液。

3.链球菌感染后反应性关节炎

乙型溶血性链球菌感染后反应性关节炎已逐渐被多数人认可,它不等同于急性风湿热。本病的特点包括:①乙型溶血性链球菌感染史。②非游走性关节炎/关节痛。③结节性红斑或多形性红斑。④部分患者有一过性肝损害。⑤无心肌炎表现。⑥抗链球菌溶血素"O"及抗脱氧核糖核酸酶 B 增高。⑦咽拭子培养阳性。⑧HLA-DRB1 阳性率增加。

(二)实验室检查

尿、便、咽拭子及生殖道分泌物培养对诊断及鉴定致病菌类型有重要意义。血沉、CRP、关节液及自身抗体检查对反应性关节炎的诊断无特异性,但有助于对病情估计及与其他关节病的鉴别诊断。典型病例的诊断无须 HLA-B27 测定。在不典型患者,HLA-B27 阳性提示反应性关节炎的可能性,但其阴性并不能除外本病的诊断。

六、治疗

反应性关节炎的发病诱因、病情程度及复发倾向因人而异。因此,治疗上应强调个体化及规范化的治疗。

(一)一般治疗

反应性关节炎患者应适当休息,减少受累关节的活动,但又不应当完全制动,以避免失用性肌肉萎缩。外用消炎镇痛乳剂及溶液对缓解关节肿痛有一定作用。

(二)非甾体抗炎药

非甾体抗炎药(NSAIDs)为反应性关节炎的首选药物。但是,用药过程中应定期复查血常规及肝功能,避免药物引起的不良反应。

(三)糖皮质激素

一般不主张全身应用糖皮质激素。对 NSAIDs 无效且症状严重的关节炎患者,可给予小剂量泼尼松短期应用,症状缓解后尽快逐渐减量。在泼尼松减量过程中加用 NSAIDs 有利于症状的控制。关节腔穿刺抽取关节液后,腔内注射倍他米松(得宝松)或醋酸曲安西龙(去炎松),对缓解关节肿痛十分有效。但注射间隔不应少于 3 个月。合并虹膜炎或虹膜睫状体炎的反应性关节炎,应及时口服泼尼松,并给予盐酸环丙沙星滴眼液(悉复明)、可的松滴眼液滴眼。必要时球后或结膜下注射倍他米松等。

(四)慢作用抗风湿药及免疫抑制剂

慢作用抗风湿药(DMARDs)对反应性关节炎有较好的治疗作用。柳氮磺吡啶对慢性关节炎或伴有肠道症状者有较好的疗效。对于柳氮磺吡啶治疗无明显疗效及慢性期患者,可给予甲氨蝶呤。甲氨蝶呤对黏膜损害尤为有效,但应避免用于 HIV 感染后反应性关节炎。

(五)抗生素

目的在于控制感染。对于从尿、便及生殖道分离或培养出细菌的患者,应给予对革兰阴性菌敏感的抗生素或根据药敏试验进行治疗。环丙沙星对衣原体诱导的反应性关节炎有较好的治疗作用。对溶血性链球菌感染引起的反应性关节炎则采用青霉素或红霉素治疗。

七、预后

大多数反应性关节炎患者经及时治疗一般可完全恢复正常。复发见于 15% 的患者,大约还有 15％的患者有慢性、破坏性、致残性关节炎或肌腱末端炎,还可发生视力障碍或失明。个别反应性关节炎可发生强直性脊柱炎。

(杨树彬)

第七节　肩关节骨关节炎

肩关节一般指肱骨头与肩胛骨关节盂之间的盂肱关节。肩关节由盂肱关节、胸锁关节、肩锁关节及肩胛骨与胸壁之间的连接(肩胛胸壁关节)、肩峰下机制(第 2 肩关节)、喙锁机制(喙锁关节)等 6 个关节彼此共同运动。

一、概述

盂肱关节即通常所说的肩关节。盂肱关节骨关节炎是肩部关节中最常见的骨关节炎,它是一种导致关节软骨变薄,最终导致软骨丧失的慢性进行性病变。

二、流行病学

盂肱关节骨关节炎发病率较低,多发生于老年人群,男女比例接近。

三、病理生理机制

盂肱关节必须依靠静力性和动力性的稳定结构才能获得运动和稳定,其中肩袖起到特别重要的作用,肩袖不仅能稳定盂肱关节并允许关节有极大的活动范围,还是固定上肢的活动支点。各种原因导致肩袖损伤、长期活动、损伤导致关节面软骨损伤,进而发生骨关节炎。骨关节炎常较早累及盂肱关节,包括软骨、软骨下骨、滑膜和周围软组织均有改变。

四、临床表现

(一)既往史
可有既往肩部外伤或疾病史,疼痛为主要症状,呈间歇性伴晨僵,活动后好转。中后期出现肌肉无力,关节活动度减小,功能受限。严重者骨关节炎日常活动受影响,常有关节强直及功能丧失。

(二)体查
病程长者,可有冈上肌、冈下肌和三角肌萎缩。局部可有压痛。晚期时肩关节活动受限,其活动仅靠肩胛骨胸部活动。由于肩胛骨活动不影响盂肱关节旋转活动,因此外旋受限是肩关节骨关节炎的重要体征。此外,需检查颈椎,包括活动度、Spurling 试验,以排除颈椎病。

五、相关检查

(1)X 线检查应包括盂肱关节中立、内旋、外旋前后位,冈上肌出口位 X 线检查。典型 X 线片表现为关节间隙变窄,软骨下骨硬化和囊肿形成,肱骨头和关节盂面变扁。肱骨解剖颈环形骨赘形成。腋状位 X 线片关节盂磨损及肩关节后半脱位。

（2）CT 或 MRI 检查：CT 可评估关节盂骨质和磨损程度、有无盂肱关节后半脱位。MRI 可用于检测有无肩袖损伤及损伤程度。

六、鉴别诊断

肩关节骨关节炎应与颈椎病、肩关节周围炎、感染、肿瘤等鉴别。

七、治疗

（一）非手术治疗

对有症状的早期盂肱关节骨关节炎，可采取综合非手术治疗。

（二）手术治疗

盂肱关节骨关节炎经严格非手术治疗后疼痛无缓解，关节功能丧失者。手术方法有肩关节清理术、肩关节融合术、肩关节置换术等。

1.关节镜下关节清理指征

早期关节面破坏不严重、关节活动度较小、关节内游离体。通过关节清理，切除骨赘，松解关节软组织使肩关节的生物力学恢复正常。可进行灌洗、游离体清除、退行性盂唇撕裂和软骨损伤的清理以及部分肩袖撕裂的处理。也可同时治疗产生症状的原因，如肩峰下撞击等。

2.盂肱关节融合术

适用于三角肌和肩袖麻痹（如有上肢臂丛损伤史）、慢性感染、肩关节置换失败后的补救、无法修复的肩袖损伤和复发性脱位、肿瘤性破坏。极少用于治疗原发性骨关节炎。目前大多数学者认为肩关节融合的理想位置应该是外展、屈曲、内旋均 20°～30°。肩内旋的角度是决定功能是否理想的关键因素。

3.肩关节置换术

该术指征包括盂肱关节所致的关节疼痛、功能丧失、非手术治疗无效。禁忌证包括活动性或近期感染及神经源性关节病，三角肌和肩袖均瘫痪且功能完全丧失。

（1）半肩关节置换：半肩关节置换手术操作相对简单、手术时间短，与全关节相比较，出现肩关节不稳的风险较小，必要时还可改为全肩关节置换。半肩关节的目的是把肱骨关节面恢复到正常位置和形状。缺点是有时不能完全解除疼痛，而且存在肩胛盂被进一步破坏的可能。

半肩关节置换的适应证：肱骨头关节面退变、肩胛盂关节面软骨完好、足够的关节盂弧度可以稳定肱骨头（图 7-11）；无足够的骨质支撑盂侧假体；不可修复的肩袖撕裂合并肱骨头上移；年轻和肱骨头坏死而肩胛盂关节面正常的患者。

（2）全肩关节置换：即同时行肱骨头、肩胛盂关节面的置换。对于肩关节骨关节炎保守治疗无效，需要关节置换但无法接受半肩关节置换。Neer Ⅱ型全肩关节假体是全肩关节成形术中最常应用的关节之一（图 7-12）。肩关节置换术的禁忌证为合并肩袖和三角肌功能障碍，活动性感染。

全肩关节置换术治疗盂肱关节骨关节炎优于半肩关节置换并提供了肩关节活动所需的更好的支点，可长期缓解疼痛，增加活动度，改善关节功能，从而提高患者生活质量；其次，全肩关节置换术后肩关节力量和活动较好，稳定性增加，摩擦减小，关节盂疼痛减少等。全肩关节盂置换术的缺点是手术时间延长，失血增多，费用增加，翻修率稍高。

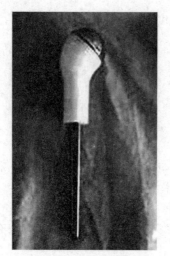

图 7-11　人工肱骨头

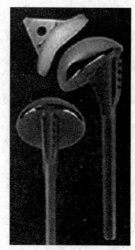

图 7-12　Neer Ⅱ 型全肩关节假体

（杨树彬）

第八节　肘关节骨关节炎

一、概述

肘关节由肱骨远端及尺、桡关节面组成，属于复合关节，包括尺肱、肱桡及尺桡近侧关节。肘关节的韧带有桡侧副韧带、尺侧副韧带和桡骨环状韧带。肘关节的基本功能是使手处于各个空间位置，肘关节的运动以肱尺关节为主，允许作屈、伸运动，桡骨头在肱骨小头上运动，尺骨在肱骨滑车上运动。

二、病理生理机制

肘关节骨关节炎多为继发性于肘关节创伤、过度负荷、晶体沉着、炎症以及感染、软骨下骨坏死等。基本病理改变同其他骨关节炎，主要为关节面软骨破坏、软骨下骨硬化及囊性变，边缘骨赘形成，滑膜炎性增生，关节囊纤维变性增厚，关节畸形；有时骨赘断裂或关节软骨剥脱，可形成关节内游离体。

三、临床表现

疼痛、肿胀、畸形及功能障碍为主要症状。肘关节活动时可有骨擦感，伸肘活动受限，有时可出现肘管综合征表现，尺神经支配区域感觉异常及肌力减退、握力的减弱。

体查早期可有关节肿胀、疼痛、关节积液；晚期积液吸收，肌肉萎缩，关节强直畸形。肘管综合征可出现 Tunnel 征阳性，尺神经支配区感觉、肌力异常。

四、相关检查

　　早期 X 线片可以无明显的改变，中、晚期关节间隙变窄，软骨下骨密度增高或囊性变，骨赘形成，有时可以见到关节内游离体，晚期还出现关节强直、畸形（图 7-13）。

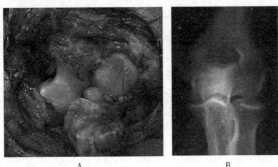

图 7-13　肘关节骨关节炎 X 线表现

A.一例 54 岁老年女性，过去 2 年因肘关节疼痛及僵硬渐影响睡眠而行关节松解，术前活动度屈伸在 45°～120°，术中见外侧关节软骨全层磨损丢失；B.术前 X 线仅仅显示很轻微的退变改变

五、诊断

　　根据患者的病史、症状体征及 X 线典型的表现可诊断肘关节骨关节炎。

六、鉴别诊断

　　肘关节骨关节炎主要与类风湿关节炎鉴别。类风湿关节炎为多发、对称性发病，常累及近端指间关节及腕关节，常伴有全身症状。X 线片表现为关节肿胀，关节间隙破坏严重（图 7-14），类风湿关节炎 RF 阳性。

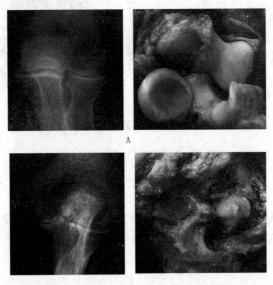

图 7-14　肘关节骨关节炎、肘关节类风湿关节炎影像及大体病理标本

A.肘关节骨关节炎影像及大体病理标本；B.肘关节类风湿关节炎影像及大体病理标本

七、治疗

(一)非手术治疗
肘关节骨关节炎早期应行保守治疗。

(二)手术治疗
外科手术适用于肘关节活动度丧失,骨、软骨游离体,肘关节强直于非功能位,尺神经炎,肘关节重度畸形。

1.肘关节镜下手术

适用于早期、关节游离体取出,肘后撞击病变切除,关节囊松解,桡骨头切除,鹰嘴窝开窗。具有创伤小、恢复快、疗效好,术后有更好的关节外观。缺点是较长的学习曲线,熟练的手术操作技术。

2.全肘关节置换术

适用于中度骨赘及终末伸肘中重度疼痛、活动量较小、老年创伤后肘关节炎、关节强直,以及单纯行桡骨头及滑膜切除无效者。优点是可以解除关节疼痛、重建关节功能。保留骨组织较多时采用表面置换或非限制性假体;肘关节不稳、韧带关节囊广泛损伤、肌肉萎缩、骨组织保留较少用限制性假体。对功能要求不高的老年肘关节骨关节炎患者,行全肘关节置换的效果优于其他术式。全肘关节置换术(图7-15)的绝对禁忌证是肘关节感染。关节置换术后可能发生感染、假体周围骨折、尺神经损伤、假体断裂、肘关节不稳、无菌性松动、磨损、骨溶解的并发症。

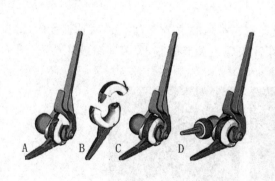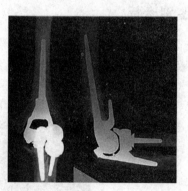

图 7-15　人工肘关节假体及肘关节置换

3.关节切除成形术

适用于肘关节成形术后顽固性关节感染及人工肘关节置换术后失败补救。

4.肘关节融合术

适用于肘关节持续感染、体力劳动者、肘关节成形失败。单侧融合,功能位屈曲 90°极少采用,融合后给患者带来生活上很大的不便。

(杨树彬)

第九节 髋关节骨关节炎

一、概述

髋关节属杵臼关节,由圆形的股骨头和球窝状的髋臼构成骨性结构,周围有强大的关节囊、肌肉带动关节各个方向的活动。因此,关节对头臼发育匹配关系、力学和生化因素的破坏特别敏感易受到损伤。髋关节骨关节炎的治疗方面两个具有里程碑式的进步分别是 19 世纪 80 年代出现的阿司匹林(乙酰水杨酸)和 20 世纪 60 年代 Sir John Charnley 倡导的现代髋关节置换技术,为髋关节骨关节炎的临床治疗带来革命性的突破。

二、流行病学

髋关节原发性骨性关节炎好发于 50 岁以后。继发性关节炎的平均年龄较小,一般在 40 岁左右,多继发于髋臼发育不良、股骨头坏死、骨折、脱位或炎症性疾病。在美国,症状性髋关节骨关节炎发病率约占成人的 2%。

三、病理生理机制

(一)病因学

1.原发性髋关节骨关节病

原发性髋关节骨关节病是关节软骨生理性的退行变性,多见于老年人。主要与年龄增加、髋关节过度使用、肥胖、遗传因素等相关。

2.继发性髋关节病

继发性髋关节病系各种原因导致髋关节软骨损害而发生的髋关节病。常见发病因素有以下几种:①先天性发育异常,如髋臼发育不良、先天性髋关节脱位;②后天性关节面不平整,如扁平髋、股骨头骨骺滑脱;③创伤,髋关节内骨折对位不佳,导致关节面凹凸不平;邻近关节的骨折,对线不良,均可继发髋关节骨关节病,又称创伤性关节炎;④损害关节软骨的关节疾病,如神经性关节炎、关节感染等;⑤股骨头坏死后期导致髋关节骨关节炎。

(二)病理生理学

构成髋关节的关节软骨、骨、滑膜以及韧带均不同程度发生相关病理改变,但以髋关节软骨变性及软骨下骨质病变为主。

四、临床表现

原发性髋关节骨关节病多发生于老年人,继发性髋关节骨关节炎相对年轻。主要表现为髋关节疼痛、僵硬和活动受限。起病缓慢,疼痛呈渐进性加重,早期症状多呈间歇性,多次发作后间歇期逐渐缩短,最后变为持续性。疼痛部位主要表现在腹股沟区或臀部,可向大腿或膝前内侧放射,也可位于臀部及股骨大转子周围,并向大腿后外侧放射。后期关节活动度减小或僵直。

查体早期最常见的体征是髋关节内旋受限、诱发局部疼痛。关节囊纤维化、骨赘、关节面不光滑可使髋关节活动范围缩小,活动时可发出粗糙的摩擦音。关节软骨磨损、边缘骨赘和关节囊挛缩可导致髋关节畸形。晚期可出现髋关节屈曲畸形,步态异常如疼痛步态、摇摆,或 Trendelenburg 征样步态。

五、相关检查

(一)X 线检查

原发性髋关节骨关节炎早期因仅有软骨的退行性变,可无明显的改变。后期因关节软骨丧失,或股骨头外上移,关节间隙变窄、不规则,外上方关节间隙变窄明显,股骨头变扁,关节面不光整,股骨颈变粗短,髋臼外上缘和底部、股骨头-颈交界处骨赘形成明显,在髋臼顶部和股骨头负重区出现大小不等的囊性样变,软骨下骨硬化。继发性髋关节病同时有原发性髋关节骨关节病的 X 线表现。

对部分患者,腰骶椎 X 线检查可有助于帮助缓解下腰部、骶髂关节疾病引起的髋部疼痛。

(二)CT 检查

可发现髋关节骨结构改变,确定有无骨软骨骨折、有无脱落的骨软骨块导致的关节活动疼痛等。

(三)MRI 检查

MRI 检查可发现早期关节软骨、软骨下骨以及周围软组织有无异常,可用于筛查怀疑有早期骨关节炎的患者。其次,MRI 还可以确定或排除有无髋关节应力性骨折、极早期股骨头坏死。

(四)实验室检查

髋关节骨关节炎关节液检查可正常。

六、诊断

髋关节前面或侧方疼痛,疼痛常可放射至同侧膝关节、大腿内侧;晨僵,一般不超过 15 分钟,活动后即缓解。严重的髋关节骨关节炎可出现髋关节屈曲、外旋和内收畸形。结合早期内旋位诱发髋关节疼痛,至中后期关节活动度较小或丧失,以及影像学髋关节间隙变窄、不均,旋转中心外上移,骨赘、软骨下骨硬化、骨囊肿等特异性表现,可诊断髋关节骨关节炎(表 7-6)。

表 7-6　髋关节 OA 诊断标准

序号	条件
1	近 1 个月反复髋关节疼痛
2	血细胞沉降率≤20 mm/h
3	X 线片示骨赘形成,髋臼缘增生
4	X 线片示髋关节间隙变窄

注:满足诊断标准 1+2+3 条或 1+3+4 条,可诊断髋关节 OA。

七、鉴别诊断

髋关节骨关节炎应与类风湿关节炎、髋关节结核、髋关节发育不良、强直性脊柱炎髋关节受累、髋关节滑膜软骨瘤病及 Charcot 髋关节等鉴别。

八、治疗

治疗的目的是缓解或解除髋关节疼痛,改善髋关节活动度及重建髋关节功能。轻、中度骨关节炎,可以采用非手术治疗;非手术治疗无效,疼痛持续或加重,关节功能受限、畸形可采用外科手术治疗。

(一)非手术治疗

非手术治疗主要适用于轻、中度、疼痛较轻的骨关节炎患者。

(二)手术治疗

对于非手术治疗不能解除疼痛、关节功能障碍、畸形,影响患者日常工作生活,可根据具体病情特点、年龄、职业、生活习惯及原发疾病特点选择不同的手术治疗措施。髋关节骨关节炎的手术方式:①关节镜手术;②髋关节融合术;③截骨术;④全髋关节置换术。

1.关节镜手术

关节镜手术的主要指征是早期髋关节骨关节炎有盂唇增生、软骨剥脱、关节内游离体等引起关节疼痛。通过关节镜切除病变的髋臼唇和对股骨头或髋臼的部分软骨缺损病灶进行清创、摘除关节内游离体等。

2.髋关节融合术

髋关节融合术的指征是功能严重受损的晚期严重的髋关节骨关节炎,年龄小于 40 岁,重体力劳动者,无法或存在关节置换禁忌证。关节融合术虽然能有效地缓解髋关节骨关节炎性关节疼痛,但术后关节活动完全丧失,特别是随着现代人工关节技术的进步,目前已很少采用。禁忌证包括其他邻近关节如脊柱、对侧髋关节及同侧膝关节有炎症性疾病、疼痛、活动受限。

接受髋关节融合术时,髋关节应融合在屈髋 $20°\sim25°$、外展 $5°\sim10°$、外旋 $10°$位置,便于患者术后坐立。

3.截骨术

截骨术的指征是早期、局部、有限、病情进展较快的年轻髋关节骨关节炎患者;相对年轻的继发性骨关节炎如髋关节发育不良、儿童时期髋部疾病如 Legg-Calve-Perthes 病和股骨头骨骺滑脱等继发早期髋关节骨关节炎但髋臼侧软骨无明显退变。截骨术的目的是延缓髋关节骨关节炎的进展,最大限度保留患者自身关节,避免或推迟接受全髋关节置换。截骨方式包括股骨近断截骨和髋臼截骨。股骨近端截骨可纠正内、外翻、屈曲、旋转单一或多个同时存在的畸形。髋臼截骨术包括 Bernese 截骨术和 Chiari 截骨术。

截骨之前应分析影像学资料如 X 线片、CT 扫面、MRI 检查,以确定邻近受累关节面周围软骨状态、关节包容对合关系等。

4.全髋关节置换术

(1)全髋关节置换术:全髋关节置换术的指征是各种原因导致的晚期髋关节骨关节炎、疼痛明显、功能严重受损、经严格保守治疗无效者。

全髋关节置换术是治疗各种原因导致髋关节晚期疾病最有效的治疗方法,被认为是 20 世纪最成功的外科手术之一(图 7-16)。随着人工假体设计、假体材料和手术操作技术的不断改进,如高交联聚乙烯、添加维生素 E 的高铰链聚乙烯、第二代金属-金属设计、第四代陶瓷等关节材料和设计的应用,使全髋关节置换术后假体生存率大大提高,并发症发生率大大降低,越来越多的晚期髋关节疾病患者接受全髋关节置换后重新获得一个无痛、功能良好的髋关节,而且越来越多的年轻、活动量的晚期髋关节疾病患者接受全髋关节置换治疗。

全髋关节置换术的禁忌证：①髋关节或其他部位存在感染病灶；②全身状况差或有严重并存疾病不能耐受手术；③无法配合术后功能康复，如 Parkinson 病、偏瘫等。既往有髋关节化脓性感染或结核病史者，应在感染彻底治愈至少 2 年或以上进行。

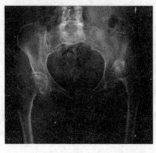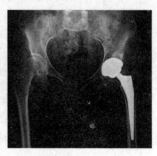

图 7-16 全髋关节置换术前、术后

女性，左髋关节骨关节炎，左侧全髋关节置换

(2)全髋关节表面置换术：手术指征是年轻、髋关节畸形程度较轻如 Crowe Ⅰ、Ⅱ型髋关节发育不良继发骨关节炎，肢体长度差<2 cm，股骨头坏死面积<50%。禁忌证同全髋关节置换。

髋关节表面置换可以最大限度保存骨量，采用大直径股骨头增加关节活动度及稳定性，采用金属-金属负重界面，降低负重界面磨损，进而降低假体周围骨溶解等并发症，延长假体使用寿命；手术仅切除髋臼与股骨头的表面病变骨，对髋关节的解剖关系和应力分布均干扰小，接近正常髋关节生物力学环境状态，植入的异物量少，可为以后可能的翻修保留更多骨质（图 7-17）。但术后残留股骨头坏死、假体松动移位、股骨颈骨折等，同时体内金属离子蓄积、假体周围炎性假瘤等问题也是关注的焦点。

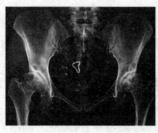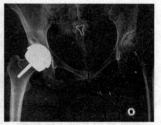

图 7-17 髋关节骨关节炎术前、术后

女性，双髋关节骨关节炎，右髋表面置换

（杨树彬）

第八章

手足部软组织缺损的显微修复

第一节 掌腕部软组织缺损的显微修复

一、尺动脉腕上皮支皮瓣

尺动脉腕上皮支皮瓣是以尺动脉腕上皮支及其上行支为供血来源的前臂尺侧皮瓣。自1988年张高孟在解剖学研究的基础上，开始应用尺动脉腕上皮支皮瓣修复手背、手掌、虎口皮肤缺损以来，该皮瓣以其皮支恒定、切取范围大、不牺牲前臂主要血管，如桡、尺动脉以及前臂骨间动脉等，且供区隐蔽等优点在临床上得到广泛应用。随着研究的不断深入，也有学者通过应用其下行支进一步改良此皮瓣的切取和应用范围。

(一)应用解剖

1.动脉解剖

尺动脉腕上皮支血管为直接皮支。它在豌豆骨近端(3.73±0.56)cm处发自尺动脉，经尺侧腕屈肌的深面向尺侧近端或远端走行，与尺动脉轴形成约45°夹角，跨过尺神经表面，继而行于尺神经手背支深层，在尺侧腕屈肌与尺侧腕伸肌间隙穿出，进入皮肤。皮支主干长(1.24±0.24)cm，起始处口径为(1.33±0.13)mm，为尺动脉所有皮支中最粗的1支。尺动脉腕上皮支数为1支者约占92.5%，为2支(间距小于0.5 cm)者约占7.5%，但也有报道缺如者。

尺动脉腕上皮支经尺侧腕屈肌和尺侧腕伸肌间隙穿出后，分出纵行的上行支和下行支。上行支为皮瓣的营养血管，沿豌豆骨与肱骨内上髁连线方向向前臂近侧延伸，长(9.61±3.12)cm，末端呈树枝状与尺动脉其他皮支或肌皮支在前臂吻合成网。下行支起始口径较上行支粗大，外径为(1.0±0.1)mm，与尺神经手背支伴行经尺骨茎突前方进入手背尺侧，继续沿小鱼肌与第五掌骨背侧下行达掌指关节。沿途发出：①腕关节支，参与腕关节血管网的构成；②手背支，与腕背血管网及第二、第四掌背动脉分支吻合；③豌豆骨支，为营养豌豆骨的主要血管；④小鱼际肌支，与尺动脉小鱼肌支的分支吻合；⑤手背尺侧皮支，与小指尺侧动脉及第三、第四掌背动脉分支吻合。

2.静脉解剖

尺动脉腕上皮支有2条伴行静脉，其口径为(1.51±0.24)mm，伴行静脉回流到尺静脉。皮

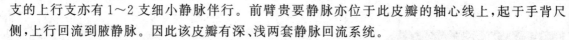

支的上行支亦有 1～2 支细小静脉伴行。前臂贵要静脉亦位于此皮瓣的轴心线上,起于手背尺侧,上行回流到腋静脉。因此该皮瓣有深、浅两套静脉回流系统。

3.神经解剖

皮瓣感觉支配主要为前臂内侧皮神经。在上臂肱骨内上髁上方约 4 cm 处穿出深筋膜下行,穿出处平均外径为 2.6 mm。神经主干沿贵要静脉下降入前臂内侧,再分别发出 1～3 个细支分布于前臂内侧皮肤。

(二)手术适应证

(1)带蒂转移:替代前臂桡动脉或尺动脉皮瓣,在不破坏手部血液供应的前提下形成逆行岛状皮瓣,修复手掌、手背、腕部、拇指及虎口处皮肤缺损。

(2)游离移植:通过切取与尺动脉腕上皮支相连的 1～2 cm 长的尺动脉主干及 1 根尺静脉来增加游离皮瓣血管口径,修复远处缺损。而尺动脉的小段缺损可通过适当游离后重新吻接再通。

(3)手指部小的皮肤缺损也可直接采用腕上皮支血管与手指动静脉吻合来进行修复。

(三)手术方式

1.皮瓣设计

(1)点:豌豆骨近端 4 cm 是尺动脉腕上皮支进入皮瓣的关键点,也是逆行岛状皮瓣的旋转点。但是如果采用下行支的吻合支供血可更加灵活地改变逆行皮瓣的旋转点。

(2)线:豌豆骨与肱骨内上髁的连线,为设计皮瓣的轴心线(即前臂远侧 1/2 尺动脉的行径线)。

(3)面:①切取面:远端可在豌豆骨平面,近端可达肱骨内上髁两侧,两侧缘分别达前臂掌、背侧的正中线;②解剖面:前臂深筋膜深面;③可取面积:最大面积为 25 cm×6 cm。

2.手术步骤

(1)根据受区缺损的大小设计皮瓣。

(2)先在腕上沿尺侧腕屈肌桡侧缘作 5 cm 长切口,逐层切开,显露尺侧腕屈肌。在腕上 3～6 cm 处,将附着在尺侧腕屈肌腱上的该肌下部纤维切除,向桡侧牵拉尺侧腕屈肌腱,显露腕近端 4 cm 左右处由尺动脉尺侧方向发出的腕上皮支。该皮支进而分出行向腕背部的下行支和行向前臂近端的上行支。

(3)证实腕上皮支的上行支存在后,切开皮瓣周围皮肤,在深筋膜下由皮瓣近端向远端游离,逆行掀起皮瓣,并切断皮瓣与尺动脉间其他皮支或肌皮穿支,仅保留腕上皮支与尺动静脉相连。

(4)在皮瓣的近端和远端解剖出贵要静脉,在皮瓣近端解剖出前臂内侧皮神经,暂均予以保护。

(5)皮瓣逆行转移时,切断皮瓣近端和远端的贵要静脉以及前臂内侧皮神经,此时皮瓣仅靠腕上皮支动静脉供血和回流。若皮瓣面积较大,其长度超过 15 cm 时,可保留皮瓣近端的贵要静脉,并超出皮瓣近缘游离一定长度,在皮瓣逆行转位后,与 1 根受区静脉吻合,以增加皮瓣的静脉回流。或保留皮瓣远端贵要静脉与腕部联系并充分游离适当长度,以便在皮瓣逆行转移时不至于阻断贵要静脉,通过贵要静脉的逆行回流帮助皮瓣静脉血回流。

(6)皮瓣游离移植时,将皮瓣近、远端的贵要静脉和前臂内侧皮瓣神经切断。为增加游离移植时的血管吻合口径,可在尺动脉主干上切取与腕上皮支动脉相连的一段 1～2 cm 长的血管,一端结扎,另一端与受区动脉吻合,或与受区动脉行嵌入式吻合。静脉回流可根据皮瓣移植的需要,切取与腕上皮支静脉相连的适当长度的 1 根尺静脉,与受区静脉吻合。皮瓣面积较大时,最

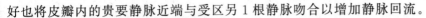

好也将皮瓣内的贵要静脉近端与受区另 1 根静脉吻合以增加静脉回流。

(7)皮瓣内的前臂内侧皮神经与受区皮神经吻合。

(8)供区创面处理,皮瓣宽度小于 5 cm 时,前臂供区可直接缝合,但带蒂转移时应考虑蒂部缝合张力,球拍状蒂部设计可减少局部闭合时张力;大于 5 cm 时,需采用全厚皮片植皮修复。

(9)若皮瓣逆行转移修复手掌或手背时,应根据不同情况调整腕关节体位以减少皮瓣及其蒂部张力,如修复手掌部创面时常术后常固定于腕屈曲 15°位。

二、桡动脉鼻烟窝皮支皮瓣

桡动脉鼻烟窝皮支皮瓣,是以桡动脉深支在解剖鼻烟窝处发出的皮支为供血来源的前臂桡侧皮瓣。1992 年张高孟首先报道了该皮瓣的解剖学研究与临床应用。由于该皮瓣是修复虎口的最佳皮瓣之一,且可作为尺动脉腕上皮支受损时修复腕部缺损的备选皮瓣,加之皮肤质地好,不需牺牲前臂主要动脉等优点,因此得到了进一步应用推广。

(一)应用解剖

1.动脉解剖

桡动脉在解剖鼻烟窝处,相当于桡骨茎突远端(4.63±0.42)mm 处,发出一个恒定的皮支。皮支蒂主干长(4.18±0.25)mm,其起始部外径为(0.25±0.07)mm。皮支发出的方向有桡背侧、桡掌侧与尺侧。该皮支进入深筋膜后恒定地分成上行支及下行支,上行支较长,达(15.72±0.1)mm,分布于前臂下端的桡侧,下行支较短,分布于解剖鼻烟窝处。

2.静脉解剖

除动脉皮支的伴行静脉,其口径为(0.2±0.03)mm,头静脉亦通过该区域,并参与皮瓣的静脉回流,因此该皮瓣同尺动脉腕上皮支皮瓣一样具有深、浅两套静脉回流系统。

3.神经解剖

桡神经浅支在腕上 7 cm 处,经肱桡肌腱的深面,绕行至桡骨外侧,并经拇长展肌及拇短伸肌腱浅面离开桡动脉转向手背。在解剖鼻烟窝处,桡神经浅支仍在腕部深筋膜的深面。继续下行时,穿出深筋膜而分出 4～5 支至手指背侧。故桡动脉鼻烟窝皮瓣切取时一般不损伤桡神经浅支。

(二)手术适应证

(1)虎口瘢痕挛缩,为本皮瓣的最佳适应证。

(2)腕背或掌侧皮肤缺损,手背桡侧半皮肤缺损。

(3)拇指近节指背皮肤缺损。

(三)手术方式

1.皮瓣设计

(1)点:解剖鼻烟窝的中点。此点为桡动脉皮支穿出点,也是该皮瓣逆行转移的旋转点。

(2)线:前臂中立位时,桡骨茎突至桡骨头的连线。

(3)面:①解剖面:在关键点周围 1 cm 范围内切开深筋膜,其余在深筋膜及桡神经浅支的表面、头静脉的深层进行游离。②切取面:皮瓣远端,在解剖鼻烟窝远端 3～5 cm 处;近端在解剖鼻烟窝近端 10 cm 左右。皮瓣宽 5 cm。③可切取面积:皮瓣切取最大面积为 15 cm×5 cm,最小面积为 10 cm×2.5 cm。

2.手术步骤

(1)先做鼻烟窝桡侧切口,在该窝桡侧缘(即拇短伸肌腱边界)证实该皮支出现后,切开其余切口。在前臂深筋膜的表面、头静脉的深层,由近侧向远侧游离皮瓣。

(2)头静脉的处理:一般在皮瓣远、近端,结扎头静脉主干及其分支,以免头静脉回流增加皮瓣静脉血回流负担。但当受区有合适静脉时,可将皮瓣中头静脉近端与其吻合,以利皮瓣静脉回流。也可将头静脉近端结扎后置于伤口外,一旦皮瓣回流受阻明显时,可松开结扎线放血,以改善静脉危象。或只结扎头静脉的近端,其远端充分游离,以免皮瓣转移时阻碍头静脉血液回流,并似此协助皮瓣静脉血逆行回流。

(3)桡神经浅支的处理:原则上在解剖游离皮瓣时应将该神经留在供区创面内,但是如果皮瓣较大,可切取深筋膜及桡神经浅支以保证皮瓣血运。

(4)待皮瓣解剖游离完成后,皮瓣仅通过解剖鼻烟窝处1 cm软组织蒂中的桡动脉皮支维持血供。

(5)闭合创面:一般皮瓣切取宽度在3～4 cm时,供区可直接缝合,但应考虑蒂部缝合张力,球拍状蒂部设计可减少局部闭合时张力。若供区创面不能直接缝合时,应予全层植皮修复,局部加压应避免压迫血管蒂,以免影响皮瓣血供。

(6)皮瓣移位:将皮瓣近端按逆时针方向,旋转90°达腕背,旋转180°达虎口;顺时针方向旋转90°达腕掌侧。并根据不同情况调整腕关节体位以减少皮瓣及其蒂部张力,如修复虎口、腕背创面时术后常固定于腕背伸位。

(7)此皮瓣也可形成游离皮瓣。切取与桡动脉鼻烟窝皮支相连的1～2 cm一段桡动脉深支为动脉蒂,回流静脉则选用头静脉。

(四)手术注意事项

(1)由于桡动脉鼻烟窝皮支较细,因此游离时在鼻烟窝处应保留桡动脉鼻烟窝皮支周围1 cm宽的软组织,以保护皮支血管不受损伤。切开皮瓣蒂部时游离两侧皮肤以保证筋膜蒂部宽达2～3 cm,而并不刻意探查寻找皮支血管,以免损伤,且较宽的筋膜蒂可降低手术风险,简化手术操作。

(2)由于桡神经浅支保留在供区创面内,注意切取层面把握,既要带入上行支,也要防止桡神经浅支直接暴露于受区而出现后期神经症状。

(3)严格掌握虎口修复皮瓣选择指征,通常用于中重度虎口挛缩或缺损的修复;修复虎口缺损术后,重视积极的功能锻炼及康复治疗是改善拇指功能,防止虎口再挛缩的重要步骤。

(4)皮瓣的优点:①皮肤质地好,不臃肿,有弹性,肤色同虎口皮肤颜色一致,因此是修复虎口的理想供区。也是本皮瓣的最佳手术适应证。②血管蒂走行恒定。③不损伤前臂主要动脉。④供区宽在3.5 cm以内,可直接缝合皮肤,不影响美容。

(5)皮瓣的缺点:①取皮面积小,只能修复小面积皮肤缺损;②桡神经浅支直接位于植皮区下方,可能产生支配区麻木不适感;③皮瓣供区明显,供区创面植皮对美容有一定影响;④该皮瓣虽也可形成游离皮瓣,但因取皮面积小,血管蒂短,一般不宜作为首选的游离皮瓣。

三、前臂骨间后动脉逆行岛状皮瓣

以骨间后动脉为蒂的前臂背侧逆行岛状皮瓣自1987年由路来金首先报道,因其具有皮瓣质地薄、不牺牲主干血管、血管恒定、供受区在同一术野,手术操作简单等优点在临床上广为应用,成为修复手部创面较为理想的供区。但仍有因皮支的血管变异或皮支与骨间背神经骑跨造成放弃手术或勉强手术造成伸拇伸指功能受限的并发症仍不少见。李昶介绍了骨间背动脉L形皮支的临床经验,认为采用骨间背动脉L形皮支,可避免骨间背神经损伤。许亚军介绍了骨间背逆行岛状皮瓣皮支血管的变异类型,近几年高伟阳报道了前臂背桡侧游离皮瓣的应用。根据以往学者所开展的400余例前臂骨间背逆行岛状皮瓣的临床经验,认为虽然皮瓣的皮支浅出部位、皮瓣选用血管蒂的走行、间隙仍有一定的变异,但只要对皮瓣的血管走行及皮支的浅出部位有充分的了解,手术时操作精细,遇有血管变异时能及时改变手术操作步骤。仍具有不牺牲主干血管,手术相对简单安全、成功率高的优点,是修复手部中小创面较为理想的供区。

(一)应用解剖

1.动脉解剖

骨间后动脉在前臂近端发自骨间总动脉,穿过骨间膜后斜形向背侧走行,经旋后肌与拇长展肌深面走行之后,在前臂伸肌腱浅、深两层间下行,至前臂中段时由前臂伸肌群浅深两层之间穿出,随后多分为浅深两支,深支为肌肉支,浅支进入伸指总肌、小指固有伸肌间隙向远端走行。其终末支在尺骨茎突上1.5~2.5 cm水平,与骨间前动脉背侧支,尺动脉腕上皮支及腕背动脉网互相吻合。骨间后动脉在由前臂伸指总肌浅深两层穿出后,分为浅深两支时,常与骨间神经形成骑跨,即骨间神经经骨间后动脉尺侧,在骨间后动脉深浅两支之间穿过进入肌门,手术时需密切注意。如果皮瓣的主要供血皮支位于神经的近侧,分离时就比较为难,如果必须保留皮支、血管及蒂部筋膜的连续性,就必须切断骨间神经,造成骨间神经损伤。骨间后动脉在走行过程中,沿途发出皮支营养背侧皮肤及肌肉,根据学者开展的400余例前臂骨间动脉逆行岛状皮瓣的临床经验,认为根据骨间后动脉的走行及主要皮支的浅出部位,可分为以下四种类型。

(1)近侧皮支型:骨间后动脉经旋后肌与拇长展肌穿出后,随即发出粗大皮支进入皮瓣近侧,而骨间后动脉主干存在且走行无异常,在向远端走行过程中,皮支细弱弥散,无明确皮支进入皮瓣,但骨间后动脉终末支在尺骨茎突上方与其他血管有明确的交通吻合支。

(2)皮支代偿型:骨间后动脉穿出旋后肌、拇长展肌后,随后进入拇长肌、伸指总肌间隙,发出较粗大的皮支,骨间后动脉在该肌间隙继续向远端走行,骨间后动脉起始口径1.0~1.4 mm,发出粗大皮支口径0.6~1.0 mm。而在前臂中段以远,伸指总肌、小指固有伸肌间隙走行的血管,由骨间前动脉或尺动脉在前臂中段直接发出,与前臂近段的骨间后动脉仅在肌肉内有广泛的血管吻合,在肌间隙内无直接解剖连续性。该血管在向下走行过程中仅发细小弥散的皮支进入皮肤,终末支在尺骨茎突近侧仍与其他血管交通吻合。

(3)正常型:即通常所介绍的血管解剖类型,骨间后动脉进入前臂中段伸指总肌、小指固有伸肌间隙,沿途发出多支皮支进入前臂皮肤,其中以前臂中段由伸指总肌浅深两层发出进入伸指总肌,小指间有伸肌间隙时所发出的皮支较粗,也即有文献描述的L形皮支,再向远端走行过程中发出的皮支相对越细。

(4)骨间前动脉背侧穿支替代型:骨间后动脉在下行过程中,仅在起始及前臂近段发出皮支进入皮肤,至前臂中段以下,骨间后动脉终末支仅发出肌支营养肌肉,在伸指总肌、小指固有伸肌间隙无明显血管走行,而在伸指总肌、拇长伸肌间隙,骨间前动脉背侧支异常粗大,在前臂中段该间隙内发出皮支进入皮下,骨间前动脉背侧支沿骨间膜背侧向远端走行,终于腕背动脉网。

2.静脉解剖

皮瓣的回流静脉有浅深两组,深组为骨间后动脉及其皮支的伴行静脉,多数为两支,一支较为粗大,另一支相对纤细,有时为一支,为皮瓣的主要回流静脉。伴行静脉内的瓣膜发育不全,在皮瓣逆行转位后,从皮支的伴行静脉到骨间后动脉的伴行静脉扩张后压力增高,使静脉内静脉瓣关闭不全而逆流。同时,因手背静脉回流多注入头静脉和贵要静脉,而前臂尺背侧仍有为数不少的皮下网状浅静脉,浅静脉瓣膜也发育不全,可作为皮瓣的次要回流系统。

3.神经解剖

皮瓣的感觉神经为前臂后皮神经,为桡神经的分支。约在前臂中下 1/3 交界处穿出深筋膜,走行方向与骨间动脉走行基本一致,在前臂背侧中上部外径为 0.6 mm,分布范围上至肘部,下至腕上。

(二)手术适应证

(1)骨间后动脉逆行岛状皮瓣适合修复掌腕部中小面积软组织缺损,皮瓣逆行转位后,一般最远端可修复至 2~5 指近指关节平面。

(2)以近侧骨间动脉主干为蒂可切取骨间背皮瓣作游离移植。

(3)以近侧骨间动脉主干为蒂还可作骨间后动脉顺行岛状皮瓣修复肘关节周围软组织缺损。

(4)无论是带蒂还是游离皮瓣,均可带小指固有伸肌,可设计成复合组织瓣。

(5)骨间后动脉还可通过骨间返动脉营养尺骨近端,在尺骨近端 6 cm 内,可切取带骨间返动脉的骨膜支营养的尺骨近端骨瓣做复合组织移植或转位。

(三)手术方式

1.皮瓣设计

(1)旋转点:以尺骨茎突的桡侧缘上方 1.0~2.5 cm 处作为皮瓣的旋转点,以皮瓣轴心线中点为皮瓣皮支的入皮点。

(2)线:以尺骨小头的桡侧缘至肱骨外上髁的连线为骨间后动脉的体表投影和皮瓣的轴心线。

(3)面:皮瓣的尺侧以尺骨的尺侧面也即前臂背屈侧皮肤的延伸面为界,桡侧面可至桡骨的桡侧缘,近侧最近可至肱骨外上髁。理论上前臂背侧区域均可切取,但实际以前臂中段尺背侧区域为最佳切取范围。具体设计时应充分皮瓣的旋转半径,皮瓣近蒂端至旋转点的长度应大于旋转点至受区创面的长度。

2.皮瓣切取

不驱血、上止血带后,将前臂旋前位放置。先作皮瓣尺侧及蒂部全长切口,自筋膜层将皮瓣及蒂部深筋膜一同向桡侧掀起,沿尺侧腕伸肌、小指固有伸肌到伸指总肌间隙,充分显露深筋膜深面穿出的皮支及骨间后动脉的走行及与骨间背神经的毗邻关系。如果在前臂中段以远,皮瓣深面及蒂部见到明确皮支进入皮瓣或有几支相对细小的皮支,但均经深筋膜进入皮下,且这些皮支均由骨间后动脉发出,属于本皮瓣的正常血管解剖,手术切取就比较简单,只要在皮支近侧结扎骨间后动脉主干,无论是骨间后动脉、还是骨间后动脉深支,均不需要仔细解剖分离。再沿皮支及骨间后动脉浅支向远端游离至尺骨茎突的交通支后,切开皮瓣其他缘,蒂部保留 0.5~1.5 cm 宽筋膜,松止血带见皮瓣血供充分后,将皮瓣经隧道或明道转移至受区,供区直接缝合或取全厚皮片植皮。

手术分离过程中,如果在通常出现皮支的区域和血管走行的间隙无明确血管时,也即血管变异时,可暂时不必放弃,有以下几种处理方式:①将皮瓣尺侧切口向近侧充分延伸切开,沿皮瓣深筋膜面、伸指总肌、小指固有伸肌间隙,继续将皮瓣向近侧及桡侧掀起至在伸指总肌桡侧肌间隙显露分离皮支。如果在此区域出现皮支粗大,估计可满足皮瓣的血液循环后,再切开皮瓣的近侧及桡侧,沿该皮支向深面解剖,了解该皮支与骨间动脉的解剖联系。如果该皮支自骨间后动脉发出,且骨间后动脉,随后进入伸指总肌浅深两层之间,再延伸指总肌、小指固有伸肌间歇向远端走行,早先学者为增加皮瓣的安全性,采取将伸指总肌的浅层切断的方法,保留该皮支与骨间后动脉以及远端带筋膜和旋转点处交通支的连续性,虽然皮瓣逆行转位后,具有血供可靠、皮瓣成活率高的优点,但一方面因骨间神经与骨间动脉易形成骑跨,另一方面伸肌腱切断后再作修复,张力难以调整,术后极易造成伸拇伸指功能受限的并发症,故后来就不再采用。而将近侧的皮支解剖至骨间动脉起始部,皮瓣蒂部带部分筋膜蒂,逆行转位至受区后将皮瓣近侧的血管与受区合适动脉作吻合,形成所谓"外增压"皮瓣,取得了非常不错的疗效。同样,如果近侧的血管与蒂部的血管不同源,也即"代偿皮支"型时,也可依同样方式采用将代偿皮支与受区血管吻合形成"外增压"皮瓣。②在皮瓣向近侧及向桡侧掀起的过程中,皮瓣深面均无相对粗大皮支时,还可将蒂部的深筋膜层继续向桡侧掀起,延伸指总肌桡侧、拇长伸肌肌间隙解剖分离,如果见粗大皮支完全可满足皮瓣血液循环后,再于蒂部桡侧另做切口,沿该粗大分支向深部解剖骨间前动脉背侧支主干,并继续向远端解剖分离至腕背动脉网,将蒂部的筋膜及旋转点向桡侧位移后,将皮瓣完全掀起,松止血带见皮瓣血供红润后顺利转移至受区。

(四)手术注意事项

(1)术前必须仔细作多普勒听诊,有条件时可作血管造影、数字CT成像等影像学检查,了解血管的走行及皮支的分布。

(2)皮瓣设计时,应尽可能向前臂尺侧设计。

(3)皮瓣及蒂部切取时,应自深筋膜层将皮瓣掀起,尽可能偏向尺侧切开深筋膜,以避免骨间后动脉的损伤。

(4)手术时前臂应旋前位放置,手术者坐在前臂尺侧位置,也可将前臂放在胸前成瓢浮体位,以利皮瓣切取。

(5)手术分离皮支时,如在正常走行区域无明确皮支或皮支弥散估计难以满足皮瓣血运时,应解剖前臂近侧及桡侧的皮支及供血血管。

(6)皮瓣近侧或桡侧的皮支与骨间后动脉血管蒂不共干,或解剖行程中需切断神经肌肉,方可保持血管及皮支的联系时,不主张切断神经肌肉造成伸腕伸指受限等并发症,而主张将近端或桡侧的皮支解剖至足够长度,在皮瓣转位后与受区合适动脉作吻合,形成"外增压"皮瓣。

(7)皮瓣虽然可切取面积较大,但因皮瓣供区为相对暴露区域,故主张皮瓣切取面积不宜过大,皮瓣切取后最好能直接缝合。

(8)处理皮瓣血管蒂时,在蒂部必须看过明确的穿支吻合,蒂部所带筋膜不宜过宽,否则易导致扭曲、压迫,对蒂部走行的皮下浅静脉可不予结扎,但如有贵要静脉走行,则应予结扎。皮瓣逆行转位后,因"速宫式回流"和伴行静脉瓣膜关闭不全同时存在,故皮瓣蒂部一般情况下不必带过多的皮蒂,且皮瓣逆行转位时,既可经明道,也可经隧道内转移,但此时隧道内应认真止血,避免隧道内血肿形成引起蒂部压迫。

(李延刚)

第二节　拇指软组织缺损的显微修复

一、鱼际两侧微型穿支皮瓣

(一)解剖学基础

拇指桡侧指固有动脉由拇主要动脉发出后,在拇指掌指关节桡侧的近端拇指短屈肌和拇指外展肌之间恒定发出1~2支较粗的皮支,示指桡侧指动脉由掌浅弓发出后在近中掌横纹交汇处发出1~2支较粗的皮支,这些皮支与指神经分支伴行并支配鱼际两侧的皮肤血供及感觉,为临床设计微型鱼际两侧穿支皮瓣提供了解剖学基础。

(二)手术步骤

术前常规使用多普勒血流以确定鱼际部粗大的皮支穿出点。根据创面缺损的大小、形状和鱼际两侧皮支穿出点的位置,以皮支穿出点为轴心纵行于鱼际两侧设计皮瓣。皮瓣切取宽度最大应<1.5 cm为宜,防止影响供区创面的直接缝合。同时可将皮瓣外形设计成飞鱼状,皮瓣中段的三角形可卡入创面,避免术后皮瓣挛缩。设计后沿术前设计,先于皮瓣远端切开皮肤软组织,向皮支设计点附近仔细分离,在鱼际两侧方显露穿支血管神经束后,再切开皮瓣其他周边,注意保留穿支周围2~3 mm筋膜组织,以保护穿支血管受到损伤。松止血带,皮瓣血运良好以双极电凝充分止血后,将皮瓣90°移位卡入创面,皮瓣的三角与创面间断仔细缝合。皮瓣切取范围(10 mm×25 mm)~(15 mm×35 mm)内供区直接缝合,术后拇指于外展背伸位固定。

(三)术式特点

该皮瓣具有以下优点:①鱼际皮肤质地柔软,厚度适中,色泽与受区接近;供受区邻近切取方便,皮瓣设计较小时供区皮肤可直接缝合。②该皮瓣为鱼际的穿支供血皮瓣,不破坏手指的主干血管,皮瓣切取不影响手指的血液循环,手术一次完成,患者易于接受。③当其设计在鱼际尺侧时,切取皮瓣供区缝合后,将拇指固定放置于对指位,便于手功能的恢复及训练。但同时也存在以下不足:鱼际微型穿支皮瓣适合就近修复拇指近节指腹挛缩的病例,由于鱼际两侧微型穿支皮瓣切取以小于1.5 cm为宜,切取过大可影响鱼际部直接缝合,如鱼际部位功能区植皮易影响其外观及功能,故该皮瓣一般不适合修复拇指近节及虎口挛缩松解后创面修复皮瓣大于1.5 cm者。

二、拇指桡侧指动脉关节皮支为蒂岛状皮瓣

(一)解剖学基础

拇指桡侧指固有动脉由拇主要动脉发出后,分别于拇指掌指关节及指间关节的近端恒定发出1~2支较粗的皮支,这些皮支与桡侧指背神经及伴行血管形成丰富的血管网,为临床设计皮瓣提供了解剖学基础。

(二)手术适应证

皮瓣适用于拇指近末节指腹缺损的修复,同时该皮瓣也适合于年龄较大血管硬化无法行游离皮瓣修复的病例。该皮瓣手术简单,手术在30分钟至1小时内完成,术后效果满意。

(三)手术步骤

1.皮瓣的设计

拇指桡侧指动脉关节皮支的定位,桡侧指动脉体表投影与拇指指横纹的交点即为皮支的穿出点。以拇指桡侧指动脉关节皮支为皮瓣的旋转点,皮支穿出点与指侧方正中线皮瓣轴心线,皮瓣的2/3位于轴心线的背侧,穿出点到创面最远端的距离略小于穿出点到皮瓣最近端的距离。

2.皮瓣的切取

手术均在臂丛阻滞麻醉及应用气囊止血下进行,沿设计线先切开指掌侧皮肤软组织,暴露桡侧指神经血管束,在关节处附近找到拇指桡侧指动脉皮支穿支点,以离创面最近的皮支为蒂;在指侧方深筋膜层切取皮瓣,皮瓣带入桡侧指背神经近端切断,仅保留指动脉离创面最近的关节皮支及周围2~3 mm筋膜组织,其余皮支予双极电凝止血后切断,不用刻意分离指血管神经束,皮瓣旋转160°~180°覆盖创面,9-0线将指神经背侧支与指神经缝合修复。取前臂内侧全厚皮植皮修复供区。

(四)术式特点

本皮瓣将皮瓣设计指侧方以关节皮支为蒂,切取时不影响伸屈肌腱避免了切取过深影响手指的背伸功能。拇指桡侧指动脉关节皮支恒定位置表浅,切取容易,不需刻意分离指血管神经束,对指体影响小。本术式操作要点主要有:①皮瓣切取时先切开掌侧皮肤软组织在指掌侧沿指神经暴露桡侧指动脉关节皮支,防止一些撕脱损伤严重的患指关节处指动脉及皮支损伤,无法完成皮瓣的切取而改行其他修复方法,本组病例中均未出现该类情况;②皮瓣切取时仅保留皮支周围的2~3 mm的筋膜组织,将皮支周围其余的筋膜组织都切断,同时供区植皮一般不予打包或者疏松打包,以免影响皮瓣旋转及卡压皮瓣的皮支;③当皮瓣切取面积较大时,可分离指掌侧浅静脉与指背静脉吻合,避免皮瓣回流不足,同时修复早期皮瓣下放置引流皮片,避免发生静脉危象;④该皮瓣仅以指动脉的微型皮支为蒂皮瓣,皮瓣旋转缝合后必须松止血带观察皮瓣血运,某一针的缝合过紧可能影响皮瓣的血运,必须调整皮瓣锋线及旋转方向直到皮瓣血运良好为止。

三、带指背神经拇指背侧动脉岛状皮瓣

(一)手术适应证

本术式适用于修复拇指末节指端的横形缺损范围在1~2 cm者。

(二)手术步骤

手术时以拇指背尺侧或桡侧皮神经体表投影为轴线,在掌指关节的近端切取比创面略大的球拍皮瓣,旋转点最远在指间关节以近2 mm,先在皮瓣近端解剖出背侧指神经向近端解剖1 cm切断,皮瓣蒂部切取3~4 mm筋膜组织,显微镜下将指背神经与一侧指神经吻合,皮瓣覆盖创面。供区直接缝合或取前臂全厚皮植皮。

(三)术式特点

术前良好的设计,术中精细的解剖,术后仔细地观察是手术成败的关键。①皮瓣的设计应大于创面5.0 mm左右,皮瓣靠近蒂部应设计成水滴状,移位翻转后可增加蒂部的皮肤容积,避免血管受压引起皮瓣坏死;②切取皮瓣时要保护好筋膜中的血管网,避免筋膜与皮瓣分离,同时需在显微镜下仔细修复神经,这是术后感觉恢复的关键;③术后需密切观察皮瓣的肤色,毛细血管反应,张力等情况。

四、同指尺侧岛状皮瓣加远侧 V-Y 推进皮瓣

(一)手术适应证

本术式适用于修复指端的横形缺损范围在 1~2 cm 者。通过同指尺侧岛状皮瓣加远侧V-Y皮瓣推进可达到修复拇指指端较大范围缺损的目的,且手术操作简单,术后效果良好。

(二)手术步骤

臂丛麻醉生效后,上肢缠以止血带进行手术。首先对拇指缺损的创面进行彻底清创、止血,根据创面情况在拇指掌尺侧设计 V 形皮瓣,以拇指尺侧指固有血管神经束为轴心,皮瓣切取面积为(1.4 cm×2.0 cm)~(1.4 cm×2.5 cm),皮瓣近端以 Z 形延长至虎口;在 V 形皮瓣内再设计一 1.0 cm×1.2 cm 的 V-Y 推进皮瓣。首先切开皮瓣内的 V-Y 推进皮瓣,切开皮肤软组织达真皮下,使 V-Y 皮瓣能向远端推进;随后切开带指动脉血管神经束的皮瓣设计线,切开皮瓣的近端,游离拇指尺侧指动脉血管神经束向近端分离至虎口拇主要动脉发出处,血管神经束周围带入3~4 mm 筋膜组织,皮瓣于拇长屈肌腱膜浅层切取,由皮瓣远端向指神经束血管蒂部掀起皮瓣,松止血带观察皮瓣的血运。先将 V-Y 推进皮瓣远端与甲床仔细缝合,再缝合带血管神经束皮瓣覆盖创面拇指指侧方供区的创面取前臂内侧全厚皮片移植修复。

(三)术式特点

(1)切取皮瓣时首先应切取皮瓣内的 V-Y 皮瓣,避免先切取带血管神经束皮瓣后,在游离皮瓣上增加切取"V-Y"皮瓣的难度。

(2)皮瓣内 V-Y 皮瓣切取达真皮下,切断皮下脂肪组织表面的纤维束,以增加 V-Y 皮瓣向远端的推进距离,同时避免切取过深伤及指血管神经束和供应 V-Y 皮瓣的细小血管;皮瓣内V-Y皮瓣的 V 形尖端可不予缝合,避免皮肤发生坏死,微小创面可待其自然愈合。

(3)带血管神经束皮瓣的蒂部带入血管神经束周围 3~4 mm 筋膜组织,避免术后皮瓣引起静脉危象。

(4)带血管神经束皮瓣覆盖创面后,供区取前臂全厚皮片移植修复,皮片植皮应位于指侧方,避免术后瘢痕挛缩,影响患指功能。

(李延刚)

第三节 足背部软组织的显微修复

一、游离腓动脉穿支皮瓣

(一)解剖

在下肢血管中,腓动脉通过许多肌皮穿支和肌间隔穿支向小腿外侧皮肤供血。腓动脉在小腿上段、刚好在膝关节下方由胫后动脉发出。它在小腿后区深部就在腓骨内侧向下走行。它向小腿的前方和侧方均发出分支。穿支类型之一是肌皮穿支,它穿过腓骨长肌或比目鱼肌向皮肤提供血供,主要分布在小腿的上 1/3 到中 1/3。其他穿支是穿过腓骨长肌或比目鱼肌的肌间隔穿支,它向皮肤供血,主要分布在小腿中 1/3 到下 1/3。

肌间隔穿支位于后外侧,在后侧肌间隔。肌皮穿支的位置稍稍向后。小腿外侧穿支的数量通常是 3~8 支。由腓动脉供血的皮肤区域为 32 cm×15 cm。单个穿支提供血供的皮肤为 7 cm×12 cm 大小。小腿筋膜穿出位置至腓动脉的距离为 4~6 cm,腓动脉分支的直径为 0.8~1.2 mm,腓静脉分支的直径为 1.2~1.5 mm。这些分支大多源自腓动脉;但是,也并不全是来自腓动脉。雅吉玛(Yajima)等报道,比目鱼肌穿支皮瓣的血供来源占比为:腓动脉(40%)、胫腓干(28%)、胫后动脉(21%)、胫后动脉和腓动脉的近端分叉处(11%)。在血供源自腓动脉的腓动脉穿支皮瓣中,应注意肌间隔穿支或肌皮穿支的直径。它们多被发现位于小腿上 1/3 及中 1/3 处。分布在皮肤的感觉神经是腓肠外侧皮神经。它来源于腓总神经,在腓骨小头后方约 5 cm,走行于腓肠肌上方。然后,在小腿下 1/3,它加入腓肠内侧神经,并沿着它的走行发出几个皮支。

由于这些神经位于小腿筋膜下方,切取皮瓣时不会发生神经损伤。但是,当需要感觉皮瓣时,该神经可以包含在皮瓣中。另外,如果有额外的无效腔需要填充,腓骨肌或比目鱼肌也可以包含在皮瓣内。

(二)手术方法

根据缺损位置的不同,可选择俯卧位或侧卧位。如果是选择俯卧位,膝关节应内收、屈曲以便于进行手术。

中轴线从腓骨小头至外踝,沿腓骨后缘分成 3 等份。其中,在上 1/3 及中 1/3 的相应区域,用多普勒确定 2~3 个穿支的位置,穿支应在中轴线周围。应根据穿支及缺损的大小和形状设计皮瓣。

上止血带防止出血,在设计好的皮瓣后缘切开。在小腿筋膜下方向前分离皮瓣,确保穿支包含在其中。在这一点上,穿过比目鱼肌的穿支或肌间隔穿支位于后肌间隔,可以直接发现。为便于分离皮瓣,可在其中选择最大直径和搏动最强的穿支,而牺牲其他的穿支。

保留一个穿支时,在肌间隔内或肌肉内逆向解剖到腓动脉的分支点处。如果是远端蒂皮瓣,在腓动脉的分支点以上约 5 mm 处进行结扎和分离。在远端结扎、离断供养与腓骨相邻的肌肉的小分支,分离到皮瓣旋转点。

皮瓣通过皮下隧道或外部切口均可转移至缺损部位,这没有任何问题。松开止血带,确认皮瓣的血供。利用止血带,皮瓣及蒂部的解剖视野更好,解剖更为快捷。如果需要做游离皮瓣,可以保留腓动脉,在穿支的发出点结扎和分离分支,形成一个纯粹的穿支皮瓣。如果穿支直径小,未达预期,可以做一些改良,包括适当长度的腓动脉、静脉分离。

皮瓣在缺损处与胫后动脉或胫前动脉端—侧吻合。与伴行静脉行端—端吻合,并确认皮瓣的血供。如果皮瓣宽度为 4~6 cm,直接缝合供区是可能的。当从小腿远端切取皮瓣、肌皮瓣或皮瓣尺寸较大时,供区需另外行中厚皮移植覆盖。

(三)注意事项

穿支皮瓣中小血管的解剖和吻合需要一定的手术技巧;但是,它仍然被广泛应用。供区的发病率可以通过肌内解剖减到最低程度。细致的肌内解剖可以保留肌肉和深筋膜的功能。此外,它对于浅表皮肤缺损的修复非常有用,因为可以通过去除多余的脂肪获得一个较薄的、柔软的皮瓣。当然,要保留穿支周围的脂肪。然而,过分修薄会造成穿支皮瓣的直接损伤和循环障碍,尤其是在肥胖患者中。在罕见的情况下,由于解剖变异,甚至可能完全丧失穿支皮瓣。因此,薄的、灵活、并且和缺损部位有着相似的颜色和纹理的穿支皮瓣是可以应用的。如果采用游离腓动脉穿支皮瓣,除了腓动脉之外的任何血管是否包含其中并不重要。能否直接闭合切口取决于缺损部位的大小,供区位于上、中 1/3 时多可直接缝合闭合。

但是,通常在使用远端蒂逆行皮瓣时,必须牺牲皮岛。对小腿来说,腓动脉并不是最重要的血管,因此它可以包含在血管蒂中。由于近端穿支的起源尚不清楚,故无法应用。在小腿外侧,穿支总是起源于腓动脉的中下 1/3,多被用作供区。另外,在下 1/3 虽然有着强大的穿支,但如果皮瓣长度为 4 cm 移植。考虑到美容的问题,如果供区更多选择在上或更大,直接缝合是不可能的。这时需要进行皮肤 1/3 和中 1/3,在大多数病例中可直接闭合供区。此外,腓动脉穿支皮瓣可以应用在各种条件的复合组织瓣中,例如包含腓骨的骨皮瓣、包含比目鱼肌和腓骨长肌的肌皮瓣、包含腓肠外侧神经的皮神经营养血管皮瓣等。

因此,当组织缺损小于 4 cm 时,腓动脉穿支皮瓣非常有用。对小型或中型的软组织缺损来说,重建时皮瓣体积过大并不舒服。当需要小于 6 cm 的血管蒂时,宜采用游离皮瓣。

二、第一跖背逆行岛状皮瓣

第一跖背逆行岛状皮瓣是在游离足背皮瓣以及足背逆行岛状皮瓣基础上的发展,也可以称为小型足背逆行岛状皮瓣,因其走行区域有足背中央皮神经走行,故有时也可以称为第一跖背皮神经营养血管逆行岛状皮瓣,但它与经典意义的足背皮神经营养血管逆行岛状皮瓣既有相同点,又有不同点。皮瓣设计于 1、2 跖骨间区域,以第一趾蹼边缘至 1、2 跖骨头间的连线的中点作为皮瓣的旋转点。皮瓣内侧以踇长伸肌为界,外侧可至第二跖骨腓侧缘,远蒂端至跖跗关节平面,适合修复踇趾、第二趾及前足远端胫侧残端微小创面。

(一)应用解剖

1.动脉解剖

足背动脉主干经内侧楔骨和第二跖骨基底之间进入 1、2 跖骨间隙近端,分为足底深支和第一跖背动脉。第一跖背动脉在 1、2 跖骨间隙内向远端走行,有第一跖背静脉及腓深神经伴行,静脉最浅,神经次之,动脉最深。第一跖背动脉沿途发出分支到跖趾关节、骨间肌及皮肤。在趾蹼间发出 2 条趾背动脉到踇趾及第二趾相对缘。踇趾的趾背动脉稍粗,第二趾的趾背动脉较细。第一跖背动脉在跖趾关节前方向下有一较为粗大的分支,为跖背和跖底动脉间的吻合支,跖底动脉经过和第一跖背动脉的吻合支后成为趾底总动脉。第一跖背动脉的外径平均为 1.5 mm,最大为 2.2 mm,最小为 0.6 mm。第一跖背动脉是跖背动脉皮瓣的供血血管,根据其在跖骨间隙内的位置深浅及皮支的浅出形式可分下列 3 型。①第一型:为 Gilbert 型 I 型或浅 II 型,位置浅,占 45%。其中第一跖背动脉全程位于浅筋膜内或骨间肌表面者约占 12%,部分为骨间肌覆盖者约占 33%,该型是切取皮瓣最理想的解剖类型。②第二型:为 Gilbert 深 II 型,位置较深,占 46%。本型的第一跖背动脉、跖底动脉以总干发自足底深支和足底动脉弓的延续部,穿过骨间肌前端到达背侧,动脉总长为 1.2～3.3 cm 不等。手术时需切开骨间肌,向下解剖足底深支。③第三型:作为第一型和第二型的变异型,也即 Gilbert III 型,占 9%。主要表现为跖背动脉细小。此型在第二趾、踇甲瓣移植时仅依赖第一跖背动脉不能满足移植组织的血液循环,应以跖底动脉作为供血动脉方可满足。

第一跖背皮瓣的皮支或穿支依据第一跖背动脉不同分型,也分成三类,第一跖背动脉为 Gilbert I 型或浅 II 型时,第一跖背动脉在其走行区域发出连续皮穿支,穿出至深筋膜营养其上皮瓣的血供;第一跖背动脉为深 II 型时,第一跖背动脉所发出的皮支或穿支主要集中于皮瓣的近远端,即近端的跖跗关节平面及远端的跖趾关节平面;第一跖背动脉为 Gilbert III 型时,足背动

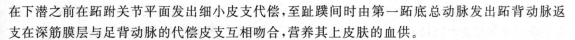

在下潜之前在跖跗关节平面发出细小皮支代偿,至趾蹼间时由第一跖底总动脉发出跖背动脉返支在深筋膜层与足背动脉的代偿皮支互相吻合,营养其上皮肤的血供。

2.静脉解剖

皮瓣的静脉有浅深两组,浅组静脉位于皮下及浅筋膜层内,有时浅组静脉分为皮下浅静脉及大隐静脉的属支即第一跖背中央静脉两层,此时,第一跖背中央静脉接受足趾的回流成分较多,参与皮瓣的回流成分较少;深组为第一跖背动脉的伴行静脉,浅深组静脉之间有深浅交通支互相交通,交通支主要集中于三点,一点在1、2跖骨近端;另一点多集中1、2跖骨颈部,且出现概率较高;还有一点在趾蹼间平近节趾骨中段平面。

3.神经解剖

皮瓣的支配神经为足背中央皮神经,足背中央皮神经在走行过程由第一跖背动脉发出穿支营养,皮瓣远端可有部分腓深神经的分支支配。

4.逆行转移时的动脉供血及静脉回流

第一跖背皮瓣逆行转移时,皮瓣的动脉供血途径通常由第一跖底总动脉→第一跖背动脉、第一跖底动脉吻合支→第一跖背动脉的途径,再经由第一跖背动脉所发出的皮支血管营养皮瓣。在第一跖背动脉纤细或缺如,由第一跖底动脉在趾蹼间直接发出第一跖背动脉返支营养皮瓣。皮瓣的静脉回流,除第一跖背动脉伴行静脉外,还可依赖浅静脉与深静脉在趾蹼间的交通支回流。

(二)手术适应证

(1)第一跖背逆行岛状皮瓣,适合修复跨趾及第二趾背软组织缺损,以及前足远端胫侧微小创面缺损,需要保留残端长度者。

(2)游离第一跖背动脉皮瓣适合修复手部微小创面,或与足背部其他区域皮瓣联合成足背分叶皮瓣或三叶皮瓣修复手部多指或多处皮肤缺损。

(3)即使足背动脉纤细缺如或严重腓移时,仍可设计第一跖背逆行岛状皮瓣。

(三)手术方式

1.皮瓣设计

(1)旋转点:由趾蹼边缘至1、2跖骨头中间点作一连线,以该连线的中点为皮瓣的旋转轴点,具体手术时,依据动脉及皮穿支的分型,可由此向远近1.0 cm范围灵活调整。

(2)线:以第一、二跖骨中间的连线即第一跖背动脉的体表投影为皮瓣的轴线。

(3)面:皮瓣内侧以跨长伸肌外缘为界,外侧至第3跖骨腓侧缘,近侧至第1、2跖跗关节平面,皮瓣宽度一般不宜超过5 cm。

2.皮瓣切取

不驱血,上止血带后,沿设计线先作皮瓣内侧及趾蹼蒂部全长切开,结扎趾背静脉、大隐静脉等与皮瓣无关的浅静脉,保留蒂部的皮下浅静脉及跖背中央静脉,沿跨长伸肌表面及骨间肌肌膜层将皮瓣掀起,将足背中央皮神经包含于皮瓣内,对其间出现的浅深静脉交通支,尤其是跖背中央静脉在趾蹼间的交通支也一并保留,随后在趾蹼间隙,显露浅出的动脉穿支进而将第一背侧骨间肌切开,由远向近逆行显露第一跖背动脉。根据第一跖背动脉的分型及所切取皮瓣的面积,决定下一步手术步骤。如果该血管为Gilbert分型Ⅰ型或浅Ⅱ型时,手术较为简单,只要沿第一跖背动脉由远向近解剖分离至合适长度,注意保持该动脉与皮瓣的联系,将该血管包含于皮瓣内,再分离蒂部至所需长度后,顺利将皮瓣经明道转移至受区。如果该血管为Gilbert分型深Ⅱ型时,如果切取皮瓣较小,只要将趾蹼间第一跖背动脉所发出的皮支或穿支保留于皮瓣内,一般即可完全满足皮瓣的血液循环,手术解剖过程中注意该穿支与足背中央皮瓣神经的解剖联系,将皮瓣完全掀起后,蒂部仅保留皮神经,第一跖背动脉的穿支,及足背浅静脉,再将蒂部分离至合适长度后顺利将皮瓣转移至受区;如果皮瓣切取面积较大,则应切开骨间肌,全程显露第一跖背动脉,将近端跖跗关节面由第一跖背动脉所发出的皮支或穿支包含于皮瓣内。如果第一跖背动脉为Gilbert 分型Ⅲ型时,因在骨间肌表面发出细小跖背动脉代偿,同时该血管与足背中央皮神经伴行,在趾蹼间,第一跖底动脉也发出跖背动脉返支并与近侧发出的细小跖背动脉互相吻合,进入皮下成为足背中央皮神经在远端的穿支营养血管,因此,在此种情况下,就衍变成带足背中央皮神经营养血管的逆行岛状皮瓣,切取过程与第一种血管解剖类型的手术方式相同。

(四)手术注意事项

(1)术前检查时,应根据伤情判断趾蹼间血管有无损伤。

(2)术前应作仔细的多普勒听诊,了解第一跖背动脉的深浅,以便根据血管分型,决定术中采取相应的手术步骤。

(3)皮瓣切取时,宜将骨间肌肌膜包含于皮瓣内,分离皮瓣静脉时,尤需保留深浅静脉交通支,以深部静脉为蒂,有助于皮瓣的静脉回流。

(4)穿支解剖时,应看到有较明确的穿支并将其与皮神经一并包含于皮瓣,以确保皮瓣的血供。

(5)蒂部解剖时不宜保留过多的皮下脂肪组织,如果保留过多皮下脂肪组织,则逆行转移时容易造成折叠压迫,反而影响皮瓣的静脉回流。

(6)如果必须切开骨间肌时,则在切开骨间肌时在跖跗关节侧保留部分骨间肌形成一肌瓣,在第一跖背动脉分离后,将切断骨间肌作修复,避免形成无效腔。

(7)皮瓣逆行转移时,应作明道切开,皮瓣转移后如果蒂部不能直接缝合,则取全厚皮片植皮,不用加压打包。

三、足背逆行岛状皮瓣

足背皮瓣首先由 O'Brien(1973)描述。McCraw、Furlow(1975)首先报道应用足背皮瓣游离移植,修复创伤性软组织缺损 9 例,获得成功。之后,Daniel、Ohmori 等(1976)也分别报道了足背皮瓣的游离移植,其中特别提到利用腓浅神经的吻接来更好地恢复局部感觉功能。该供区皮肤质量高,皮瓣薄,耐磨,有感觉功能,血管口径粗,蒂长,皮瓣血供丰富,成活质量高;但供区创面的处理要求亦高,如覆盖不良会影响穿鞋和足的功能,应谨慎选用。

(一)应用解剖

1.动脉解剖

足背动脉是胫前动脉的延续,从踝关节前方经伸肌支持带深面到达足背,贴附于距骨头、舟骨、中间楔骨及其韧带的背面前行,内侧有踇长伸肌腱,外侧为趾长伸肌腱和趾短伸肌腱,表面为足背深筋膜所覆盖。其远侧经内侧楔骨与第二跖骨间,进入第一跖骨间隙,表面有踇短伸肌腱越过,在第一跖骨间隙近端,分为足底深支和第一跖背动脉。足背动脉及其分支都发出一些细支穿出深筋膜,分布于足背皮肤及皮下组织,这是足背皮瓣的主要血供来源。此外,来自足底内侧动脉和足底外侧动脉的分支也分布到足背皮下。依据动脉来源和其分布区域,足背动脉分布到足背皮下组织的动脉分支基本上可以分为下列 3 组。

(1)中央组:直接从足背动脉或第一跖背动脉发出。发自足背动脉的皮支,在深筋膜下向内侧或外侧行走一段距离后,即穿出筋膜到达皮下组织,共4～7支。近侧分支常大于远侧,其分布范围亦较广,并分出细支到足背内侧皮神经上。

(2)中央旁组:近侧部分的分支由足背动脉本干及其跗内侧动脉和跗外侧动脉分出,它们先向内侧经姆长伸肌腱下行,或向外侧经趾长伸肌腱和趾短伸肌下行,最后穿出深筋膜到达皮下。这些分支分布于内侧者有2～4支,外侧者有5～7支。远侧部分的分支来自第二至第四跖背动脉。除第一跖背动脉通常是足背动脉的延续外,第二、三、四跖背动脉的起点变异较大,它们可分别从弓状动脉、跗外侧动脉或足底动脉发出。因此,该区域皮肤和皮下组织的血供来源变异也较多。

(3)边缘组:是来自足底内侧动脉或足底外侧动脉的分支,出足底经姆外展肌或小趾展肌和小趾短屈肌的深面,绕过跖骨或跗骨的侧缘转向背侧,分布于足背内侧缘或外侧缘附近的皮肤及皮下组织。

McCraw和Furlow指出,足背皮瓣的主要血供来自足底深支到伸肌支持带之间足背动脉的一些分支。如果皮瓣在这段与血管蒂分离,皮瓣就会失去血供而不能成活。这些分支主要由跗内侧动脉和跗外侧动脉发出。其中,跗内侧动脉的分支较小,直接终于皮肤。跗外侧动脉的分支较大,它们走向皮下后,还进入趾短伸肌的下方,因此足背皮肤的内侧血运较外侧丰富。由此可见,足背动脉皮瓣的血供主要来自中央组和中央旁组。边缘组的分布区域一般已超过足背皮瓣的范围。中央组的动脉分支只被深筋膜所覆盖,手术中如能紧贴跗骨骨膜背面分离皮瓣,此组动脉分支就可以被完整地保留在皮瓣内。这是足背皮瓣动脉血供的主要来源。中央旁组的各个分支除跗外侧动脉的部分分支直接穿入皮下组织处,起始段都在肌腱或肌肉深面,最后才穿出深筋膜到达皮下。

2.静脉解剖

(1)足背浅静脉:大致可分为浅、深两层。浅层形成一个接近真皮的静脉网。这些静脉的口径一般都很细小。它们起始于足背的内、外侧缘及组织背面,逐步汇集成一些较细的静脉干,越过足背静脉弓向内上方行走,最后成为几支较粗的足背浅静脉,在小腿中部注入大隐静脉。大、小隐静脉和足背静脉弓位置较深,可视作为足背浅静脉的深层。在所有足背静脉中,以大隐静脉的口径为最大。在吴晋宝等的研究中,于内踝下端水平测量,其外径平均有3.05 mm,最大口径为4.3 mm,最小为1.7 mm。大隐静脉是足背静脉弓内侧端的延续,常经内侧楔骨和舟骨背侧,循内踝的前缘上行。它是足背静脉回流的主干,口径大、位置恒定,应作为足背皮瓣游离移植时静脉吻合的首选。但这条静脉常因多次穿刺或输液而造成静脉炎,导致静脉回流不畅或阻塞,故术前应予以详细检查。小隐静脉沿足背外侧缘上行,位置较深。一般在外踝后方接受跟外侧支静脉后,口径才显著增大,沿外踝后缘上行。小隐静脉在外踝后方测量时,其外径平均为2.2 mm,最粗者达3.6 mm,最细者为1.2 mm。小隐静脉在足背部变异较大,其分布区域可为延长的跟外侧支及来自内侧的小隐静脉属支所替代。小隐静脉比较粗,其直接参与足背静脉弓组成的占32%。足背静脉弓在过去的解剖教材上都记载为:它的内侧端的延续为大隐静脉,外侧端的延续为小隐静脉。但也有解剖资料显示,多数足背静脉的主干不是流向在足背外侧缘行走的小隐静脉,而是流向于踝内侧、越外踝前缘或表面上行的小隐静脉属支。为了和小隐静脉的主干相区别,称之为小隐静脉足背支。它的外径平均为1.32 mm,最粗达2.3 mm,最细者仅为0.9 mm。由此可见,足背静脉弓的外侧端多数不是直接走向外踝的下端,而是经外踝前缘或越过外踝,然后才注入小隐静脉。此点可供足背皮瓣移植时寻找静脉作参考。

(2)足背深静脉:有两条,是足背动脉的伴行静脉,主要接收足背深部静脉的属支,表面被深筋膜所覆盖。足背深静脉的远侧端较细,在接受跗外侧静脉和内、外踝静脉后,口径显著增粗。两条静脉互有交通吻合支,缠绕于足背动脉四周,和动脉关系密切。在伸肌支持带远端测量,足背内侧深静脉的外径平均为 1.39 mm,最粗者有 2.4 mm,最细者只有 0.6 mm。足背外侧深静脉的外径平均为 1.35 mm,最粗者为 2.6 mm,最细者为 1.6 mm。这些静脉对足背皮肤或足趾的回流作用不大。在大、小隐静脉阻塞不能应用时,可作为接受静脉吻合之用,但回流一般较差。

3.神经解剖

足背皮肤组织的感觉神经主要来自于腓浅神经的分支,它们从外侧方向内侧下行,在浅筋膜内行走,分布于足背的大部分区域,直到踇趾近侧部位的背面。另有腓深神经伴随足背动脉下行,向前分布于第一趾蹼间的皮肤组织及第一、第二跖趾关节。一般皮瓣移植后,其皮肤感觉均可望在 3~6 个月后逐渐恢复。但如能同时吻接 1 条感觉神经,则感觉的恢复将更加迅速而完善。

4.逆行转移时的动脉供血及静脉回流

在作足背皮瓣逆行转移时,皮瓣的供血,主要依赖中央组,即足背动脉及第一跖背动脉在走行过程所发出的皮支供养,依据我们临床经验,这些皮支在以下三个区域出现率较高:在皮瓣近侧足背动脉在穿入踇短伸肌之前发出数条直接皮支。第二处为足背动脉移行为第一跖背动脉的交界处,在足背动脉下潜至骨间肌深面衍化成第一跖背动脉之前,发出多支细小皮支。第三处为第一跖背动脉在走行过程中发出的皮支,根据其解剖又可分为三种类型,在第一跖背动脉为 Gilbert Ⅰ 型或浅 Ⅱ 型时,第一跖背动脉在走行过程发出较细小的皮支营养;第一跖背动脉为 Gilbert分型深 Ⅱ 型时,第一跖背动脉除在前述的足背动脉→第一跖背动脉延续部发出皮支外,主要在趾蹼间发出皮支;第一跖背动脉为 Gilbert Ⅲ 型,在第一背侧骨间肌浅表发出细小皮支代偿。作逆行足背岛状皮瓣所依赖的血管蒂有两支,一支以第一跖背动脉为蒂,另一支可以足背动脉足底深支或跖底动脉为蒂。逆行足背皮瓣的静脉回流以深组静脉回流为主,解剖时,除保护好足背动脉及第一跖背动脉的伴行静脉外,还需保护好足背浅静脉及浅-深静脉交通支,我们临床体会,浅深静脉交通支主要存在于两处,一处在1、2跖骨间隙近侧即足背动脉→第一跖背动脉的移行处,可见有较恒定浅深静脉交通支,另一处在趾蹼间,可见 2~3 支浅深静脉交通支,一般以深组静脉及浅深交通支可完全满足皮瓣的静脉回流。

(二)手术适应证

(1)游离足背皮瓣的适应证与一般皮瓣移植的适应证大致相同,尤其适合修复手部较严重的皮肤缺损,特别是虎口、手掌等需要感觉恢复的部位。足背皮瓣还可以连同腓浅神经合并移植,手术中同时做神经吻合术,修复合并有神经缺损的受区。

(2)游离移植时还可以带趾长伸肌腱作移植修复合并伸肌腱缺损的手背创面,但供区破坏较多现已很少采用。

(3)游离移植时可以与踝上皮瓣共同以胫前动脉为蒂制作成较大面积的联合皮瓣修复手部复杂创面,但适应证应严格选择。

(4)足背逆行岛状皮瓣适合修复足远端或前足底软组织缺损。

(5)足背动脉顺行岛状皮瓣适合修复同侧踝部皮肤软组织缺损的修复。

(6)虽然作足背动脉顺行岛状皮瓣也可修复小腿软组织缺损,但必须非常严格掌握适应证。

(三)手术方法

1.皮瓣设计

(1)旋转点:足背逆行岛状皮瓣根据选用的血管蒂旋转点有两处:一处在趾蹼间,以第一跖背动脉为蒂,以趾蹼边缘至1、2跖骨头间连线的中点,作为皮瓣最远端的旋转点。如果以跖底动脉为蒂,则旋转点一般可设计在1、2跖骨近端至中段的范围内。

(2)线:以足背动脉及第一跖背动脉的走行为皮瓣的轴线。

(3)面:足背逆行岛状皮瓣的切取范围与足背皮瓣基本等同,但因为是作逆行岛状转移,则应更多考虑增加或延长皮瓣的旋转半径,以有利于皮瓣转移为原则,故皮瓣的切取范围下应尽可能向足背近侧及踝前设计,同时皮瓣内应包含尽可能多的足背动脉皮支,故应将皮支较为集中的区域如踝前足背区域、足背动脉与第一跖背动脉延伸区域包含在设计范围内,皮瓣的近蒂端即皮瓣的远侧,一般不宜超过1、2跖骨的中点,以便保留相对充足的血管蒂的长度。

2.皮瓣切取

不驱血、上止血带后,先沿皮瓣蒂部及皮瓣内侧全长切开后,充分显露大隐静脉及进入皮瓣的属支并注意保护足背浅深静脉的交通支,对大隐静脉主干予以结扎,保留进入皮瓣的皮下浅静脉、足背浅静脉及第一跖背静脉在趾蹼间及跖跗关节平面与第一跖背动脉伴行静脉的交通支,并将深筋膜浅面及期间走行的足背中央皮神经保留于皮瓣内。随后显露分离足背动脉及第一跖背动脉,锐性切断踇短伸肌后,自踇长伸肌腱膜表面将皮瓣向中央掀起,可用丝线将皮肤与腱膜缝合数针防止牵拉,注意足背动脉与皮瓣间的联系,保护其间发出的皮支。至1、2跖骨间隙时,可切开骨间肌,充分暴露足背动脉与第一跖背动脉联系,根据第一跖背动脉的分型决定下一步手术操作步骤。如果第一跖背动脉为Ⅰ型或浅Ⅱ型,只要结扎足背动脉足底深支,分离第一跖背动静脉至合适长度即可。如果第一跖背为深Ⅱ型,应切断部分骨间,暴露第一跖背动静脉的走行,结扎足背动脉足底深支后再游离第一跖背动静脉至合适长度。如果第一跖背动脉为Ⅲ型,则除保留其浅表面的代偿皮支外,应将骨间肌切开,显露并分离沿足背动脉的足底深支并向远端游离至合适长度。皮瓣内侧及血管蒂部充分显露游离后,再切开皮瓣外侧及其他缘,结扎近端无关浅静脉,将皮瓣及血管蒂完全游离,用血管夹阻断足背动脉近端,松止血带后见皮瓣血供良好后,结扎近端的足背动静脉,顺利将皮瓣经明道转移至受区,供区肌肉及肌膜腱周组织妥善缝合,取耐磨全厚皮肤植皮。

(四)手术注意事项

(1)术前应仔细作多普勒听诊,了解足背动脉的走行及第一跖背动脉的分型,如果足背动脉纤细或腓移严重,则必须放弃手术。

(2)分离浅静脉时,除保留进入皮瓣的大隐静脉属支及浅静脉外,主干静脉不宜保留过多,因过多的主干静脉因其存在瓣膜易导致静脉血倒灌,引起皮瓣静脉回流受限。

(3)皮瓣的静脉回流主要依赖于深部伴行静脉,故手术时应防止伴行静脉损伤,同时应妥善保护浅深静脉间的交通支,以增加皮瓣的静脉回流。

(4)本皮瓣属于主干带小分支皮瓣,分离时应注意保护皮瓣与动脉间的筋膜及皮支,尽可能多地采用锐性分离防止损伤。

(5)皮瓣有明确的血管蒂,有可靠的动脉供血及静脉回流,因此它又不同于皮神经营养血管皮瓣,在蒂部只要保留动脉、静脉及神经即可,没有必要保留蒂部的筋膜。

(6)手术时,应暂时将足背动静脉近端保留,待皮瓣及血管蒂完全游离,松止血带见皮瓣血供良好后方可结扎。

(7)皮瓣切取时,应妥善保护腱周组织及肌肉组织,切忌形成无效腔及腱性组织裸露,切取后腱周组织及肌肉组织均应作仔细修复,供区取耐磨全厚皮肤植皮。

(李延刚)

第九章

骨科疾病的急救

第一节　骨折的急救

骨的完整性、连续性发生部分或完全断裂者称为骨折。其原因多为外伤,亦可因骨骼病变而引起病理骨折。外伤可造成多部位骨折及合并伤,亦可并发内脏、神经及血管损伤,或骨折断端与外界相通而成为开放性骨折,严重者可发生休克、脂肪栓塞综合征、呼吸窘迫综合征、筋膜间室综合征、深静脉血栓形成及败血症等。故应注意全身及局部情况,尤其颅脑、胸腹部脏器、重要神经血管及伤口情况,如早期处理不当或忽略,常导致严重后果,甚至危及生命。

一、临床表现和诊断

(一)病史
一般有外伤史,应注意有无引起骨骼改变的全身或局部性病变,以排除病理性骨折。

(二)主要症状体征
局部疼痛、肿胀、瘀斑、局部压痛、畸形和功能障碍,可有异常活动与骨擦音、伤口出血及骨折端外露、骨传导音改变等。青枝、嵌入、裂纹骨折,或有较多肌肉包绕的部位,如股骨颈骨折等,体征常不明显,应警惕漏诊。

(三)影像学检查
包括正侧位透视及摄片,必要时摄斜位片或健侧对称部位 X 线片,亦可在 2 周后摄片以确定诊断。尚可明确骨折类型,移位情况,为治疗提供依据。CT 扫描应是 X 线检查后的进一步检查手段,以明确骨折移位、骨片大小和分布等细节,并可获得三维重建影像。

(四)其他检查
检查有无因骨折而引起的并发症及合并伤。

二、急救措施

急救是骨折治疗的重要环节。现场处理原则,首先是防治休克,并防止进一步损伤重要神经、血管、脏器及由闭合性骨折转变为开放性骨折,预防感染,为以后治疗创造良好条件。疑骨折者按骨折处理。

（一）一般处理

迅速了解病情，询问病史及检查勿费时过多。

（1）防治休克局部固定、吸氧、补充血容量。

（2）保持呼吸道通畅。

（3）镇静止痛：口服止痛片或三七片，剧痛者注射哌替啶、吗啡或苯巴比妥钠。脑震荡和老年、小儿患者不得用吗啡。

（4）保暖，但勿热敷局部。

（二）伤口处理

（1）止血：剪开衣或裤，用无菌敷料或干净布类覆盖伤口加压包扎，或用止血钳钳夹、结扎止血。如无效，则用止血带。

应用气囊止血带需加衬垫，且松紧合适，一般上肢置于上臂上部、下肢置于大腿上部，每次0.5～1小时，然后放松3～5分钟。上止血带后必须有明显标记，并正确记录上止血带时间、压力大小与时间，注意交班，以免发生严重后果。

（2）外露骨折端不应复位，以无菌敷料或干净布类包扎。

（3）注射破伤风抗毒素（TAT），口服磺胺药或注射抗生素预防感染。

（三）骨折固定

（1）迅速固定伤肢或躯干部，防止进一步损伤。可就地取材，就地固定。勿急于搬动或扶患者站立行走。固定物有三角巾、绷带、棉垫、夹板、托马斯夹板等，亦可以包袱布、头巾、薄木板、竹板、硬纸板、棍棒、枪支等作为替代物。固定前对患肢稍加牵引。

（2）上肢固定：锁骨骨折以三角巾悬吊患侧上肢，屈肘90°位。肩部、上臂与肘部骨折用三角巾作颈腕带悬吊，屈肘90°，腋下置一小棉垫，上臂贴近胸壁。前臂与腕部骨折用三角巾或托板固定，颈腕带悬吊，屈肘90°。手部骨折使手握绷带卷后固定。

（3）下肢固定：髋部与大腿骨折用托马斯夹、长木板于后侧或外侧进行固定，亦可利用健肢作固定物，立即将两下肢捆扎在一起。小腿骨折用托马斯夹板、木板固定，超过上下关节即可。踝与足骨折可用枕头紧围于小腿、踝足部进行临时应急固定。

（四）转运患者

迅速转运患者到有条件的医院治疗。

（周 景）

第二节 脱位的急救

构成关节的各骨之间的关节面失去正常相互位置而彼此移位者称为脱位。其原因多为外伤，以青壮年常见，亦可因关节结核、化脓性关节炎等病变导致病理性脱位。先天性脱位不在此列讨论。关节脱位与骨折之比约为1：18，有时脱位可合并骨折。大关节脱位中以肘关节最多，其次为肩、髋关节。其主要病理变化是关节囊、韧带损伤，关节面移位，亦可因关节面外露而成为开放性脱位，错位之骨端偶可伤及内脏、重要神经血管而致严重后果。

一、临床表现和诊断

(1)病史：一般有外伤史，注意早已存在的关节病变。

(2)主要症状体征：局部疼痛、肿胀、瘀斑、关节盂空虚、畸形、肢体缩短、弹性固定和功能障碍，可于脱位关节附近触及不正常的骨性突起及骨性标志的关系改变，亦可有伤口出血、骨端外露。

(3)影像学检查：包括正侧位 X 线摄片，必要时摄斜位或轴位以明确诊断，并确定脱位类型、移位情况及有无骨折等，为治疗提供依据。相对位置不明，或有骨片、软组织嵌塞时，CT 扫描可提供帮助，尤其认识半脱位、骨片嵌塞等。

(4)注意有无其他部位合并伤或因脱位而引起的重要神经血管及内脏损伤等合并发生。

二、急救措施

(1)复位越早，功能恢复越好。

(2)镇静止痛：口服止痛片、三七片，剧痛者注射哌替啶、吗啡或苯巴比妥钠。脑震荡者不用吗啡。

(3)伤口处理：用无菌敷料、干净布类覆盖伤口并加压包扎，或用止血钳钳夹、结扎止血，如无效且位肢体远端者可应用止血带。

(4)开放性脱位注射 TAT，口服磺胺药或注射抗生素预防感染。

(5)固定：迅速固定伤肢或躯干部，防止进一步损伤，可就地取材就地固定。勿急于搬动或扶患者站立。固定物有三角巾、绷带、棉垫、夹板、托马斯夹板等，亦可以包袱布、头巾、薄板、竹板、硬纸板、大本杂志等作为临时替代物。肩、肘关节脱位以三角巾作颈腕带悬吊伤肢，屈肘位。髋关节脱位以托马斯夹板固定，或用长木板于外侧进行固定，从腋下达足跟部。

(6)迅速转运患者到有条件的医院治疗。

（周　景）

第三节　骨折合并颅脑损伤的急救

骨折往往合并多部位损伤，颅脑损伤是一种严重合并伤，伤情复杂，常招致不良后果。合并的颅脑损伤，可以是头皮、颅骨或脑的损伤，亦可同时存在，而以脑损伤最为严重。骨折合并颅脑损伤在治疗上常有矛盾，如颅脑损伤多有昏迷、躁动，常需头高位，脱水等治疗，不宜用全麻，而骨折又常需要牵引、固定、限制活动、充分输液输血，甚至手术，故治疗复杂而困难。

一、病理生理

头皮损伤可为闭合性或开放性，可发生帽状腱膜下血肿，撕脱伤。颅骨骨折多为颅顶骨折，可为线形或凹陷骨折，颅底骨折较少见，且 X 线片常不易发现，可致脑神经损伤、脑脊液耳漏、鼻漏及软组织出血。

脑损伤根据其程度可分为以下 4 种。

（一）脑震荡

脑干网状结构受损,脑功能性障碍短暂,预后良好。

（二）脑挫裂伤

轻者脑组织内有散在出血点,重者可有广泛脑组织及软脑膜破裂、出血,水肿、液化、神经细胞变性与坏死等。可出现生命体征改变,甚至引起脑疝而迅速死亡。

（三）脑干损伤

常并其他部位的脑损伤,病情极为严重。可伤及脑神经核、网状结构、传导束和呼吸循环中枢。

（四）颅内血肿

可为硬膜外、硬膜下(最多见)或脑内血肿。出血系由于脑膜、脑膜中动脉、脑表面动静脉,脑内血管损伤所致,引起颅内压增高,可发生小脑幕切迹疝或枕骨大孔疝。

二、临床表现和诊断

(1)外伤史,并出现头痛、恶心、呕吐等。

(2)休克和(或)合并伤(胸腹及四肢)的表现。

(3)脑震荡表现:意识障碍不超过半小时,有近事遗忘。

(4)颅内压增高表现:头痛、畏光、恶心、呕吐,意识障碍、瞳孔渐扩大、光反射消失;体温可升高;血压早期升高,晚期下降;脉搏早期慢而有力,晚期则快而弱;呼吸早期快而表浅,晚期不规则或出现潮式呼吸,甚至呼吸停止。

(5)神经损伤定位表现:①运动功能障碍可出现单瘫、偏瘫或交叉性偏瘫,可有癫痫发作;②感觉障碍减退或消失;③失语症;④脑膜刺激征可有颈项强硬,凯尔尼格征阳性。

(6)脑挫裂伤:昏迷时间较长,自数小时至数月、数年不等,有颅内压增高及神经损伤定位征象。

(7)脑干损伤:昏迷时间长,立即出现去大脑强直,瞳孔多变,病理反射阳性,腰穿压力不高。

(8)颅内血肿:同侧瞳孔散大,对侧肢体瘫痪,有意识障碍及颅内压增高表现,"中间清醒期"为重要诊断依据。

(9)腰穿抽脑脊液检查:脑挫裂伤者脑脊液常为血性。

(10)特殊检查:X线片可见骨折线通过血管沟,其他检查如超声波、脑血管造影、充气造影及CT等均有助于颅脑损伤的诊断。

三、治疗措施

(1)绝对卧床,密切观察意识、瞳孔、血压、脉搏及呼吸的改变。

(2)抗休克。骨折临时固定,待颅脑损伤稳定后再作处理。必要时吸氧。

(3)禁饮食,每天补液不超过 1 500 mL,不给生理盐水,注意水电解质平衡及营养。

(4)应用止血剂、镇静止痛剂。

(5)治疗脑水肿:静脉注射 50% 葡萄糖 60 mL,每 6 小时 1 次,亦可用 20% 甘露醇 250 mL 或 25% 山梨醇 200 mL 快速滴入,每天 2~3 次。可加入激素,如地塞米松 10 mg 静脉滴注。头部冰袋冷敷。高压氧疗法。

(6)人工冬眠:高热、烦躁不安时适用,但晚期衰竭者禁用。

(7)应用复苏剂：如乙胺硫脲、醒脑静、能量合剂等。

(8)保持呼吸道通畅，必要时行气管切开。

(9)脑脊液耳、鼻漏者勿冲洗、堵塞，可将周围皮肤消毒，头下垫无菌巾，随时拭干流出的液体，避免擤鼻、喷嚏、咳嗽，如2～4周后不愈，可考虑修补。

(10)腰椎穿刺适用于严重头痛伴脑膜刺激征者，可降低颅内压，有助于诊断。但疑有颅内血肿时应慎重，因可致枕骨大孔疝而突然死亡。

(11)手术治疗：开放性者行清创术，凹陷骨折可行整复术，颅内血肿行血肿清除术，如有广泛脑挫裂伤、脑水肿时，可行颞肌下减压或大骨瓣减压术。

(12)应用抗生素，开放性者用 TAT。

(13)预防并发症如坠积性肺炎、压疮、尿路感染等。

（周　　景）

第四节　骨盆骨折脱位合并出血性休克的急救

骨盆骨折脱位常为强大暴力从侧面或前后方挤压所致，多见于青壮年。严重骨盆环骨折脱位，如粉碎性骨盆环骨折、骨盆环两处以上骨折、耻骨联合分离合并骶髂关节脱位或髂骨骨折、一侧耻骨上下支骨折合并同侧骶髂关节脱位，常导致大出血及神经刺激症状而发生休克。腹膜后出血常是患者死亡的主要原因。在骨折中，骨盆骨折的死亡率列颅骨及颈椎之后居第3位。

一、病理生理

骨盆附近有许多重要器官，尤于后部盆壁有大血管、静脉丛等，骨折可致盆腔、腹腔脏器破裂，大血管或静脉丛损伤。骨盆前环骨折易伤及髂外动静脉、股动静脉及闭孔动静脉；骨盆后环骨折易伤及髂内动静脉及其分支，患者常因大出血而发生休克，其出血来源主要为髂内动静脉分布区：①盆腔静脉丛破裂；②松质骨断端出血；③盆腔大血管（髂腰、臀上、臀下、闭孔、阴部内动脉）损伤；④盆壁肌肉及盆腔内脏器损伤。血肿可位于会阴、腹壁、腰及臀部等表浅部位，亦可形成腹膜后巨大血肿，甚至到达肾区或横膈下，积血可多至2 000～4 000 mL，常出现腹膜刺激症状。

二、临床表现和诊断

(1)典型外伤史：注意暴力方向及疼痛部位。凡严重骨盆前后环骨折，尤其前环骨折并休克者，应高度怀疑盆腔血管损伤。

(2)休克表现为烦躁、神志恍惚、面色苍白、四肢皮肤湿冷、唇及指端发绀、脉细速、血压低、尿少等。

(3)局部肿胀、疼痛、压痛、足背动脉及胫后动脉搏动减弱或消失，其他尚有瘀斑、血肿、畸形、下肢短缩、功能障碍、骨擦音、骨盆挤压及分离试验阳性。腹膜后出血的主要症状是腹部和背部疼痛，并伴有失血征象。

(4)内脏损伤以膀胱、尿道损伤最常见，其次为直肠、大血管及神经损伤。患者如能排尿或导尿见尿液澄清者,则无尿路损伤;血尿则提示肾或膀胱损伤,但前尿道破裂时严禁自动排尿以避免尿外渗;导尿后仍无尿或尿很少时,可能为膀胱破裂或休克,膀胱破裂有腹膜炎症状;导尿失败,且尿道口滴血、膀胱区膨胀、会阴部肿胀、排尿困难者,为尿道断裂。腹膜后血肿多有腹胀、腹痛、压痛、反跳痛、肠鸣音减弱或消失等,腹腔穿刺两侧均有血为腹腔内出血,均无血则为腹膜后血肿,但应注意假象。髂外动脉损伤后足背动脉搏动减弱或消失。

(5)X线检查:摄包括整个骨盆的正位片,必要时摄骶尾骨侧位片或骶髂关节斜位片,以确定骨折脱位的部位及其性质。CT检查是 X 线检查的补充,可以明确大小骨折脱位的方向、移位程度,复位路径。对骨片嵌塞关节及大肿块影者,有助于手术目标的确定。

三、治疗措施

治疗原则如图 9-1 所示。

(1)迅速询问病史并作检查,疑骨折者按骨折处理。平卧木板床,用多头带、宽布或绷带固定骨盆部,其他部位骨折亦予适当固定。

(2)早期抗休克:输液输血以补充血容量,止痛、镇静、吸氧、应用抗休克裤等。

(3)一侧或两侧骨盆上移或耻骨联合分离者行患侧或两侧下肢牵引。

(4)伤口处理:开放性立即以无菌敷料或干净布类覆盖并加压包扎。争取早期清创、止血,注射 TAT 及抗生素。

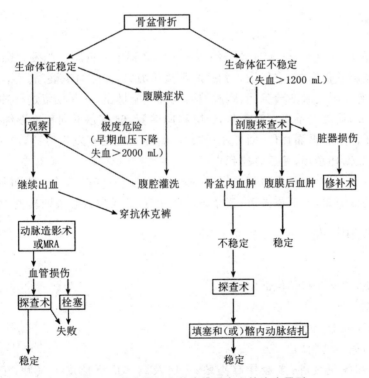

图 9-1　骨盆骨折合并腹膜后出血的治疗原则

(5)手术探查:失血性休克经大量输血无效,触及增大的血肿,血管造影证实为大血管出血,保守无效,或开放性骨盆骨折,应立即手术。髂外动脉破裂争取修补,髂内动静脉损伤、大量渗血或盆腔静脉丛出血者,可行伤侧或两侧髂内动脉双重结扎,必要时亦结扎髂内动脉。如病情可以接受 DSA 检查,可在 DSA 下行血管栓堵术,借以避免手术。

(6)如有条件,可行动脉造影栓塞术,用凝固的自体静脉血块来阻断出血血管的血流。或用淀粉栓、钢丝栓等来进行栓堵术。

(7)并发症处理:合并尿道、膀胱、直肠或神经损伤者,立即手术探查并作相应处理。

(8)后腹膜血肿或腹腔内少量积血,常出现腹胀、肠麻痹等表现,宜严密观察,不宜贸然剖腹探查,除非怀疑腹腔内出血和空腔脏器损伤,有趋重典型的腹膜刺激症状。

(周　景)

第五节　胸部损伤合并气血胸的急救

严重胸部损伤常伴有休克和气血胸呼吸循环功能扰乱较重,出现不同程度的呼吸困难、咳血、发绀与皮下气肿,重者在 1～2 天内发生呼吸窘迫综合征(ARDS)。

胸部穿入性损伤,气管支气管或食管破裂,肋骨骨折戳破胸膜、肺组织时,均可发生气胸,而以张力性气胸最为严重,本病又称高压性气胸或活门(瓣)性气胸,其中半数合并血胸。本症需及时治疗,延误易导致休克及呼吸衰竭。

一、病理生理

正常胸膜腔保持 $-0.8～-1\ kPa$ 或 $-81.6～-10.2\ kPa$ 的负压。当发生肺、气管裂伤及与胸腔相通的活瓣状胸壁损伤时,空气进入胸膜腔后负压消失,使肺组织萎缩。由于吸气时活瓣开放,空气进入胸膜腔而呼气时活瓣关闭,胸膜腔内气体不能排出,如此反复进行呼吸后,胸膜腔内气体增多,压力升高,伤肺严重受压而萎陷,纵隔移向健侧,健肺亦不同程度萎缩,使肺换气功能受限制。由于负压消失和纵隔移位,回心血量减少,循环系统功能发生障碍,故引起严重缺氧和休克,迅速发生呼吸循环衰竭,甚至急速死亡。

血胸出血来源于:①心脏及大血管损伤;②胸壁血管损伤;③肺裂伤。它可加重张力性气胸所致之呼吸循环功能障碍,并造成失血,甚至失血性休克,且易招致感染而转变为脓胸。

二、临床表现和诊断

(一)病史
有胸部外伤史,常合并有其他部位损伤。

(二)临床表现
(1)进行性呼吸困难,发绀。

(2)气管移位:偏向健侧。

(3)皮下气肿和纵隔气肿:多数伴有头颈、上肢及胸部广泛性皮下气肿,按之捻发音(感)明显。

(4)胸廓可不对称(多根、多处肋骨骨折),伤侧呼吸动度下降,肋间隙饱满,叩诊呈鼓音,下部叩实,肺呼吸音降低或消失,示积液。

(5)可合并休克、咳血与贫血。

（三）影像学检查

X线明确肋骨骨折及气血胸的存在。后者表现为肋膈角消失，下胸部不清晰，可见液平面。CT显示伤肺及积液存在。

（四）胸腔测压

出现高气压。若呼气、吸气时压力之平均值＞＋153.1 kPa，或抽气后隔一段时间再测压又升高者，则为张力性气胸。

三、治疗措施

治疗原则是排出胸腔内气体和血液，解除肺和纵隔受压，必要时手术以堵塞气、血来源，修补裂口。

（一）非手术治疗

（1）立即于患侧第2肋间行胸腔穿刺，抽吸气体，待病情平稳后，于同一部位作胸腔闭式引流，持续排出气体。紧急时，亦可用粗针头临时代替，其末端缚以橡皮指套，于指套盲端剪一小口，针刺入胸腔后，气体可排出而不能进入胸腔。

（2）并血胸者于患侧第9或第10肋间腋后线处行胸腔穿刺，抽出血液后注入适量抗生素。或于胸腔内置入较粗橡皮管行闭式引流，期间鼓励咳嗽、咳痰、深呼吸以利张肺，5～6天后排气排液停止，X线或检查显示肺已复张后，即可拔除引流管。

（3）肋骨骨折给予压迫或提悬固定，胸壁创口、胸壁软化予以相应处理。

（4）卧床可半坐位，吸氧、镇静止痛、输液输血、抗休克等。

（5）如有锐器刺入胸腔，应在手术室内准备后拔出，即行扩创、修补、止血等。

（二）手术治疗

经胸腔闭式引流等仍不能控制病情时，表示有广泛肺裂伤或气管、支气管破裂，应开胸探查。常用手术方式有下列数种。

（1）气管、支气管破裂：修补裂口。

（2）纵隔内脏损伤：立即修补。

（3）肺挫裂伤或肺门血管破裂：修补或行肺叶、肺段切除术。

（4）纵隔气肿致广泛皮下气肿者，必要时可于胸骨切迹上缘作横行小切口，切开气管前筋膜以引流排气。

（周　景）

第六节　断肢（指）的急救

断肢（指）再植是我国创伤外科的一项重大成就，亦是该领域的一个新课题。断肢（指）多见于青壮年，尤其断指发病较高，常影响手的功能。

一、病因与分类

由铡刀、切纸刀、电锯、剪板机等所致之断肢，其创缘较整齐，组织挫裂和缺损均较轻，再植成功率高,功能好。冲压机、搅拌机等所致之断肢,常有碾压、扭绞,创缘不齐,组织挫伤和缺损严重,再植成活率低,功能亦差。

断肢(指)分为两类。

(一)完全性断离

肢体完全离断,或仅有极少量软组织相连,或清创时需将其切断者。

(二)不完全性断离

伤肢断面有骨折、脱位,软组织相连少于断面周径的 1/4,主要血管断裂或栓塞;或伤肢(指)断面仅有肌腱相连,皮肤相连少于周径的 1/8,断肢(指)远侧部分无血循环或严重缺血。不完全断离应与开放性骨折合并血管损伤相区别。

二、急救处理

(一)抗休克

对合并症如颅脑、胸腹部损伤进行处理。暂时不能耐受手术者,断肢(指)应置于 0～4 ℃冰箱中冷藏,一般可保存 12 小时,手与手指可保存 24 小时。

(二)完全断离时

用无菌巾或干净布类包好离断肢体,并放入塑料袋内或用塑料布包裹,最好外置碎冰块行干燥冷藏。切勿直接放入冰块或生理盐水中使软组织遭受破坏。

(三)不完全断离时

患肢用夹板固定立即转运。

(四)断肢(指)近端伤口的处理

用无菌敷料或干净布类加压包扎,如有活动性出血点,可用血管钳钳夹出血点后结扎止血,但勿钳夹过多的血管。仍无效者则应用止血带。

(五)X 线检查

了解断肢(指)骨骼损伤情况,为治疗提供依据。

三、再植的指征

首先必须考虑患者的生命安全,如有休克或合并伤,应及时处理,术中密切观察病情,必要时停止再植手术进行抢救。断肢(指)再植应具备下列条件。

(1)断肢(指)应有一定程度的完整性,血管床无严重破坏。

(2)再植时限不太长,组织细胞尚未发生不可逆变性。一般在 20 ℃气温下完全缺血 6～10 小时,则组织发生不可逆性改变。

(3)再植的断肢(指)能恢复一定的功能。

(周　景)

第七节　骨骺与骺板损伤的急救

骨骺与骺板损伤占儿童长骨骨折的 6％～15％,由于骨骺和骺板在 X 线上不显影,故儿童骨端损伤较重时,即使无明显 X 线征,亦应警惕存在骨骺损伤。骨骺和骺板因结构的力学强度较弱,如关节部位韧带和关节囊的机械强度比骺板大 2～5 倍,故易受损伤,在成人引起韧带损伤或关节脱位的情况,于儿童应考虑骺板损伤。

骨骺分离多见于年龄较大的儿童,骨骺和干骺未愈合之前它主要由间接牵拉暴力引起,最常见于桡骨下端、肱骨上端和肱骨下端。由于它主要累及骺软骨的肥大层,一般预后较好。骨骺骨折多见于年龄较小的儿童,主要由挤压伤引起,易被忽略,或可发生纵行骨折,新生儿可因接生时用力过猛,或分娩中被产道挤压而导致。由于骺板损伤重,累及生发层而致软骨生长停止,以后可引起骨关节畸形。

一、损伤类型

根据骨折线与骺板的关系,一般分为 5 型。

Ⅰ型:少见,骨折线完全通过骺板薄弱层,软骨生长滞留在骨骺一侧,多见于婴幼儿期或维生素 C 缺乏病、佝偻病等病理性骨骺分离。如累及骺板血运,则预后差。

Ⅱ型:最常见,骨折线通过骺板折向干骺端,分离的骨骺常带有 1 个三角形干骺端骨片。如累及骺板血运则预后较差。

Ⅲ型:骨折线从关节面经骨骺进入骺板,再沿骺板薄弱带延至骺板边缘,为关节内损伤,一般不影响发育。

Ⅳ型:骨折线从关节面开始,经骨骺、骺板全层延至干骺端,为关节内损伤,且不稳定,如无骨桥形成,一般不会引起发育障碍。

Ⅴ型:由严重挤压暴力所致,X 线片不能见到骨折线,诊断困难,因静止细胞层的软骨细胞损伤,故均发生骺板早期闭合,生长停止,预后不佳(图 9-2)。

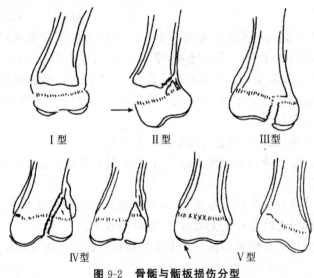

图 9-2　骨骺与骺板损伤分型

二、诊断

(1)骨骺与骺板损伤是儿童常见的创伤,因此对儿童的骨端损伤应高度警惕,在儿童引起类似成人韧带损伤或关节脱位的病例,应考虑骨骺与骺板损伤。

(2)仔细辨别正常骨化中心和骨折片。为此,必须熟悉正常骨骺的继发骨化中心出现时间及愈合时间,尤其是肘部骨骺的发育情况。

(3)观察骨骺继发骨化中心与干骺端的相对关系,以及与关节上下相应骨端的关系,根据骨骺位置来确定某些无干骺端骨折的骺板损伤。

(4)观察干骺端的三角形骨片,如存在三角形骨片,即可诊断为骺板损伤,并进一步鉴别Ⅲ型或Ⅳ型。

(5)无明显影像学征象者,如损伤较重,应考虑骨骺损伤,并警惕Ⅴ型损伤的可能性。

三、治疗措施

治疗原则应根据损伤类型、时间、开放与否及移位程度来决定。

(1)Ⅰ型、Ⅱ型损伤手法整复外固定3周,Ⅲ型、Ⅳ型损伤以手法整复为主,恢复骺板对位和关节面平整,解剖复位甚为重要,如失败则手术切开复位。手法应轻柔,忌用暴力,于充分牵引后进行,避免骺板进一步损伤。移位轻者不必强求解剖复位。

(2)伤后超过10天者为陈旧性骨骺损伤,不宜再行手法复位,如系关节内骨骺损伤且移位明显时,必要时可切开复位内固定。

(3)手术切开时应尽量少剥离骨骺周围的软组织,以免损伤骨骺血运。勿用器械粗暴撬拨骺板断面。内固定器材一般通过干骺端,如需经过骺板,应垂直插入骺板,切勿横行穿过骺板进行固定。内固定物一般用克氏针,因创伤小,不用螺丝钉或金属丝,术后辅以外固定直至骨折愈合。

(4)骨骺与骺板损伤后畸形的治疗:进行性成角畸形待发育停止后行截骨矫形术。肢体单一骨短缩时,于下肢可行病肢延长术或健肢缩短术,如成对骨骼(尺桡、胫腓骨)中的一骨发生短缩,可延长短缩的骨或缩短较长的骨干。

四、预后

骺板损伤中有25％～33％可发生短缩和畸形,5％～10％发生有临床意义的生长障碍。骺板损伤的预后与损伤类型、开放与否、伤时年龄、受伤部位、骨骺血供及治疗方法有关。

(1)Ⅰ型、Ⅱ型损伤如未伤及骨骺血供则预后良好,对骨骼生长的影响相对较少;Ⅲ型、Ⅳ型损伤若累及关节腔,要求良好复位,以免影响关节功能及生长,但对骨骼生长的影响明显;Ⅴ型损伤预后差,多遗有骨骼发育异常。

(2)开放性损伤易感染,骺板常因软骨溶解破坏而早期闭合,预后不良。

(3)伤时年龄越小则生长障碍越严重。膝关节、肱骨近端及桡骨近端骨骺及骺板损伤后生长障碍严重,影响亦较大。

(4)骨骺血供受破坏后可发生缺血坏死,随后发生退行性变而停止生长,股骨头、肱骨内、外髁、桡骨头骨骺发生骨骺分离时常导致上述改变,预后则较差。

(5)手法复位时用力过大可伤及骺板。手术器械撬拨骨骺亦可伤及骺板,内固定物横过骺板常致生长早期停止。

(6)后遗症包括:①进行性成角畸形,是部分骺板受伤后生长迟缓或停止所致,且可有短缩问题。②进行性短缩,系骺板受伤后所致,若发生于成对骨骼中的一骨,则可发生内翻或外翻畸形。

（周　景）

第八节　肢体大血管损伤的急救

肢体大血管损伤多系外伤如爆炸、刺伤、枪弹伤、骨折、脱位或软组织挫裂伤所致,常发生肢体坏死。一般分为开放性和闭合性两类。局部损伤的轻重与血管损伤程度不一定相平行,有时可因误诊而导致严重后果。血管可以因受压痉挛,亦可为挫伤后血管内膜层断裂、外膜下断裂,甚至血管部分或完全断裂。

一、临床表现和诊断

早期诊断是减少截肢和降低病死率的关键。

(1)典型外伤史,可合并骨折、脱位。

(2)失血性休克表现。

(3)局部症状体征:①早期肢体疼痛,晚期因神经缺血,疼痛消失。②损伤远侧动脉搏动减弱或消失。③局部可有伤口、搏动性出血或闻及血流杂音。④损伤动脉远侧肢体苍白、发绀、无力或瘫痪,皮温降低,感觉减退或消失,可有水肿。

(4)X线检查及血管造影可供参考。MRA有助于血管损伤部位的确定。多普勒亦有助于寻找血流中断定位。

二、治疗

肢体外伤后出现血循环障碍时,应紧急处理,必要时手术探查。

(1)止血:用无菌敷料、干净布类覆盖伤口并加压包扎,亦可用手指、手掌压迫伤口或其近侧动脉主干数分钟后再绷扎,如仍不能止血,即于肢体近侧使用止血带并做标记。

(2)合并骨折、脱位者予以固定,以减轻疼痛,并防止进一步损伤。宜尽早复位以减轻对动脉的压迫。

(3)闭合性动脉损伤应拆除过紧的包扎物、石膏管型,并屈肘(膝)以减少血管的牵拉张力。

(4)合并骨折者,在修复动脉之前可行内固定,或术后行石膏、夹板外固定。

(5)骨折和严重软组织损伤后肢体明显肿胀或有深筋膜下血肿形成,致血管受压时可行筋膜切开减压。

(6)手术探查血管:在伤后6~8小时内,血液完全中断者需立即手术修复血管,如有部分侧支循环而出现供血不足症状,应择期手术修复血管,前臂或小腿一条动脉损伤,可不需手术修复。如为血管痉挛,给予麻醉或以0.25%罂粟碱溶液纱布湿敷以解除痉挛,必要时切除后吻合,注意勿将血管内膜损伤、撕(断)裂、血栓堵塞等误为血管痉挛。

探查指征:①肢体远端脉搏减弱或消失。②有活动性或动脉出血史。③巨大或继续增大的血肿。④大出血伴休克。⑤血管邻近的神经损伤。⑥伤口附近有较大动脉。⑦某些部位的骨折脱位应怀疑血管损伤,如锁骨下动脉、肱动脉、腘动脉等。

酌情进行下列5种血管手术:①血管缝合术,动脉壁仅有一线形裂口,内膜无挫伤,可单纯缝合。②静脉片移植修补术,动脉壁有缺损,缝合后易发生狭窄者。③血管对端吻合术,动脉大部或完全断裂者。④血管移植术,动脉完全断裂并有较长缺损,两断端不能对合或对合后张力较大者。可移植自体大隐静脉,人造血管及异体血管。⑤血管结扎术,侧支循环丰富的部位可用不吸收缝线双重结扎损伤动脉。

(7)应用抗生素,开放性者注射 TAT。

(8)应用抗凝药与血管扩张药:静脉滴注低分子右旋糖酐等 7 天,每天 500～1 000 mL。罂粟碱60 mg,6 小时肌内注射 1 次,用 5～7 天,亦可与托拉苏林合用,6 小时 1 次,每次肌内注射 25 mg。

(周　景)

第九节　脂肪栓塞综合征的急救

脂肪栓塞综合征是肺泡膜(肺泡-毛细血管膜)发生病理变化,导致气体交换障碍而造成急性呼吸衰竭的一种综合征。其临床特征是换气障碍、神经系统症状、心动过速、颈部及胸前皮内出血点、发热乃至猝死等。

最常见于长骨骨折,尤其下肢长骨骨折、骨盆骨折及多发性骨折。开放性骨折发生本症的百分率远比闭合性为低,分别为 2%与 30%。亦可见于人工关节置换及剖胸剖腹手术、灼伤、中毒、感染、胸外心脏按压、高空飞行、大量应用皮质激素、某些内科疾病等。本症与休克关系密切,休克期长则发生本症的可能性大。

本症发生率约 1%,男性多于女性,约为 3∶1,儿童并非少见,死亡率 10%～20%,昏迷者预后不良。肺栓塞是本症死亡的主要原因。

脂肪栓塞是指脂肪栓进入血流造成栓塞,但不出现临床症状,只有出现临床症状才称为脂肪栓塞综合征。

一、病理生理

血管内脂肪来源有两种学说。

(一)机械学说

脂肪来自骨折处的骨髓腔内脂肪。骨折后发生脂肪组织破裂,静脉窦损伤,骨髓腔内压力升高,脂肪阻塞毛细血管和小血管而形成脂肪栓塞。多数学者主张这一学说。

(二)化学学说

血液中原有脂类,在外伤等应激情况下,使乳糜小粒集结成脂肪球,最后阻塞毛细血管和小血管。

脂肪在肺血管形成栓塞后,开始为机械性阻塞,仅引起中度氧合不足,呼吸增快,经 24～72 小时后,栓塞的中性脂肪水解成脂酸和油酸,继而出现小毒性(化学性)血管炎、间质性肺炎和急性肺水肿,最后发生呼吸困难综合征。据报道,本症有 50%～75%患者出现呼吸困难综合征。脑、肾等器官亦可发生脂栓。

二、临床表现和诊断

本症分为不完全型(部分综合征)、完全型(非暴发型或亚急性)和暴发型(急性)3 型。暴发型于伤后短时间清醒,但很快昏迷,并急性右心衰竭或肺梗死,有时出现痉挛、手足抽动,在 1～3 天内突然死亡。点状出血少见,胸片常阴性,确诊困难,多在尸检时发现。完全型最多见。

本症诊断主要根据创伤病史、临床表现、胸部 X 线片及实验室检查,其中以呼吸系统及神经系统症状、皮肤点状出血、PaO_2 为重要依据。

(一)典型临床表现

(1)呼吸系统:呼吸急促,咳嗽有血痰或脂痰,肺有干湿性啰音,可有发绀、呼吸不规则,甚至出现潮式呼吸或呼吸骤停。

(2)神经系统:继发于呼吸功能障碍的低氧血症,常有头痛、兴奋不安、失眠或嗜睡、谵妄、精神错乱、神志蒙眬或昏迷,躯干或肢体肌肉痉挛、尿失禁等。

(3)皮肤点状出血:出现率 20%～50%,多在伤后 2～9 天内出现于锁骨上、前胸及颈侧方,呈散在或簇状,经数小时或数天后消退。

(4)发热,心率增快:一般体温超过 38 ℃,心率在 120 次/分以上。

(5)眼底血管可见脂栓、渗出或出血。

(二)胸部影像学检查

全肺散在风雪状阴影,即所谓"暴风雪影像",部分患者并右心负荷影像。CT 见肺部分萎陷、部分扩张并存。

(三)实验室检查

(1)动脉氧分压(PaO_2)测定:连续测定呈下降趋势,如降至 8.0 kPa(60 mmHg)以下,应考虑本症。

(2)血沉增快,一般超过 70 mm/h。

(3)血小板及血红蛋白下降。

(4)约 50% 患者出现血清脂肪酶和游离脂酸升高。

(5)血、尿或痰中可检出脂肪滴。血凝块快速冷冻切片可检出中性脂肪球。

本症应与颅脑损伤、急性呼吸困难综合征、挤压综合征、创伤后败血症等鉴别。

三、治疗

主要是支持呼吸和应用类固醇药物,保护重要器官,纠正缺氧及酸中毒,防止并发症。

(一)支持呼吸

保持呼吸道通畅,吸入浓度为 40% 的氧气。轻者用鼻管或面罩给氧,对暴发型或非暴发型者行气管插管后接人工呼吸器,病程较长时行气管切开,并安置人工呼吸器,潮气量>1 000 mL 为宜,频率 12～18 次/分。亦可采用呼气终末正压(PEEP),使 PaO_2 维持在 9.3 kPa(70 mmHg)以上。

(二)激素应用

可应用氢化可的松 2～3 天,每天量 1～1.5 g。或用甲泼尼龙,首次25 mg静脉滴注,以后每 6 小时 80 mg,维持 3 天。

(三)肺水肿治疗

主要用高渗葡萄糖和利尿剂。可在高渗糖中加入氨基酸、胰岛素,以降低儿茶酚胺的分泌,减少体脂分解,缓解游离脂酸的毒性。亦可输入全血及清蛋白,同时供氧。

(四)其他治疗

(1)头部物理降温(冰帽)、人工冬眠。

(2)纠正酸中毒可应用碱性药。

(3)抑肽酶可降低骨折、创伤后一过性高脂血症,防止其对毛细血管的毒性作用,并抑制骨折血肿内激肽释放和组织蛋白分解,减缓脂肪颗粒进入血流的速度。每天静脉滴注 100 万 U。

(4)肝素有助于乳化的脂肪重新进入组织内,增加微循环血流量。每 6～8 小时静脉滴注 10～50 U。

(5)低分子右旋糖酐可降低血液黏稠度、提高血容量,每 12 小时静脉滴注 500 mL。

四、预防

(1)骨折急救给予严格固定。

(2)人工关节置换术中,在股骨髓腔内插入股骨柄和注入骨水泥前先插入吸引器,作骨髓腔内吸引、排气减压,减少脂肪栓子进入血内的概率。

(3)严重创伤患者,每天静脉滴注抑肽酶 30 万～50 万 U。利血平、氨茶碱、阿司匹林、磷酸肌醇亦有一定作用。

(4)预防和救治休克。

(周　景)

参 考 文 献

[1] 邹天南.临床骨科诊疗进展[M].天津:天津科学技术出版社,2020.

[2] 沈尚模.骨科疾病临床诊疗思维[M].昆明:云南科学技术出版社,2020.

[3] 张卫红.临床骨科疾病治疗新进展[M].长春:吉林科学技术出版社,2019.

[4] 张景波.骨科疾病临床诊疗思维[M].上海:上海交通大学出版社,2019.

[5] 陈世杰.脊柱外科与骨科疾病诊疗指南[M].昆明:云南科学技术出版社,2020.

[6] 武远鹏.临床骨科疾病诊疗学[M].贵阳:贵州科技出版社,2019.

[7] 范杰.现代骨科临床新进展[M].长春:吉林科学技术出版社,2019.

[8] 罗卓荆.骨科加速康复手册[M].西安:第四军医大学出版社,2019.

[9] 王富.现代骨科疾病诊断与治疗[M].天津:天津科学技术出版社,2020.

[10] 韦向荣,高海鹏,梁智林.骨科临床诊断与手术学[M].长春:吉林科学技术出版社,2019.

[11] 文辉.骨科疾病临床诊疗[M].长春:吉林科学技术出版社,2019.

[12] 户红卿.骨科疾病临床诊疗学[M].昆明:云南科技出版社,2020.

[13] 于学海.现代骨科创伤与疾病[M].长春:吉林科学技术出版社,2020.

[14] 马飞,陆吉利,赵萌.骨科临床诊断与手术治疗[M].南昌:江西科学技术出版社,2019.

[15] 马文辉.骨科疾病临床诊疗[M].长春:吉林科学技术出版社,2019.

[16] 桂成艳.临床骨科诊治基础与技巧[M].长春:吉林科学技术出版社,2019.

[17] 贾鹏.骨科临床诊疗与手术学[M].天津:天津科学技术出版社,2019.

[18] 徐东.骨科疾病临床诊疗[M].北京:科学技术文献出版社,2019.

[19] 徐忠,常瑞,吴涛.骨科基础与临床治疗[M].延吉:延边大学出版社,2019.

[20] 高金楼.现代临床骨科疾病学[M].北京:中国纺织出版社,2019.

[21] 宰庆书.临床骨科疾病诊治基础与进展[M].昆明:云南科学技术出版社,2020.

[22] 曹贵君.骨科疾病诊治与康复[M].长春:吉林大学出版社,2019.

[23] 康连耕.临床骨科疾病诊断与治疗[M].青岛:中国海洋大学出版社,2019.

[24] 丰健民.骨科石膏绷带外固定技术[M].北京/西安:世界图书出版公司,2019.

[25] 王本龙.实用骨科疾病诊疗要点[M].长春:吉林科学技术出版社,2019.

[26] 田智勇.临床骨科疾病诊疗学[M].天津:天津科学技术出版社,2019.

[27] 仝允辉.临床骨科疾病诊断与实践应用[M].南昌:江西科学技术出版社,2020.

［28］邢齐宁.临床骨科疾病诊疗精要［M］.长春:吉林大学出版社,2019.

［29］朱文龙.骨科疾病诊治与康复训练［M］.北京:中国纺织出版社,2020.

［30］刘洪亮.现代骨科诊疗学［M］.长春:吉林科学技术出版社,2020.

［31］阮玉山,李菲,顾霄鹏.现代骨伤与骨病临床诊疗学［M］.汕头:汕头大学出版社,2020.

［32］孙凯.骨科常见病诊疗指南［M］.昆明:云南科技出版社,2019.

［33］吉旭彬.骨科疾病诊疗思维［M］.北京:科学技术文献出版社,2019.

［34］毕成.骨科疾病处置要点［M］.昆明:云南科技出版社,2019.

［35］吕正祥.骨科临床诊疗思维与新进展［M］.北京:科学技术文献出版社,2020.

［36］陈庞涛,许一凡,李新宇,等.髋臼骨折临床分型研究进展［J］.中国骨与关节损伤杂志,2021,36(4):443-445.

［37］曹富江.股骨转子间骨折分型的研究进展［J］.中国医药指南,2021,19(12):19-21.

［38］崔猛,马信龙,孙杰.胫骨平台骨折手术治疗方法研究进展［J］.中华创伤杂志,2021,37(4):366-372.

［39］潘希彬,魏宽海,官龙洲,等.保护锁骨上神经在锁骨骨折固定术中的应用［J］.中华创伤骨科杂志,2020,22(4):351-355.

［40］任占芬,郑学军,罗寰,等.羟氯喹联合甲氨蝶呤治疗类风湿关节炎临床观察［J］.中国药业,2021,30(16):102-104.